科学出版社"十三五"普通高等教育本科规划教材

高等医学院校
中医药类系列教材

U0386530

中 药 学

（第二版）

彭 康 张明柱 主编

科学出版社

北 京

内 容 简 介

本教材主要包括总论、各论两部分。总论主要介绍中药学的基本理论，包括中药的起源和中药学的发展，中药的产地、采集、贮存和命名，中药的炮制，中药制剂，中药的性能，中药的配伍，用药禁忌，剂量与用法。各论共收载常用中药 502 味（其中附药 62 味），按主要功效分为 21 章介绍。每章先有概述，后分述各药，每味药有药名注音、出处、药物来源、性味归经、功效、应用、用法用量、使用注意、文献摘录等。附录包括中药药名笔画索引、中药药名拼音索引和原植（动、矿）物拉丁学名索引。此外，本次修订还增加数字化资源内容，供教师、学生在教学中参考。

本教材可供中医药各专业本科生使用，也可作为临床医师、执业医师考试及研究生入学考试的参考书，其他相关专业需要学习中药学知识者也可参考选用。

图书在版编目(CIP)数据

中药学 / 彭康，张明柱主编. —2 版. —北京：
科学出版社，2017.6
科学出版社"十三五"普通高等教育本科规划教材　高等医学院校中医药类系列教材
ISBN 978-7-03-052638-0

Ⅰ. ①中… Ⅱ. ①彭… ②张… Ⅲ. ①中药学—医学院校—教材 Ⅳ. ①R28

中国版本图书馆 CIP 数据核字(2017)第 091514 号

丛书策划：潘志坚　方　霞 / 责任编辑：闵　捷
责任印制：谭宏宇　　封面设计：殷　靓

科学出版社 出版
北京东黄城根北街 16 号
邮政编码：100717
http://www.sciencep.com
南京展望文化发展有限公司排版
广东虎彩云印刷有限公司印刷
科学出版社发行　各地新华书店经销
*
2013 年 5 月第　一　版　　开本：889×1194　1/16
2017 年 6 月第　二　版　　印张：21 1/4
2022 年 11 月第十次印刷　　字数：592 000

定价：60.00 元
(如有印装质量问题，我社负责调换)

高等医学院校中医药类系列教材

《中药学》(第二版)编委会

主　　编 彭　康　张明柱

副 主 编 陈　涛　金　星　张晓峰

编　　委(按姓氏笔画排序)

孔令娟(承德医学院)　　　　　　　田春雨(华北理工大学)

朱　伟(西南医科大学)　　　　　　刘　怡(南方医科大学)

孙　琴(西南医科大学)　　　　　　张明柱(河北北方学院)

张晓峰(承德医学院)　　　　　　　陈　涛(三峡大学)

罗　飞(河北北方学院)　　　　　　金　星(内蒙古医科大学)

周　萍(重庆医科大学)　　　　　　胡　卫(三峡大学)

郭秋红(河北中医学院)　　　　　　彭　康(南方医科大学)

蒋　麟(暨南大学)　　　　　　　　谭洪华(河北北方学院)

穆　静(宁夏医科大学)　　　　　　黎俏梅(暨南大学)

总　序

　　教材建设是本科教学改革的重要组成部分,是提高高等学院教学质量、培养优秀人才的关键。坚持育人为本,编写符合教育规律和人才成长规律的具有科学性、先进性、适用性的优秀教材,以适应不同类型高等学校和不同教学对象需要,是中医药事业发展的基础性工程。中医药事业的蓬勃发展,对中医药人才培养质量、知识结构、专业能力、综合素质提出了新的、更高的要求,改进和完善中医药类本科教材的重要性和必要性日益突出。教育部在《高等学校"十三五"科学和技术发展规划》中明确指出:把完善"教材体系和专业课程教材内容定期更新机制"纳入人才培养课程体系。因此,为了进一步做好新时期教材建设工作,进一步提高高等医学院校中医类本科教材的质量,完善教材内容,更好地把握高等医学院校和综合性大学中医类专业本科教学改革和课程体系建设,打造中医药类精品系列教材,科学出版社和高等医学院校中医类教材专家指导委员会共同启动了"高等医学院校中医药类系列教材"的修订工作。

　　本次修订积极响应教育部推动学科领域科学家和领军人才进入专业基础课程和核心课程教材编写的精神,我们仍采用"跨校、跨区域合作,出版社协助"的模式,组织全国三十余所高等医学院校中医药类专业的教学名师、优秀学科带头人、教学一线的教授、专家共同参与本次教材的修订。本次修订注重加强顶层设计和组织管理,汇集权威专家智慧,突出精品意识,以"明确培养方向,优化编写体例,打造学生'乐学'"教材为原则,以教育部新版的教学大纲和国家中医执业医师、执业中药师资格考试要求为依据,充分吸收现有各版本中医药类教材的特色与合理之处并有所创新,努力打造遵循中医药教育规律、满足高等医学院校中医药类专业的培养目标需求、具有时代精神的高品质教材。

　　本次修订从教材规划到编写和编辑的各个环节,精心组织,层层把关,步步强化,意在提高教材的内在质量。在教材内容修订上,注重突出中医思维方式,彰显现代中医药教育理念,努力处理好继承与创新、理论与实践、基础与临床的关系。首先对教材中涉及的所有中医专业名词术语进一步进行了梳理,力争概念准确规范。进一步完善了学科知识、理论体系,促进最新科研成果进教材进课堂,并丰富教学方法和教学技术,注重实践技能培养,切合教学实际和临床实际所需,体现"创新性"和"实用性";在教材版式设计上,力求编排新颖,版式紧凑,形式多样,主体层次清晰,类目与章节安排合理、有序,体现"清晰性""易读性"及"实用性"。

　　本系列教材在修订过程中,得到了全国各高等医学院校的大力支持,在此致以衷心的感谢!让我们为精心打造中医药类本科精品教材共同努力!

第二届高等医学院校中医药类教材专家指导委员会

2017年5月

第二版前言

　　随着我国教育制度的改革和中医药事业的发展,目前全国开设中医药专业的高等院校已达238所,越来越多的综合性大学及高等医学院校设置了中医药学院(系),招生规模也不断扩大。这些中医药学院(系)有综合性大学文理学科和西医学科的平台,学科交流更为有利,逐渐形成自己的办学特色。中药学是中医药各专业的重要基础课程之一,是阐述、研究中药的理论和临床应用的学科。本教材是在现行的多版《中药学》教材的基础上,结合综合性大学及高等医学院校中医药专业教学特点编写而成。

　　第二版教材主要包括总论、各论两部分。

　　总论主要介绍中药学的基本理论,包括中药的起源和中药学的发展,将中药学的发展分成不同的历史阶段,着重介绍不同阶段学科发展的特点、重要中药学著作及作者,阐述当代中药学发展取得的新成就;中药的产地、采集、贮存和命名,介绍道地药材的概念、采集中药材的合适时间、中药材的合理贮存,以及中药的命名规律;中药的炮制,介绍中药炮制的目的和方法;中药制剂,介绍中药常用剂型;中药的性能,是总论的重点内容,主要阐述中药药性理论(四气、五味、升降浮沉、归经、毒性);中药的配伍,阐明中药配伍的目的、原则和"七情"的内涵;用药禁忌,介绍配伍禁忌、妊娠用药禁忌和服药饮食禁忌的概念及主要内容;剂量与用法,介绍中药用药剂量的定义、临床剂量的确定依据和影响因素、中药给药途径和传统汤剂煎服法。

　　各论共收载常用中药502味(其中附药62味),按主要功效分为21章介绍。每章先有概述,介绍该章药物的含义、性味特点、功效、分类、适用范围、配伍以及使用注意。后分述各药,以《中华人民共和国药典》(2015年版)为主要依据,并参考现行的多版《中药学》教材,每味药有药名注音、出处;药物来源,介绍原植(动、矿)物的中文名、拉丁学名,并提及了药用部位及主要产地、采集和炮制方法;重点介绍药物的性味归经、功效和应用,以中药药性理论充分阐述该药的药性特点、功用的主要方面,阐明其临床辨证用药的理法特色,并列举该药的常用配伍药对组合或方剂;用法用量,介绍成人一日内服剂量及服用方法,并注明该药炮制后性能功效的变化及不同用法,对有毒药物剂量,按《中华人民共和国药典》(2015年版)严格规定其范围和服用方法;使用注意,从辨证用药、配伍禁忌、妊娠禁忌等方面介绍,强调用药安全;文献摘录,帮助加深对该药的认识,便于学习理解。

　　附录包括中药药名笔画索引、中药药名拼音索引和原植(动、矿)物拉丁学名索引,以便检索。

　　在基于第一版教材的基础上,第二版教材做了如下几个方面的修订:① 修正了第一版教材中的错误之处;② 对少数药物的分类进行了调整;③ 为适应现代化教学要求,增加了数字化资源(以二维码形式体现),供教师、学生在教学中参考。由于时间紧,数字化资源内容欠完善,需要在以后的教学中不断补充和改进。

本教材立足中医药基本理论,密切联系临床实际,尊古但不拘泥,创新而不离本。在总论部分,创新性地分阶段阐述中药学的发展,便于学生理解;增加了中药命名规律介绍,加强学生对中药的记忆;药性理论突出基本知识和说理要点。各论部分,每味药的内容突出药性特点和临床主要应用方面,力求内容准确精练,符合临床实际,便于学生学习掌握;文献摘录紧扣药物性能功用。

本教材可供中医药各专业本科生使用,也可作为临床医师、执业医师考试及研究生入学考试的参考书,其他相关专业需要学习中药学知识者也可参考选用。由于水平有限,不足之处敬请各位同仁在教学、科研和临床等使用实践中提出宝贵意见,以便进一步修订提高。

主　编

2017 年 1 月

目　　录

总　　论

各　　论

第十三章　化湿药 ·· 111

第十四章　利水渗湿药 ·· 116

第十五章　温里药 ·· 131

第十六章　理气药

第十七章　消食药

第十八章　止血药

第十九章　活血化瘀药

第二十章　化痰止咳平喘药 ……………………………………………… 185

第二十一章　安神药 …………………………………………………… 206

第二十九章　拔毒化腐生肌药 …………………………………………… 296

附　　录

总　论

第一章　中药的起源和中药学的发展

导　学

本章介绍中药、中药学的基本概念、研究范围，中药的起源和中药学的发展。

通过学习，掌握中药、中药学的基本概念；熟悉中药学发展各个历史时期的重要中药学著作及作者。

药物系指用于预防、治疗、诊断人的疾病，有目的地调节人的生理功能并规定适应证、功能主治和用量用法的物质。中药是以中医理论为指导，运用于临床的药物。中药的认识和使用是以中医理论为基础，具有独特的理论体系和应用形式，充分反映了我国历史、文化、经济、自然资源等方面的特点。中药包括植物、动物和矿物，种类繁多，由于其来源以植物性药材居多，使用也最普遍，所以古来相沿把中药称为"本草"。中药学是研究中药基本理论和各种中药的来源、采制、性能、功效、临床应用等知识的一门学科，是中医学的一个重要组成部分。随着中药学的发展，相应地产生了中药栽培学、中药鉴定学、中药化学、中药炮制学、中药制剂学、中药药理学等多个学科分支。中药学是中医药各类从业人员必备的专业基础知识。

我国历史悠久，土地辽阔，蕴藏着极为丰富的药材资源。古代本草书籍所载中药种类已逾3 000种，包括植物、动物和矿物，经整理，目前达12 800种左右。几千年来，中药在防治疾病，保障人民健康和民族繁衍昌盛等方面起着极其重要的作用。中药的发现和应用，以及中药学的发展经历了长期的实践过程，是中华民族发展进程中同疾病作斗争的经验积累，是人们经过了无数次有意识的试用和观察的创造和总结。随着社会的进步，生命科学的发展，人们对药物的认识和需求与日俱增，药物的来源也逐渐由自然生长发展到人工栽培和驯养，由植物、动物、矿物发展到人工合成制品。

一、原始阶段(先秦时期)

在原始时代，由于生存和生产的需要，我们的祖先在采食植物和狩猎中，得以接触并逐渐了解一些植物和动物，其不可避免地会引起某种药效反应或中毒现象，甚至造成死亡，因而，人们懂得了在觅食时有所辨别和选择。为了同疾病作斗争，上述经验启示人们对某些自然物的药效和毒性作用予以注意。《淮南子·修务训》记载中华民族的祖先炎帝即神农氏"尝百草之滋味，水泉之甘苦，令民知所避就，当此之时，一日而遇七十毒"。神农氏教会百姓尝药，用神鞭打百草使其显示药性，被中华民族尊为药祖。这种传说生动而形象地概括了药物知识萌芽的实践过程。古人经过无数次有意识的试验、观察，逐步形成了最初的药物知识。人类对药物的认识不是突发的，不是生而知之的，而是人类在生产、生活的劳动实践中逐渐形成的。

人类最早用以充饥的食物，大多是植物类，在采集中发现有的香甜可口，有的苦涩难咽，有的使人呕吐、腹泻、昏迷甚至死亡，有的却使疾病缓解。经过无数人反复尝试、千中得一、积少成多，逐步地学会了辨别哪些是有用的，哪些是无用的甚至有毒的，植物药因此而被发现。在渔猎生产和生活开始以后，人类开始接触较多的动物及其肉类、甲壳、骨骼、血液、脂肪和内脏等，由于火的运用，人们发现食用动物中毒的可能性大大少于植物药，以至于动物药的使用在数量上甚至超过了植物药。直至原始社会的后期，随着采矿和冶炼的兴起，又相继发现了矿物药。在这一时期，人们从野果与谷物自然发酵的启示中,还逐步掌握了酒的酿造技术。至殷商时期,酿酒业已十分兴盛。酒不仅是一种饮料,更重要的是具有温通血脉、行药势和作为溶媒等多方面的作用,故古人将酒誉为"百药之长"。

随着文字的创造和使用,药物知识的传播也由口耳相传发展为文字记载。文物考古表明,在数千年前的钟鼎文中,已有"药"字出现。《说文解字》将其训释为:"治病草,从草,乐声",明确指出了"药"即治病之物,并以"草"(植物)类居多的客观事实。故记载药物知识的书籍,大多冠以"本草"。

西周时已有专业的"医师""聚毒药,以共医事"。《诗经》中涉及的植物和动物共300多种,其中不少是后世本草著作中收载的药物。《山海经》载有100余种动物和植物药,并记述了它们的医疗用途。20世纪70年代初出土的帛书《五十二病方》载方约300个,涉及药物240余种,对炮制、制剂、用法、禁忌等皆有记述,说明中药的复方应用也具有十分悠久的历史。

二、形成发展阶段（秦汉时期至宋代）

（一）药学专著的出现

西汉时期已有药学专著出现,如《史记·扁鹊仓公列传》记载,名医公乘阳庆曾将《药论》一书传其弟子淳于意。从《汉书》中的有关记载可知,西汉晚期不仅已用"本草"一词来指称药物学专著,而且拥有一批通晓本草的学者。

现存最早的药学专著是《神农本草经》(简称《本经》)。该书虽托"神农"之名,并非出于一时一人之手,最后成书不晚于东汉末年(公元2世纪)。《本经》原书早佚,目前的各种版本,均系明清以来学者考订、整理、辑复而成。其序例部分,言简意赅地总结了药物的四气五味、有毒无毒、配伍法度、服药方法、剂型选择等基本原则,初步奠定了药学理论的基础。各论载药365种,按药物有毒与无毒、养生延年与祛邪治病的不同,分为上、中、下三品,即后世所称的"三品分类法"。每药之下,依次介绍正名、性味、主治功用、生长环境,部分药物之后还有别名、产地等内容。所记各药功用大多朴实有验,历用不衰,如黄连治痢,阿胶止血,人参补虚,乌头止痛,半夏止呕,茵陈退黄等。《本经》系统地总结了汉以前的药学成就,对后世本草学的发展具有十分深远的影响。

同时,通过境内外的交流,西域的红花、大蒜、胡麻,越南的薏苡仁等相继传入中国,边远地区的麝香、羚羊角、琥珀、龙眼等药源源不断地进入内地;华佗发明的"麻沸散"用作外科手术麻醉,以及东汉炼丹术的应用,等等,都在不同程度上促进了本草学的发展。

（二）本草学学科的形成

魏晋南北朝时期,医药学术有了新的发展,医家应用的药物种类较《本经》有成倍的增长,并对各种生药的形态、生态条件以及与之相关的知识等均予以注意,同时开创了新兴的分支学科——炮炙学。西域和南海诸国的药物如檀香、沉香、龙脑、苏合香、乳香等"香料药"开始输入中土,其药用价值经发现后均按中药理论予以论证,并纳入药学宝库,沿用至今。

这一时期重要的本草著作,除《吴普本草》《李当之药录》《名医别录》《雷公药对》《徐之才药对》外,首推梁代陶弘景所辑《本草经集注》。该书完成于公元500年左右,序例部分首先回顾本草学的发展概况,接着对《本经》序例条文逐一加以注释、发挥,具有较高的学术水平。针对当时药材伪劣品较多的状况,补充了大量采收、鉴别、炮制、制剂及合药取量方面的理论和操作原则,还增列了"诸病通用药""解百毒及金石等毒例""服药食忌例"(原书无标题,以上题目为后人所称用)等,大大丰富了药学总论的内容。各论部分,首创按药物自然属性分类的方法,将所载730种药物分为玉石、草木、虫兽、果、菜、米食及有名未用七类,各类中又结合三品分类安排药物顺序。为便于保存文献资料原貌,陶弘景采用朱写《本经》文,墨写《别录》文,小字作注的方式,对于药性,又以朱点为热,墨点为冷,无点为平。这在全凭手抄药书的时代,不失为一种事半功倍的方法。该书较全面地整理、补充了《本经》的内容,反映了魏晋南北朝时期的主要药学成就。

南朝刘宋时期雷敩著《炮炙论》,叙述通过适宜的炮制,可以提高药效,减轻毒性或烈性,收录了300种药物的炮制方法,并提出在炮制药品前,应注意区别混淆品。该书是我国第一部炮制专著,也标志着本草学新分支学科的产生。

（三）官修本草的出现

隋唐时期,我国南北统一,经济文化日渐繁荣,交通、外贸更加发达,医药学有较大发展。据《隋书·经籍志》载,出自隋人的本草著作近20种,并包括采集、种植、制药等专著。这一时期,医学教育开始兴盛,太医署内设有主药、药园师等药学类专职。

由于长期分裂、战乱等多种原因造成的药物品种及名称混乱,加之《本草经集注》在100多年来的传抄中出现了不少错误,以及从海外输入的药材品种亦相应增加。因此,需要对本草学进行一次大规模的整理。唐显庆四年(公元659年)朝廷颁行了由李勣、苏敬等主持编纂的《新修本草》(又称《唐本草》)。本书的完成,依靠了国家的行政力量调动了充分的人力物力,是我国历史上第一部药典性本草。全书卷帙浩博,收载药物共844种。书中还增加了药物图谱,并附以文字说明,这种图文对照的方法,开创了世界药学著作的先例,无论形式和内容,都有崭新的特色,不仅反映了唐代药学的高度成就,对后世药学的发展也有深远影响。该书很快传到国外,如公元731年即传入日本,并广为流传。日本古书《延喜式》还有"凡医生皆读苏敬新修本草"的记载。该书比公元1542年欧洲《纽伦堡药典》早800余年,对世界医学的发展作出了重要贡献。

其他由个人撰写的本草著作也很多,被后人称为"药王"的孙思邈(公元581~682年)著有《千金方》(《备急千金要方》和《千金翼方》),收集药物863种,并记载了用羊靥(羊的甲状腺)和鹿靥治甲状腺病,酵母制剂六神曲等,这些重大发明都是在世界药学史上遥遥领先的;书中列《食治篇》,共收集162种食物,是现存最早有关饮食疗法的专著。开元年间(公元713~741年),陈藏器编成《本草拾遗》。作者深入实践,不仅增补了大量民间药物,而且辨识品类也极为审慎。陈藏器又将各种药物功用概括为十类,即宣、通、补、泻、轻、重、滑、涩、燥、湿,为后世中药按临床功效分类奠定了基础。书中首先记载了人胞有"治气血羸瘦,妇人劳损"等作用。甄权的《药性本草》(又称《药性论》)是专门论述药物的性味、有毒无毒、功效、主治、配伍等药性理论的专著。

唐代已开始使用动物组织、器官及激素制剂。《唐本草》记载了用羊肝治夜盲症和改善视力的经验,《本草拾遗》记录了人胞作为强壮剂的效力,而用羊靥(羊的甲状腺)和鹿靥治甲状腺病则见于《千金方》。酵母制剂在公元前即有记载,到了唐代已普遍地用于医药,如《千金方》和甄权的《药性论》都对神曲的性质功用有明确的叙述。李珣的《海药本草》则主要介绍海外输入药物及南药,扩充了本草学的内容。由孟诜原著,经张鼎改编增补而成的《食疗本草》,全面总结了唐以前的营养学和食治经验,是这一时期最有代表性的食疗专书。

（四）国家药局的设立

宋代,由于经济、文化、科学技术和商业交通的进步,尤其是雕版印刷的应用,为宋代本草学术的发展提供了有利条件。宋代开国100年内,朝廷曾多次组织大型官修本草的编纂。公元973~974年刊行了《开宝本草》,公元1060年刊行《嘉祐补注本草》,公元1061年刊行《本草图经》。《本草图经》亦称《图经本草》,所附900多幅药图是我国现存最早的版刻本草图谱。而个人撰述的书籍,如唐慎微的《经史证类备急本草》(后世简称《证类本草》),则在此基础上研究整理了大量经史文献中有关药学的资料,内容丰富,载药总数已达到1500余种,并于各药之后附列方剂以相印证,医药紧密结合。由于本书对所收载的资料采用原文照录、注明出处的方法,使宋代以前许多本草资料得以保存下来。它不但具有很高的学术价值,而且还具有很大的文献价值。

国家药局的设立,是北宋的一大创举,也是我国乃至世界药学史上的重大事件。公元1076年,在京城开封开设由国家经营的熟药所,其后又发展为修合药所(后改名为"医药和剂局")及出卖药所(后改名为"惠民局")。药局的产生促进了药材检验、成药生产的发展,带动了炮制、制剂技术的提高,并制订了制剂规范,《太平惠民和剂局方》是这方面的重要文献。

"秋石"是从人尿中提取的性激素制剂,它的制备方法最早见于《苏沈良方》。《宝庆本草折衷》则有"猪胆合为牛黄"的记载。此外,宋代用升华法制取龙脑、樟脑,蒸馏法制酒等,皆反映出这一时期中药制剂所取得的成就。

三、发展成熟阶段(金元时期至民国时期)

(一)临床药物学著作的出现

金元时期,名医辈出,医药学界的学术争鸣推动了药学理论的发展。这一时期的本草著作多出自医家之手,具有明显的临床药物学特征。如刘完素的《素问药注》《本草论》,张元素的《珍珠囊》《脏腑标本药式》,李杲的《药类法象》《用药心法》,王好古的《汤液本草》,朱震亨的《本草衍义补遗》等。这些本草著作发展了医学经典中有关升降浮沉、归经等药性理论,使之系统化,同时探讨药物作用机制。其以药物形、色、气、味为主干,利用气化、运气和阴阳五行学说,建立了一整套法象药理模式,丰富了中药药理内容。

元代忽思慧所著《饮膳正要》是饮食疗法的专门著作,记录了不少回族、蒙古族的食疗方药,并首次记载了用蒸馏法的工艺制酒。

(二)药学巨著的出现

明代,随着医药学的发展,药学知识和技术的进一步积累,沿用已久的《证类本草》已不能满足时代的要求。公元1503年,刘文泰奉敕修订本草,花费2年时间编成《本草品汇精要》,这是明代唯一的大型官修本草。全书42卷,收药1815种,分24项记述,并绘有1385幅精美的彩色药图和制药图,是古代彩绘本草之珍品。分项解说的体例是本书的一大特色,但书成之后存于内府而未刊行流传。这一时期,朱橚著的《救荒本草》,汪颖著的《食物本草》,汪机著的《本草会编》,陈嘉谟著的《本草蒙筌》,兰茂著的《滇南本草》,李中梓著的《雷公炮炙药性解》,龚廷贤著的《药性歌括四百味》等都有特色。

李时珍(公元1518~1593年)以毕生精力,亲历实践,广收博采,实地考察,对本草学进行了全面的整理总结,历时27年编成了《本草纲目》。全书52卷,约200万言,收药1892种(新增374种),附图1100多幅,附方11000余首。序例部分对本草史和中药基本理论进行了全面、系统的总结和发挥。各论分水、火、土、金石、草、谷、菜、果、木、服器、虫、鳞、介、禽、兽、人16部,以下再分为60类。各药之下,分正名、释名、集解、正误、修治、气味、主治、发明、附方诸项,逐一介绍。《本草纲目》是集本草学大成的历史巨著,它不仅总结了公元16世纪以前我国本草学的成就,而且为明代以后本草学的研究和发展提供了必要的条件。本书在训诂、语言文字、历史、地理、植物、动物、矿物、冶金等方面也有突出成就,既可作为医药方面的工具书,又可作为研究动、植、矿物的参考书。正因为本书有如此重大的历史作用和科研价值,公元17世纪末流传海外,先后有拉丁、日、法、德、英、俄、朝等多种文字的译本,从而成为世界上有名的药学文献。对世界药物学、植物学、动物学矿物及冶金学等自然科学的发展都有很大的影响。《本草纲目》也代表我国中药学发展进入成熟时期。

这一阶段,人工栽培的药物已达200余种,种植技术也有很高的水平,如川芎茎节的无性繁殖,牡丹、芍药的分根繁衍。《本草蒙筌》所载五倍子制百药煎(没食子酸),早欧洲200余年。约为公元17世纪的著作《白猿经》,所记的用新鲜乌头榨汁、日晒、烟熏,则“药面上结成冰”,实为乌头碱的结晶。比起欧洲人在公元19世纪初从鸦片中提炼出号称世界第一种生物碱——吗啡,还要早100多年。

(三)药学专著的大量涌现,中药学教材和工具书的出现

清代研究本草之风盛行,本草著作数量众多,达400种左右。一是由于医药学的发展,有必要进一步补充修订《本草纲目》的不足,如赵学敏的《本草纲目拾遗》;二是配合临床需要,以符合实用为原则,撷取《本草纲目》精粹,编撰成节要性本草,如汪昂的《本草备要》、吴仪洛《本草从新》、黄宫绣《本草求真》等;三是受考据之风影响,从古代文献中重辑《本经》,如孙星衍、顾观光等的辑本,或对《本经》进行注释发挥,如张璐的《本经逢原》、邹澍的《本经疏证》等。

《本草纲目拾遗》(公元1765年)共10卷,载药921种,其中新增药物716种。补充了马尾连、金钱草、鸦胆子等大量疗效确切的民间药,鸡血藤、胖大海、冬虫夏草、银柴胡等临床常用药,同时收载了金鸡纳(奎宁)、香草、臭草等外来药,极大地丰富了本草学的内容。同时它对《本草纲目》已载药

物备而不详地加以补充,错误之处加以订正。本书不但总结了我国公元 16～18 世纪本草学发展的新成就,还保存了大量今已散失的方药书籍的部分内容,具有重要文献价值。

《本草求真》(公元 1769 年)载药 520 种,上编分述药物的气味、功能、禁忌、配伍和制法等,下编阐述脏腑病证主药、六淫病证主药、药物总义等内容。由于该书以临床实用为宗旨,正文药物分为补、涩、散、泻、血、杂、食物 7 类,每类又分若干子目。为了便于检索,书末附"卷后目录",按药物自然属性分部类药。该书采用的按药物主要功效进行分类的方法,不仅较《本经》三品分类、陈藏器"十剂"分类更为先进,而且对后世临床中药学的功效分类亦有重要影响。

清代的大批草药专著也为综合本草提供了新的内容。仅《本草纲目拾遗》引用,就有《百草镜》《草药书》《采药志》《草宝》《山海草函》《李氏草秘》等十余种,此外,还有《生草药性备要》《草药图经》《草木便方》及《天宝本草》等。

辛亥革命以后,西方文化及西方医药学在我国进一步传播,这对我国的社会及医药事业的发展产生了重大影响,随之出现了一股全盘否定传统文化的思潮,中医药学的发展受到阻碍。但是,在志士仁人的努力下,本草学以其顽强的生命力在继承和发扬方面均有新的发展。

随着中医学校的建立,涌现了一批适应教学和临床运用需要的中药学讲义,如浙江兰溪中医学校张寿颐的《本草正义》、浙江中医专门学校何廉臣的《实验药物学》、上海中药专门学校秦伯未的《药物学》、天津国医函授学校张锡钝的《药物讲义》等。这些中药讲义充实了各药功用主治的论述,其中尤以《本草正义》的论述和发挥最为精辟中肯。

药学辞典类大型工具书的出现,是民国时期本草学中的一件大事。其中成就和影响最大者,当推陈存仁的《中国药学大辞典》(公元 1935 年)。该书收录词目 4 300 条,汇集古今有关论述,资料繁博,方便查阅,虽有不少错讹,仍不失为近代一部具有重要影响的大型药学辞书。

本草学的现代研究亦开始起步。植物学、生药学工作者对确定中药品种及资源调查方面做了大量工作。许多药学工作者则致力于中药化学及药理学研究。在当时条件下,多是进行单味药的化学成分和药理作用研究,但取得的成就和对本草学发展所作的贡献是应当予以充分肯定的。

四、当代中药学成就

中华人民共和国成立以来,政府高度重视中医药事业,并制订了一系列相应的政策和措施发展中医药。随着现代自然科学技术和国家经济的发展,中药学取得了前所未有的成就。

从公元 1954 年起,各地出版部门根据卫生部的安排和建议,积极进行中医药文献的整理刊行。在本草方面,陆续影印、重刊或校点评注了《本经》《新修本草》(残卷)、《证类本草》《滇南本草》《本草品汇精要》《本草纲目》等数十种重要的古代本草专著。20 世纪 60 年代以来,对亡佚本草的辑复也取得了突出成绩,其中有些已正式出版发行,其对中药学的研究具有重大意义。

当前涌现的中药新著,不仅数量多,而且门类齐全,从各个角度将中药学提高到崭新的水平。其中最能反映当代中药学术成就的,有各版《中华人民共和国药典》《中药志》《全国中草药汇编》《中药大辞典》《原色中国本草图鉴》《中国民族药志》《中华本草》等。《中华人民共和国药典》以法典的形式确定了中药在当代医药卫生事业中的地位,也为中药材及中药制剂质量的提高和标准的确定起了巨大的促进作用。《中药大辞典》由江苏新医学院编纂,分上、下册和附编 3 部分。该书收罗广泛,资料丰富,查阅方便,非常实用。《中华本草》是由国家中医药管理局主持、南京中医药大学总编审、全国 60 多个单位 500 余名专家参加历时 10 年完成的中药学巨著。全书共 34 卷,其中前 30 卷为中药,后 4 卷为民族药。

20 世纪 50 年代以来,政府先后数次组织各方面人员对中药资源进行了大规模调查。在此基础上,编写了全国性的中药志及一大批药用植物志、药用动物志及地区性的中药志,使目前中药的总数达 12 800 种左右。普查中发现的国产沉香、马钱子、安息香、阿魏、萝芙木等,已经开发利用,并能在相当程度上满足国内需求,而不再完全依赖进口。中药资源保护、植物药异地引种和人工栽培、药用动物的驯化等,皆取得很大成就。

随着现代自然科学的迅速发展以及中药事业自身发展的需要,中药的现代研究无论在深度和广度上都取得了巨大成就,并促进了药用植物学、中药鉴定学、中药化学、中药药理学、中药炮制学、中药药剂学等分支学科的发展。

当代中药教育事业的振兴,为中药学和中药事业的发展造就了一大批高质量的专业人才。公元 1956 年起,在北京、上海、广州、成都和南京等地相继建立了中医学院,使中医教育纳入了现代正规高等教育行列。公元 1959 年起,相继开办了中药本科专业,目前在全国 20 多所中医药院校、药科大学和其他一些综合性大学都开设了中药本科及相关专业和相关课程。许多省市都成立了中医药研究院所,许多企业单位也都有自己的中药研究机构。公元 1978 年以来,相继招收了中药学硕士研究生和博士研究生。至此,我国的中药教育形成了从中专、大专、本科到硕士、博士研究生不同层次培养的完整体系。为了适应中药教育的需要,各种中药教材也多次编写修订,质量不断提高。

随着我国现代化建设的发展,中药现代化将是目前和未来一段时期的重要研究内容。中国药物学家屠呦呦团队开创性地从中药青蒿中分离出青蒿素应用于疟疾治疗,于 2015 年屠呦呦获得了诺贝尔生理学或医学奖。在研究过程中,屠呦呦受到东晋时期葛洪著的《肘后备急方》的启发,通过低温提取、乙醚冷浸等方法,成功提取出青蒿素。该项巨大成果是中药现代化研究的重要成果之一。中药现代化就是应用现代研究手段揭示中药防治疾病的本质,建立中药现代化研究开发体系,健全中药标准规范体系,改进中药生产工艺和质量体系,完善中药知识产权保护措施,开拓国际医药市场,使中药疗效更好、安全性高,质量稳定可控和应用更广泛,造福全人类。

（彭　康）

第二章　中药的产地、采集、贮存和命名

导　学

本章介绍中药产地、采集、贮存和命名。

通过学习,掌握道地药材的内涵,明确中药适时采收的重要意义。

中药的来源,除少数人工制品外,主要是天然的动物、植物和矿物。中药的产地、采集与贮存是否适宜是影响药材质量的重要因素,不合理的采收对野生动、植物来说,还会破坏药材资源,降低药材产量。早在《本经》里已指出:"阴干、暴干,采造时月,生熟,土地所出,真伪陈新,并各有法。"唐代孙思邈在《千金翼方·卷一》中,专论"采药时节"及"药出州土",列举了 233 种中药的采收时节及519 种中药的产地分布。历代医药家都十分重视中药的产地与采集,并在长期的实践中积累了丰富的经验和知识。时至今日,人们利用现代科学技术,发现了中药的产地、采集与贮存是否适宜与药物有效成分含量有很大关系,并在这一方面取得了较多成果。总之,药物产地、采集与贮存方法,是保证药材质量和保护药源的重要因素。

一、产地

天然药材的生长和分布离不开一定的自然条件。在我国辽阔的大地、江河湖泽、山陵丘壑、平原沃野以及海域,自然地理状况十分复杂,水土、气候、日照、生物分布等生态环境各地不完全相同,甚至差别很大。因而,天然中药材的生产多有一定的地域性,且产地与其产量、质量有密切关系。古代医药家经过长期使用、观察和比较,知道即便是分布较广的药材,也由于自然条件的不同,各地所产之质量优劣也不一样,并逐渐形成了"道地药材"的概念。

道地药材

道地药材的确定,与药材产地、品种、质量等多种因素有关,而临床疗效则是其确定的关键因素。如四川的黄连、川芎、附子,江苏的薄荷、苍术,广东的砂仁,东北的人参、细辛、五味子,云南的茯苓,河南的地黄,山东的阿胶,等等,都是著名的道地药材,受到人们的称道。

道地药材是在长期的生产和用药实践中形成的,并不是一成不变的。环境条件的变化使上党人参绝灭,人们遂贵东北人参;川芎在宋代始成为道地药材;三七原产广西,称为广三七、田七,云南产者后来居上,称为滇三七,成为三七的新道地产区。

长期的临床医疗实践证明,重视中药产地与质量的关系,强调道地药材的开发和应用,对于保证中药疗效,起着十分重要的作用。随着医疗事业的发展,中药材需求量的日益增加,再加上很多药材的生产周期较长,产量有限,因此,单靠强调道地药材产区扩大生产,已经无法满足药材需求。在这种情况下,进行药材的引种栽培以及药用动物的驯养,成为解决道地药材不足的重要途径。在现代技术条件下,我国已能对不少名贵或短缺药材进行异地引种,对药用动物进行驯养,并不断取得成效。如原依靠进口的西洋参在国内引种成功;天麻原产贵州,而今在陕西大面积引种;人工培育牛黄,人工养鹿取茸,人工养麝及活麝取香,人工虫草菌的培养;等等。当然,在药材的引种或驯养工作中,必须确保该品种原有的性能和疗效。

二、采集

中药材所含有效成分是药物具有防病治病作用的物质基础,而有效成分的质和量与中药材的

采收季节、时间和方法密切相关。《千金翼方》中指出："夫药采取，不知时节，不依阴干暴干，虽有药名，终无药实，故不依时采取与朽木不殊，虚费人工，卒无裨益。"由此可见，中药材采集是确保药物质量的重要环节之一，因而，也是影响药物性能和疗效好坏的重要因素。

（一）植物类药物的采集

中药大部分是植物药，各种植物在其生长发育的各个时期，根、茎、叶、花、果实各个部分，所含有效成分的量是不相同的，甚至会有很大区别。首先，植物生长年限的长短与药物中所含化学成分的质和量有着密切关系。据研究资料报道，甘草中的甘草酸为其主要有效成分，生长 3～4 年者含量较之生长 1 年者几乎高出 1 倍。人参总皂苷的含量，以 6～7 年采收者最高。其次，植物在生长过程中随月份的变化，有效成分的含量也各不相同。如丹参以有效成分含量最高的 7 月采收为宜。黄连中小檗碱含量大幅度增高的趋势可延续到第 6 年，而一年内又以 7 月含量最高，因而，黄连的最佳采收期是第 6 年的 7 月。再者，时辰的变更与中药有效化学成分含量亦有密切关系。如金银花一天之内以早晨 9 时采摘最好，否则因花蕾开放而降低质量；曼陀罗中生物碱的含量，早晨叶子含量高，晚上根中含量高。因此，药材的采收应该在有效成分含量最多的时候进行。

植物类药材，其根、茎、叶、花、果实各器官的生长成熟期有明显的季节性，根据前人长期的实践经验，其采收时节和方法通常以入药部位的生长特性为依据，大致可按药用部位归纳为以下几种情况。

1. 全草类　多数在植物充分生长、枝叶茂盛的花前期或刚开花时采收。有的割取植物的地上部分，如薄荷、荆芥、益母草、紫苏等。以带根全草入药的，则连根拔起全株，如车前草、蒲公英、紫花地丁等。茎叶同时入药的藤本植物，其采收原则与此相同，应在生长旺盛时割取，如首乌藤、忍冬藤。有的须用嫩苗或带叶花梢，如夏枯草、茵陈之类，更要适时采收。

2. 叶类　叶类药材采集通常在花蕾将放或正在盛开的时候进行。此时正当植物生长茂盛的阶段，性味完壮，药力雄厚，最适于采收，如大青叶、荷叶、艾叶、枇杷叶等。荷叶在荷花含苞欲放或盛开时采收者，色泽翠绿，质量最好。有些特定的品种，如霜桑叶，须在深秋或初冬经霜后采集。

3. 花类　花的采收，一般在花正开放时进行，由于花朵次第开放，所以要分次采摘，采摘时间很重要。若采收过迟，则易致花瓣脱落和变色，气味散失，影响质量，如菊花、旋覆花；有些花要求在含苞欲放时采摘花蕾，如金银花、槐花、辛夷；有的在刚开放时采摘最好，如月季花；而红花则宜于花冠由黄色变橙红色时采。至于蒲黄之类以花粉入药的，则须于花朵盛开时采收。

4. 果实和种子类　多数果实类药材，当于果实成熟后或将成熟时采收，如瓜蒌、枸杞子、马兜铃。少数品种有特殊要求，应当采用未成熟的幼嫩果实，如乌梅、青皮、枳实等。以种子入药的，如果同一果序的果实成熟期相近，可以割取整个果序，悬挂在干燥通风处，以待果实全部成熟，然后进行脱粒。若同一果序的果实次第成熟，则应分次摘取成熟果实。有些干果成熟后很快脱落，或果壳裂开，种子散失，如茴香、白豆蔻、牵牛子等，最好在开始成熟时适时采取。容易变质的浆果，如枸杞子、女贞子，在略熟时于清晨或傍晚采收为好。

5. 根和根茎类　古人经验以阴历二、八月为佳，认为春初"津润始萌，未充枝叶，势力淳浓""至秋枝叶干枯，津润归流于下"，并指出"春宁宜早，秋宁宜晚。"这种认识是很正确的。早春二月，新芽未萌；深秋时节，多数植物的地上部分停止生长，其营养物质多贮存地下部分，有效成分含量高，此时采收质量好，产量高，如天麻、苍术、葛根、桔梗、大黄、玉竹等。天麻在冬季至翌年清明前茎苗未出时采收者，名"冬麻"，体坚色亮，质量较佳；春季茎苗出土再采者，名"春麻"，体轻色暗，质量较差。此外，也有少数例外的，如半夏、延胡索等则以夏季采收为宜。

6. 树皮和根皮类　通常在清明至夏至间（即春、夏时节）剥取树皮。此时植物生长旺盛，不仅质量较佳，而且树木枝干内浆汁丰富，形成层细胞分裂迅速，树皮易于剥离，如黄柏、厚朴、杜仲。但肉桂多在十月采收，因此时油多容易剥离。木本植物生长周期长，应尽量避免伐树取皮或环剥树皮等简单方法，以保护药源。至于根皮，则与根和根茎相类似，应于秋后苗枯，或早春萌发前采集，如牡丹皮、地骨皮、苦楝根皮。

（二）动物类药物的采集

动物类药材因品种不同，采收各异。其具体时间，以保证药效及容易获得为原则。如桑螵蛸应在3月中旬采收，过时则虫卵已孵化；鹿茸应在清明后45～60天截取，过时则角化；驴皮应在冬至后剥取，其皮厚质佳；小昆虫等，应于数量较多的活动期捕获，如斑蝥于夏秋季清晨露水未干时捕捉。

矿物类药材大多可随时采收。

三、贮存

中药材在采集后，除供新鲜应用的以外，都应采取一定的加工处理，以便贮存。妥善的贮存是保证药材质量和疗效的重要环节。如贮存不当，药材就会发霉、虫蛀、变质，不仅造成经济上的损失，而且会降低药材质量，影响疗效，甚至丧失药用价值。关于中药的贮存方法，前人已积累了丰富的经验，本草文献已多有记载。

干燥是药材贮存的最基本条件，没有水分，许多化学变化不易发生，微生物也不易生长，植物药应除去泥土杂质和非药用部分，按不同的特性，采用晒干、阴干、风干或人工加温干燥等方法。其次，药材应该贮存在阴凉处，低温不但可以防止药物成分变化散失，还可以防止孢子和虫卵生长繁殖。还要注意避光，易受光线作用而引起变化的药物，应该放在暗处，或贮存在陶、瓷容器和有色玻璃中。有些药物易氧化变质，应存放在密闭容器中。此外，也可以经常对易蛀的药物使用杀虫方法，常用的有硫黄熏法。

有些药物，如动物药，可以在贮存器底下放些石灰保持干燥，则能长久保存。

对于一些剧毒药品的贮存保管，要按有关规定使用专柜，指定专人保管，以防发生严重后果。

四、命名

中药品种繁多，来源广泛，性状功效各异，其名称也繁杂，但有一定的来历和意义，对学习中药有帮助。

1. 以形态命名　药材的形态各异，故以形态特征命名者颇多。如人参根似人形；牛膝茎节膨大，形似牛之膝关节；乌头形如乌鸦之头；还有狗脊、佛手、木蝴蝶、龙眼、钩藤、百合等，都是以形态而得名。

2. 以颜色命名　许多中药具有天然的颜色，如红色的有红花、丹参、赤芍等；黄色的有大黄、黄连、黄芩、黄柏等；青色的有青蒿、青黛、大青叶、青皮等；白色的有白芷、白术、白及、白薇等；黑色的有黑芝麻、玄参、乌梅等；紫色的有紫草；赭色的代赭石等，都是以颜色而命名。

3. 以气味命名　有的药物，因有特殊的气味，如香气很浓的有木香、丁香、藿香、降香；甜味的有甘草；苦味的有苦参、苦楝子；酸味的有酸枣仁；鱼腥草有特殊的鱼腥气；五味子因其皮肉酸、甘，核味辛、苦、咸，五味俱全而得名。

4. 生长特性命名　夏枯草因夏至后花叶枯萎而得名；半夏的块茎成熟于仲夏；忍冬藤其叶凌冬不凋；桑寄生寄生于桑树等，均取其生长特性而命名。

5. 以入药部位命名　以入药部位命名的最为广泛，因大多数中药仅取植物或动物的某一部位，植物药，如葛根、麻黄根、苏梗、牡丹皮、合欢皮、桑叶、桂枝、菊花、枳实、柿蒂、荔枝核、苏子、莱菔子等；动物药，如水牛角、鹿茸、乌贼骨、猪胆汁、蝉蜕、龟甲、鳖甲等。

6. 以产地命名　以产地命名者多含有"道地药材"之义。如蜀椒、川芎等产于四川；党参产于山西上党；浙贝母、杭菊花、杭白芍产于浙江；怀山药、怀牛膝、怀地黄产于河南（怀庆府）；辰砂产于湖南辰溪；阿胶则因用山东阿井之水熬制者而著名等。

7. 因功效性能命名　防风能防治外感风邪；益母草治疗产后疾病；淫羊藿治疗阳痿；续断能续筋接骨；大风子治疗麻风；决明子能明目等；肉苁蓉有补而不峻，从容和缓之性；王不留行走而不守；沉香性沉主降气等都是以其功效性能特点而得名。

8. 以人名或传说命名　有的中药是以人名来命名的,且多带有传奇色彩,如使君子、杜仲、何首乌、牵牛子、刘寄奴等。

还有如曼陀罗、诃黎勒、荜澄茄等直接以译音为名。

（彭　康）

第三章 中药的炮制

导 学

本章介绍中药的炮制。

通过学习,掌握中药炮制的目的;了解常用的炮制方法。

炮制是药物在应用前或制成各种剂型以前必要的加工处理过程,包括对原药材进行一般修治整理和部分药材的特殊处理。古代称为炮炙、修治、修事等。由于中药材大都是生药,在制备各种剂型之前,一般应根据医疗、配方、制剂的不同要求,并结合药材的自身特点,进行一定的加工处理,才能使之既充分发挥疗效,又避免或减轻不良反应,在最大程度上符合临床用药的目的。一般来讲,按照不同的药性和治疗要求有多种炮制方法,有些药材的炮制还要加用适宜的辅料,并且注意操作技术和讲究火候。正如前人所说:"不及则功效难求,太过则性味反失。"炮制是否得当,直接关系到药效,而少数毒性和烈性药物的合理炮制,更是确保用药安全的重要措施。药物炮制法的应用与发展,已有很悠久的历史,方法多样,内容丰富,直至今日已成为一门独立的学科。

一、炮制的目的

不同的药物,有不同的炮制目的,在炮制某一具体药物时,又往往具有几方面的目的。总的来说,炮制目的大致可以归纳为以下几个方面。

1. 降低或消除药物的毒副反应,保证用药安全 附子、川乌、草乌、半夏、天南星、马钱子等生用内服易于中毒,炮制后能降低其毒性;巴豆、千金子泻下作用剧烈,宜去油取霜用;常山用酒炒,可减轻其催吐的副反应。对于有毒药物,炮制应当适度,不可太过或不及。太过则疗效难以保证,不及则易发生中毒反应。

2. 改变药物的性能或功效,增强疗效或使之更能适应病情的需要 如地黄生用凉血,若制成熟地黄则药性转微温而以补血见长;生姜煨熟,则能减缓其发散力,而增强温中之效;何首乌生用能泻下通便,制熟后则失去泻下作用而专补肝肾等;醋制延胡索可增强其止痛之功;蜜炙麻黄增强平喘止咳之力。

3. 便于贮存和制剂 一般中药材切成饮片;矿物、动物甲壳、贝壳及某些种子类药物的粉碎处理,能使有效成分易于溶出,并便于制剂;有些药物贮存前需要进行烘焙、炒干等干燥处理,使其不易霉变、腐烂等。

4. 纯净药材,便于使用 除去杂质和非药用部分,使药物纯净,才能用量准确,或矫臭、矫味便于服用。一般植物药的根及根茎当洗去泥沙,拣去杂质。如枇杷叶要刷去毛;远志抽去木心;蝉蜕去头足;海藻、肉苁蓉当漂去咸腥味等。

二、炮制的方法

炮制方法是历代逐渐发展和充实起来的,其内容丰富,方法多样。现代的炮制方法在古代炮制经验的基础上有了很大的发展和改进,根据目前的实际应用情况,可分为五大类型。

（一）修制

1. 纯净处理　采用挑、拣、簸、筛、刮、刷等方法，去掉灰屑、杂质及非药用部分，使药物清洁纯净。如捡去合欢花中的枝、叶；刷除枇杷叶、石韦叶背面的绒毛；刮去厚朴、肉桂的粗皮等。

2. 粉碎处理　采用捣、碾、镑、锉等方法，使药物粉碎，以符合制剂和其他炮制法的要求。如牡蛎、龙骨捣碎便于煎煮；川贝母捣粉便于吞服；水牛角、羚羊角镑成薄片，或锉成粉末等。

3. 切制处理　采用切、铡的方法，把药材切制成一定的规格，便于进行其他炮制，也利于干燥、贮藏和调剂时称量。根据药材的性质和医疗需要，切片有很多规格。如天麻、槟榔宜切薄片；泽泻、白术宜切厚片；黄芪、鸡血藤宜切斜片；桑白皮、枇杷叶宜切丝；白茅根、麻黄宜铡成段；茯苓、葛根宜切成块等。

（二）水制

水制是用水或其他液体辅料处理药物的方法。水制的目的主要是清洁药材，软化药材，以便于切制和调整药性。常用的有洗、淋、泡、润、漂、水飞、浸等。

1. 洗　将药材放入清水中，快速洗涤，除去上浮杂物及下沉脏物，及时捞出晒干备用。除少数易溶，或不易干燥的花、叶、果及肉类药材外，大多需要淘洗。

2. 淋　将不宜浸泡的药材，用少量清水浇洒喷淋，使其清洁和软化。

3. 泡　将质地坚硬的药材，在保证其药效的原则下，放入水中浸泡一段时间，使其变软。

4. 润　又称闷或伏。根据药材质地的软硬，用淋润、洗润、泡润、晾润、浸润、盖润、伏润、露润、包润、复润、双润等多种方法，使清水或其他液体辅料徐徐入内，加工时的气温、工具，在不损失或少损失药效的前提下，使药材软化，便于切制饮片，如淋润荆芥，泡润槟榔，酒洗润当归，姜汁浸润厚朴，伏润天麻，盖润大黄等。

5. 漂　将药物置宽水或长流水中浸渍一段时间，并反复换水，以去掉腥味、盐分及毒性成分的方法。如将昆布、海藻、盐附子漂去盐分，紫河车漂去腥味等。

6. 水飞　系借药物在水中的沉降性质分取药材极细粉末的方法。将不溶于水的药材粉碎后置乳钵或碾槽内加水共研，大量生产则用球磨机研磨，再加入多量的水，搅拌，较粗的粉粒即下沉，细粉混悬于水中，倾出，粗粒再飞再研，倾出的混悬液沉淀后，分出，干燥即成极细粉末。此法所制粉末既细，又减少了研磨中粉末的飞扬损失。常用于矿物类、贝甲类药物的制粉。如飞朱砂、飞炉甘石、飞雄黄。

（三）火制

火制是用火加热处理药物的方法。本法是使用最为广泛的炮制方法，常用的火制法有炒、炙、煅、煨、烘焙等。

1. 炒　有炒黄、炒焦、炒炭等程度不同的清炒法。用文火炒至药物表面微黄称炒黄；用武火炒至药材表面焦黄或焦褐色，内部颜色加深，并有焦香气者称炒焦；用武火炒至药材表面焦黑，部分炭化，内部焦黄，但仍保留有药材固有气味（即存性）者称炒炭。炒黄、炒焦使药物易于粉碎加工，并缓和药性。种子类药物炒后则煎煮时有效成分易于溶出。炒炭能缓和药物的烈性、副反应，或增强其收敛止血的功效。除清炒法外，还可拌固体辅料如土、麸、米炒，可减少药物的刺激性，增强疗效，如土炒白术、麸炒枳壳、米炒斑蝥等。与砂或滑石、蛤粉同炒的方法习称烫，药物受热均匀酥脆，易于煎出有效成分或便于服用，如砂炒穿山甲、蛤粉炒阿胶等。

2. 炙　是将药材与液体辅料拌炒，使辅料逐渐渗入药材内部的炮制方法。通常使用的液体辅料有蜜、酒、醋、姜汁、盐水、童便等。如蜜制黄芪、蜜制甘草、酒炙川芎、醋炙香附、盐水炙杜仲等。炙可以改变药性，增强疗效或减少副反应。

3. 煅　将药材用猛火直接或间接煅烧，使质地松脆，易于粉碎，充分发挥疗效。其中，直接放炉火上或容器内而不密闭加热者，称为明煅，此法多用于矿物药或动物甲壳类药，如煅牡蛎、煅石膏等。将药材置于密闭容器内加热煅烧者，称为密闭煅或焖煅，本法适用于质地轻松、可炭化的药材，如煅血余炭、煅棕榈炭。

4. 煨 将药材包裹于湿面粉、湿纸中,放入热火灰中加热,或用草纸与药材饮片隔层分放加热的方法,称为煨法。其中,以面糊包裹者,称为面裹煨;以湿草纸包裹者,称为纸裹煨;以草纸分层隔开者,称为隔纸煨;将药材直接埋入火灰中,使其高热发泡者,称为直接煨。

5. 烘焙 将药材用微火加热,使之干燥的方法叫烘焙。

（四）水火共制

常见的水火共制包括煮、蒸、潬、淬等。

1. 煮 是用清水或液体辅料与药物共同加热的方法,如醋煮芫花、酒煮黄芩。

2. 蒸 是利用水蒸气或隔水加热药物的方法。不加辅料者,称为清蒸;加辅料者,称为辅料蒸。加热的时间,视炮制的目的而定。如改变药物性味功效者,宜久蒸或反复蒸晒,如蒸制熟地、何首乌;为使药材软化,以便于切制者,以变软透心为度,如蒸茯苓、厚朴;为便于干燥或杀死虫卵,以利于保存者,加热蒸至"圆气",即可取出晒干,如蒸银杏、女贞子、桑螵蛸等。

3. 潬 是将药物快速放入沸水中短暂潦过,立即取出的方法。常用于种子类药物的去皮和肉质多汁药物的干燥处理,如潬杏仁、桃仁以去皮;潬马齿苋、天冬以便于晒干贮存。

4. 淬 是将药物煅烧红后,迅速投入冷水或液体辅料中,使其酥脆的方法。淬后不仅易于粉碎,且辅料被其吸收,可发挥预期疗效,如醋淬自然铜、鳖甲,黄连煮汁淬炉甘石等。

（五）其他制法

除上述四类以外的一些特殊制法,均概括于此类,常用的有制霜、发酵、发芽等。

1. 制霜 种子类药材压榨去油或矿物药材重结晶后的制品,称为霜。其相应的炮制方法称为制霜。前者如巴豆霜,后者如西瓜霜。

2. 发酵 将药材与辅料拌和,置一定的湿度和温度下,利用霉菌使其发泡、生霉,并改变原药的药性,以生产新药的方法,称为发酵法。如神曲、淡豆豉。

3. 发芽 将具有发芽能力的种子药材用水浸泡后,经常保持一定的湿度和温度,使其萌发幼芽,称为发芽。如谷芽、麦芽、大豆黄卷等。

（彭　康）

第四章 中药制剂

导 学

本章介绍中药制剂。

通过学习,了解中药的常用剂型。

药物在使用前,根据不同的药性和治疗需要,加工成一定的形式,称为剂型。这种依据处方和治疗要求把药材加工成一定剂型的过程即是制剂。常用的剂型除用鲜药捣汁内服或外敷以外,还有各种可以预先制备的剂型,以便于服用、保存和运输。我国古代相传的制剂是多种多样的,很多剂型至今沿用且有进一步研究开发价值。现就常用的中药制剂介绍如下。

一、汤剂

汤剂是中药最基本的剂型,目前仍为最常用的剂型之一(具体方法见后)。汤剂处方用药灵活,可以临证加减药物,能适应病情变化,更能体现中医辨证论治的精髓,又有容易吸收、奏效较快等优点,是其他剂型难以替代的。

二、散剂

将药物加工研磨、过筛,使其呈细的粉末状,混合均匀而成的固体制剂。可供内服,也可供外用。其优点为制作方便,成分可随处方灵活调整,贮存、携带方便等。缺点为服用不方便,芳香挥发性成分易挥散,含油性药材易酸败,遇空气易吸湿潮解等。

内服散剂一般用开水调服或以黄酒送服。其吸收比丸剂快,但又比汤剂缓慢。外用散剂可撒布患处,或吹在喉部、鼻腔等。古代有煮散剂,专供煎汤服用而具备汤剂性质。现代用的冲散剂(颗粒剂、干糖剂)实际为经过提取的浸膏粉加工品,沸水冲调后也具有一定的汤剂性质。

三、丸剂

丸剂是将药物细粉加适量黏合剂,制成球丸型固体制剂。中药丸目前有水丸、蜜丸、糊丸、浓缩丸等几种。丸剂具有在体内缓慢崩解、缓慢吸收的特点,使用方便,但制备工艺较为复杂。

1. 水丸 将药物细粉与水或药液等,经过加工,制成小圆球状固体制剂。其外部还可用适当药物包衣,以掩盖丸药之不良味道和防止潮解。

2. 蜜丸 是将药物细粉,与炼蜜以手工或经模具塑制成为柔润的圆球状形半固体制剂。蜜丸含多量蜂蜜,营养滋润作用缓和,更适用于慢性病或需滋补的疾患。

3. 糊丸 是将药物细粉与糯米糊,用手工方法塑制成为小圆球固体制剂。糊丸坚硬,在体内崩解、吸收缓慢,多用制含毒性药物,或制备供含化之丸剂。

4. 浓缩丸 是将部分药物经煎煮,去渣取汁,作为黏合剂,再与部分药物细粉依法制成水丸或蜜丸。其特点是浓缩了体积,增加了含量,相应减少了服量,并具有一定的清洁因素。古代之"煎丸",即是今日的蜜丸型浓缩丸。

四、膏剂

膏剂分内服膏剂和外用膏剂。

1. 内服膏剂 是将药物煮取浓汁,去渣,浓缩至一定稠度,然后加入适量蜂蜜或糖,再浓缩成稠膏状。服用时用开水稀释。膏剂可以预先制备,服用方便,便于保存(必要时可添加防腐剂),吸收较丸、散剂快。适合于患慢性病需长时间服药者。

2. 外用膏剂 有膏药和软膏。膏药是用植物油(通常用芝麻油)煎炸药物、去渣,加入铅丹或铅粉,使其与油化合而成,摊于纸布上备用。软膏有用药末调油类得,也有用油熬药去渣,溶于黄蜡制成的。膏剂常用于疮疡疥癣等,也有用于风湿痛以及其他内科疾患等。

五、酒剂

通常以白酒作为溶剂浸泡药物,使有效成分溶于酒中,也称药酒。药酒制法简单,久贮不坏,可内服外用。药酒内服适合风湿痛、跌打损伤等;强壮滋补药也可以采用酒剂,但不会饮酒或不宜饮酒的患者不能用。药酒的制备主要有冷浸法和热浸法,应当先粉碎或切细生药,使其与酒的接触面大,有效成分容易浸出。还有先用煎煮药汁浓缩,然后按比例加入白酒的,含酒量足以防腐,比酒浸法含酒量少,是其优点,但含有挥发性成分的芳香药不宜用煎煮方法。

六、锭剂

它是将药物细粉与糯米糊,用模具压制成方锭形的固体制剂。锭剂坚硬如同糊丸,内服后,在体内崩解缓慢,吸收缓慢,也多用制含毒性药物,或供口中含服剂。锭剂也可调水研磨成汁供外敷。

七、丹剂

古代原始丹剂为矿质药材经提炼加工,如升华、化合、分解、混合等而成,可供内服或外用。但后世为宣扬某些药剂疗效,多以"丹"命名,而使丹剂名称泛化。

八、片剂

中药片剂与锭剂相似,为原药材细粉,或其提取物,包括水溶性、醇溶性成分及挥发油等,加适量黏合剂、崩解剂、润滑剂等,经制粒、压片或加挂糖衣等工序制成片形固体制剂。片剂的优点为含量、剂量较准确,质量较稳定,服用和携带方便。但中药片剂也有用量较大,制法不当,保存不良易潮解等缺点。

九、冲剂

把药物制成颗粒剂,用时冲入开水,迅速溶解成为药液,携带、贮藏、服用都很方便。一般采用浸渍或煎煮,将滤液浓缩成浸膏,再加入适量可溶性淀粉和糖,拌合制成颗粒,是全溶性冲剂。若部分药物不宜煎煮,则另制粉末,然后与溶液混合制成半溶性冲剂。

十、注射剂

为经提取、精制、灭菌,供注射使用的中药液体制剂。中药提取物包括水溶性、醇溶性成分及挥发油等,中药注射剂内也常加入附加剂,如稳定剂、酸碱度调整剂等。本制剂使用方便、用量小、奏效快,尤其适用于急救和口服药有困难者。

近年来,中药制剂在剂型、品种方面推陈出新,按照中医药理论,结合现代科学技术研制了不少新剂型、新品种。不仅继承了丸、散、膏、丹、茶、胶、露、酒等传统剂型,而且研制移植了一些新剂型,如滴剂、栓剂、胶囊剂、气雾剂、口服液、涂膜剂、膜剂、袋泡剂等,扩大了中药的使用范围,提高了临床疗效。

(彭 康)

笔记栏

第五章 中药的性能

导 学

本章介绍中药的性能。

通过学习,掌握中药性能中的四气、五味、升降沉浮、归经、毒性等药性理论。

中药的性能是中药作用的基本性质和特征的高度概括。中药性能又称药性,药性理论是中药理论的核心,主要包括四气、五味、升降浮沉、归经、毒性等。

中医学理论认为,任何疾病的发生发展过程都是由于致病因素作用于人体,引起机体阴阳偏盛偏衰,脏腑经络功能失常的结果。药物防病治病的基本作用,不外是祛邪去因,扶正固本,恢复和协调脏腑经络功能,从而纠正阴阳偏盛偏衰,使机体恢复到"阴平阳秘"的正常状态。药物之所以能够针对病情,发挥上述基本作用,是由于各种药物各自具有若干特性和作用,也就是前人所称之药物的偏性,即以药物的偏性纠正疾病所表现的阴阳偏盛或偏衰。

药性理论的认识和确立,是前人在长期临床实践中对众多药物的各种性质及其医疗作用的了解与认识不断深化,进而加以概括和总结出来的,并以阴阳、脏腑、经络、治法等中医基本理论为其理论基础,创造和逐步发展起来的中药基本理论,也是整个中医学理论体系中一个重要组成部分。

一、四气

四气,即指药物的寒、热、温、凉四种药性。它反映药物在影响人体阴阳盛衰、寒热变化方面的作用倾向,是说明药物作用性质的重要概念之一。

四气

四气中温、热与寒、凉属于两类不同的性质。温、热属阳,寒、凉属阴。温次于热,凉次于寒,即在共同性质中又有程度上的差异。对于有些药物,通常还标以大热、大寒、微温、微寒等予以区别,这是对中药四气程度不同的进一步区分。

此外,还有一些平性药,是指药性寒、热偏性不明显,作用比较平和的药物。实际上也有偏温、偏凉的不同,称其性平是相对而言的,仍未超出四性的范围。故四性从本质而言,实际上是寒、热二性。

药性寒、热、温、凉,是从药物作用于机体所发生的反应概括出来的,是与所治疾病的寒、热性质相对应的。故药性的确定是以用药反应为依据,病证寒、热为基准。能够减轻或消除热证的药物,一般属于寒性或凉性,如黄芩、板蓝根对于发热口渴、咽痛等热证有清热解毒作用,表明这两种药物具有寒性。反之,能够减轻或消除寒证的药物,一般属于温性或热性,如附子、干姜对于腹中冷痛、四肢厥冷、脉沉无力等寒证具有温中散寒作用,表明这两种药物具有热性。一般来讲,具有清热泻火、凉血解毒等作用的药物,性属寒凉;具有温里散寒、补火助阳、温经通络、回阳救逆等作用的药物,性属温热。在治则方面,《本经》云:"疗寒以热药,疗热以寒药。"《素问·至真要大论》谓:"寒者热之,热者寒之。"是基本的用药规律。

二、五味

笔记栏

五味,就是辛、甘、酸、苦、咸五种味。有些药物具有淡味或涩味,实际上不止五种。辛、甘、酸、苦、咸五味是最基本的,所以仍然称为五味。不同的味有不同的作用,味相同的药物,其作用也有相近或共同之处。至于阴阳属性，则辛、甘、淡属阳，酸、苦、咸属阴。其作用分述如下。

辛：能散、能行，有发散、行气、行血等作用。一般治疗表证的药物如麻黄、薄荷，治疗气血阻滞的药物如木香、红花等，都有辛味。

甘：能补、能缓、能和，即有补益、缓急止痛、调和药性、和中的作用。如人参大补元气，熟地黄滋补精血，饴糖缓急止痛，甘草调和诸药等。

酸：能收、能涩，即有收敛、固涩作用。一般多用于体虚多汗，久泻久痢，肺虚久咳，遗精滑精，尿频遗尿等证，如山茱萸、五味子涩精、敛汗，五倍子涩肠止泻，乌梅敛肺止咳、涩肠止泻等。

涩：与酸味作用相似。如龙骨、牡蛎涩精，赤石脂、禹余粮涩肠止泻，莲子固精止带，乌贼骨收敛止血、固精止带等。

苦：能泄、能燥。泄的含义较广，有指通泄的，如大黄泻下通便，用于热结便秘；有指降泄的，如杏仁降泄肺气，用于肺气上逆之咳喘；有指清泄的，如栀子、黄芩清热泻火，用于火热上炎，神躁心烦，目赤口苦等证。燥即燥湿，用于湿证。湿证有寒湿、湿热的不同。温性的苦味药如苍术、厚朴，用于寒湿证；寒性的苦味药如黄连、黄柏，用于湿热证。此外，前人的经验，认为苦还有坚阴的作用，如黄柏、知母用于肾阴虚亏而相火亢盛的痿证，即具有泻火存阴（坚阴）的意义。

咸：能软、能下，有软坚散结和泻下作用。多用以治疗瘰疬、瘿瘤、痰核、痞块及热结便秘等证。如海藻、昆布消散瘰疬，鳖甲软坚散结，芒硝泻下通便等。

淡：能渗、能利，有渗湿利水作用，多用于治疗水肿、小便不利等证，如猪苓、茯苓、薏苡仁、通草等。

每一种药都具有性和味，性和味分别从不同角度说明药物的作用，两者合参才能较全面地认识药物的作用和性能。例如，两种药物都是寒性，但是味不同，一是苦寒，一是辛寒，两者的作用就有差异。反过来说，两种药物都是甘味，但性不相同，一是甘寒，一是甘温，其作用也不一样。所以，不能把性和味孤立起来看。性与味显示了药物的部分性能，也显示出有些药物的共性。只有认识和掌握每一药物的全部性能，以及性味相同药物之间同中有异的特性，且与药物的具体功效结合起来，才能全面而准确地了解和使用药物。

三、升降浮沉

升降浮沉反映药物作用的趋向性，是说明药物作用性质的概念之一。

气机升降出入是人体生命活动的基础。气机升降出入发生障碍，机体便处于疾病状态，产生不同的病势趋向。病势趋向常表现为向上（如呕吐、喘咳）、向下（如泄利、脱肛）、向外（如自汗、盗汗）、向内（如表证不解）。能够针对病情，逆其病势，改善或消除这些病证的药物，相对说来也就分别具有升降浮沉的作用趋向。

升降浮沉

升是上升，降是下降，浮表示发散，沉表示泄利等作用。升降浮沉之中，升浮属阳，沉降属阴。一般具有升阳发表、祛风散寒、涌吐、开窍等功效的药物，都能上行向外，药性都是升浮的；而具有泻下、清热、利水渗湿、重镇安神、潜阳息风、消导积滞、降逆、收敛、止咳平喘等功效的药物，则能下行向内，药性都是沉降的。有的药物升降浮沉的特性不明显，有的药物则存在二向性，如麻黄既能发汗解表，又能利水消肿；川芎既能"上行头目"，又能"下行血海"。

药物升降浮沉与性味密切相关，一般来说，药性升浮的，大多具有辛甘之味和温热之性，药性沉降的大多具有酸苦咸涩之味和寒凉之性。故李时珍说："酸咸无升，辛甘无降，寒无浮，热无沉。"升降浮沉与药物质地也有关系，花、叶、皮、枝等质轻的药物大多是升浮的；而种子、果实、矿物、贝壳等质重者大多是沉降的。此外，药物升降浮沉的因素常受加工炮制的影响，如酒炒则升，姜汁炒则散，醋炒则收敛，盐水炒则下行。在复方配伍中，性属升浮的药物在同较多沉降药配伍时，其升浮之性可受到一定的制约；反之，性属沉降的药物同较多的升浮药同用，其沉降之性亦能受到一定程度的制约。可见，各种药物所具有的升降浮沉性质，在一定条件下，是可以加以控制而转化的。

四、归经

归经是药物作用的定位概念,即表示药物作用部位。归是作用的归属,经是脏腑经络的概称。

药物对机体的作用有选择性,一种药物往往主要对某一经(脏腑及其经络)或某几经发生明显的作用,而对其他经的作用较小,甚至没有作用。同属寒性的药物,虽然都具有清热作用,但有的偏于清肝热,有的偏于清胃热,有的偏于清肺热或清心热;同属补药,也有补肺、补脾、补肝、补肾的不同。反映了药物在机体产生效应的部位各有侧重,将这些认识加以归纳,使之系统化,便形成了归经理论。

归经是以脏腑经络理论为基础,以所治病证为依据而确定的。由于经络能沟通人体内外表里,所以体表病变可通过经络影响在内的脏腑,脏腑病变亦可反映到体表。通过疾病过程中出现的证候表现以确定病位,这是辨证的重要内容。归经是药物作用的定位概念,因而与疾病定位有着密不可分的关系。如肺经病变,每见喘、咳等证;肝经病变,每见胁痛、抽搐等证;心经病变,每见神昏、心悸等证。根据药物的疗效,并与病机和脏腑经络结合起来,可以说明某药对某些脏腑经络的病变起着主要医疗作用。如桔梗、杏仁能治胸闷、咳喘,归肺经;全蝎能止抽搐,归肝经;朱砂能安神,归心经等。

在应用药物时,归经必须与药物四气、五味、升降浮沉等性能结合起来。因为某一脏腑、经络发生病变,可能有寒热虚实的区别,所以,不可只注意归经,而将能归该经的药物不加区别地应用。同归一经的药物,其作用有温、清、补、泻的不同,如肺病咳嗽,虽然黄芩、干姜、百合、葶苈子都归肺经,可是在应用时,却不一样,黄芩主要清肺热,干姜温肺寒,百合补肺虚,葶苈子则泻肺实,等等。可见,要将中药的多种性能结合起来,才能全面准确地认识药物,并指导其在临床中的应用。

运用归经理论,还必须考虑到脏腑经络间的关系。由于在生理上脏腑经络相互联系,在病理上相互影响,因此,在临床用药时往往并不单纯使用某一经的药物。如肺病而见脾虚者,每兼用补脾的药物,使肺有所养而逐渐向愈。肝阳上亢往往因于肾阴不足,每以平肝潜阳药与滋补肾经的药同用,使肝有所涵而虚阳自潜。若拘泥于见肺治肺,见肝治肝,单纯分经用药,其效果必受影响。总之,既要了解每一药物的归经,又要考虑脏腑、经络之间的相互关系,才能更好地指导临床用药。

五、毒性

毒性是指药物对机体的损害性。毒性反应与副反应不同,它对人体的危害性较大,甚至可危及生命。为了确保用药安全,必须认识中药的毒性,了解毒性反应产生的原因,掌握中药中毒的解救方法和预防措施。

西汉以前是以"毒药"作为一切药物的总称。《周礼·天官》:"医师聚毒药以共医事。"《素问》:"大毒治病,十去其六;常毒治病,十去其七;小毒治病,十去其八;无毒治病,十去其九。"《本经》把药物分为上、中、下三品,就是根据药性的无毒有毒来分类的,把攻病愈疾的药物为有毒,可以久服补虚的药物看做无毒,有毒的药物多有强烈的治疗作用。可见,在古代对于"毒"的概念是广义的,把药物的偏性看做"毒"。另一方面也反映出当时对药物的治疗作用和毒副反应还不能很好地把握,故笼统称为"毒药"。

前人是以偏性的强弱来解释有毒、无毒及毒性大小的。有毒药物的治疗剂量与中毒剂量比较接近或相当。因而,治疗用药时安全度小,易引起中毒反应。无毒药物安全度较大,但并非绝对不会引起中毒反应。

毒性反应是临床用药时应当尽量避免的。由于毒性反应的产生与药物贮存、加工炮制、配伍、剂型、给药途径、用量、使用时间的长短以及病人的体质、年龄、证候性质等都有密切关系。因此,使用有毒药物时,应从上述各个环节进行控制,避免中毒发生。

有毒药物偏性强,根据以偏纠偏,以毒攻毒的原则,有毒药物有其可利用的一面。古今利用某些有毒药物治疗恶疮肿毒、疥癣、麻风、瘰疬瘿瘤、癌肿癥瘕等积累了大量经验,获得肯定疗效。

值得注意的是,在古代文献中有关药物毒性的记载大多是正确的,但由于历史条件和个人经验与认识的局限性,其中也有一些错误之处。如《本经》认为丹砂无毒,且列于上品药之首;《本草纲目》认为马钱子无毒等。我们应当借鉴古代用药经验,亦应借鉴现代药理学研究成果,更应重视临床报道,以便更好地认识中药的毒性。

对于药物中毒的诊断和解救,古代文献有不少记载,其中包含了不少宝贵经验。在当今条件下,应结合现代认识及诊断方法、解救措施,以取得更好的解救效果。

（彭　康）

第六章 中药的配伍

导 学

本章介绍中药的配伍。

通过学习,掌握中药配伍"七情"的含义。

配伍是指有目的地按病情需要和药性特点,有选择地将两味以上药物配合同用。

前人把单味药的应用同药与药之间的配伍关系总结为七个方面,称为"七情"。"七情"的提法首见于《本经》,其序例云:"药……有单行者,有相须者,有相使者,有相畏者,有相恶者,有相反者,有相杀者。凡此七情,合和视之。"其中首先谈到"单行"。单行就是指用单味药治病。病情比较单纯,选用一味针对性较强的药物即能获得疗效,如清金散单用一味黄芩治轻度的肺热咳血,现代单用鹤草芽驱除绦虫,以及许多行之有效的"单方"等。它符合简便、廉价的要求,便于使用和推广。但若病情较重,或病情比较复杂,单味药力量有限,且难全面兼顾治疗要求,有的药物具有毒副反应,单味应用难以避免不良反应,因此,往往需要同时使用两种以上的药物。药物配合使用,药与药之间会发生某些相互作用,如有的能增强或降低原有药效,有的能抑制或消除毒副反应,有的则能产生或增强毒副反应。因此,在使用两味以上药物时,必须有所选择,这就提出了药物配伍关系问题。前人总结的"七情"之中,除单行者外,其余六个方面都是讲配伍关系。现分述如下。

1. 相须 即性能功效相类似的药物配合应用,可以增强原有疗效。如石膏与知母配合,能明显增强清热泻火的治疗效果;大黄与芒硝配合,能明显增强攻下泻热的治疗效果。

2. 相使 即在性能功效方面有某些共性相同的药物配合应用,而以一种药物为主,另一种药物为辅,能提高主药疗效。如补气利水的黄芪与利水健脾的茯苓配合时,茯苓能提高黄芪补气利水的治疗效果;清热泻火的黄芩与攻下泻热的大黄配合时,大黄能提高黄芩清热泻火的治疗效果。

3. 相畏 即一种药物的毒性反应或副反应,能被另一种药物减轻或消除。如生半夏和生南星的毒性能被生姜减轻或消除,所以说生半夏和生南星畏生姜。

4. 相杀 即一种药物能减轻或消除另一种药物的毒性或副反应。如生姜能减轻或消除生半夏和生南星的毒性或副反应,所以说生姜杀生半夏和生南星的毒。由此可知,相畏、相杀实际上是同一配伍关系的两种提法,是药物间相互对待而言的。

5. 相恶 两种药物合用,一种药物与另一种药物相互作用而致原有功效降低,甚至丧失药效。如人参恶莱菔子,因莱菔子能削弱人参的补气作用。

6. 相反 即两种药物合用,能产生毒性反应或副反应。如"十八反""十九畏"中的若干药物(见"用药禁忌")。

上述六个方面,其变化关系可以概括为四项,即在配伍应用的情况下:① 有些药物因产生协同作用而增进疗效,是临床用药时要充分利用的;② 有些药物可能互相拮抗而抵消、削弱原有功效,用药时应加以注意;③ 有些药物则由于相互作用,而能减轻或消除原有的毒性或副反应,在应用毒性药或烈性药时必须考虑选用;④ 本来单用无害的药物,却因相互作用而产生毒性或副反应,属于配伍禁忌,原则上应避免配伍使用。

　　基于上述,可知从单味药到配伍应用,是通过很长的实践与认识过程逐渐积累丰富起来的。药物的配伍应用是中医用药的主要形式,药物按一定法度加以组合,并确定一定的分量比例,制成适当剂型,即为方剂。方剂是药物配伍的发展,也是药物配伍应用的较高形式。

(彭　康)

第七章 用 药 禁 忌

导 学

本章介绍中药用药禁忌。

通过学习,掌握中药配伍禁忌、妊娠用药禁忌、服药饮食禁忌。

用药禁忌,包括配伍禁忌、妊娠用药禁忌、服药饮食禁忌等内容。

一、配伍禁忌

《本经》序例部分指出:"勿用相恶、相反者。"但相恶与相反所导致的后果不一样。相恶配伍可使药物某些方面的功效减弱,但又是一种可以利用的配伍关系,并非绝对禁忌。而"相反为害,深于相恶性",可能危害患者的健康,甚至危及生命。故相反的药物原则上禁止配伍应用。目前,医药界共同认可的配伍禁忌,有"十八反"和"十九畏"。

十八反:甘草反甘遂、大戟、海藻、芫花;乌头反贝母、瓜蒌、半夏、白蔹、白及;藜芦反人参、沙参、丹参、玄参、细辛、芍药。

十九畏:硫黄畏朴硝,水银畏砒霜,狼毒畏密陀僧,巴豆畏牵牛,丁香畏郁金,川乌、草乌畏犀角,牙硝畏三棱,官桂畏石脂,人参畏五灵脂。

据《蜀本草》统计,《本经》所载药物中"相恶者六十种,相反者十八种",今人所谓"十八反"之名,盖源于此。相畏为中药七情之一,内容已如前述。但从宋代开始,一些医药著作中,出现畏、恶、反名称使用混乱的状况,与《本经》"相畏"的原意相悖,即"相反"之意。作为配伍禁忌的"十九畏"就是在这种情况下提出的。

对于十八反、十九畏作为配伍禁忌,历代医药学家虽然遵信者居多,但亦有持不同意见者,有人认为十八反、十九畏并非绝对禁忌。有一部分同实际应用有些出入,历代医家也有所论及,并引古方为据,证明某些药物仍然可以合用。如感应丸中的巴豆与牵牛子同用,甘遂半夏汤以甘草同甘遂同用,散肿溃坚汤、海藻玉壶汤等均合用甘草和海藻,十香返魂丹是将丁香、郁金同用,大活络丹乌头与犀角同用,等等。现代对"十八反""十九畏"也进行了一些研究,取得了不少成绩,但结论颇不一致,有待于深入探讨。《中华人民共和国药典》(2015 版)中规定反药不宜同用。

二、妊娠用药禁忌

妊娠用药禁忌是指妇女妊娠期间,慎用或禁用某些损伤胎元,甚至引起堕胎的药物。

古代医药家很早就对妊娠禁忌药有所认识,东汉《本经》中即载有 6 种具堕胎作用的药,梁代《本草经集注》专设堕胎药一项,收载堕胎药 41 种。在现存文献中,最早见于南宋朱端章《卫生家宝产科备要》,所载产前所忌药物歌收载妊娠禁忌药有 73 种,其后代均有增加。

根据药物对胎元损害程度的不同,将妊娠禁忌药分为禁用与慎用两大类。属禁用的多系毒性较强,或药性猛烈之品。慎用药则包括通经祛瘀、行气破滞,以及辛热等药物。

禁用药:水银、砒霜、雄黄、轻粉、斑蝥、马钱子、蟾酥、川乌、草乌、藜芦、胆矾、瓜蒂、巴豆、甘遂、大戟、芫花、牵牛子、商陆、麝香、干漆、水蛭、虻虫、三棱、莪术等。

慎用药：牛膝、川芎、红花、桃仁、姜黄、牡丹皮、枳实、枳壳、大黄、番泻叶、芦荟、芒硝、附子、肉桂等。

凡禁用的药物，绝对不能使用。慎用的药物如无特殊必要，应尽量避免使用，以免发生事故，如孕妇患病非用不可，则应注意辨证准确，掌握好剂量与疗程，并通过恰当的炮制和配伍，尽量减轻药物对妊娠的危害，做到用药有效而安全。

三、服药饮食禁忌

服药饮食禁忌是指服药期间对某些食物的禁忌，又简称食忌，也就是通常所说的忌口。

在服药期间，某些食物可减弱或消除药物的功效，影响疗效，或产生不良反应或毒性作用。古代文献中有常山忌葱，地黄、何首乌忌葱、蒜、萝卜，薄荷忌鳖肉，茯苓忌醋，鳖甲忌苋菜，以及蜜反生葱等记载。在服药期间，一般而言应忌食生冷、辛热、油腻、腥膻、有刺激性的食物。此外，根据病情的不同，饮食方面也应有所注意。如热性病应忌食辛辣、油腻、煎炸类食物；寒性病应忌食生冷；脾胃虚弱者应忌食油炸厚腻、寒冷固硬、不易消化的食物；疮疡患者，应忌食鱼、虾、蟹等腥膻发物及辛辣刺激性食品。

（彭　康）

笔记栏

第八章　剂量与用法

导　学

本章介绍中药用药剂量与用法。

通过学习,掌握中药用药剂量的确定依据;了解中药煎服法。

一、中药的用药剂量

中药的计量单位,古代有重量(铢、两、钱、斤等)、度量(尺、寸等)及容量(斗、升、合等)多种计量方法,用来量取不同的药物。此外,还有可与上述计量方法换算的"刀圭""方寸匕""撮""枚"等较粗略的计量方法。由于古今度量衡制的变迁,后世多以重量为计量固体药物的方法。明清以来,普遍采用16进位制,即1斤=16两=160钱。现在我国对中药生药计量采用公制,即1 kg=1 000 g。为了处方和配药特别是古方的配用需要进行换算时的方便,按规定以如下近似值进行换算:

一两(16进位制)=30 g

一钱=3 g

一分=0.3 g

一厘=0.03 g

用药量,称为剂量,首先是指每一味药的成人一日量,一般中药的常用内服剂量(即有效剂量)为5~10 g,部分药物常用量较大的为15~30 g。其次是指在方剂中药与药之间的比较分量,即相对剂量。

剂量是否得当,是能否确保用药安全、有效的重要因素之一。临床上主要依据病者的年龄、体质的强弱、病程的久暂、病势轻重以及所用药物的性质和作用强度等具体情况来确定中药的具体用量。

1. 药物方面

药材质量:质优者药力充足,用量无须过大;质次者药力不足,用量可大一些。

药材质地:一般来说,花叶类质轻的药,用量宜轻;金石、贝壳类质重的药物量宜重;鲜品一般用量也较大。

药物性味:药性较弱、作用温和、药味较淡的药,用量可稍重;药性较强、作用强烈、药味较浓的药,用量则宜轻。

有毒无毒:无毒者用量可稍大;有毒者应将剂量严格控制在安全范围内。

2. 应用方面

方药配伍:一般药物单味应用时,用量可较大;入复方应用时,用量可略小。同一药在复方中作主药时,一般较之作辅药时为重。

剂型:多数药物作汤剂时,因其有效成分多不能完全溶解,故用量一般较之作丸、散剂时的服用量为重。

用药目的：中药有多方面的功效,临床用药时,由于用药目的不同,同一药物的用量可不同。

3. 患者方面

年龄大小：由于小儿身体发育尚未健全,老年人气血渐衰,对药物的耐受力均较弱。特别是作用峻猛,容易损伤正气的药物,用量应低于成人量。小儿五岁以下通常用成人量的1/4,五六岁以上可按成人量减半用。

性别：对于一般药物,男女用量区别不大,但妇女在月经期、妊娠期,用活血祛瘀通经药用量一般不宜过大。

体质强弱：体质强壮者用量可重,体质虚弱者用量宜轻,即使是用补益药,也宜从小剂量开始,以免虚不受补。

病程长短：一般来说,新病患者正气损伤较小,用量可稍重;久病多体虚,用量宜轻。

病势轻重：一般来说,病急病重者用量宜重;病缓病轻者用量宜轻。如病重药轻,犹如杯水车薪,药不能控制病势;若病轻药重,诛伐太过,药物也会损伤正气。

在确定药物剂量时,除应注意上述因素外,还应考虑到季节、气候及居处的自然环境等方面的因素,做到“因时制宜”“因地制宜”。

二、中药的用法

用法,指中药的应用方法,内容十分广泛。本书主要讨论中药的给药途径、应用形式、汤剂的煎煮方法和服药方法。

（一）给药途径

给药途径亦是影响药物疗效的因素之一。因为机体的不同组织对于药物的吸收性能不同,对药物的敏感性亦有差别,药物在不同组织中的分布、消除情况也不一样。所以,给药途径不同,会影响药物吸收的速度、数量以及作用强度。有的药甚至必须以某种特定途径给药,才能发挥某种作用。

中药的传统给药途径,除口服和皮肤给药两种主要途径外,还有吸入、舌下给药、黏膜表面给药、直肠给药等多种途径。20 世纪 30 年代后,中药的给药途径又增添了皮下注射、肌内注射、穴位注射和静脉注射等。

不同的途径给药各有其特点。临床用药时,具体应选择何种途径给药,除应考虑各种给药途径的特点外,还需注意病证与药物对给药途径的选择和要求。

（二）应用形式

无论以什么形式给药,都需要将药物加工制成适合医疗、预防应用的一定剂型。传统中药剂型中,有供口服的汤剂、丸剂、散剂、酒剂、滋膏剂、露剂;供皮肤用的软膏剂、硬膏剂、散剂、丹剂、涂擦剂、浸洗剂、熏剂;还有供体腔使用的栓剂、药条、钉剂;等等。现代又研制出了中药注射剂,以后又发展了胶囊剂、冲剂、气雾剂、膜剂等新剂型。

（三）汤剂的煎煮方法

汤剂是中药临床应用最常用的一种制剂形式。对于汤剂的煎煮法,历代医家很重视,对煎药用水、器具、火候都有明确要求。如徐大椿(字灵胎)在《医学源流论》中说:“煎药之法,最宜深讲,药之效不效,全在乎此。”

煎药器具：最好用陶瓷器皿中的砂锅、砂罐。因其化学性质稳定,不易与药物成分发生化学反应,并且导热均匀,保暖性能好。其次可用白色搪瓷器皿或不锈钢锅。煎药忌用铁、铜、铝等金属器具。因金属元素容易与药液中的中药成分发生化学反应,可能使疗效降低,甚至产生毒性或副反应。

煎药用水：煎药用水必须无异味、洁净澄清,含矿物质及杂质少。煎药时先用适量水在容器内浸泡令匀,一般用水量为将饮片适当加压后,液面淹没过饮片约 2 cm 为宜。质地坚硬、黏稠,或需久煎的药物加水量可比一般药物略多;质地疏松,或有效成分容易挥发,煎煮时间较短的药物,则液面淹没药物即可。

煎煮火候及时间：煎煮中药还应注意火候与煎煮时间适宜。煎一般药宜先武火后文火，即未沸前用大火，沸后用小火保持微沸状态，以免药汁溢出或过快熬干。解表药及其他芳香性药物，一般用武火迅速煮沸，改用文火维持 10～15 分钟即可。有效成分不易煎出的矿物类、骨角类、贝壳类、甲壳类药及补益药，一般宜文火久煎，使有效成分充分溶出。1 剂药可煎 2～3 次。

入药方法：在一个处方中的药物一般可以同时入煎，但部分药物因其性质、性能及临床用途不同，所需煎煮时间不同，就应当分别先后，次第煎煮，有的还需作特殊处理。

1. 先煎 对于矿物、角质类、甲类、壳类药物，因其有效成分不易煎出，如龙骨、牡蛎、磁石、龟甲、鳖甲等，应先入煎 10 分钟左右再纳入其他药同煎。有些有毒药如附子、乌头等也需先煎降低其毒性，以确保用药安全。

2. 后下 对气味芳香，含挥发性成分的药物如薄荷、金银花、白豆蔻、砂仁等，还有久煎会导致部分作用降低的药物如大黄、番泻叶、钩藤等药，入药宜后下，待他药煎煮将成时投入，煎沸几分钟即可。大黄、番泻叶等药甚至可以直接用开水泡服。

3. 包煎 对有些粉末状及细小的植物种子如蒲黄、海金沙、车前子等，因药材质地过轻，煎煮时易飘浮在药液面上，或成糊状，以及对咽喉有刺激性的药物如辛夷、旋覆花等，这些药入药时宜用纱布包裹入煎。

4. 另煎 对贵重药材如人参、冬虫夏草、灵芝、羚羊角等宜另煎或另炖，以免浪费药材。

5. 烊化 对胶质、黏性大而易溶的药物如阿胶、鹿角胶、龟板胶、饴糖等胶药物，因其容易黏附于其他药渣及锅底，既浪费药材，又容易熬焦，宜另行烊化，再与其他药汁兑服。

6. 冲服 对液态药物或入水即化的药物如竹沥、姜汁、蜂蜜、芒硝等，可用开水或药汁冲服。

（四）服药方法

口服是临床使用中药的主要给药途径。口服给药的效果，除受到剂型等因素的影响外，还与服药的时间、服药的多少及服药的冷热等服药方法有关。

1. 服药的时间 适时服药也是合理用药的重要方面，古代医家对此甚为重视。《汤液本草》说："药气与食气不欲相逢，食气消则服药，药气消则进食，所谓食前食后盖有义在其中也。"具体服药时间应根据胃肠的状况、病情需要及药物特性来确定。

清晨空腹时，因胃及十二指肠内均无食物，所服药物可避免与食物混合，能迅速入肠中，充分发挥药效。峻下逐水药晨起空腹时服药，不仅有利于药物迅速入肠发挥作用，且可避免晚间频频起床影响睡眠。

饭前，胃中亦空虚。驱虫药、攻下药及其他治疗胃肠道疾病的药物宜饭前服用。因饭前服用，有利于药物的消化吸收，故多数药都宜饭前服用。

饭后，胃中存有较多食物，药物与食物混合，可减轻其对胃肠的刺激，故对胃肠道有刺激性的药宜饭后服。消食药亦宜饭后及时服用，以利充分发挥药效。一般药物，无论饭前或饭后服，服药与进食都应间隔 1 小时左右，以免影响药物与食物的消化吸收与药效的发挥。

此外，为了使药物能充分发挥作用，有的药还应在特定的时间服用，如安神药用于治失眠，宜在睡前半小时至 1 小时服药；缓下剂亦宜睡前服用，以便翌日清晨排便；涩精止遗药也应晚间服一次药；截疟药应在疟疾发作前 2 小时服药；急性病则不拘时服。

2. 服药的多少 一般疾病服药，多采用每日 1 剂，每剂分二服或三服。病情急重者，可每隔 4 小时左右服药 1 次，昼夜不停，使药力持续，利于顿挫病势。

应用发汗药、泻下药时，如药力较强，服药应适可而止。一般以得汗、得下为度，不必尽剂，以免汗、下太过，损伤正气。

呕吐病人服药宜小量频服。小量，药物对胃的刺激小，不致药入即吐；频服，才能保证一定的服药量。

3. 服药的冷热 临床用药时，服药的冷热应具体分析，区别对待。一般汤药多宜温服。如治寒证用热药,宜于热服。特别是辛温发汗解表药用于外感风寒表实证,不仅药宜热服,服药后还需温覆取汗。至于治热病所用寒药,如热在胃肠,患者欲冷饮者可凉服,如热在其他脏腑,患者不欲冷饮者,寒药仍以温服为宜。另外,用从治法时,也有热药凉服,或凉药热服者。

此外,对于丸、散等固体药剂,除特别规定外,一般都宜用温开水送服。

（彭　康）

各　论

第九章　解　表　药

导　学

本章介绍解表药的含义、性味特点、功效和适用范围、分类、配伍以及使用注意。常用药物27味,附药4味,分发散风寒药和发散风热药两类介绍。

通过学习,掌握发散风寒和发散风热两类解表药的性味特点、主要功效和适用范围,了解其配伍关系及使用注意;掌握各常用药物的性味归经、主要功效和主治证、用量用法和主要配伍关系,了解其来源、产地及炮制。比较麻黄与桂枝,荆芥与防风,桑叶与菊花,柴胡、升麻与葛根的性味、功用。

解表药

凡以发散表邪为主要功效,治疗表证为主的药物,称为解表药,又称发表药。

本类药物多具有辛味,药性升浮,善于发散透达,主入肺、膀胱经,偏行肌表,能促进肌体发汗,从而祛除外邪,解除表证,即《素问·阴阳应象大论》所谓"其在皮者,汗而发之"之意。

解表药以发散表邪为主要功效,主治外感表证,症见恶寒发热,头身疼痛,无汗或有汗不畅,脉浮等。部分解表药兼能利水消肿、止咳平喘、透疹、止痛、解毒等,尚可用治水肿、咳喘、麻疹、风疹、风湿痹痛以及疮疡初起兼有表证者。

根据解表药的药性及功效主治差异,一般将其分为发散风寒药(辛温解表药)与发散风热药(辛凉解表药)两类。

使用解表药时,应针对外感风寒、风热之不同,分别选用发散风寒或发散风热药物治疗。根据四时气候的不同,恰当地配伍祛暑、化湿、润燥药。依据兼症不同,如外感而兼有咳喘痰多、咽喉肿痛者,则分别与止咳平喘、化痰、解毒利咽等药物配伍。虚人外感,则分别配伍益气、助阳、养阴、补血药,以扶正祛邪。温病初起,邪在卫分,除选用发散风热药物外,应同时配伍清热解毒药。

使用发汗力较强的解表药,用量不宜过大,以免发汗太过,耗伤阳气,损伤津液。对于表虚自汗、阴虚盗汗以及疮疡日久、淋证、失血等正气不固、津血亏虚者患者,虽有表证,也应慎用解表药。注意针对患者存在的各种正气不足情况来扶正解表,避免加重虚证和恋邪的弊端。解表药多含挥发性成分,入汤剂不宜久煎,以10~15分钟为宜。且宜热服温覆,以助发汗。

现代研究表明,解表药具有不同程度的发汗、解热、镇痛、抑菌、抗病毒及祛痰、镇咳、平喘、利尿等作用。部分药物还有降压、改善心脑血液循环等作用。

第一节　发散风寒药

本类药物多味辛性温,故又称辛温解表药。辛能发散,温能祛寒,以发散肌表风寒邪气为主要功效,主治风寒表证。部分发散风寒药分别兼有止咳平喘、止痛、祛风止痒、祛风湿、利水消肿、通鼻窍等功效,又可用治咳喘、头痛、风湿痹证、风疹瘙痒、水肿初起、鼻渊等兼有风寒表证者。

麻黄　Máhuáng　（《神农本草经》）

本品为麻黄科植物草麻黄 *Ephedra sinica* Stapf.、中麻黄 *Ephedra intermedia* Schrenk et C. A. Mey. 或木贼麻黄 *Ephedra equisetina* Bge. 的干燥草质茎。主产于河北省、山西省、内蒙古自治区等地。秋季采收绿色草质茎，晒干。切段。生用、蜜炙或捣绒用。

【性味归经】　辛、微苦，温。归肺、膀胱经。

【功效】　发汗解表，宣肺平喘，利水消肿。

【应用】

1. 风寒表实证　本品味辛发散，性温散寒，主入肺和膀胱经，善于开泄腠理，透发毛窍，发汗解表，且发汗之力颇强，为辛温解表之峻品。宜用于外感风寒，恶寒、无汗、发热、头痛、脉浮紧之表实证，每与桂枝相须为用，以增强发汗解表之力，如麻黄汤。

2. 喘咳证　本品辛散微苦而降，入肺经，外能开皮毛之郁闭，以宣畅肺气，内能降肺气之上逆，而具良好平喘功效，为治疗肺气壅遏所致喘咳实证的要药。尤宜于风寒表证兼有喘咳者，常与苦杏仁、甘草同用，如三拗汤。若寒痰停饮，咳嗽气喘，痰多清稀者，常配伍细辛、干姜、半夏等，如小青龙汤。若肺热喘咳者，又常与石膏、苦杏仁、甘草配用，如麻杏甘石汤。

3. 风水水肿　本品既能发汗，又能利尿，为宣肺利尿之要药。故适用于水肿、小便不利兼风寒表证者，可与白术、生姜等药同用。

此外，取本品发散风寒之效，可用治风寒所致皮肤瘙痒，鼻塞流涕等症。取其散寒通滞之功，并进行适当配伍，可用治风湿寒痹、阴疽等证。

【用法用量】　煎服，2～10 g。麻黄生用发汗力强，蜜炙长于平喘止咳。

【使用注意】　本品发汗力强，体虚多汗、肺肾虚喘者慎用。

【文献摘录】

《神农本草经》："主中风，伤寒头痛，温疟，发表出汗，去邪热气，止咳逆上气，除寒热，破癥坚积聚。"

《本草正》："此以轻扬之味，而兼辛温之性，故善达肌表，走经络，大能表散风邪，祛除寒毒。一应瘟疫疟疾、瘴气山岚，凡足三阳表实之证，必益用之。若寒邪深入少阴、厥阴筋骨之间，非用麻黄、官桂不能逐也。但用此之法，自有微妙，则在佐使之间，或兼气药以助力，可得卫中之汗；或兼血药以助液，可得营中之汗；或兼温药以助阳，可逐阴凝之寒毒；或兼寒药以助阴，可解炎热之瘟邪。此实伤寒阴疟家第一要药，故仲景诸方以此为首，实千古独得者也。"

桂枝　Guìzhī　（《名医别录》）

本品为樟科植物肉桂 *Cinnamomum cassia* Presl 的干燥嫩枝。主产于广东省、广西壮族自治区、云南省等地。春、夏二季采收，晒干或切片晒干。生用。

【性味归经】　辛、甘，温。归心、肺、膀胱经。

【功效】　发汗解表，温经通脉，助阳化气。

【应用】

1. 风寒表证　本品辛甘温煦，开腠发汗之力较麻黄温和，对于外感风寒，不论表实无汗、表虚有汗均可应用。治风寒表实证，常与麻黄相须配用，如麻黄汤。治风寒表虚证，常配伍白芍以调和营卫，发汗解肌，如桂枝汤。

2. 寒凝血瘀诸痛证　本品辛散温通，有温通经脉，散寒止痛之效，可用治寒凝血瘀诸痛证。治妇女寒凝血滞，月经不调，经闭痛经，产后腹痛等，常配伍吴茱萸、川芎等，如温经汤；治风寒湿痹，关节疼痛，可与附子、羌活等同用；治中焦虚寒，脘腹冷痛，多与白芍、饴糖等同用，如小建中汤；治胸阳不振,心脉瘀阻的胸痹心痛,多配伍薤白、枳实等,如枳实薤白桂枝汤。

3. 痰饮、水肿,心悸,奔豚　本品甘温,可助心、肾、脾之阳气,常用治以上三脏阳虚证。治脾阳不运,水湿内停所致的痰饮病而见眩晕,心悸,咳嗽者,常与茯苓、白术等同用,如苓桂术甘汤;治膀胱气化不行,水肿,小便不利者,常与猪苓、茯苓、泽泻等配伍,如五苓散;治心阳不振,不能宣通血脉,心动悸,脉结代者,每与炙甘草、人参、麦冬等同用,如炙甘草汤;治阴寒内盛,引动下焦冲气,上凌心胸所致奔豚者,常重用本品以强心通阳,平冲降逆。

【用法用量】　煎服,3～10 g。

【使用注意】　本品辛温助热,易伤阴动血,凡外感热病、阴虚火旺、血热妄行者当忌用。孕妇及月经过多者慎用。

【文献摘录】

《名医别录》:"心痛,胁痛胁风,温筋通脉,止烦出汗"。

《本草纲目》:"桂枝辛散,能通子宫而破血"。

香薷 Xiāngrú （《名医别录》）

本品为唇形科植物石香薷 *Mosla chinensis* Maxim. 或江香薷 *Mosla chinensis* 'Jiangxiangru' 的干燥地上部分。前者习称"青香薷",产于广西壮族自治区、湖南省、湖北省等地;后者习称"江香薷",主产于江西省。夏季叶茂花盛时采摘,阴干。切段。生用。

【性味归经】　辛,微温。归肺、脾、胃经。

【功效】　发汗解表,化湿和中,利水消肿。

【应用】

1. 阴暑证　本品辛温发散,外能发汗解表,内能化湿和中。故适用于夏月外感风寒而兼脾胃湿困,症见发热恶寒,头痛无汗,兼见呕吐、腹泻之阴暑证。前人称"香薷乃夏月解表之药",常配伍厚朴、白扁豆等同用,如香薷散。

2. 水肿脚气　本品有发越阳气,利水消肿之功。治疗水肿,小便不利及脚气浮肿,可单用,或配伍白术、茯苓等同用。

【用法用量】　煎服,3～10 g。发汗解暑宜水煎凉服,不宜久煎。利水消肿用量稍大,且须浓煎。

【使用注意】　本品发汗力较强,阳暑证及表虚有汗者忌用。

【文献摘录】

《名医别录》:"主霍乱腹痛,吐下,散水肿。"

《滇南本草》:"发汗,温胃,和中"。

《本草纲目》:"世医治暑病,以香薷饮为首药。然暑有乘凉饮冷,致阳气为阴邪所遏,遂病头痛,发热恶寒,烦躁口渴,或吐或泻,或霍乱者,宜用此药,以发越阳气,散水和脾……盖香薷乃夏月解表之药,如冬月之用麻黄。气虚者尤不可多服,而今人不知暑伤元气,不拘有病无病,概用代茶,谓能辟暑,真痴人说梦也。"

紫苏叶 Zǐsūyè （《名医别录》）

本品为唇形科植物紫苏 *Perilla frutescens*（L.）Britt. 的干燥叶(或带嫩枝)。全国各地均产。夏季枝叶茂盛时采收,晒干。生用。

【性味归经】　辛,温。归肺、脾经。

【功效】　解表散寒,行气和胃,解鱼蟹毒。

【应用】

1. 风寒表证　本品辛散,发汗解表之力较缓。轻证可以单用,重证须与其他发散风寒药合用。

因本品内能行气和胃而宽中，故尤适用于风寒表证兼气滞，症见恶寒，胸闷腹胀，恶心呕吐者，多配伍香附、陈皮等，如香苏散。本品又略兼宣肺止咳之功，多用治外感风寒兼咳喘痰多者，每与杏仁、桔梗等同用，如杏苏散。

2. 脾胃气滞，胸闷呕吐　本品味辛能行，可行气宽中，和胃止呕，兼可理气安胎，常用于脾胃气滞，胸腹胀满、恶心呕吐等症。偏寒者，常与砂仁、丁香等同用；偏热者，常与黄连、芦根等同用。若胎气上逆，胸闷呕吐，胎动不安者，常与砂仁、陈皮等配伍。若七情郁结，痰凝气滞之梅核气证，多配伍半夏、厚朴等，如半夏厚朴汤。

3. 鱼蟹中毒　本品能解鱼蟹毒，对于进食鱼蟹中毒引起的腹痛吐泻者，有和中解毒之效。可单用，也可配生姜、陈皮等煎汤服。

【用法用量】　煎服，5～10 g。不宜久煎。

【文献摘录】

《名医别录》："味辛，温。主下气，除寒中。"

《本草纲目》："解肌发表，散风寒，行气宽中，消痰利肺，和血，温中，止痛，定喘，安胎。解鱼蟹毒，治蛇犬伤。"

附

紫 苏 梗

本品为紫苏的干燥茎。性味辛，微温。归肺、脾经。功能理气宽中，止痛，安胎。适用于胸膈痞闷，胃脘疼痛，嗳气呕吐，胎动不安等。煎服，5～10 g。

生姜　Shēngjiāng　（《神农本草经》）

本品为姜科植物姜 *Zingiber officinale* Rosc. 的新鲜根茎。主产于四川省、湖北省、贵州省等地。秋、冬二季采挖。切片。生用。

【性味归经】　辛，温。归肺、脾、胃经。

【功效】　解表散寒，温中止呕，温肺止咳，解鱼蟹毒。

【应用】

1. 风寒表证　本品辛温发散，能发汗解表，祛风散寒，但药力较弱，用治外感风寒轻证，可单用加红糖，也可加葱白煎服。若治风寒表证较重者，本品常作为辅助药加入复方中使用，如桂枝汤、加味香苏散等。

2. 胃寒呕吐　本品可温胃散寒，降逆止呕，其止呕力尤胜，素有"呕家圣药"之美誉，凡见呕吐，俱可用之。因本品性温，故对胃寒呕吐最为适用，常与高良姜、白豆蔻等同用。若痰饮呕吐，常配伍半夏，如小半夏汤。若胃热呕吐，可配伍竹茹、黄连等药。某些止呕药用姜汁制过，能增强止呕作用，如姜半夏、姜竹茹等。

3. 肺寒咳嗽　本品可温肺止咳。治寒邪犯肺而咳者，可与麻黄、细辛等同用。若外无表邪而痰多咳嗽者，可与陈皮、半夏等同用，如二陈汤。

4. 鱼蟹中毒　本品能解鱼蟹毒，对鱼蟹等食物中毒，症见腹痛、吐泻者，可单用煎汤服，但常与紫苏叶同用。同时，本品对生半夏、生南星等药物之毒，也有一定的解毒作用。

【用法用量】　煎服，3～10 g。

【使用注意】　本品助火伤阴，故热盛及阴虚内热者忌服。

【文献摘录】

笔记栏

《神农本草经》："主胸满咳逆上气……出汗，逐风，湿痹，肠澼，下利。生者尤良，久服去臭气，通神明。"

《名医别录》："主伤寒头痛鼻塞，咳逆上气，止呕吐。"

附

生姜汁、生姜皮

1. 生姜汁 本品为生姜捣汁入药。性味辛，微温。功同生姜，而偏于开痰止呕，用于恶心呕吐及中风痰迷神昏。3～10滴冲服或鼻饲，便于临床应急服用。

2. 生姜皮 本品为生姜根茎的外皮，晒干生用。性味辛，凉。功能和脾行水消肿。用于水肿、小便不利。煎服，3～10 g。

荆芥 Jīngjiè （《神农本草经》）

本品为唇形科植物荆芥 *Schizonepeta tenuifolia* Briq. 的干燥地上部分。主产于江苏省、浙江省、河北省等地。若单用果穗，又名荆芥穗。夏、秋二季花开到顶，穗绿时采割，晒干。切段。生用或炒炭用。

【性味归经】 辛，微温。归肺、肝经。

【功效】 祛风解表，透疹止痒，止血。

【应用】

1. 外感表证 本品味辛香，长于祛风解表，且微温不烈，药性和缓，外感风寒或风热者，均可应用。若恶寒发热，头痛无汗，属风寒表证，多配羌活、防风等，如荆防败毒散。若见咽痛，恶风发热，属风热表证，多配银花、连翘等，如银翘散。

2. 麻疹不透，风疹瘙痒，疮疡初起 本品走表，长于透散邪气，祛风止痒，宣散疹毒，有透疹消疮之功。治表邪外束，麻疹初起，疹出不畅者，常配伍蝉蜕、葛根等，如竹叶柳蒡汤。若风疹瘙痒，湿疹痒痛者，多配伍防风、苦参等，如消风散。本品解表透邪，可宣壅散结，对于疮疡初起兼表证，寒热俱可应用。偏于风寒者，可与羌活、川芎等同用；偏于风热者，每与银花、连翘等同用。

3. 出血证 本品炒炭，药味变为苦涩，长于收敛止血。可用于吐血、便血、崩漏等多种出血证。治血热妄行，吐衄出血，可与生地黄、白茅根等同用；治便血、痔血，可与地榆、槐花等同用；治崩漏下血，可配阿胶、艾叶、棕榈炭等。

【用法用量】 煎服，5～10 g。不宜久煎。止血宜炒炭用。荆芥穗的辛散之性强于荆芥。

【文献摘录】

《神农本草经》："主寒热，鼠瘘，瘰疬生疮，破结聚气，下瘀血，除湿痹。"

《本草纲目》："散风热，清头目，利咽喉，消疮肿，治项强，目中黑花，及生疮阴癞，吐血衄血，下血血痢，崩中痔漏。"

防风 Fángfēng （《神农本草经》）

本品为伞形科植物防风 *Saposhnikovia divaricata*（Turcz.）Schischk. 的干燥根。主产于黑龙江省、内蒙古自治区、辽宁省等地。春、秋二季采挖未抽花茎植株的根，晒干。切厚片。生用。

【性味归经】 辛、甘，微温。归膀胱、肝、脾经。

【功效】 祛风解表，胜湿止痛，止痉。

【应用】

1. 外感表证 本品辛温发散，以辛散风邪为主，散寒之力较弱，尚能胜湿、止痛，故外感风寒、风湿、风热表证均可配伍使用。治风寒表证者，常配伍荆芥、羌活、独活等品，如荆防败毒散。治外感风湿，头痛如裹，身重肢痛者，常与羌活、藁本等同用，如羌活胜湿汤。治风热表证者，宜配伍薄荷、连翘、蝉蜕等。又因其发散作用温和，对卫气不足，肌表不固，而感冒风邪者，常与黄芪、白术同用，如玉屏风散。

2. 风湿痹痛 本品辛温，能祛风散寒，胜湿止痛，为治疗风寒湿痹常用药物。治风寒湿痹，肢节疼痛,筋脉挛急者,多配羌活、桂枝、姜黄等,如蠲痹汤;治风湿热痹,关节红肿热痛者,可与薏苡仁、地龙等同用。

3. 风疹瘙痒　本品能祛风止痒,可用治多种皮肤病,其药性平和,风寒、风热所致的瘾疹瘙痒皆可配伍使用。如皮肤瘙痒,属风寒者,常与麻黄、白芷、苍耳子等同用;属风热者,常与薄荷、蝉蜕、僵蚕等同用;属风湿热者,多配伍荆芥、石膏、苍术等,如消风散。

4. 破伤风　本品既辛散外风,又可息内风以止痉。治风毒内侵,引动内风而致肌肉痉挛,四肢抽搐,项背强急,角弓反张的破伤风,多与天南星、天麻、白附子等同用,如玉真散。

【用法用量】　煎服,5~10 g。止泻、止血宜炒用。

【使用注意】　本品药性偏温,血虚发痉,阴虚火旺者慎用。

【文献摘录】

《神农本草经》:"味甘温,无毒。主大风头眩痛,恶风,风邪目盲无所见,风行周身,骨节疼痹,烦满。"

《医学启源》:"疗风通用……气味俱薄,浮而升,阳也。其用主治诸风及祛湿也。"

羌活　Qiānghuó　(《神农本草经》)

本品为伞形科植物羌活 *Notopterygium incisum* Ting ex H. T. Chang 或宽叶羌活 *Notopterygium francheii* H. de Boiss. 的干燥根茎和根。主产于四川省、青海省、甘肃省等地。春、秋二季采挖,晒干。切片。生用。

【性味归经】　辛、苦,温。归膀胱、肾经。

【功效】　解表散寒,祛风除湿止痛。

【应用】

1. 风寒表证　本品辛温苦燥,升散发表力强,有较强的散寒解表作用,并长于除湿、止痛,故外感风寒夹湿,症见恶寒发热,无汗,头痛项强,肢体酸痛者,尤为适用,常配防风、细辛、川芎等,如九味羌活汤。

2. 风寒湿痹　本品辛散祛风,味苦燥湿,性温散寒,具有较强的祛风湿,止痛作用。主治风寒湿痹,肢节疼痛。因其善入足太阳膀胱经,以除头项肩背之痛见长,故上半身风寒湿痹,肩背酸痛者尤为多用,常配伍防风、姜黄、当归等药,如蠲痹汤。若风寒、风湿所致的头风痛,可与川芎、藁本、白芷等药配伍。

【用法用量】　煎服,3~10 g。

【使用注意】　本品气味浓,用量过多,易致呕吐。脾胃虚弱、阴血不足者慎用。

【文献摘录】

《医学启源》:"气味俱升,阳也。其用有五:手足太阳引经一也。风湿相兼,二也。去肢节疼痛,三也……风湿头痛,五也。"

《珍珠囊》:"太阳经头痛,去诸骨节疼痛。"

《汤液本草》:"羌活气雄,治足太阳风湿相搏,头痛、肢节痛、一身尽痛者,非此不能除。"

藁本　Gǎoběn　(《神农本草经》)

本品为伞形科植物藁本 *Ligusticum sinense* Oliv. 或辽藁本 *Ligusticum jeholense* Nakai et Kitag. 的干燥根茎和根。藁本主产于四川省、湖北省、陕西省等地。辽藁本主产于辽宁省。秋季茎叶枯萎后或次春出苗时采挖,晒干或烘干。切厚片,生用。

【性味归经】　辛,温。归膀胱经。

【功效】　祛风,散寒,除湿,止痛。

笔记栏

【应用】

1. 风寒表证,巅顶疼痛　本品辛温香燥升散,善达巅顶,以发散太阳经风寒湿邪见长,并有较好的止痛之功。适用于太阳风寒,循经上犯,症见头痛,鼻塞,巅顶痛甚者,多配羌活、苍术、川芎等。若外感风寒夹湿,头身疼痛明显者,常与羌活、独活等同用,如羌活胜湿汤。

2. 风寒湿痹　本品辛散温通香燥,能入经络、肌肉、筋骨之间,以祛风散寒,蠲痹止痛。用治风湿相搏,一身尽痛者,每与羌活、防风、苍术等同用。

【用法用量】　煎服,3～10 g。

【使用注意】　本品辛温香燥,凡阴血亏虚、肝阳上亢、火热内盛之头痛者忌服。

【文献摘录】

《本草汇言》:"升阳而发散风湿,上达巅顶,下达肠胃之药也。"

《本草正义》:"藁本味辛气温,上行升散,专主太阳太阴之寒风寒湿,而能疏达厥阴郁滞。"

白芷　Báizhǐ　(《神农本草经》)

本品为伞形科植物白芷 *Angelica dahurica* (Fisch. ex Hoffm.) Benth. et Hook. f 或杭白芷 *Angelica dahurica* (Fisch. ex Hoffm.) Benth. et Hook. f. Var. *formosana* (Boiss.) Shan et Yuan 的干燥根。主产于浙江省、河南省、河北省等地。夏、秋间叶黄时采挖,晒干或低温干燥。切厚片,生用。

【性味归经】　辛,温。归肺、胃、大肠经。

【功效】　解表散寒,祛风止痛,宣通鼻窍,燥湿止带,消肿排脓。

【应用】

1. 风寒表证　本品辛散温通,气味芳香,祛风解表散寒之力较为温和,而以止头痛、宣通鼻窍见长。故外感风寒而见头痛,鼻塞流涕者常用,多配伍羌活、防风等,如九味羌活汤。

2. 头痛,眉棱骨痛,牙痛,风湿痹痛　本品长于止痛,芳香上达,善入足阳明胃经,以阳明经头额痛及牙龈肿痛多用。治阳明经头痛,眉棱骨痛,头风痛等症,属外感风寒者,单用有效,或配伍川芎、防风、细辛等,其效更佳,如川芎茶调散;属外感风热者,须与菊花、蔓荆子等同用。治风冷牙痛,多与细辛、全蝎、川芎等同用;若风火牙痛,则应与石膏、黄连等药同用。用治风寒湿痹,关节疼痛者,亦为相宜,可配伍苍术、川乌、川芎等。

3. 鼻鼽,鼻渊,鼻塞流涕　本品祛风,散寒,燥湿,可宣利肺气,升阳明清气,通鼻窍而止痛。常用治鼻鼽、鼻渊等鼻科疾病之鼻塞不通,流涕不止,前额头痛等。每与苍耳子、辛夷等配伍。

4. 带下　本品辛温香燥,善于燥湿止带。治寒湿下注,带下清稀者,可配伍鹿角霜、白术、山药等;治湿热下注,带下黄赤者,宜与车前子、黄柏等同用。

5. 疮疡肿痛　本品能消肿排脓、止痛。治疮疡初起,红肿热痛者,可与金银花、浙贝母、赤芍等同用,如仙方活命饮。若已成脓而难溃者,多配穿山甲、皂角刺等,如透脓散。本品入胃经,可用治胃火壅盛,气血凝滞所致之乳痈,可与青皮、穿山甲、浙贝母等同用。

【用法用量】　煎服,3～10 g。外用适量。

【使用注意】　本品辛香温燥,阴虚血热者忌用。

【文献摘录】

《神农本草经》:"主女人漏下赤白,血闭阴肿,寒热,风头侵目泪出,长肌肤、润泽,可作面脂。"

《本草求真》:"色白味辛。气温力浓。通窍行表。为足阳明经祛风散湿主药。故能治阳明一切头面诸疾……且其风热乘肺,上烁于脑,渗为渊涕,移于大肠,变为血崩血闭,肠风痔瘘痈疽;风与湿热发于皮肤,变为疮疡燥痒,皆能温散解托,而使腠理之风悉去,留结之痈肿潜消,诚祛风上达散湿之要剂也。"

细辛　Xìxīn　（《神农本草经》）

本品为马兜铃科植物北细辛 *Asarum heterotropoides* Fr. Schmidt var. *mandshuricum* (Maxim.) Kitag.、汉城细辛 *Asarum sieboldii* Miq. Var. *seoulense* Nakai 或华细辛 *Asarum sieboldii* Miq. 的干燥根和根茎。前两者习称"辽细辛"，主产于辽宁省、吉林省等地；华细辛主产于陕西省。夏季果熟期或初秋采挖，阴干。切段。生用。

【性味归经】　辛，温。有小毒。归肺、肾、心经。

【功效】　解表散寒，祛风止痛，通窍，温肺化饮。

【应用】

1. 风寒表证　本品辛温发散，芳香透达，长于解表散寒，祛风止痛，宜于外感风寒，头身疼痛较甚者，多配羌活、白芷等，如九味羌活汤。本品还能通鼻窍，亦宜于风寒表证而见鼻塞流涕者，常配伍白芷、苍耳子等药。且细辛既入肺经外散风寒，又入肾经除在里寒邪，对于阳虚外感，恶寒发热，无汗，脉反沉者，常配麻黄、附子，如麻黄附子细辛汤。

2. 头痛，牙痛，风湿痹痛　本品辛香走窜，散寒止痛之力颇强。常用治偏正头痛、牙痛、风湿痹痛等多种寒痛证。治外感风邪，偏正头痛，多配川芎、白芷、羌活等药，如川芎茶调散；治风冷牙痛，可单用或与白芷、荜茇煎汤含漱；治胃火牙痛，应配伍石膏、黄连等；治风寒湿痹，腰膝冷痛，常与独活、桑寄生、防风等同用，如独活寄生汤。

3. 鼻鼽，鼻渊，鼻塞流涕　本品辛散温通，芳香透达，祛风散寒止痛，通鼻窍。为治鼻渊鼻鼽之良药。常用治鼻鼽、鼻渊等鼻科疾病之鼻塞，流涕，头痛者，多与白芷、苍耳子、辛夷等同用。

4. 痰饮咳喘　本品外能散表寒，内能温肺化饮。治寒饮伏肺，咳嗽气喘，痰白清稀量多者，尤为相宜，常配麻黄、干姜等，如小青龙汤。若寒痰停肺，咳嗽胸满，气逆喘急者，可与茯苓、干姜、五味子等同用，如苓甘五味姜辛汤。

【用法用量】　煎服，1～3 g。散剂每次服 0.5～1 g。外用适量。

【使用注意】　阴虚阳亢头痛，肺燥伤阴干咳者忌用。不宜与藜芦同用。

【文献摘录】

《神农本草经》："主咳逆，头痛，脑动，百节拘挛，风湿痹痛，死肌。久服明目，利九窍，轻身长年。"

《本草别说》："细辛若单用末，不可过半钱匕，多则气闷塞，不通者死。"

苍耳子　Cāng'ěrzǐ　（《神农本草经》）

本品为菊科植物苍耳 *Xanthium sibiricum* Patr. 的干燥成熟带总苞的果实。全国各地均产，秋季果实成熟时采收，干燥。生用，或炒去刺用。

【性味归经】　辛、苦，温。有毒。归肺经。

【功效】　散风寒，通鼻窍，祛风湿，止痛。

【应用】

1. 风寒表证　本品辛温宣散，长于通鼻窍而止痛，而解表散寒之力较弱。治外感风寒，头痛，鼻塞流涕者，宜配伍白芷、防风、细辛等以增强疗效。

2. 鼻塞，鼻渊，鼻鼽　本品温和疏达，祛风燥湿，善通鼻窍以除鼻塞，为治鼻渊鼻鼽等鼻科疾病之良药。用治鼻渊头痛，鼻流浊涕，不闻香臭者，标本兼治，内服、外用均可。尤宜于鼻渊而又外感风寒者，常与辛夷、白芷等配伍，如苍耳子散。若鼻渊证属风热外袭或湿热内蕴者，常与薄荷、黄芩等同用。至于其他鼻病，如伤风鼻塞、鼻窒、鼻鼽等，本品亦较常用。

3. 风湿痹痛　本品辛散苦燥，尚可祛风湿，通络止痛。用治风湿痹证，四肢拘挛，关节疼痛者，可单用，或与羌活、秦艽、木瓜等同用。

【应用】

4. 风疹瘙痒 本品有祛风止痒之效,用于风疹瘙痒、疥癣等,可单用,或与地肤子、白鲜皮等同用。

【用法用量】 煎服,3～10 g。或入丸、散。外用适量。

【使用注意】 血虚头痛不宜,过量易中毒。

【文献摘录】

《神农本草经》:"主风头寒痛,风湿周痹,四肢拘挛痛,恶肉死肌。"

《本草备要》:"善发汗,散风湿,上通脑顶,下行足膝,外达皮肤。治头痛,目暗,齿痛,鼻渊,去刺。"

辛夷 Xīnyí (《神农本草经》)

本品为木兰科植物望春花 *Magnolia biondii* Pamp. 、玉兰 *Magnolia denudata* Desr. 或武当玉兰 *Magnolia sprengeri* Pamp. 的干燥花蕾。主产于河南省、安徽省、湖北省等地。冬末春初花未开时采收,阴干。生用。

【性味归经】 辛,温。归肺、胃经。

【功效】 发散风寒,宣通鼻窍。

【应用】

1. 风寒头痛 本品发散风寒之力较弱,善能宣通鼻窍,故宜用于外感风寒引起的头痛,鼻塞流涕者,常与防风、细辛、白芷等同用。

2. 鼻渊,鼻鼽,鼻塞流涕 本品辛温发散,芳香通窍,外能祛风散寒,内能升达肺胃清气,尤长于宣通鼻窍,为治鼻渊、鼻鼽、鼻塞流涕之要药。治偏于风寒者,多与白芷、细辛、苍耳子等同用;治偏于风热者,当与黄芩、薄荷等配伍。治肺热郁结发为鼻疮者,可与连翘、黄芩、野菊花等同用。

【用法用量】 煎服,3～10 g,包煎。外用适量。

【使用注意】 阴虚火旺者慎用。

【文献摘录】

《神农本草经》:"主五脏,身体寒热,头风脑痛,面默。"

《本草纲目》:"鼻渊,鼻鼽,鼻窒,鼻疮及痘后鼻疮。""辛夷之辛温,走气而入肺,能助胃中清阳上行通于天,所以能温中、治头面目鼻九窍之病。"

鹅不食草 Ébùshícǎo (《食疗本草》)

本品为菊科植物鹅不食草 *Centipeda minima* (L.)A. Br. et Aschers. 的干燥全草,全国各地均产。夏、秋二季花开时采收,晒干。生用。

【性味归经】 辛,温。归肺经。

【功效】 发散风寒,宣通鼻窍,化痰止咳。

【应用】

1. 风寒头痛,鼻渊,鼻塞 本品辛散温通,能发散风寒,但解表力较弱,一般风寒感冒较少选用。因其长于通鼻窍,故主要用于风寒感冒,症见鼻塞流涕,头痛者,可与辛夷、苍耳子、白芷等配伍。若用治鼻塞不通,鼻渊流涕及鼻息肉等症,可单用,制成多种剂型,经鼻腔给药;或与辛夷、苍耳子等组成复方内服。若偏于风热者,可与薄荷、黄芩、野菊花等同用。

2. 寒痰咳喘 本品兼能祛痰止咳平喘,用于寒痰咳喘,痰白清稀等症。可单用研汁和酒服,也可配伍麻黄、细辛、紫菀等。

此外,本品兼能解毒消肿,治疮痈肿毒,可与穿山甲、当归捣烂,加酒,绞汁服,药渣外敷。以鲜品捣烂外涂,治牛皮癣、蛇伤、鸡眼等。

【用法用量】 煎服,6～9 g。外用适量。

【使用注意】　本品对胃肠道有刺激性,血虚、孕妇、气虚胃弱者慎用。

【文献摘录】

《四声本草》:"通鼻气,利九窍,吐风痰。"

《本草纲目》:"鹅不食草……上达头脑,而治顶痛目病,通鼻气而落瘜肉。"

葱白　Cōngbái　(《神农本草经》)

本品为百合科植物葱 *Allium fistulosum* L. 的近根鳞茎。全国各地均有种植。随时可采。采挖后,切去须根及叶,剥去外膜。鲜用。

【性味归经】　辛,温。归肺、胃经。

【功效】　发汗解表,散寒通阳。

【应用】

1. 风寒表证　本品辛温而不峻烈,发汗之力较弱,适用于外感风寒,恶寒发热之轻证,可单用,或与淡豆豉等其他较温和的解表药同用,如葱豉汤。若风寒表证较重者,可作为麻黄、桂枝等的辅助药。

2. 阴盛格阳　本品可散寒通阳,通达上下内外之阳气。治阴寒内盛,格阳于外,症见下利清谷,厥逆,脉微欲绝者,常与附子、干姜等同用。也可用葱白捣烂炒热外敷脐部,治腹部冷痛或膀胱气化失司之小便不利。

此外,本品外敷有散结通络下乳之效,可治乳汁郁滞不下,乳房胀痛及疮痈肿毒。

【用法用量】　煎服,3~10 g。外用适量。

【文献摘录】

《神农本草经》:"其茎可作汤,主伤寒,寒热,出汗,中风,面目肿。"

《本草从新》:"发汗解肌,通上下阳气。"

胡荽　Húsuī　(《食疗本草》)

本品为伞形科植物芫荽 *Coriandrum sativum* L. 的全草。全国各地均有种植。八月果实成熟时连根挖起,去净泥土。鲜用或晒干切段生用。

【性味归经】　辛,温。归肺、胃经。

【功效】　发表透疹,开胃消食。

【应用】

1. 麻疹不透　本品辛温香散,可发表透疹。治风寒束表,疹出不畅或疹出又复隐者,可单用煎汤熏洗,或配伍荆芥、蝉蜕、升麻等。

2. 饮食不消,纳食不佳　本品气味芳香,能开胃消食,增进食欲,尤多用于饮食调味。治饮食不消,纳食不佳者,可与丁香、陈皮等煎汤内服。

【用法用量】　煎汤,3~6 g,鲜品 30 g。外用适量。

【使用注意】　热毒壅盛,疹出不透忌用。

【文献摘录】

《日用本草》:"消谷化气,通大小肠结气。治头疼齿病,解鱼肉毒。"

《医林纂要》:"升散阴气,辟邪气,发汗,托疹。"

第二节　发散风热药

本类药物多味辛、性凉,故又称辛凉解表药。辛能发散,凉能祛热,以发散肌表风热邪气为主要功效,主治风热表证。部分发散风热药分别兼有透疹、止痒、利咽、清利头目等功效,又可用治风热引起的头晕、目疾、咽痛以及风热郁闭肌肤引起的皮肤瘙痒等症。

薄荷 Bòhe 《新修本草》

本品为唇形科植物薄荷 *Mentha haplocalyx* Briq. 的干燥地上部分。全国各地均产,主产于江苏省、浙江省等地。夏、秋二季茎叶茂盛时采收。生用或鲜用。

【性味归经】 辛,凉。归肺、肝经。

【功效】 疏散风热,清利头目,利咽,透疹,疏肝解郁。

【应用】

1. 风热表证,温病初起 本品辛能发散,有一定发汗作用,凉能清热,为疏散风热的常用药品,故适用于风热感冒或温病初起,发热,头痛,微恶风寒者,多与银花、连翘、荆芥等药同用,如银翘散。

2. 风热头痛,目赤,咽痛 本品善行头面而长于散风热,可清利头目而利咽喉,故多用于风热上攻引起的头面五官疾患。如风热上攻,头痛目赤,多配菊花、蝉蜕等药,如菊花茶调散。本品凉爽宜人,实为利咽之佳品。治风热壅盛,咽喉肿痛,可配桔梗、僵蚕、甘草等,如六味汤。若口舌生疮频发者,可配诃子、桔梗、甘草等,如甘露内消丸。

3. 麻疹不透,风疹瘙痒 本品有疏散风热,宣毒透疹,祛风止痒之功。治风热束表,麻疹不透,多配蝉蜕、牛蒡子、甘草等,如竹叶柳蒡汤、透疹汤等;治风疹瘙痒,可配伍荆芥、防风等药,以祛风止痒。

4. 肝郁气滞,胸闷胁痛 本品入肝经,兼可疏肝解郁。治肝郁气滞,胸胁胀痛,或妇女经前乳房胀痛,月经不调等症,多配柴胡、白芍、当归等,如逍遥散。

此外,本品芳香,可逐除秽浊之气,对中暑后恶心呕吐,腹痛腹泻,胸中满闷等症,可配冰片、白豆蔻等,如人丹。

【用法用量】 煎服,3～6 g,后下;鲜品加量,水沸即可。外用适量。薄荷叶长于发汗,薄荷梗长于理气。

【使用注意】 本品辛香耗气,体虚多汗者慎用。

【文献摘录】

《新修本草》:"主贼风伤寒,发汗,治恶气心腹胀满,霍乱,宿食不消,下气,煮汁服,亦堪生食。"

《滇南本草》:"上清头目诸风,止头痛、眩晕、发热。去风痰,治伤风咳嗽,脑漏,鼻流臭涕。退虚痨发热。"

《本草纲目》:"利咽喉,口齿诸病。治瘰疬,疮疥,风瘙瘾疹。"

牛蒡子 Niúbàngzǐ 《名医别录》

本品为菊科植物牛蒡 *Arctium lappa* L. 的干燥成熟果实。主产于浙江省、河北省等地。秋季果实成熟时采收,晒干。生用或炒用,用时捣碎。

【性味归经】 辛、苦,寒。归肺、胃经。

【功效】 疏散风热,宣肺透疹,解毒利咽。

【应用】

1. 风热表证,温病初起 本品辛散苦泄,寒能清热,其发散之力不及薄荷,但长于宣肺祛痰、解毒利咽,故多用于外感风热,咽喉肿痛,或咳嗽痰多不利者。治风热表证或温病初起,发热,咽喉肿痛者,常配伍银花、连翘、桔梗等,如银翘散。治风热咳嗽,咳痰不畅者,可与桑叶、桔梗、前胡等同用。

2. 麻疹不透,风疹瘙痒 本品能疏散风热,透泄热毒。治麻疹不透或透而复隐,多配荆芥、蝉蜕、葛根等;治风疹瘙痒,常配伍荆芥、蝉蜕、苍术等,如消风散。

笔记栏

3. 咽喉肿痛,痛肿疮毒,痄腮,丹毒　本品外散风热,内解热毒而有清热解毒、利咽消肿之功,故可用治咽喉肿痛、痛肿疮毒、痄腮、丹毒等热毒病证。因其性偏滑利,兼能滑肠通便,尤宜于上述病证兼有热结便秘者,常与玄参、板蓝根、连翘等同用。

【用法用量】　煎服,6~12 g。炒后苦寒及滑肠之性略减。

【使用注意】　性寒滑肠,脾虚便溏者慎用。

【文献摘录】

《名医别录》:"主明目,补中,除风伤。"

《药品化义》:"牛蒡子能升能降,力解热毒。味苦能清火,带辛能疏风,主治上部风痰,面目浮肿,咽喉不利,诸毒热壅,马刀瘰疬,颈项痰核,血热痘,时行疹子,皮肤瘾疹。凡肺经风热,悉宜用此。"

《本草经疏》:"恶实,为散风除热解毒之毒药。辛能散结,苦能泄热,热结散则脏气清明。故明目而补中……用以隐疹、痘疹,尤或奇验。"

蝉蜕　Chántuì　(《名医别录》)

本品为蝉科昆虫黑蚱 *Cryptotympana pustulata* Fabricius 的若虫羽化时脱落的皮壳。主产于山东省、河北省、河南省等地。夏、秋二季采收,晒干。生用。

【性味归经】　甘,寒。归肺、肝经。

【功效】　疏散风热,利咽开音,透疹,明目退翳,解痉。

【应用】

1. 风热表证,温病初起,咽痛音哑　本品甘寒清热,长于疏散肺经风热,利咽开音。风热表证或温病初起,症见声音嘶哑或咽喉肿痛者,尤为适用。治风热表证及温病初起,发热恶风,头痛口渴者,常与薄荷、金银花等同用;治风热上攻,热郁于肺,咽痛音哑者,可与桔梗、牛蒡子、连翘等同用。

2. 麻疹不透,风疹瘙痒　本品宣散透发,能透疹止痒。治风热束表,麻疹不透者,可与薄荷、牛蒡子、升麻等同用。治风湿热郁于肌表之风疹、湿疹,多配荆芥、防风、苦参等,如消风散。

3. 目赤翳障　本品入肝经,能疏散肝经风热而明目退翳。治风热上攻或肝火上炎之目赤肿痛,翳膜遮睛,多泪等症,常与菊花、白蒺藜、决明子等同用。

4. 惊风抽搐,破伤风　本品外能疏散肝经风热,内能凉肝息风而解痉。治小儿急惊风,可与天竺黄、栀子、僵蚕等配伍。治小儿慢惊风,可与全蝎、天南星等同用;治破伤风常与天南星、天麻、僵蚕等同用。

【用法用量】　煎服,3~6 g,解痉则须加大剂量。

【使用注意】　孕妇慎用。

【文献摘录】

《名医别录》:"主小儿惊痫夜啼,去三虫,妇人生子不下。"

《本草纲目》:"治头风眩晕,皮肤风热,痘疹作痒,破伤风及疔肿毒疮,大人失音,小儿噤风天吊,惊哭夜啼,阴肿。"

桑叶　Sāngyè　(《神农本草经》)

本品为桑科植物桑 *Morus alba* L. 的干燥叶。全国大部分地区均产。经霜后采收,晒干。生用或蜜炙用。

【性味归经】　甘、苦,寒。归肺、肝经。

【功效】　疏散风热,清肺润燥,平抑肝阳,清肝明目。

【应用】

1. 风热表证,温病初起 本品甘寒,轻清疏散,疏散风热之力较为缓和,能清肺润燥止咳又为其所长。对于风热感冒咳嗽或温病初起,温邪犯肺之发热,头痛,咳嗽者,多配伍菊花、连翘、桔梗等,如桑菊饮。

2. 肺热燥咳 本品苦寒清泄肺热,甘寒凉润肺燥。治肺热或燥热伤肺,咳嗽痰少,鼻咽干燥,常与杏仁、川贝母、麦冬等同用,如桑杏汤。若肺中燥热较盛者,可配石膏、枇杷叶、杏仁等,如清燥救肺汤。

3. 肝阳上亢,头晕头痛 本品有平降肝阳之效。治肝阳上亢,头痛眩晕,常与菊花、石决明、白芍等配伍。

4. 目赤昏花 本品外散风热,内清肝热,有清肝明目之功。治风热上攻或肝火上炎所致的目赤,涩痛,多泪等症,常与菊花、夏枯草、决明子等同用;治肝肾精血不足之目暗昏花,视物不清,常与枸杞子、黑芝麻等同用。

此外,本品略有凉血止血作用,可用治血热出血之轻证,单用或入复方。

【用法用量】 煎服,5～10 g。外用适量。桑叶蜜炙可增强其润肺止咳的作用,故肺燥咳嗽多用。

【文献摘录】

《神农本草经》:"除寒热,出汗。"

《本草纲目》:"治劳热咳嗽,明目,长发。"

《本草经疏》:"桑叶,甘所以益血,寒所以凉血,甘寒相合,故下气而益阴,是以能主阴虚寒热及因内热出汗……经霜则兼清肃,故又能明目而止渴。发者血之余也,益血故又能长发,凉血故又止吐血。"

菊花 Júhuā 《神农本草经》

本品为菊科植物菊 *Chrysanthemum morifolium* Ramat. 的干燥头状花序。主产于浙江省、安徽省、河南省等地。9～11月花盛开时分批采收,阴干或焙干,或熏、蒸后晒干。生用。药材按产地和加工方法的不同,分为"亳菊""滁菊""贡菊""杭菊"等,以亳菊和滁菊品质最优。由于花的颜色不同,又有黄菊花和白菊花之分。

【性味归经】 甘、苦,微寒。归肺、肝经。

【功效】 疏散风热,清肝明目,平抑肝阳,清热解毒。

【应用】

1. 风热表证,温病初起 本品味辛疏散,微寒清热。常用治外感风热或温病初起之发热,头痛,咳嗽等症,可配桑叶、薄荷、连翘等,如桑菊饮。

2. 目赤肿痛,目暗昏花 本品苦寒入肝,既能疏散肝经风热,又能清泄肝热以明目,实为清肝明目要药。故可用治肝经风热,或肝火上攻所致目赤肿痛,治前者常与蝉蜕、木贼、白僵蚕等配伍,治后者可与石决明、决明子、夏枯草等同用。本品性平和而无克伐之弊,能益阴明目,对肝肾阴虚之目暗昏花者的虚证目疾,也多用本品,可配枸杞子、熟地黄、山茱萸等滋补肝肾,益阴明目药物,如杞菊地黄丸。

3. 肝阳上亢,头痛眩晕 本品入肝经,能清肝热,平肝阳。常用治肝阳上亢,头痛眩晕,每与石决明、珍珠母、白芍等同用。本品性疏散,又可引热由里达表,若肝火上攻而眩晕,头痛,以及肝经热盛,热极动风,高热,痉厥抽搐者,可与羚羊角、钩藤、桑叶等同用,如羚角钩藤汤。

4. 疔疮肿毒 本品味苦微寒,能清热解毒,用治痈肿疮毒,可配银花、甘草等,如甘菊汤。但解毒消肿之力不及野菊花,故临床较野菊花少用。

【用法用量】 煎服,5～10 g。黄菊花偏于散风热;白菊花偏于平肝阳,清肝明目。

笔记栏

【文献摘录】

《神农本草经》："主诸风头眩、肿痛、目欲脱、泪出。"

《本草便读》："平肝疏肺，清上焦之邪热，治目祛风，益阴滋肾。"

《本草便读》："凡花皆主宣扬疏泄，独菊花则摄纳下降，能平肝火，熄内风，抑木气之横逆。"

柴胡　Cháihú　（《神农本草经》）

本品为伞形科植物柴胡 *Bupleurum chinense* DC.（北柴胡）或狭叶柴胡 *Bupleurum scorzonerifolium* Willd.（南柴胡）的干燥根。前者习称"北柴胡"，产于辽宁省、河北省、河南省等地；后者习称"南柴胡"，主产于湖北省、四川省、安徽省等地。春、秋二季采挖，干燥，切段。生用或醋炙用。

【性味归经】　辛、苦，微寒。归肝、胆、肺经。

【功效】　疏散退热，疏肝解郁，升举阳气。

【应用】

1. 表证发热，少阳证　本品辛散苦泄，寒能清热，善于祛邪解表退热和疏散半表半里之邪。对外感发热，无论风热、风寒表证均可使用。治风热表证发热，头痛等，可与菊花、薄荷、升麻等同用。治风寒表证，发热恶寒，头身疼痛，常配防风、生姜等，如正柴胡饮。治外感风寒，寒邪入里化热，恶寒渐轻，身热增盛者，可与羌活、葛根、石膏等同用，如柴葛解肌汤。若伤寒邪在少阳，寒热往来，胸胁苦满，口苦、咽干等，本品为治少阳证之要药，常与黄芩同用，共收和解少阳之功，如小柴胡汤。

2. 肝郁气滞证　本品辛行苦泄，善于疏肝解郁，为治肝郁气滞证之要药。治肝失疏泄，气机郁阻所致的胸胁或少腹胀痛，情志抑郁，妇女月经失调、痛经等症，常与香附、川芎、白芍等同用，如柴胡疏肝散；治肝郁血虚，脾失健运，妇女月经不调，乳房胀痛，胁肋作痛，神疲食少者，常配伍当归、白芍、白术等，如逍遥散。

3. 中气下陷证　本品能升脾胃清阳之气。治中气不足，气虚下陷，脘腹重坠作胀，食少倦怠，久泻脱肛，子宫脱垂，肾下垂等，常与人参、黄芪、升麻等同用，如补中益气汤。

此外，本品还可退热截疟，又为治疟疾寒热的常用药，常与黄芩、常山、草果等同用。

【用法用量】　煎服，3～10 g。疏散退热宜生用；疏肝解郁宜醋炙；升阳可生用或酒炙。

【使用注意】　本品其性升散，古人有"柴胡劫肝阴"之说，阴虚阳亢，肝风内动，阴虚火旺，气机上逆者忌用或慎用。

【文献摘录】

《神农本草经》："主心腹，去肠胃结气，饮食积聚，寒热邪气，推陈致新。"

《本草纲目》："治阳气下陷，平肝、胆、三焦、包络相火，及头痛、眩晕、目昏、赤痛障翳、耳聋鸣，诸疟，及肥气寒热，妇人热入血室，经水不调，小儿痘疹余热，五疳羸热。"

升麻　Shēngmá　（《神农本草经》）

本品为毛茛科植物大三叶升麻 *Cimicifuga heracleifolia* Kom.、兴安升麻 *Cimicifuga dahurica*（Turcz.）Maxim. 或升麻 *Cimicifuga foetida* L. 的干燥根茎。主产于辽宁省、吉林省、黑龙江省等地。秋季采挖，晒干。切片。生用或蜜炙用。

【性味归经】　辛、微甘，微寒。归肺、脾、胃、大肠经。

【功效】　发表透疹，清热解毒，升举阳气。

【应用】

1. 风热表证，疹出不畅　本品辛甘微寒，有发表透疹之功。治风热表证或温病初起之发热头痛，常与桑叶、菊花、薄荷等同用；治外感风热夹湿之阳明头痛，呕逆心烦者，可配苍术、薄荷等；治麻

笔记栏

疹初起,透发不畅者,常与葛根、白芍等同用,如升麻葛根汤。

2. 齿痛,口疮,咽喉肿痛,温毒发斑　本品有良好的清热解毒作用,可用治热毒所致的多种病证,尤善清解阳明热毒。治胃火炽盛,牙龈肿痛,口舌生疮,常与生石膏、黄连等同用,如清胃散;治疫毒上攻,大头瘟毒,头面红肿,咽喉肿痛,常配黄芩、黄连等,如普济消毒饮;治痄腮肿痛,可与黄连、牛蒡子、连翘等同用;治温毒发斑,常与生石膏、大青叶、紫草等同用;治热毒疮疡,可与金银花、连翘等同用。

3. 气虚下陷证　本品升举阳气之力较柴胡为强。治中气不足,气虚下陷,脘腹坠胀,久泻脱肛,子宫下垂,胃下垂,肾下垂等,常配伍黄芪、人参、柴胡等,如补中益气汤;治气虚下陷,月经量多或崩漏者,常与人参、黄芪、白术等同用。

【用法用量】　煎服,3~10 g。外用适量。发表透疹、清热解毒宜生用;升阳宜蜜炙用。

【使用注意】　麻疹已透,阴虚火旺,以及阴虚阳亢者,均当忌用。

【文献摘录】

《神农本草经》:"解百毒……辟瘟疫,瘴气。"

《名医别录》:"主中恶腹痛,时气毒疠,头痛寒热,风肿诸毒,喉痛口疮"。

《滇南本草》:"主小儿痘疹,解疮毒,咽喉(肿),喘咳喑哑,肺热,止齿痛,乳蛾,痄腮。"

葛根　Gégēn　(《神农本草经》)

本品为豆科植物野葛 *Pueraria lobata*(Willd.) Ohwi 或甘葛藤 *Pueraria thomsonii* Benth. 的干燥根。前者习称"野葛",后者习称"粉葛"。野葛主产于河南省、四川省、浙江省等地;粉葛主产于广西壮族自治区、广东省。秋、冬二季采挖,切厚片或小段,干燥。生用或煨用。

【性味归经】　甘、辛,凉。归脾、胃、肺经。

【功效】　解肌退热,透疹,生津止渴,升阳止泻。

【应用】

1. 外感表证,项背强痛　本品甘辛性凉,既能发散表邪,又能解肌退热。外感表证发热,无论风寒与风热,均可选用本品。治风热表证,发热、头痛等,可与薄荷、菊花、蔓荆子等同用;治风寒表证,邪郁化热,发热重、恶寒轻、头痛鼻干、苔薄黄等,常配伍柴胡、黄芩、羌活等,如柴葛解肌汤。本品长于缓解外邪郁阻,经气不利,筋脉失养所致的项背强痛。故可治风寒表证,恶寒无汗、项背疼痛者,多与麻黄、桂枝等同用,如葛根汤。

2. 麻疹不透　本品辛散,能透发麻疹。治麻疹初起,疹出不畅,常配升麻、白芍等,如升麻葛根汤。若麻疹已现,但疹出不畅,伴发热咳嗽,或乍冷乍热者,可配伍牛蒡子、荆芥、蝉蜕等,如葛根解肌汤。

3. 热病口渴,阴虚消渴　本品甘凉,于清热之中,又能鼓舞脾胃清阳之气上升,而有生津止渴之功。治热病津伤口渴,常与芦根、天花粉、知母等同用;治消渴证属阴津不足者,可与天花粉、生地黄、麦冬等同用;治内热消渴,口渴多饮,体瘦乏力,气阴不足者,多配伍乌梅、天花粉、黄芪等。

4. 湿热泻痢,脾虚泄泻　本品能鼓舞脾胃清阳之气上升以止泻止痢,又可清透邪热。治湿热泻痢初起,身热下痢者,可配黄芩、黄连等,如葛根芩连汤;治脾虚泄泻者,常配伍人参、白术、木香等。

此外,本品尚能通经活络,故近代常配伍三七、丹参等用治中风偏瘫、胸痹心痛以及高血压颈项强痛者。本品还有一定的解酒毒作用,可用于酒毒伤中。

【用法用量】　煎服,10~15 g。升阳止泻宜煨用,其他方面宜生用。

【文献摘录】

《神农本草经》:"主消渴,身大热,呕吐,诸痹,起阴气,解诸毒。"

《用药法象》:"其气轻浮,鼓舞胃气上行,生津液,又解肌热,治脾胃虚弱泄泻。"

笔记栏

附

葛　花

本品为葛根的未开放的干燥花蕾。性味甘平。归胃经。功能解酒毒,醒脾和胃。适用于饮酒过度,头昏头痛,烦渴呕吐等。煎服,3~12 g。

蔓荆子　Mànjīngzǐ　《神农本草经》

本品为马鞭草科植物单叶蔓荆 *Vitex trifolia* L. var. *simplicifolia* Cham. 或蔓荆 *Vitex trifolia* L. 的干燥成熟果实。主产于山东省、浙江省、江西省等地。秋季果实成熟时采收,晒干。生用或炒用。

【性味归经】　辛、苦,微寒。归膀胱、肝、胃经。

【功效】　疏散风热,清利头目。

【应用】

1. 风热表证,头昏头痛　本品辛凉宣散,解表之力较弱,偏于清利头目、疏散头面之邪。治风热表证,头昏头痛者,较为多用,常与薄荷、菊花等同用。治风邪上攻之偏头痛,常配伍川芎、白芷、细辛等。

2. 目赤多泪　本品能疏散风热,清利头目。治风热上攻,目赤肿痛、目昏多泪,常与菊花、蝉蜕、白蒺藜等同用。若肝肾不足,目暗不明,可与熟地黄、枸杞子药同用。

此外,本品有一定的祛风止痛作用,可用治风湿痹痛,常与羌活、独活、川芎等同用。

【用法用量】　煎服,5~10 g。

【文献摘录】

《神农本草经》:"主筋骨间寒热,湿痹拘挛,明目坚齿,利九窍,去白虫。"

《名医别录》:"去长虫,主风头痛,脑鸣,目泪出。"

淡豆豉　Dàndòuchǐ　《名医别录》

本品为豆科植物大豆 *Glycine max*(L.)Merr. 的成熟种子发酵加工品。全国各地均产。晒干。生用。

【性味归经】　苦、辛,凉。归肺、胃经。

【功效】　解表,除烦,宣发郁热。

【应用】

1. 外感表证　本品药性平和,能发散表邪而力量较弱,无论风寒、风热表证,皆可配伍使用。治风热表证或温病初起,发热、咽痛、口渴者,可配银花、连翘、薄荷等,如银翘散;治风寒初起,恶寒、鼻塞、头痛,可配辛温之葱白,如葱豉汤。

2. 胸中烦闷,虚烦不眠　本品既可外散表邪,又能透散胸中郁热而除烦。治外感热病,邪热内郁,心烦懊恼、烦热不眠者,常与栀子同用,如栀子豉汤。

【用法用量】　煎服,6~12 g。

【文献摘录】

《名医别录》:"主伤寒头痛,寒热,瘴气恶毒,烦躁满闷,虚劳喘急,两脚疼冷。"

《珍珠囊》:"去心中懊恼,伤寒头痛烦躁。"

笔记栏

木贼　Mùzéi　《嘉祐本草》

本品为木贼科植物木贼 *Equisetum hiemale* L. 的干燥地上部分。主产于黑龙江省、吉林省、辽宁省等地。夏、秋二季采割,晒干或阴干,切段。生用。

【性味归经】 甘、苦,平。归肺、肝经。

【功效】 疏散风热,明目退翳。

【应用】

风热目赤,迎风流泪,目生翳障 本品功能疏散风热,明目退翳,主要用治风热上攻,目赤肿痛、迎风流泪、目生翳障等,常与蝉蜕、菊花、谷精草等同用。若肝热目赤肿痛,可与决明子、夏枯草、菊花等同用。

此外,本品兼有止血作用,但药力薄弱,可与其他止血药配伍治疗出血证。

【用法用量】 煎服,3～9 g。外用适量。

【文献摘录】

《嘉祐本草》:"主目疾,退翳膜。又消积块,益肝胆,明目,疗肠风,止痢及妇人月水不断。"

《本经逢原》:"专主眼目风热,暴翳,止泪。"

（黎俏梅）

笔记栏

第十章 清 热 药

导 学

本章介绍清热药的含义、性味特点、功效和适用范围、分类、配伍以及使用注意。常用药物63味,附药4味,分清热泻火药、清热燥湿药、清热解毒药、清热凉血药、清虚热药五大类介绍。

通过学习,掌握清热药的分类及各类药物的性味特点、主要功效和适用范围,了解其配伍关系及使用注意;掌握各常用药物的性味归经、主要功效和主治证、用量用法和主要配伍关系,了解其来源、产地及炮制。比较石膏与知母,黄芩、黄连与黄柏,金银花与连翘,大青叶、板蓝根与青黛的性味及功用;黄连与胡黄连的来源、性味及功用。

凡以清解里热为主要功效,用于治里热证的药物,称为清热药。

本类药物皆药性寒凉,沉降入里,通过清热泻火、解毒、凉血及清虚热等不同作用,使里热得以清解。此即《素问·至真要大论》所谓"热者寒之"之意。常用于治温热病高热烦渴、湿热泻痢、温毒发斑、痈肿疮毒、咽喉肿痛及阴虚发热等里热证。

由于发病原因不一,病情发展变化的阶段不同,里热证可有多种临床表现。既有气分、营分、血分之分,又有实热、虚热之异。针对热证的不同类型,并根据药物的功效差异,一般将清热药分为以下五类。清热泻火药:功能清脏腑气分热邪,主治温热病气分热证以及脏腑实热证;清热燥湿药:功能清热燥湿,主治湿热病证;清热解毒药:功能清热解毒,主治热毒炽盛的痈肿疮疡等证;清热凉血药:功能清解营分、血分热邪,主治营分、血分热证;清虚热药:功能清虚热,退骨蒸,主治热邪伤阴、阴虚发热。

使用清热药时,首先,要明辨里热证之虚实及部位,洞察热之在脏在腑,温邪在气、在营或在血。实热证有清热泻火、清营凉血、气血两清的用药不同;虚热证则有滋阴清热、凉血除蒸及养阴透热之别。其次,要注意兼证的有无,如兼有表证者,当先解表,然后清里,或与解表药同用,以表里双解;若气血两燔者,宜气血两清。若兼里热积滞者,则应配泻下药。若里热而兼正虚者,需配伍相应的补虚药。

本类药物药性寒凉,易伤脾胃,凡脾胃气虚,食少便溏者慎用;苦寒药物又易化燥伤阴,故阴虚患者亦当慎用。清热药禁用于阴盛格阳、真寒假热之证。

现代研究表明,清热药具有抗菌、抗病毒、抗炎、解热、镇静、降压等作用。部分药物还能增强机体免疫功能、抗肿瘤、保肝、利胆、解蛇毒等。

第一节 清热泻火药

本类药物多为甘寒或苦寒之品,清热泻火之力较强,主要归肺、胃二经,部分药物归心经或肝经,以清泄脏腑气分热邪为主要功效,主治温热病气分证以及脏腑实热证。温热病热入气分,症见高热,汗出,烦渴,甚至神昏谵语、脉象洪大有力等。对于脏腑而言,清热泻火药又包括清肺热、清胃热、清心火及清肝火等功效。

笔记栏

石膏　Shígāo　(《神农本草经》)

石膏

本品为硫酸盐类矿物硬石膏族石膏,主含含水硫酸钙($CaSO_4 \cdot 2H_2O$)。主产于湖北省、甘肃省、四川省等地,以湖北省应城产者最佳。全年可采。研细生用或煅用。

【性味归经】　甘、辛,大寒。归肺、胃经。

【功效】　清热泻火,除烦止渴,收敛生肌。

【应用】

1. 温热病气分证　本品辛甘性寒,辛寒外解肌肤之热,甘寒内清肺胃之火,除烦止渴,为清泻肺胃气分实热之要药。治温热病气分实热,症见壮热,烦渴,汗出,脉洪大等,常与知母相须为用,如白虎汤;治邪渐深入,气血两燔,高热不退、发斑者,宜与水牛角、牡丹皮、玄参等同用,如清瘟败毒饮。

2. 肺热喘咳　本品清泄肺热作用较强。治肺热气喘,常与麻黄、杏仁等配伍,共奏清宣肺热、平喘之效,如麻杏甘石汤。治肺热咳嗽,痰黄黏稠,可与瓜蒌、黄芩等配伍。

3. 胃火亢盛,头痛,牙痛　本品能清泻胃火,常用治胃火上攻所致的多种病证。治胃火上攻,牙龈肿痛,或口疮、口臭,常配伍黄连、升麻等,如清胃散;治胃火头痛,可与川芎、白芷等同用;治胃中积热,耗伤津液之消渴证,宜配伍知母、麦冬、生地黄等,如玉女煎。

4. 溃疡不敛,湿疹瘙痒,水火烫伤,外伤出血　本品煅后外用,有清热收湿,敛疮,生肌,止血之效。治溃疡不敛以及湿疹浸淫、水火烫伤,可与青黛、黄连等研粉外用;治刀伤、创伤出血不止,可同黄连、黄柏、槟榔为末,外敷患处。

【用法用量】　煎服,15～60 g,先煎。煅石膏外用适量,研末撒敷患处。

【使用注意】　脾胃虚寒者忌用。

【文献摘录】

《神农本草经》:"主中风寒热,心下逆气,惊喘,口干舌焦,不能息……金疮。"

《名医别录》:"除时气头痛身热,三焦大热,皮肤热,肠胃中膈热,解肌发汗,止消渴烦逆,腹胀暴气喘息,咽热。"

知母　Zhīmǔ　(《神农本草经》)

知母

本品为百合科植物知母 *Anemarrhena asphodeloides* Bge. 的根茎。主产于河北省、山西省等地。春、秋二季采挖,习称"毛知母"。切厚片。生用,或盐水炙用。

【性味归经】　苦、甘,寒。归肺、胃、肾经。

【功效】　清热泻火,滋阴润燥。

【应用】

1. 温热病气分证　本品味苦甘而性寒质润,苦寒能清热泻火除烦,甘寒质润能生津润燥止渴,用治温热病气分热盛,壮热、烦渴、汗出、脉洪大等,常与石膏相须为用,如白虎汤。

2. 肺热燥咳　本品有清泻肺火,滋阴润肺之效。治肺热咳嗽,痰黄黏稠,常配伍桔梗、甘草、瓜蒌等;治阴虚燥咳,干咳少痰,多与川贝母、百合等同用。

3. 骨蒸潮热　本品既滋肾阴,又退虚热,有滋阴降火之功。治肾阴不足,虚火内生,骨蒸潮热、心烦盗汗、遗精等,常与熟地黄、黄柏等同用,如知柏地黄丸。

4. 内热消渴　本品既可清胃火以存津液,又能滋胃阴以生津止渴。治阴虚胃火之烦渴,常配伍石膏、熟地黄、麦冬等,如玉女煎;治阴虚内热的消渴病,常与葛根、天花粉、五味子等配伍。

5. 肠燥便秘　本品能滋阴润燥,用治阴虚肠燥便秘,常与生地黄、玄参、麦冬等同用。

【用法用量】　煎服,6～12 g。清热泻火宜生用;滋阴润燥宜盐水炙用。

笔记栏

【使用注意】　本品性寒质润,有滑肠作用,故脾虚便溏者不宜用。

【文献摘录】

《神农本草经》:"主消渴热中,除邪气,肢体浮肿,下水,补不足,益气。"

《本草纲目》:"知母之辛苦寒凉,下则润肾燥而滋阴,上则清肺金而泻火,乃二经气分药也。"

芦根　Lúgēn　（《名医别录》）

本品为禾本科植物芦苇 *Phragmites communis* Trin. 的地下茎。全国各地均产。全年均可采挖。切段。鲜用或晒干用。

【性味归经】　甘,寒。归肺、胃经。

【功效】　清热泻火,生津止渴,除烦,止呕,利尿。

【应用】

1. 温热病气分证　本品甘寒,既能清肺胃气分实热,又能生津止渴,然其作用缓和,只宜作辅助药。治热病伤津,烦热口渴,或舌燥少津者,常与麦冬、天花粉等同用。

2. 肺热咳嗽,肺痈吐脓　本品既能清肺热,又有一定的祛痰,排脓作用。用治肺热咳嗽,痰多黄稠,可与黄芩、瓜蒌、浙贝母等同用。用治肺痈吐脓,常配伍鱼腥草、冬瓜仁、薏苡仁等。

3. 胃热口渴、呕哕　本品既能清泄胃热,和胃止呕,又能生津止渴。用治胃热口渴,可与天花粉、葛根等同用。用治胃热呕哕,常配伍竹茹、生姜等。

4. 热淋涩痛　本品有清热利尿之功。用治热淋涩痛,小便短赤以及湿热水肿,多与白茅根、车前子等药配伍。

【用法用量】　煎服,15～30 g。鲜品用量加倍,水煎或捣汁用。

【使用注意】　脾胃虚寒者忌用。

【文献摘录】

《本草经疏》:"芦根,味甘寒而无毒。消渴者,中焦有热,则脾胃干燥,津液不生而然也。甘能益胃和中,寒能除热降火,热解胃和,则津液流通而渴止矣。"

《玉楸药解》:"消降肺胃,消荡郁烦,生津止渴,除呕下食,治噎膈懊憹。"

天花粉　Tiānhuāfěn　（《神农本草经》）

本品为葫芦科植物栝楼 *Trichosanthes kirilowii* Maxim. 或双边栝楼 *Trichosanthes rosthornii* Herms 的块根。主产于河南省、山东省、江苏省等地。秋、冬二季采挖。切厚片。鲜用或干燥用。

【性味归经】　甘、微苦,微寒。归肺、胃经。

【功效】　清热泻火,生津止渴,消肿排脓。

【应用】

1. 温热病气分证　本品清气分实热之力较弱,而长于生津止渴。故适用于温热病气分热盛,津伤口渴者,常与石膏、知母等药同用。

2. 内热消渴　本品既能生津止渴,又能清泄胃热。治胃中积热而口渴者,常配伍芦根、麦冬等;治阴虚内热,烦渴多饮,多与葛根、山药等药配伍。

3. 肺热燥咳　本品能清肺热,润肺燥。治燥热伤肺,干咳少痰、痰中带血,常与麦冬、生地黄等药配伍。

4. 疮疡肿毒　本品有清热解毒,消肿排脓之效。治疮疡初起,热毒炽盛,红肿热痛者,可配伍金银花、连翘、紫花地丁等;治疮痈脓成难溃者,宜与黄芪、当归、穿山甲等同用,以托毒排脓。

【用法用量】　煎服,10～15 g。

【使用注意】　孕妇慎用,不宜与(制)川乌、(制)草乌、附子同用。

芦根

天花粉

笔记栏

【文献摘录】

《神农本草经》:"主消渴,身热,烦满大热,补虚,安中,续绝伤。"

《本经逢原》:"栝楼根,降膈上热痰,润心中烦渴,除时疾狂热,祛酒瘅湿黄,治痈疡解毒排脓。"

栀子　Zhīzǐ　《神农本草经》

栀子

本品为茜草科植物栀子 *Gardenia jasminoides* Ellis 的成熟果实。主产于长江以南各地。9～11 月果实成熟呈红色时采收。生用、炒用或炒焦用。

【性味归经】　苦,寒。归心、肝、胃、肺、三焦经。

【功效】　泻火除烦,清热利湿,凉血解毒;外用消肿止痛。

【应用】

1. 温热病气分证　本品苦寒清降,能清泄气分实热,尤长于泻心火而除烦,故宜用治温热病气分热盛,邪热扰心,心烦郁闷、躁扰不宁者。症轻者,可与淡豆豉同用,如栀子豉汤;症重者,常与石膏、知母、黄连等药同用,如清瘟败毒饮。

2. 心、肝、胃等脏腑热证　本品能清泻三焦之火邪,但以清泻心、肝、胃经火热为主,故多用于心、肝、胃诸证。治热郁心胸,心烦不安,甚至狂言乱语,常配伍连翘、黄连等;治肝火上攻,目赤肿痛,或小儿肝热惊风,多与大黄同用,如泻青丸;治胃热炽盛,咽喉、牙龈肿痛,口舌生疮等,可与黄连、石膏等药同用。

3. 湿热黄疸、淋证涩痛　本品善能清利肝胆湿热而退黄疸,常用治肝胆湿热郁结所致的黄疸,小便短赤等,每与茵陈、大黄同用,如茵陈汤。本品尚能清利膀胱的湿热而通淋,亦可用治湿热淋证,多配车前子、木通、滑石等药,如八正散。

4. 血热吐衄　本品既能清血分之热,又能制止出血,可用治血热妄行所导致的吐血、衄血、咯血、尿血等多种出血证,常配伍侧柏叶、牡丹皮、白茅根等,如十灰散。

5. 火毒疮疡　本品清热解毒,治火毒疮疡,红肿热痛者,常与连翘、金银花、蒲公英等同用。

此外,本品外用有消肿止痛作用,治疗扭挫伤痛,可将生栀子研粉,用水或醋调成糊状,湿敷局部。

【用法用量】　煎服,6～10 g。外用生品适量,研末调敷。焦栀子多用于凉血止血。

【使用注意】　本品苦寒伤胃,脾虚便溏者忌用。

【文献摘录】

《神农本草经》:"主五内邪气,胃中热气,面赤酒疱酒齄鼻,白癞赤癞疮疡。"

《本草正》:"栀子,若用佐使,治有不同:加茵陈除湿热黄疸,加豆豉除心火烦躁,加厚朴、枳实可除烦满,加生姜、陈皮可除呕哕,同元胡破热滞瘀血腹痛。"

竹叶　Zhúyè　《名医别录》

竹叶

本品为禾本科植物淡竹 *Phyllostachys nigra*（Lodd.）Munro var. *henonis*（Mitf.）Stapf ex Rendle 的叶。其卷而未放的幼叶,称竹叶卷心。产于长江流域各省。随时可采。宜用鲜品。

【性味归经】　甘、辛、淡,寒。归心、小肠、肺、胃经。

【功效】　清热泻火,除烦,生津,利尿。

【应用】

1. 温热病气分证　本品甘寒入心经,功擅清心泻火以除烦,并能生津以止渴,且可凉散上焦风热之邪。治温热病气分证,烦热口渴,其作用较缓和,常作为石膏、知母等药之辅佐;治热病后期,余热未清,气津两伤之证,常与石膏、人参、麦冬等同用,如竹叶石膏汤;治风热表证,烦热口渴者,常配伍金银花、连翘等,如银翘散。

笔记栏

2. 口疮尿赤　本品上清心火,下利小便,能使心火下行从小便而清。治心火亢盛,心烦、失眠、舌尖红赤、口舌生疮;或心热下移小肠,小便短赤、灼热涩痛等,常配伍木通、生地黄等,如导赤散。

【用法用量】　煎服,6～15 g,鲜品 15～30 g。

【使用注意】　脾胃虚寒者忌用。

【文献摘录】

《名医别录》:"主胸中痰热,咳逆上气。"

《本草经疏》:"阳明客热,则胸中生痰,痰热壅滞,则咳逆上气。竹叶辛寒能解阳明之热结,则痰自消,气自下,而咳逆止矣。仲景治伤寒发热大渴,有竹叶石膏汤,无非假其辛寒,散阳明之邪热也。"

淡竹叶　Dànzhúyè　(《本草纲目》)

淡竹叶

本品为禾本科植物淡竹叶 *Lophatherum gracile* Brongn. 的干燥茎叶。主产于长江流域至华南各地。夏季末抽花穗前采割,切段。生用。

【性味归经】　甘、淡,寒。归心、胃、小肠经。

【功效】　清热泻火,除烦止渴,利尿通淋。

【应用】

1. 温热病气分热证　本品甘寒,能清泄气分实热,具有和竹叶相类似的清心泻火、除烦之功,而药力稍弱。治温热病气分热证,烦热口渴,多作为石膏、知母等药的辅助药;治风热表证,烦热口渴者,亦可使用。

2. 小便短赤涩痛,口舌生疮　本品清心泻火,渗湿利尿,其通利小便作用稍强于竹叶,治心火亢盛,心烦、失眠、口舌生疮以及心火下移小肠,小便赤涩热痛等,可与木通、栀子、白茅根等同用。

【用法用量】　煎服,6～10 g。

【文献摘录】

《本草纲目》:"去烦热,利小便,清心。"

《本草再新》:"清心火,利小便,除烦止渴,小儿痘毒,外症恶毒。"

鸭跖草　Yāzhícǎo　(《本草拾遗》)

鸭跖草

本品为鸭跖草科植物鸭跖草 *Commelina communis* L. 的干燥地上部分。全国各地均产。夏、秋二季采收,切段。鲜用或晒干用。

【性味归经】　甘、淡,寒。归肺、胃、小肠经。

【功效】　清热泻火,解毒,利水消肿。

【应用】

1. 温热病气分证,风热表证　本品有清热泻火之功。治温热病气分证,高热烦渴者,可与石膏、知母等同用。治风热表证而发热者,可配伍金银花、薄荷、连翘等。

2. 痈肿疔毒,咽喉肿痛　本品能清热解毒。治痈肿疮毒,可与紫花地丁、野菊花等配伍;治热毒咽喉肿痛,可与板蓝根、玄参等同用。

3. 水肿尿少,热淋涩痛　本品甘淡而寒,有利水消肿、清热通淋之效。治湿热水肿及热淋涩痛,多与白茅根、木通、车前子等同用。

【用法用量】　煎服,15～30 g,鲜品 60～90 g。

【使用注意】　脾胃虚弱者,用量宜少。

【文献摘录】

《本草拾遗》:"主寒热瘴疟,痰饮,疔肿,肉癥涩滞,小儿丹毒,发热狂痫,大腹痞满,身面气肿,热痢,蛇犬咬,痈疽等毒。"

《日华子本草》:"鸭跖草和赤小豆煮,下水气湿痹,利小便。"

夏枯草 Xiàkūcǎo 　(《神农本草经》)

夏枯草

为唇形科植物夏枯草 *Prunella vulgaris* L. 的果穗。全国各地均产。主产于江苏省、浙江省、安徽省等地。夏季果穗呈棕红色时采收。生用。

【性味归经】　辛、苦,寒。归肝、胆经。

【功效】　清肝泻火,明目,散结消肿。

【应用】

1. 目赤肿痛,头痛眩晕,目珠夜痛　本品苦寒,主入肝胆经,长于清泻肝火,用治肝火上炎,目赤肿痛、头痛眩晕等,常配伍菊花、决明子等;治肝阴不足,目珠疼痛,入夜加剧者,宜与生地黄、当归、枸杞子等滋阴养血药同用。

2. 瘰疬,瘿瘤　本品辛以散结,苦以泄热,有良好的清肝泻火,散结消肿之功。治肝郁化火,灼津为痰,痰火郁结而致的瘰疬、瘿瘤、乳癖等,多与海藻、贝母、玄参等同用。

3. 乳痈、乳房胀痛　本品有一定的清热解毒散结之功。用治乳痈、乳房胀痛,可配伍蒲公英、连翘等。

【用法用量】　煎服,9~15 g。或熬膏服。

【使用注意】　脾胃虚弱者慎用。

【文献摘录】

《神农本草经》:"主寒热,瘰疬,鼠瘘,头疮,破癥,散瘿结气,脚肿湿痹。"

《滇南本草》:"祛肝风,行经络。治口眼歪斜,疏肝气,开肝郁,止筋骨疼,目珠痛,散瘰疬周身结核。"

决明子 Juémíngzǐ 　(《神农本草经》)

决明子

本品为豆科植物决明 *Cassia obtusifolia* L. 或小决明 *Cassia tora* L. 的干燥成熟种子。全国南北各地均有栽培,主产于安徽省、广西壮族自治区、四川省等地。秋季采收成熟果实。生用或炒用。

【性味归经】　甘、苦、咸,微寒。归肝、大肠经。

【功效】　清热明目,润肠通便。

【应用】

1. 目赤涩痛,羞明多泪,目暗不明　本品苦寒入肝,功善清肝泻火以明目。其苦寒之性不甚,因兼甘润而无苦燥伤阴之弊,故为明目佳品,虚实目疾,均可应用。治肝火上炎,目赤肿痛、羞明多泪,常与夏枯草、栀子等配伍;治风热目赤肿痛,可配伍菊花、青葙子等;治肝肾阴亏,视物昏花、目暗不明,多与枸杞子、菟丝子等同用。

2. 头痛眩晕　本品既能清泻肝火,又兼能平抑肝阳。治肝阳上亢所致的头痛、眩晕,可与菊花、夏枯草、钩藤等配伍。

3. 大便秘结　本品性质凉润,又有清热润肠通便之效。治内热肠燥,大便秘结,常与火麻仁、瓜蒌仁等配伍。

【用法用量】　煎服,9~15 g。用于通便,不宜久煎。

【使用注意】　脾虚便溏者忌用。

【文献摘录】

《神农本草经》:"主青盲,目淫肤赤白膜,眼赤痛泪出,久服益精光。"

《日华子本草》:"助肝气,益精水,调末涂,消肿毒,协太阳穴治头痛,又贴脑心止鼻衄;作枕胜黑

笔记栏

豆,治头风,明目。"

谷精草 Gǔjīngcǎo (《开宝本草》)

谷精草

本品为谷精草科植物谷精草 *Eriocaulon buergerianum* Koern. 的干燥带花序的头状花序。主产于浙江省、江苏省、安徽省等地。秋季采收,将花序连同花茎拔出。切断。生用。

【性味归经】 辛、甘,平。归肝、肺经。

【功效】 疏散风热,明目退翳。

【应用】

1. 风热目赤,肿痛羞明,目生翳膜 本品轻浮升散,善能疏散头面风热,明目退翳。治风热上扰,目赤肿痛、羞明多泪、眼生翳障者,可与菊花、蝉蜕、荆芥等同用。

2. 风热头痛 本品上行头目,疏散风热,对外感风热的头痛、牙痛及咽喉肿痛亦有一定的疗效,可与菊花、薄荷、蔓荆子等同用。

【用法用量】 煎服,5～10 g。

【文献摘录】

《开宝本草》:"主疗喉痹,齿风痛,及诸疮疥。"

《本草正义》:"谷精草,其质轻清,故专行上焦,直达巅顶,能疏散头面风热,治目疾头风,并疗风气痹痛者,亦以轻清之性,善于外达也。"

密蒙花 Mìménghuā (《开宝本草》)

密蒙花

本品为马钱科植物密蒙花 *Buddleja officinalis* Maxim. 的干燥花蕾及其花序。主产于湖北省、四川省、陕西省等地。春季花未开放时采收。生用。

【性味归经】 甘,微寒。归肝经。

【功效】 清热泻火,养肝明目,退翳。

【应用】

1. 目赤肿痛,多泪羞明,目生翳膜 本品苦寒入肝经,能清泻肝火,明目退翳。治肝火上炎,目赤肿痛,常与菊花、决明子等同用;治风火上攻,羞明多泪,可与石决明、木贼等同用;治肝火郁滞,目生翳障,则与白蒺藜、蝉蜕等配伍。

2. 肝虚目暗、视物昏花 本品略兼甘润之性,虽可养肝血,润肝燥,但作用缓弱,治肝虚有热,目暗干涩、视物昏花者,多配伍枸杞子、菟丝子等。

【用法用量】 煎服,3～9 g。

【文献摘录】

《开宝本草》:"主青盲肤翳,赤涩多眵泪,消目中赤脉,小儿麸痘及疳气攻眼。"

《本草经疏》:"密蒙花,为厥阴肝家正药,所主无非肝虚有热所致。盖肝开窍于目,目得血而能视,肝血虚则为青盲肤翳,肝热甚则赤肿眵泪,赤脉,及小儿痘疮余毒,疳气攻眼。此药甘以补血,寒以除热,肝血足而诸证无不愈矣。"

青葙子 Qīngxiāngzǐ (《神农本草经》)

笔记栏

本品为苋科植物青葙子 *Celosia argentea* L. 的干燥成熟种子。产于我国中部及南部各省。秋季果实成熟时采集。生用。

【性味归经】 苦,微寒。归肝经。

【功效】 清肝泻火,明目退翳。

【应用】

1. 肝热目赤,目生翳膜,视物昏花　本品苦寒入肝,功专清泻肝火以明目退翳。治肝火上炎,目赤肿痛,或生翳膜,常与决明子、羚羊角等同用;治风热上攻,羞明多泪,当与密蒙花、木贼、菊花等配伍;治目疾日久,肝虚有热,视物昏暗者,可与生地黄、菟丝子、车前子等同用;治肝肾阴亏,目昏干涩,则与菟丝子、肉苁蓉、山药等伍用。

2. 肝火眩晕　本品苦寒清降,能清肝降火,平抑肝阳。治肝阳化火,头痛眩晕、烦躁不寐,可与夏枯草、石决明、栀子等同用。

【用法用量】　煎服,9～15 g。

【使用注意】　本品有扩散瞳孔作用,青光眼患者禁用。

【文献摘录】

《药性论》:“治肝脏热毒冲眼,赤障青盲翳肿。”

《本经逢原》:“青葙子,治风热目疾,与决明子功同……其治风瘙身痒,皮肤中热,以能散厥阴经中血脉之风热也。”

青葙子

第二节　清热燥湿药

本类药物性味苦寒,苦能燥湿,寒能清热,以清热燥湿为主要作用,主治湿热证。因湿热之邪侵犯部位的不同,临床表现各异。如湿温或暑温夹湿,湿热蕴结,气机不利的之身热不扬,胸脘痞闷;湿热蕴结脾胃所致的脘腹痞满,恶心呕吐;湿热壅滞大肠的泄泻、痢疾、痔疮肿痛;湿热蕴结肝胆所致的胁肋胀痛,黄疸尿赤;湿热下注的带下黄稠,阴肿阴痒,热淋灼痛;湿热流注关节的关节红肿热痛;湿热浸淫肌肤的湿疹、湿疮等。此外,大部分药物同时兼有清热泻火和清热解毒作用,又可用治不同的脏腑气分实热证和热毒疮痈。

本类药物苦寒多能伐胃,性燥多能伤阴,凡脾胃虚寒或津伤阴亏者当慎用,必要时与健脾益气、养阴生津药同用。

清热燥湿药

黄芩　Huángqín　（《神农本草经》）

本品为唇形科植物黄芩 *Scutellaria baicalensis* Georgi 的干燥根。主产于河北省、山西省、内蒙古自治区等地。春、秋二季采挖,晒干。切片。生用、炒用或酒炙用。

【性味归经】　苦,寒。归肺、胆、脾、大肠、小肠经。

【功效】　清热燥湿,泻火解毒,止血,安胎。

【应用】

1. 湿温、暑湿,胸闷呕恶,湿热痞满,泻痢,黄疸　本品苦寒而燥,有较强的清热燥湿作用,能清泄肺、胃、胆及大肠诸经的湿热,尤善清中上二焦的湿热。治湿温及暑湿证,湿热阻遏气机而致身热不扬,胸脘痞闷,恶心呕吐,舌苔黄腻者,常与滑石、白豆蔻、通草等同用;治湿热中阻,痞满呕吐,常与黄连、干姜、半夏等同用,如半夏泻心汤;治大肠湿热之泄泻、痢疾,常与黄连、葛根等同用,如葛根黄芩黄连汤;治湿热黄疸,则与茵陈、栀子等同用。

2. 肺热咳嗽,少阳证,温病气分证　本品主入肺经,善清泻肺火及上焦实热,用治肺热咳嗽痰黄者,单用有效,临床多与桑白皮、瓜蒌、杏仁等同用。本品亦长于清少阳半表半里之热,治伤寒邪入少阳,寒热往来之证,常与柴胡同用,共解少阳之邪,如小柴胡汤。本品还能清气分实热,并善于退壮热,治温热病气分热盛,壮热不退,可与栀子、连翘等同用。

3. 痈肿疮毒　本品有清热解毒之功,可用治火毒炽盛之痈肿疮毒,常与黄连、黄柏、栀子配伍,如黄连解毒汤。治热毒壅盛所致的咽喉肿痛,常与山豆根、连翘、桔梗等同用。

笔记栏

4. 血热吐衄　本品既能清热凉血,又能止血,为较常用的凉血止血药,可用治内热亢盛,迫血妄行所致的吐血、衄血、便血、尿血及崩漏等证。可单用,或配伍生地、白茅根、三七等药同用。

5. 胎动不安　本品具有一定的清热安胎之效。用治怀胎蕴热,胎动不安之证,常与白术、当归等配伍。

【用法用量】　煎服,3～10 g。生用清热燥湿、泻火解毒力强;酒炒清上焦热;炒用安胎;炒炭用止血。

【使用注意】　脾胃虚寒者不宜使用。

【文献摘录】

《神农本草经》:"主诸热黄疸,肠澼,泄痢,逐水,下血闭,恶疮,疽蚀,火疡。"

《珍珠囊》:"凉心,治肺中湿热,泻肺火上逆……安胎。"

《滇南本草》:"上行泻肺火,下行泻膀胱火,男子五淋,女子暴崩,调经清热,胎有火热不安,清胎热,除六经实火实热。"

黄连　Huánglián　《神农本草经》

本品为毛茛科植物黄连 *Coptis chinensis* Franch.、三角叶黄连 *Coptis deltoidea* C. Y. Cheng et Hsiao 或云连 *Coptis teeta* Wall. 的干燥根茎。黄连主产于重庆市、四川省、湖北省,三角叶黄连主产于四川省洪雅县、峨眉山市,云连主产于云南省等地。秋季采挖,晒干。生用或姜炙、酒炙、吴茱萸水炙用。

【性味归经】　苦,寒。归心、脾、胃、肝、胆、大肠经。

【功效】　清热燥湿,泻火解毒。

【应用】

1. 湿热痞满,呕恶,泻痢,黄疸　本品大苦大寒,清热燥湿之力胜于黄芩,尤长于清中焦、大肠的湿热,其治痢之功尤为显著,为治泻痢要药。治湿热泻痢,腹痛、里急后重,常与木香同用,如香连丸;治湿热泻痢兼有表证发热者,常与葛根、黄芩同用,如葛根芩连汤;治湿热蕴结脾胃,气机不畅,脘腹痞满、恶心呕吐,常与黄芩、半夏、干姜等同用,如半夏泻心汤;治肝火犯胃所致的胁肋胀痛,呕吐吞酸,常与吴茱萸同用,如左金丸;治湿热黄疸,可与茵陈、栀子等同用。

2. 心、胃、肝热证　本品清脏腑实热作用广泛,可清泄多个脏腑实热,尤善清泄心、胃二经实热;治外感热病心经热盛,壮热烦躁,甚至神昏谵语,可与连翘、栀子、牛黄等药同用;治心火亢盛,心烦不眠,常与朱砂、生甘草等同用,如朱砂安神丸;治心火亢盛,热盛耗伤阴血所致虚烦不眠,惊悸怔忡,常与阿胶、白芍等同用,如黄连阿胶汤;治心火上炎,口舌生疮,或心火下移小肠之心烦,口疮,小便淋漓涩痛,常与栀子、竹叶等同用;治心火亢盛,破血妄行之吐血、衄血,常与黄芩、大黄等同用,如泻心汤;治胃火牙痛,牙龈红肿、出血,常与石膏、升麻等同用,如清胃散;治胃热消渴,可与生地黄、麦冬等同用。此外,本品内服或外用,亦可治肝热目赤肿痛。

3. 痈肿疔疮　本品具有良好的清热解毒作用,为治皮肤疮痈等外科热毒证的常用之品,尤善疗疔毒。治痈肿疔毒,多与黄芩、栀子、连翘等同用,如黄连解毒汤。

4. 湿疹、湿疮、耳道流脓　本品有清热燥湿,泻火解毒之功,治皮肤湿疮、湿疮,可用黄连制成软膏外敷。治耳道疖肿,耳道流脓,可用黄连浸汁涂患处,或配枯矾、冰片,研粉外用。

【用法用量】　煎服,2～5 g。酒黄连善清上焦火热,用于目赤、口疮;姜黄连清肝和胃止呕,用于寒热互结,湿热中阻,痞满呕吐;萸黄连疏肝和胃止呕,用于肝胃不和,呕吐吞酸。外用适量。

【使用注意】　本品苦燥之性较强,过量久服易伤脾胃及阴津。凡脾胃虚寒者忌用;阴虚津伤者慎用。

【文献摘录】

《神农本草经》:"主热气目痛,眦伤泣出,明目,肠澼腹痛下痢,妇人阴中肿痛。"

《珍珠囊》："其用有六：泻心火，一也；去中焦湿热，二也；诸疮必用，三也；去风湿，四也；治赤眼暴发，五也；止中部见血，六也。"

黄柏　Huángbò　（《神农本草经》）

黄柏

本品为芸香科植物黄皮树 *Phellodendron chinense* Schneid. 或黄檗 *Phellodendron amurense* Rupr. 的干燥树皮。主产于四川省、贵州省等地。清明之后剥取树皮，晒干。切丝。生用、盐水炙或炒炭用。

【性味归经】　苦，寒。归肾、膀胱经。

【功效】　清热燥湿，泻火除蒸，解毒疗疮。

【应用】

1. 带下阴痒，热淋涩痛，脚气痿躄　本品苦寒沉降，清热燥湿，以清下焦湿热见长，多用于下焦湿热证。治湿热下注，妇女带下黄浊臭秽，阴痒、阴肿，常与车前子、苍术、苦参等同用；治膀胱湿热，小便灼热，淋漓涩痛，常与车前子、滑石、木通等同用；治湿热下注，脚气痿躄、足膝肿痛，多与苍术、牛膝同用，如三妙丸。

2. 湿热泻痢，黄疸尿赤　本品又善除大肠湿热以治泻痢，除湿热蕴结而退黄疸。治湿热泻痢，常与黄连、白头翁、秦皮等同用，如白头翁汤；治湿热黄疸，小便黄赤，可与栀子、茵陈等同用。

3. 骨蒸劳热，盗汗，遗精　本品苦寒清降，长于入肾经以泻相火，退骨蒸。治阴虚火旺，五心烦热、潮热盗汗、腰酸遗精，常与知母、生地黄、山茱萸等同用。

4. 疮疡肿毒，湿疹湿疮　本品既能清热燥湿，又能泻火解毒。治疮疡肿毒内服外用均有较好的疗效，内服常与黄连、黄芩、栀子等同用，如黄连解毒汤。外用可与大黄共研细末，和醋调搽患处。治湿疹、湿疮，可与荆芥、苦参、蛇床子等同用，内服外洗均可。

【用法用量】　煎服，3～12 g。外用适量。生黄柏清热燥湿，泻火解毒力强，用于湿热、热毒及脏腑实热证；盐黄柏滋阴降火，用于阴虚火旺，盗汗骨蒸。

【使用注意】　本品苦寒，容易损伤胃气，故脾胃虚寒者忌用。

【文献摘录】

《神农本草经》："主五脏肠胃中结热，黄疸，肠痔，止泻痢，女子漏下赤白，阴伤蚀疮。"

《珍珠囊》："黄柏之用有六：泻膀胱龙火，一也；利小便结，二也；除下焦湿肿，三也；痢疾先见血，四也；脐中痛，五也；补肾不足，壮骨髓，六也。"

龙胆　Lóngdǎn　（《神农本草经》）

本品为龙胆科植物条叶龙胆 *Gentiana manshurica* Kitag.、龙胆 *Gentiana scabra* Bge.、三花龙胆 *Gentiana triflora* Pall. 或滇龙胆 *Gentiana rigescens* Franch. 的干燥根和根茎。前三种习称"龙胆"，后一种习称"坚龙胆"。全国各地均产，以东北产量较大。春、秋二季采挖，晒干。切段。生用。

【性味归经】　苦，寒。归肝、胆经。

【功效】　清热燥湿，泻肝胆火。

【应用】

1. 湿热黄疸，阴肿阴痒，带下，湿疹瘙痒　本品苦寒，有良好的清热燥湿之功，善清下焦湿热，主要用于肝胆或下焦湿热证。治湿热黄疸，多与茵陈、栀子等同用。治湿热下注，阴痒阴肿、妇女带下黄臭、男子阴囊湿痒肿痛及湿疹瘙痒，常与泽泻、木通、车前子等同用，如龙胆泻肝汤。

2. 肝火目赤，耳鸣耳聋，胁痛口苦　本品苦寒沉降，善泻肝胆实火。治肝火上炎的目赤肿痛，可与栀子、菊花等同用；治肝胆实火，头痛头晕、耳鸣耳聋、胁痛口苦等症，常与柴胡、黄芩、栀子等同用，如龙胆泻肝汤。

笔记栏

3. 肝热生风,惊风抽搐　本品能清泻肝胆实火,以平息肝风。治肝经热盛,热极生风所致的小儿惊风、手足抽搐,常与牛黄、钩藤等同用。

【用法用量】　煎服,3～6 g。外用适量。

【使用注意】　脾胃虚寒者忌用。

【文献摘录】

《神农本草经》:"主骨间寒热,惊痫邪气,续绝伤,定五脏,杀蛊毒。"

《用药法象》:"退肝经热邪,除下焦湿热之肿,泻膀胱火。"

苦参　Kǔshēn　（《神农本草经》）

苦参

本品为豆科植物苦参 *Sophora flavescens* Ait. 的干燥根。全国各地均产。春、秋二季采挖,晒干。切厚片。生用。

【性味归经】　苦,寒。归心、肝、胃、大肠、膀胱经。

【功效】　清热燥湿,杀虫,利尿。

【应用】

1. 湿热痢疾,便血,黄疸　本品苦寒,功能清热燥湿。治湿热蕴结胃肠,腹痛泄泻,或下痢脓血,可单用,或与黄连、木香等同用。治湿热痔疮疼痛、大便下血,常与地榆、槐花等同用。治湿热黄疸,可与龙胆、栀子同用。

2. 湿热带下,阴肿阴痒,湿疹湿疮,皮肤瘙痒,疥癣　本品既清下焦湿热,又能杀虫止痒。治湿热带下、阴肿阴痒,湿疹湿疮,可与黄柏、地肤子等同用,内服外用均可。治皮肤瘙痒,可与防风、蝉蜕、地肤子等同用。治疥癣,可配枯矾、硫黄制成软膏,涂敷患处;或配花椒煎汤外搽。

3. 湿热小便不利　本品清热燥湿,兼能通利小便,使湿热从小便排出。用治湿热蕴结,小便不利、灼热涩痛,常配木通、车前子、栀子等同用。

此外,取本品清热燥湿,杀虫止痒之功,可用治滴虫性阴道炎,阴痒带下,多煎汤外洗,或作栓剂外用。

【用法用量】　煎服,4.5～9 g。外用适量,煎汤洗患处。

【使用注意】　脾胃虚寒者忌用,不宜与藜芦同用。

【文献摘录】

《神农本草经》:"主心腹气结,癥瘕积聚,黄疸,溺有余沥,逐水,除痈肿。"

《滇南本草》:"凉血,解热毒,疥癞,脓窠疮毒最良。疗皮肤瘙痒,血风癣疮,顽皮白屑,肠风下血,便血。消风,消肿毒,消痰毒。"

秦皮　Qínpí　（《神农本草经》）

本品为木犀科植物苦枥白蜡树 *Fraxinus rhynchophylla* Hance、白蜡树 *Fraxinus chinensis* Roxb.、尖叶白蜡树 *Fraxinus szaboana* Lingelsh. 或宿柱白蜡树 *Fraxinus stylosa* Lingelsh. 的干燥枝皮或干皮。主产于吉林省、辽宁省、河北省等地。春、秋二季剥取,晒干。生用。

【性味归经】　苦、涩,寒。归肝、胆、大肠经。

【功效】　清热燥湿,收涩止痢,止带,明目。

【应用】

1. 湿热痢疾,赤白带下　本品苦寒,其性收涩,既能清热燥湿解毒,又能收涩止痢、止带。治湿热、热毒壅阻大肠所致的痢疾,常与白头翁、黄连、黄柏同用,如白头翁汤;治湿热下注,赤白带下,多与黄柏、苦参等药同用,内服或外用均可。

2. 目赤肿痛,目生翳膜　本品能清肝泻火,明目退翳。用治肝经郁火,目赤肿痛、目生翳膜,可单用本品煎水洗眼,或与菊花、黄连、龙胆等同用。

【用法用量】　煎服,6~12 g。外用适量,煎洗患处。

【使用注意】　脾胃虚寒者忌用。

【文献摘录】

《神农本草经》:"除热,目中青瞖白膜。"

《名医别录》:"疗男子少精,妇人带下,小儿痫,身热,可作洗目汤。"

《汤液本草》:"主热痢下重。"

白鲜皮　Báixiānpí　(《神农本草经》)

本品为芸香科植物白鲜 *Dictamnus dasycarpus* Turcz. 的干燥根皮。主产于辽宁省、河北省、四川省等地。春、秋二季采挖根部,晒干。切厚片。生用。

【性味归经】　苦,寒。归脾、胃、膀胱经。

【功效】　清热燥湿,祛风解毒。

【应用】

1. 湿热疮毒,湿疹,风疹,疥癣　本品性味苦寒,有清热燥湿,泻火解毒,祛风止痒之功。治湿热疮毒,遍身脓窠,肌肤溃烂,黄水淋漓者,常与苍术、苦参、银花等同用;治湿疹、风疹、疥癣,可与苦参、防风、地肤子等同用,内服外洗均可。

2. 湿热黄疸,风湿热痹　本品既清热燥湿,又祛风通痹。治湿热黄疸,小便黄赤,可与茵陈、栀子等同用;治风湿热痹,关节红肿热痛,可与苍术、黄柏、牛膝等同用。

【用法用量】　煎服,5~10 g。外用适量,煎汤洗或研粉敷。

【使用注意】　脾胃虚寒者慎用。

【文献摘录】

《神农本草经》:"主头风,黄疸,咳逆,淋沥。女子阴中肿痛,湿痹死肌,不可屈伸起止行步。"

《药性论》:"治一切热毒风、恶风,风疮疥癣赤烂……主解热黄、酒黄、急黄、谷黄、劳黄等良。"

第三节　清热解毒药

本类药物性质寒凉,清热之中更长于解毒,具有清解火热毒邪的作用。主治热毒所致的温热病、痈肿疔疮、斑疹丹毒、痄腮、咽喉肿痛、痢疾等,有的药物还可用治水火烫伤、虫蛇咬伤以及癌肿等。部分药物兼有清热泻火、凉血等功效,亦可用于其他相应的热证。本类药物性质寒凉,对于疮疡、咽痛、痢疾等属于阴证、寒证者则不宜使用。

金银花　Jīnyínhuā　(《新修本草》)

本品为忍冬科植物忍冬 *Lonicera japonica* Thunb. 干燥花蕾或带初开的花。我国南北各地均有分布,主产于河南省、山东省等地。夏初花开放前采收,阴干。生用或制成露剂使用。

【性味归经】　甘,寒。归肺、心、胃经。

【功效】　清热解毒,疏散风热。

【应用】

1. 痈肿疔疮　本品清热解毒作用较强,为治一切痈肿疔疮阳证的要药,内服、外用皆效,常与连翘相须为用。治疮痈初起,红肿热痛者,常与皂角刺、穿山甲、白芷等同用,如仙方活命饮;治疔疮肿毒,红肿热痛,坚硬根深者,常与紫花地丁、蒲公英、野菊花等同用,如五味消毒饮;治肺痈咳吐脓血,

金银花

笔记栏

多与鱼腥草、芦根等同用;治肠痈腹痛,可与大黄、大血藤等同用。

2. 风热表证,温病发热　本品性寒而兼辛香,具有清宣疏散之性,既善散肺经热邪,而透热达表,又能清泄心胃之热以清热解毒。为临床常用的疏散风热药,也可用于温热病的各个阶段。治风热表证或温病初起,邪在卫分者,常配伍连翘、薄荷、荆芥等,如银翘散;治温病气分热盛者,常与石膏、知母等同用。治温病热入营血者,宜与生地黄、玄参等同用。

3. 咽喉肿痛,热毒血痢　本品有解毒利咽,凉血止痢之功。治咽喉肿痛,不论热毒内盛或风热外袭者,均可应用。前者常与板蓝根、山豆根等同用;后者常与薄荷、牛蒡子等同用。若热毒痢疾,大便脓血者,单用浓煎频服即可奏效,或配伍黄连、白头翁以增强药效。

此外,金银花加水蒸馏可制成金银花露,有清解热暑的作用,可用于暑热烦渴,咽喉肿痛,以及小儿热疮、痱子等病证。

【用法用量】　煎服,6～15 g。疏散风热以生品为佳;露剂多用于暑热烦渴。

【使用注意】　脾胃虚寒及气虚疮疡脓清者忌用。

【文献摘录】

《本草纲目》:"一切风湿气,及诸肿毒、痈疽疥癣、杨梅诸恶疮。散热解毒。"

《本草拾遗》:"主热毒、血痢、水痢,浓煎服之。"

附

山银花、忍冬藤

1. 山银花　为忍冬科植物灰毡毛忍冬 *Lonicera macranthoides* Hand. -Mazz.、红腺忍冬 *Lonicera hypoglauca* Miq.、华南忍冬 *Lonicera confusa* DC. 或黄褐毛忍冬 *Lonicera fulvotomentosa* Hsu er S. C. Cheng 的干燥花蕾或带初开的花。灰毡毛忍冬主产于湖南省、广西壮族自治区、贵州省等地;红腺忍冬主产于广西壮族自治区、四川省、云南省等地;华南忍冬主产于广东省、广西壮族自治区等地;黄褐毛忍冬主产于贵州省、广西壮族自治区等地。生用。其性味、归经、功能主治及用法用量与金银花相同。

2. 忍冬藤　为忍冬科植物忍冬 *Lonicera japonica* Thunb. 的干燥茎枝,又名银花藤。秋冬割取带叶的嫩枝,晒干,生用。味甘,性寒。归肺、胃经。功能清热疏风,通络止痛。适用于温病发热,热毒血痢,痈肿疮疡,风湿热痹,关节红肿热痛等病证。煎服,9～30 g。

连翘　Liánqiào　(《神农本草经》)

连翘

本品为木犀科植物连翘 *Forsythia suspensa*(Thunb.)Vahl 的干燥果实。产于我国东北、华北、云南省等地。秋季果实初熟尚带绿色时采收,除去杂质,蒸熟,晒干,习称"青翘";果实熟透时采收,晒干,除去杂质,习称"老翘"或"黄翘"。青翘采得后即蒸熟晒干,筛取籽实作"连翘心"用。生用。

【性味归经】　苦,微寒。归肺、心、小肠经。

【功效】　清热解毒,消肿散结,疏散风热。

【应用】

1. 痈疽,瘰疬　本品苦寒,主入心经,既能清心火,解疮毒,又能消肿散结,故有"疮家圣药"之称。治痈肿疮毒,常与金银花、蒲公英、野菊花等同用。治疮痈红肿未溃,常与穿山甲、皂角刺等配伍;治疮疡脓出、红肿溃烂,常与牡丹皮、天花粉等同用。治痰火郁结,瘰疬痰核,常与夏枯草、浙贝母、牡蛎等同用。

2. 风热表证,温热病　本品外能疏散风热,内能清解热毒。故常用于风热表证以及温热病的各个阶段。治风热表证或温病初起,常与金银花、荆芥、薄荷等同用,如银翘散;治温病气分热盛,高热烦渴者,常与石膏、知母等同用;治温病热入营血之舌绛神昏,烦热斑疹,常与生地黄、玄参等同用,如清营汤。本品轻宣疏散之力不及金银花,但苦寒清降之性较强,尤长于清泻心火,治热入心包,高热神昏,常用连翘心与麦冬、莲子心等同用。

3. 热淋涩痛　本品苦寒通降,兼有清心利尿之功,治热淋涩痛,多与车前子、淡竹叶、木通等

笔记栏

同用。

【用法用量】　煎服，6～15 g。

【使用注意】　脾胃虚寒及气虚脓清者不宜用。

【文献摘录】

《神农本草经》："主寒热，鼠瘘、瘰疬、痈肿、恶疮、瘿瘤、结热、蛊毒。"

《日华子本草》："治疮疖止痛"。

《珍珠囊》："连翘之用有三：泻心经客热，一也；去上焦诸热，二也；为疮家圣药，三也。"

大青叶　Dàqīngyè　（《名医别录》）

大青叶

本品为十字花科植物菘蓝 *Isatis indigotica* Fort. 的干燥叶。主产于江苏省、安徽省、河北省等地。夏、秋二季分 2～3 次采收。除去杂质，切碎。鲜用或晒干生用。

【性味归经】　苦，寒。归心、胃经。

【功效】　清热解毒，凉血消斑。

【应用】

1. 温热病，风热表证　本品苦寒，既入气分以清热泻火，又入血分以凉血消斑，善能解热与凉血，故常用于温热病的各个阶段及风热表证。治温病初起，邪在卫分或风热表证应与柴胡、葛根、牛蒡子等同用。治温病热入营血，或气血两燔，高热神昏、发斑发疹，常与水牛角、玄参、栀子等同用。

2. 痄腮，丹毒，喉痹，痈肿　本品既能清心胃实火，又善解瘟疫时毒，有解毒利咽，凉血消肿之效。治瘟毒上攻，痄腮，喉痹者，可与金银花、大黄、玄参等同用；治心胃火盛，咽喉肿痛，口舌生疮者，可与生地黄、大黄、升麻同用；治丹毒、痈肿，可用鲜品捣烂外敷，或与蒲公英、紫花地丁、重楼等药配伍使用。

【用法用量】　煎服，9～15 g，鲜品 30～60 g。外用适量。

【使用注意】　脾胃虚寒者忌用。

【文献摘录】

《名医别录》："疗时气头痛，大热，口疮。"

《本草正》："治瘟疫热毒发斑，风热斑疹，痈疡肿痛，除烦渴，止鼻衄，吐血……凡以热兼毒者，皆宜蓝叶捣汁用之。"

板蓝根　Bǎnlángēn　（《新修本草》）

板蓝根

本品为十字花科植物菘蓝 *Isatis indigotica* Fort. 的干燥根。主产于内蒙古自治区、陕西省、甘肃省等地。秋季采挖。切厚片。生用。

【性味归经】　苦，寒。归心、胃经。

【功效】　清热解毒，凉血利咽。

【应用】

1. 温热病，风热表证　本品性能、功用与大青叶相似，但大青叶功善凉血消斑，而本品以解毒利咽散结见长。随证配伍，亦可广泛用于温热病的各个阶段以及风热表证。治温病初起或外感风热，以发热、咽痛较甚者尤为适宜，可单味使用，或与金银花、荆芥等同用；治温热病气血两燔或热入营血，高热、发斑等，常与生地黄、玄参、金银花等同用。

2. 咽喉肿痛，痄腮，丹毒，痈肿　本品苦寒，有清热解毒，凉血消肿之功，主治多种瘟疫热毒之证。治大头瘟疫，头面红肿、咽喉不利，常与玄参、连翘、牛蒡子等配伍，如普济消毒饮；治热毒内盛，头痛目赤、咽喉肿痛，多与石膏、黄芩、龙胆等同用；治时行温病，温毒发斑，舌绛紫暗者，常与生地黄、紫草、黄芩同用；治痄腮肿痛，疮疖痈肿，可与蒲公英、紫花地丁等同用。

【用法用量】　煎服,9～15 g。

【使用注意】　体虚而无实火热毒者忌服,脾胃虚寒者慎用。

【文献摘录】

《日华子本草》:"治天行热毒。"

《分类草药性》:"解诸毒恶疮,散毒去火,捣汁或服或涂。"

《本草便读》:"板蓝根即靛青根,其功用性味与靛青叶同,能入肝胃血分,不过清热、解毒、辟疫、杀虫四者而已。但叶主散,根主降,此又同中之异耳。"

青黛　Qīngdài　《药性论》

青黛

本品为爵床科植物马蓝 *Baphicacanthus cusia*(Nees)Bremek、蓼科植物蓼蓝 *Polygonum tinctorium* Ait 或十字花科植物菘蓝 *Isatis indigotica* Fort. 的叶或茎叶经加工制得的干燥粉末、团块或颗粒。主产于福建省、云南省、江苏省等地。秋季采收以上植物的落叶,加水浸泡,至叶腐烂,叶落脱皮时,捞去落叶,加适量石灰乳,充分搅拌至浸液由乌绿色转为深红色,捞取液面泡沫晒干而成。研细用。

【性味归经】　咸,寒。归肝、肺经。

【功效】　清热解毒,凉血消斑,泻火定惊。

【应用】

1. 温毒发斑,血热吐衄　本品寒能清热,咸以入血,其清热解毒、凉血消斑之功与大青叶、板蓝根相似,但解热作用较弱,多用治温热病温毒发斑,常与生地黄、石膏、升麻等同用。治血热妄行,吐衄咯血者,可单独服用,或与生地黄、牡丹皮、白茅根等药同用。

2. 口疮,痄腮,喉痹,疮肿　本品有清热解毒,凉血消肿之效。治热毒炽盛,咽喉肿痛,口舌生疮,可与黄柏、甘草同用;治痄腮肿痛,可单用以醋调涂患处,或与寒水石共研为末,外敷患处;治热毒疮肿,可配伍蒲公英、连翘、紫花地丁等。

3. 咳嗽胸痛,痰中带血　本品咸寒,长于清肝火,兼泄肺热,又有凉血之功。善治肝火犯肺,咳嗽胸痛、痰中带血等症,轻者常与海蛤粉同用,如黛蛤散;重者须与瓜蒌、黄芩、牡丹皮等清热、化痰、凉血之品同用;治肺热咳嗽,痰黄而稠,多与海浮石、瓜蒌仁、川贝母配伍。

4. 肝热惊痫,惊风抽搐　本品咸寒,善清肝火,以息风止痉。治小儿惊风抽搐,多与钩藤、牛黄等同用;治暑热惊痫,常与甘草、滑石同用,如碧玉散。

【用法用量】　内服,1～3 g,宜入丸、散用。外用适量。

【使用注意】　胃寒者慎用。

【文献摘录】

《开宝本草》:"主解诸药毒,小儿诸热,惊痫发热,天行头痛寒热,煎水研服之。亦摩敷热疮、恶肿、金疮、下血、蛇犬等毒。"

《本经逢原》:"青黛,泻肝胆,散郁火,治温毒发斑及产后热痢下重。"

穿心莲　Chuānxīnlián　《岭南采药录》

穿心莲

本品为爵床科植物穿心莲 *Andrographis paniculata*(Burm. f.)Nees 的干燥地上部分。主产于广东省、广西壮族自治区、福建省等地。秋初茎叶茂盛时采割,晒干。生用。

【性味归经】　苦,寒。归心、肺、大肠、膀胱经。

【功效】　清热解毒,凉血,消肿。

【应用】

1. 风热表证,温病初起　本品苦寒清泄,功善清热解毒。治外感风热或温病初起,发热头痛,可

笔记栏

单用,如穿心莲片;亦常与金银花、连翘、薄荷等同用。

2. 咽喉肿痛,口舌生疮　本品能清热解毒,凉血消肿。治热毒上攻,咽喉肿痛、口舌生疮,可与板蓝根、玄参、牛蒡子等同用。

3. 顿咳劳嗽,肺痈吐脓　本品能清肺热,解热毒。治热邪壅肺,顿咳劳嗽、喘促气急;可与黄芩、桑白皮、地骨皮等合用;治肺痈咳吐脓痰,则与鱼腥草、桔梗、冬瓜仁等配伍。

4. 泄泻痢疾,热淋涩痛,湿疹瘙痒　本品苦燥性寒,有清热解毒、燥湿、止痢功效,故凡湿热诸证均可应用。用治胃肠湿热,腹痛泄泻、下痢脓血者,可单用,或与苦参、木香等同用;用治膀胱湿热,小便淋沥涩痛,多与车前子、白茅根、黄柏等药合用;治湿疹瘙痒,可以本品为末,甘油调涂患处。此外,亦可用于湿热黄疸、湿热带下等证。

5. 痈肿疮疡,蛇虫咬伤　本品既能清热解毒,又能凉血消痈。治热毒壅聚,痈肿疮毒者,可单用或配金银花、野菊花等同用,并用鲜品捣烂外敷;治蛇虫咬伤者,可与白花蛇舌草、半边莲等同用。

【用法用量】　煎服,6～9 g。煎剂易致呕吐,故多作丸、散、片剂。外用适量。

【使用注意】　不宜多服久服;脾胃虚寒者不宜用。

【文献摘录】

《岭南采药录》:"能解蛇毒,又理内伤咳嗽。"

《泉州本草》:"清热解毒,消炎退肿。治咽喉炎症,痢疾,高热。"

贯众　Guànzhòng　（《神农本草经》）

贯众

本品为鳞毛蕨科植物粗茎鳞毛蕨 *Dryopteris crassirhizoma* Nakai. 的带叶柄基部的干燥根茎。主产于黑龙江省、吉林省、辽宁省,习称"东北贯众"或"绵马贯众"。秋季采挖,除去叶柄及须根,晒干,切片。生用或炒炭用。

【性味归经】　苦,微寒。有小毒。归肝、脾经。

【功效】　清热解毒,止血,杀虫。

【应用】

1. 风热感冒,温毒发斑　本品苦寒,既能清气分之实热,又能解血分之热毒,凡温热毒邪所致之证皆可用之。治风热感冒,温病初起,常与桑叶、金银花、连翘等同用;治温热病热入营血,或温毒发斑,可与板蓝根、紫草等配伍。

2. 痄腮,疮疡肿毒　本品有清热凉血解毒之功。治疮疡肿毒、痄腮肿痛,可与连翘、牛蒡子、板蓝根等同用。

3. 血热出血　本品能凉血止血。治血热出血证,尤以血热崩漏为宜,可与侧柏叶、白茅根、地榆等同用。

4. 虫积腹痛　本品有杀虫之功。治绦虫、钩虫、蛲虫、蛔虫等多种肠道寄生虫,常与槟榔、使君子等同用。

【用法用量】　煎服,4.5～9 g。杀虫及清热解毒宜生用;止血宜炒炭用。外用适量。

【使用注意】　本品有小毒,用量不宜过大。服用本品时忌油腻。脾胃虚寒者及孕妇慎用。

【文献摘录】

《神农本草经》:"主腹中邪热气,诸毒,杀三虫。"

《名医别录》:"去寸白,破癥瘕,除头风、止金疮。"

《本草纲目》:"治下血、崩中、带下,产后血气胀痛,斑疹、漆毒、骨鲠。"

【其他】　贯众的品种历代复杂,《中华人民共和国药典》2000 年版规定以上品为正品。另外,紫萁科植物紫萁 *Osmunda japonica* Thunb. 、球子蕨科植物荚果蕨 *Matteuccia struthiopteris*（L.）Todaro、乌毛蕨科植物乌毛蕨 *Blechnum orientaie* L. 、狗脊蕨 *Woodwardia japonica*（L. f.）Sm. 、苏铁蕨 *Brainea insignis*（Hook.）J. Sm,蹄盖蕨科植物蛾眉蕨 *Lunathyrium acrostichoides*（Sw.）

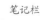

Ching 等的带叶柄残基的根茎在不同地区亦作贯众入药。

蒲公英　*Púgōngyīng*　《新修本草》

蒲公英

本品为菊科植物蒲公英 *Taraxacum mongolicum* Hand. - Mazz.、碱地蒲公英 *Taraxacum borealisinense* Kitam. 或同属数种植物的干燥全草。全国各地均有分布。夏至秋季花初开时采挖，晒干。鲜用或生用。

【性味归经】　苦、甘，寒。归肝、胃经。

【功效】　清热解毒，消肿散结，利尿通淋。

【应用】

1. 热毒疮痈　本品苦寒，具有较强的清热解毒作用，且味甘不伤胃，为清热解毒、消痈散结之佳品，主治内外热毒疮痈诸证。因本品长于入肝、胃二经，兼能疏郁通乳，故尤为治乳痈之要药，可单用本品浓煎内服；或以鲜品捣汁内服，渣敷患处；也可与全瓜蒌、金银花、牛蒡子等药同用。治其他皮肤疮痈疔疖，红肿热痛，常与金银花、野菊花、紫花地丁等药同用，如五味消毒饮。治肠痈腹痛，常与大黄、牡丹皮、桃仁等同用。用治肺痈吐脓，常与鱼腥草、薏苡仁、芦根等同用。

2. 目赤，咽痛　本品既有清热解毒之功，又有清肝明目之效。治肝火上炎，目赤肿痛、羞明多泪，可单用取汁点眼；或浓煎内服；亦可与夏枯草、菊花等同用。治咽喉肿痛，常与牛蒡子、射干、板蓝根等同用。

3. 热淋涩痛，湿热黄疸　本品有较好的清利湿热作用。治湿热淋证，常与白茅根、金钱草、车前子等同用。治湿热黄疸，常与茵陈、栀子、大黄等同用。

【用法用量】　煎服，10～15 g。外用鲜品适量，捣敷或煎汤熏洗患处。

【使用注意】　用量过大，可致缓泻。

【文献摘录】

《新修本草》："主妇人乳痈肿。"

《本草备要》："专治痈肿、疔毒，亦为通淋妙品。"

紫花地丁　*Zǐhuādìdīng*　《本草纲目》

紫花地丁

本品为堇菜科植物紫花地丁 *Viola yedoensis* Makino 的干燥全草。产于我国长江下游至南部各省。春、秋二季采收，晒干。鲜用或生用。

【性味归经】　苦、辛，寒。归心、肝经。

【功效】　清热解毒，凉血消肿。

【应用】

1. 疔疮肿毒，痈疽发背，丹毒　本品苦泄辛散，寒能清热，入心、肝血分，功能清热解毒，凉血消肿，消痈散结，适用于热毒炽盛而兼血热壅滞所致的内外诸痈肿，尤以治疔毒为其特长。治疔疮初起，痈疡疖肿，可单用鲜品捣汁内服，以渣外敷；或配伍金银花、蒲公英、野菊花等清热解毒之品，如五味消毒饮。治乳痈肿痛，常与蒲公英同用，煎汤内服，并以渣外敷，或熬膏摊贴患处，均有良效。治肠痈腹痛，常与大黄、大血藤等同用。

2. 毒蛇咬伤　本品兼可解蛇毒，治毒蛇咬伤，可用鲜品捣汁内服，亦可配雄黄少许，捣烂外敷。

【用法用量】　煎服，15～30 g。外用鲜品适量，捣烂敷患处。

【文献摘录】

《本草纲目》："治一切痈疽发背，疔疮，瘰疬，无名肿毒，恶疮。"

《本草正义》："地丁专为痈肿疔毒通用之药。""然辛凉散肿，长于退热，惟血热壅滞，红肿焮发之外疡宜之，若谓通治阴疽发背寒凝之证，殊是不妥。"

鱼腥草　Yúxīngcǎo　（《名医别录》）

本品为三白草科植物蕺菜 *Houttuynia cordata* Thunb. 的干燥地上部分。分布于长江流域以南各省。鲜品全年均可采割，干品夏季茎叶茂盛花穗多时采割，晒干。切段。鲜用或生用。

鱼腥草

【性味归经】　辛，微寒。归肺经。

【功效】　清热解毒，消痈排脓，利尿通淋。

【应用】

1. 肺痈吐脓，痰热喘咳　本品寒能泄降，辛以散结，主入肺经，常用于清肺中热毒以消痈排脓，并清肺热以化痰止咳，为治肺痈之要药。用治肺痈咳吐脓血，常与桔梗、芦根、薏苡仁等同用。用治肺热咳嗽，痰黄气急，常与黄芩、贝母、知母等同用。

2. 痈肿疮毒　本品辛寒，既能清热解毒，又能消痈排脓，亦为外痈常用之品。治热毒疮疡，常与野菊花、蒲公英、金银花等同用；亦可单用鲜品捣烂外敷。

3. 热淋　本品有清利湿热之效，善清膀胱湿热。治湿热淋证，常与车前子、木通、海金沙等同用。

【用法用量】　煎服，15～25 g。鲜品用量加倍，水煎或捣汁服。外用适量，捣敷或煎汤熏洗患处。

【使用注意】　本品含挥发油，不宜久煎。虚寒证及阴性疮疡忌服。

【文献摘录】

《本草经疏》："治痰热壅肺，发为肺痈吐脓血之要药。"

《分类草药性》："治五淋，消水肿，去食积，补虚弱，消臌胀。"

野菊花　Yějúhuā　（《本草正》）

本品为菊科植物野菊 *Chrysanthemum indicum* L. 的干燥头状花序。全国各地均有分布，主产于江苏省、四川省、山东省等地。秋、冬二季花初开时采摘，晒干。生用。

野菊花

【性味归经】　苦、辛，微寒。归肝、心经。

【功效】　清热解毒，泻火平肝。

【应用】

1. 疔疮痈肿，咽喉肿痛　本品苦寒之性及清热解毒之力强于菊花，故常用治疮痈及咽痛等热毒病证。用治疮痈肿痛，常与蒲公英、紫花地丁、金银花等同用，如五味消毒饮。用治热毒或风热咽喉肿痛，常与板蓝根、牛蒡子等同用。

2. 目赤肿痛，头痛眩晕　本品苦寒入肝，清泻肝火、平降肝阳之力亦强于菊花；味辛兼散风热。治肝火上炎或风热上攻的目赤肿痛，常与决明子、蝉蜕、密蒙花等同用；治肝阳上亢之头痛眩晕，常与夏枯草、决明子、钩藤等同用。

【用法用量】　煎服，9～15 g。外用适量，煎汤外洗或制膏外涂。

【文献摘录】

《本草正》："散火散气，消痈毒、疔肿、瘰疬，眼目热痛，亦破妇人瘀血。"

《本草纲目》："治痈肿疔毒，瘰疬眼瘜。"

《本草求真》："凡痈毒疔肿，瘰疬，眼目热痛，妇人瘀血等证，无不得此则治。"

重楼　Chónglóu　（《神农本草经》）

本品为百合科植物云南重楼 *Paris polyphylla* Smith var. *yunnanensis*（Franch.）Hand. ——Mazz 或七叶一枝花 *Paris polyphylla* Smith var. *chinensis*（Franch.）Hara 的干燥根茎。又名蚤

重楼

休。主产于长江流域及南方各省。秋季采挖,除去须根。切厚片。生用。

【性味归经】　苦,微寒。有小毒。归肝经。

【功效】　清热解毒,消肿止痛,凉肝定惊。

【应用】

1. 疔疮痈肿,咽喉肿痛,蛇虫咬伤　本品苦以降泄,寒能清热,清热解毒,消肿止痛之功较佳,为治痈肿疔毒,毒蛇咬伤的常用药。治痈肿疔疮,可单用为末,醋调外敷,亦可与黄连、赤芍、金银花等同用。治咽喉肿痛、痄腮等,常与牛蒡子、连翘、板蓝根等同用。治毒蛇咬伤,可与半边莲同用;或单用水煎服,亦可单用为末,醋调外敷患处。

2. 跌仆伤痛　本品入肝经血分,有消肿止痛,化瘀止血之效。用治外伤出血,跌打损伤,瘀血肿痛,可单用研末冲服;或配伍三七、血竭、自然铜等同用。

3. 惊风抽搐　本品苦寒入肝,有凉肝泻火,息风定惊之功。用治小儿肝热惊风,四肢抽搐,常与钩藤、菊花、蝉蜕等配伍。

【用法用量】　煎服,3～9 g。外用适量,捣敷或研末调涂患处。

【使用注意】　体虚、无实火热毒者、孕妇忌服。

【文献摘录】

《神农本草经》:"主惊痫,摇头弄舌,热气在腹中,癫疾,痈疮,阴蚀,下三虫,去蛇毒。"

《本草汇言》:"蚤休,凉血去风,解痈毒之药也。但气味苦寒,虽为凉血,不过为痈疽疮疡血热致疾者宜用,中病即止。又不可多服久服。"

拳参 Quánshēn　(《本草图经》)

拳参

本品为蓼科植物拳参 *Polygonum bistorta* L. 的干燥根茎。又名紫参。主产于河北省、山西省、山东省、甘肃省等地。春季发芽时或秋季茎叶将枯萎时采挖,晒干。切片。生用。

【性味归经】　苦、涩,微寒。归肺、肝、大肠经。

【功效】　清热解毒,消肿,止血。

【应用】

1. 痈肿瘰疬,蛇虫咬伤　本品苦寒清泄,能清热解毒,消肿散结。治疮痈肿痛、瘰疬、蛇虫咬伤等证,可单用本品捣烂敷于患处,或煎汤外洗,亦可与连翘、半边莲、牛蒡子等同用。

2. 热病神昏,惊痫抽搐　本品苦寒入肝,镇惊息风。治热病高热神昏,惊痫抽搐以及破伤风等,多与钩藤、全蝎、僵蚕等配伍。

3. 热泻热痢　本品既能清热解毒,又能凉血止痢,且兼涩肠止泻之功,用治赤痢脓血及湿热泄泻,可单独制成片剂使用,亦可配伍银花炭、白头翁、秦皮等。

4. 血热出血,痔疮出血　本品苦而微寒,入肝经血分而能凉血止血。治血热妄行所致的吐血、衄血、崩漏等出血证,常与白茅根、贯众、生地黄等同用;治便血、痔疮出血,可与地榆、槐花等同用。

5. 肺热咳嗽　本品苦寒,具有清泄肺热之功。治肺热咳嗽,可与黄芩、浙贝母、桑白皮等配伍。

【用法用量】　煎服,5～10 g。外用适量。

【使用注意】　无实火热毒者不宜使用。阴证疮疡患者忌服。

【文献摘录】

《本草图经》:"捣末,淋渫肿气。"

《中药志》:"清热解毒,散结消肿,治热病惊痫,手足抽搐,破伤风,痈肿瘰疬,蛇虫咬伤。"

漏芦 Lòulú　(《神农本草经》)

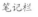
笔记栏

本品为菊科植物祁州漏芦 *Rhaponticum uniflorum* (L.) DC. 的干燥根。主产于河北省、陕西省、山东省等地。春、秋二季采挖,晒干。切厚片。生用。

【性味归经】　苦,寒。归胃经。

【功效】　清热解毒,消痈,下乳,舒筋通脉。

【应用】

1. 乳痈肿痛,痈疽发背,瘰疬疮毒　本品苦寒降泄,有清热解毒,消痈散结之效。又因其能通经下乳,故尤为治乳痈之良药。治乳痈肿痛,常与蒲公英、瓜蒌、贝母等同用;治痈疽发背,常与大黄、连翘、紫花地丁等同用;治痰火郁结,瘰疬欲破者,可与玄参、连翘等药同用。

2. 乳汁不通　本品味苦降泄,有通经下乳之功。治乳络壅滞,乳汁不下,乳房胀痛,可与穿山甲、王不留行等同用;治气血亏虚,乳少清稀者,当与黄芪、当归、阿胶等同用。

3. 湿痹拘挛　本品性善通利,有舒筋通脉活络之功。治湿痹,筋脉拘挛、骨节疼痛,可与薏苡仁、地龙、独活等同用。

【用法用量】　煎服,5～9 g。外用,研末调敷或煎水洗。

【使用注意】　孕妇慎服。

【文献摘录】

《神农本草经》:"主皮肤热,恶疮疽痔,湿痹,下乳汁。"

《本经逢原》:"漏芦,《本经》治热毒恶疮,下乳汁,以其能利窍也,为消毒排脓杀虫要药。"

《本草正义》:"漏芦,滑利泄热,与王不留行功用最近,而寒苦直泄,尤其过之。苟非实热,不可轻用。不独耗阴,尤损正气。"

漏芦

土茯苓　Tǔfúlíng　(《本草纲目》)

本品为百合科植物光叶菝葜 *Smilax glabra* Roxb. 的干燥块茎。主产于广东省、湖南省、湖北省、安徽省等地。夏、秋二季采挖,洗净,晒干;或趁鲜切成薄片,干燥。生用。

【性味归经】　甘、淡,平。归肝、胃经。

【功效】　解毒,除湿,通利关节。

【应用】

1. 梅毒,汞毒,肢体拘挛,筋骨疼痛　本品甘淡渗利,善解毒利湿,又能通利关节,解汞毒,故对梅毒或因梅毒服汞剂中毒而致肢体拘挛、筋骨疼痛者疗效尤佳,为治梅毒的要药。可单味大剂量煎服,或若与金银花、甘草、威灵仙等同用;治因服汞剂中毒而致肢体拘挛者,常与木瓜、薏苡仁、防风等配伍。

2. 湿热淋浊,带下　本品能清利湿热,适用于湿热所致的淋证、带下、湿疹等病证。治湿热淋证,可与车前子、木通、海金沙等同用;治阴痒带下,可与苦参、黄柏等同用;治湿热皮肤瘙痒,可与生地黄、赤芍、地肤子等配伍。

3. 痈肿,瘰疬,疥癣　本品清热解毒,兼可消肿散结。治痈疮红肿溃烂,可用本品研为细末,好醋调敷。治瘰疬溃烂,可将本品切片或为末,水煎服或入粥内食之,亦常与苍术、黄柏、苦参等药配伍。

【用法用量】　煎服,15～60 g。外用适量。

【文献摘录】

《本草纲目》:"健脾胃,强筋骨,去风湿,利关节,止泄泻。治拘挛骨痛,恶疮痈肿。解汞粉、银朱毒。"

《本草正义》:"土茯苓,利湿去热,能入络,搜剔湿热之蕴毒。其解水银、轻粉毒者,彼以升提收毒上行,而此以渗利下导为务,故专治杨梅毒疮,深入百络,关节疼痛,甚至腐烂,又毒火上行,咽喉痛溃,一切恶症。"

土茯苓

金荞麦　Jīnqiáomài　《新修本草》

金荞麦

本品为蓼科植物金荞麦 *Fagopyrum dibotrys*（D. Don）Hara 的干燥根茎。主产于陕西省、江苏省、江西省等地。冬季采挖,除去茎和须根,洗净,晒干。切厚片。生用。

【性味归经】　微辛、涩,凉。归肺经。

【功效】　清热解毒,排脓祛瘀。

【应用】

1. 肺痈吐脓,肺热喘咳　本品辛凉,既可清热解毒,又善排脓祛瘀,故善治肺痈。治肺痈咯吐脓血腥臭痰,可单用,或与鱼腥草、金银花、芦根等配伍。本品并能清肺化痰,治肺热咳嗽,可与黄芩、浙贝母、瓜蒌等同用。

2. 瘰疬疮疖,咽喉肿痛　本品凉以清热,辛以散结,有解热毒,消痈肿,利咽喉之效。治瘰疬痰核,可与夏枯草等药配伍;治疮痈疖肿或毒蛇咬伤,可与蒲公英、连翘、紫花地丁等同用;治咽喉肿痛,可与射干、板蓝根、马勃等同用。

【用法用量】　煎服,15～45 g。亦可用水或黄酒隔水密闭炖服。

【文献摘录】

《新修本草》:"赤白冷热诸痢,断血破血,带下赤白,生肌肉。"

《本草纲目拾遗》:"治喉闭,喉风喉毒,用醋磨漱喉。治白浊,捣汁冲酒服。"

大血藤　Dàxuèténg　《本草图经》

大血藤

本品为木通科植物大血藤 *Sargentodoxa cuneata*（Oliv.）Rehd. et Wils. 的干燥藤茎。又称红藤。主产于江西省、湖北省、湖南省等地。秋、冬二季采收干燥。切厚片。生用。

【性味归经】　苦,平。归大肠、肝经。

【功效】　清热解毒,活血,祛风止痛。

【应用】

1. 肠痈腹痛,热毒疮疡　本品长于清热解毒,消痈止痛,入大肠经,善散肠中瘀滞,为治肠痈要药,也可用于其他热毒疮疡。治肠痈腹痛,常与桃仁、大黄等同用;治热毒疮疡,常与金银花、赤芍、白芷等同用。

2. 经闭痛经,跌仆肿痛　本品能活血散瘀,消肿止痛。治跌打损伤,瘀血肿痛,常与骨碎补、续断、赤芍等同用;治经闭痛经,常与当归、香附、益母草等同用。

3. 风湿痹痛　本品有活血化瘀,祛风活络止痛之功,用治风湿痹痛,腰腿疼痛、关节不利,常与独活、牛膝、防风等同用。

【用法用量】　煎服,9～15 g。外用适量。

【使用注意】　孕妇慎服。

【文献摘录】

《本草图经》:"行血,治血块。"

《植物名实图考》:"治筋骨疼痛,追风,健腰膝,壮阳事。"

败酱草　Bàijiàngcǎo　《神农本草经》

本品为败酱科植物黄花败酱 *Patrinia scabiosaefolia* Fisch. ex Link.、白花败酱 *Patrinia villose* Juss. 的干燥全草。全国大部分地区均有分布,主产于四川省、河北省、河南省等地。夏、秋二季采收,阴干或晒干。切段。生用。

败酱草

【性味归经】 辛、苦，微寒。归胃、大肠、肝经。

【功效】 清热解毒，消痈排脓，祛瘀止痛。

【应用】

1. 肠痈肺痈，痈肿疮毒 本品辛散苦泄，寒凉清热，既可清热解毒，又可消痈排脓，且能活血止痛，为治疗肠痈腹痛之要药。治肠痈初起，未成脓者，常与金银花、蒲公英、牡丹皮等同用；治肠痈脓已成者，常与薏苡仁、附子同用，如薏苡附子败酱散。本品还可治肺痈咳吐脓血者，可与鱼腥草、芦根、桔梗等同用；治痈肿疮毒，可与金银花、连翘等药配伍，并可以鲜品捣烂外敷。

2. 产后瘀阻腹痛 本品辛散行滞，有活血祛瘀，通经止痛之功。治产后瘀阻，腹中刺痛，可与五灵脂、香附、当归等药配伍。

【用法用量】 煎服，6～15 g。外用适量。

【使用注意】 脾胃虚弱，食少泄泻者忌服。

【文献摘录】

《名医别录》："除痈肿，浮肿，结热，风痹不足，产后疾痛。"

《本草纲目》："败酱……善排脓破血，故仲景治痈，及古方妇人科皆用之。"

附

墓 头 回

本品为败酱科植物异叶败酱 *Patrinia heterophylla* Bunge 及糙叶败酱 *Patrinia seabra* Bunge 的根。主产山西省、河南省、河北省等地。味辛、苦，性微寒。效用与败酱草相似，兼有止血、止带的功效，多用于治疗崩漏下血、赤白带下等证。用法用量同败酱草。

射干 Shègān （《神农本草经》）

本品为鸢尾科植物射干 *Belamcanda chinensis*（L.）DC. 的干燥根茎。主产于湖北省、河南省、江苏省等地。春刚发芽或秋末茎叶枯萎时采挖，干燥。切片。生用。

射干

【性味归经】 苦，寒。归肺经。

【功效】 清热解毒，消痰，利咽。

【应用】

1. 咽喉肿痛 本品苦寒泄降，清热解毒，主入肺经，有清泻肺火，消痰利咽之功，为治咽喉肿痛的常用药。治热毒痰火郁结，咽喉肿痛，可单用，或与黄芩、桔梗、甘草等同用；治外感风热，咽痛音哑，可与荆芥、蝉蜕、牛蒡子等同用。

2. 痰盛咳喘 本品善清肺火，降气消痰，以平喘止咳。治肺热咳喘，痰多而黄者，常与桑白皮、马兜铃、桔梗等同用；治寒痰咳喘，痰多清稀者，可与麻黄、细辛、半夏等药配伍，如射干麻黄汤。

【用法用量】 煎服，3～9 g。

【使用注意】 本品苦寒，脾虚便溏者不宜使用。孕妇慎用。

【文献摘录】

《神农本草经》："主咳逆上气，喉痹咽痛，不得消息，散结气，腹中邪逆，食饮大热。"

《本草纲目》："射干，能降火，故古方治喉痹咽痛为要药。"

山豆根 Shāndòugēn （《开宝本草》）

本品为豆科植物越南槐 *Sophora tonkinensis* Gagnep. 的干燥根及根茎。又名广豆根。主产于广西壮族自治区、广东省、江西省等地。秋季采挖，干燥。切厚片。生用。

【性味归经】 苦，寒。有毒。归肺、胃经。

【功效】 清热解毒，消肿利咽。

山豆根

【应用】

1. 乳蛾喉痹,咽喉肿痛　本品大苦大寒,功善清热解毒,利咽消肿,为治火毒蕴结,乳蛾喉痹,咽喉肿痛的要药。可单用,或与桔梗、栀子、连翘等同用。若治乳蛾喉痹,可配伍射干、花粉、麦冬等。

2. 齿龈肿痛,口舌生疮　本品苦寒,入胃经,能清胃火,故可用治胃火上炎引起的牙龈肿痛、口舌生疮,可单用煎汤漱口,或与石膏、黄连、升麻等同用。

【用法用量】　煎服,3～6 g。外用适量。

【使用注意】　本品有毒,过量服用易引起呕吐、腹泻、胸闷、心悸等副反应,故用量不宜过大。脾胃虚寒者慎用。

【文献摘录】

《本草图经》:"采根用,今人寸截含之,以解咽喉肿痛极妙。"

《本草备要》:"泻热解毒,去肺大肠风热,含之咽汁,止喉痛、齿肿、齿痛。"

附

北　豆　根

本品为防己科植物蝙蝠葛 *Menispermum dauricum* DC. 的干燥根茎。春、秋二季采挖,干燥。切片生用,为北方地区所习用。本品性味苦寒。有小毒。归肺、胃、大肠经。功能清热解毒,祛风止痛。用治热毒壅盛,咽喉肿痛,热毒泻痢及风湿痹痛。煎服,3～9 g。脾胃虚寒者不宜使用。

马勃　Mǎbó　(《名医别录》)

马勃

本品为灰包科真菌脱皮马勃 *Lasiosphaera fenzlii* Reich. 、大马勃 *Calvatia gigantea* (Batsch ex Pers.)Lloyd 或紫色马勃 *Calvatia lilacina* (Mont. et Berk.) Lloyd 的干燥子实体。主产于内蒙古自治区、湖北省、吉林省、广东省等地。夏、秋二季子实体成熟时及时采收,干燥。除去外层硬皮,切成方块,或研成粉,生用。

【性味归经】　辛,平。归肺经。

【功效】　清肺利咽,止血。

【应用】

1. 风热郁肺,咽痛音哑,咳嗽　本品味辛质轻,入肺经。既能宣散肺经风热,又能清泻肺经实火,长于解毒利咽,为治咽喉肿痛的常用药。因其性平,故不论风热、热毒或虚火上炎所致的咽痛均可选用,尤宜于风热郁肺者。治风热及肺火所致咽喉肿痛,咳嗽,失音,常与牛蒡子、玄参、板蓝根等同用,如普济消毒饮。治肺肾阴虚,虚火上炎的咽喉肿痛,可与生地黄、玄参等配伍。治肺热咳嗽,声音嘶哑,可与黄芩、浙贝母、蝉蜕等同用。

2. 鼻衄,创伤出血　本品外用有收敛止血之功。治火邪迫肺,血热妄行引起的吐血、衄血等证,可单用研末吞服,或与生地黄、白茅根等同用。治创伤出血,可用马勃粉撒敷伤口。

【用法用量】　煎服,2～6 g。外用适量,敷患处。

【文献摘录】

《名医别录》:"主恶疮,马疥。"

《本草纲目》:"清肺,散血热,解毒。""马勃轻虚,上焦肺经药也。故能清肺热咳嗽,喉痹,衄血,失音诸病。"

木蝴蝶　Mùhúdié　(《本草纲目拾遗》)

本品为紫葳科植物木蝴蝶 *Oroxylum indicum* (L.) Vent. 的干燥成熟种子。又名为千张纸、玉蝴蝶、云故纸。主产于云南省、广西壮族自治区、贵州省等地。秋、冬二季采收成熟果实,暴晒至果实开裂,取出种子,晒干。生用。

【性味归经】　苦、甘，凉。归肺、肝、胃经。

【功效】　清肺利咽，疏肝和胃。

【应用】

1. 肺热咳嗽，喉痹音哑　本品苦甘性凉，有清肺热、利咽喉之功，为治咽喉肿痛之常用药，尤善治暗哑。治邪热伤阴，咽喉肿痛、声音嘶哑，多与玄参、麦冬等配伍。本品又具清肺化痰止咳之功，亦用治肺热咳嗽，或小儿百日咳，常与桔梗、桑白皮、款冬花等配伍。

2. 肝胃气痛　本品入肝、胃二经，能疏肝和胃止痛，治肝气郁滞，脘腹胁肋胀痛等，可单用本品研末，酒调送服；或与柴胡、白芍等配用。

【用法用量】　煎服，1～3 g。

【文献摘录】

《本草纲目拾遗》："治心气痛，肝气痛，下部湿热。又项秋子云，凡痈毒不收口，以此贴之。"

木蝴蝶

白头翁　Báitóuwēng　（《神农本草经》）

本品为毛茛科植物白头翁 *Pulsatilla chinensis*(Bge.) Regel 的干燥根。主产于吉林省、黑龙江省、辽宁省等地。春、秋二季采挖，干燥。切薄片。生用。

【性味归经】　苦，寒。归胃、大肠经。

【功效】　清热解毒，凉血止痢。

【应用】

1. 热毒血痢　本品苦寒降泄，专入大肠经，清热解毒，凉血止痢。尤善于清胃肠湿热及血分热毒，对热毒、湿热痢疾，便下脓血、里急后重，均有较好疗效，为治痢之要药。治热毒血痢及湿热痢疾，常配伍黄连、黄柏、秦皮，如白头翁汤；治赤痢下血，日久不愈，腹内冷痛，则以本品与阿胶、干姜、赤石脂等同用。

2. 阴痒带下　本品又有清热燥湿之功，可用治湿热下注的阴痒、带下，可与苦参、黄柏、蛇床子等配伍，煎汤外洗。

【用法用量】　煎服，9～15 g。外用适量。

【使用注意】　虚寒泻痢忌服。

【文献摘录】

《神农本草经》："主温疟狂易寒热，癥瘕积聚，瘿气，逐血止痛，金疮。"

《药性论》："止腹痛及赤毒痢，治齿痛，主项下瘤疬。"

白头翁

马齿苋　Mǎchǐxiàn　（《本草经集注》）

本品为马齿苋科植物马齿苋 *Portolaca oleracea* L. 的干燥地上部分。全国大部地区均产。夏、秋二季采收，晒干。切段。鲜用或生用。

【性味归经】　酸，寒。归肝、大肠经。

【功效】　清热解毒，凉血止血，止痢。

【应用】

1. 热毒血痢　本品性寒质滑，酸能收敛，入大肠经，具有清热解毒，凉血止痢之功，为治热毒痢疾的常用药物，单味水煎服即效，亦可以鲜品捣汁加蜜调服，或与粳米煮粥服。若与黄芩、黄连等药配伍，亦可用治湿热痢疾。

2. 痈肿疔疮，丹毒　本品有清热解毒，凉血消肿之功。治血热毒盛，痈肿疮疡，丹毒肿痛，可单用本品煎汤内服并外洗，再以鲜品捣烂外敷；也可与其他解毒消痈药配伍使用。

3. 便血，痔血，崩漏下血　本品入肝经血分，有凉血止血之效。用治血热妄行，崩漏下血，可用

马齿苋

笔记栏

鲜品捣汁服,或配伍侧柏叶、茜草等凉血止血药;治大肠湿热,便血痔血,可与地榆、槐角等同用。

【用法用量】　煎服,9～15 g。外用适量,捣敷患处。

【使用注意】　脾胃虚寒,肠滑作泄者忌服。

【文献摘录】

《新修本草》:"主诸肿瘘疣目,捣揩之;饮汁主反胃,诸淋,金疮血流,破血癥瘕痕,小儿尤良。"

《本草纲目》:"散血消肿,利肠滑胎,解毒通淋,治产后虚汗。"

鸦胆子　Yādǎnzǐ　《《本草纲目拾遗》》

鸦胆子

本品为苦木科植物鸦胆子 *Brucea javanica*(L.)Merr. 的干燥成熟果实。主产于广西壮族自治区、广东省等地。秋季果实成熟时采收,晒干。去壳取仁。生用。

【性味归经】　苦,寒。有小毒。归大肠、肝经。

【功效】　清热解毒,止痢,截疟;外用腐蚀赘疣。

【应用】

1. 热毒血痢,冷积久痢　本品苦寒,清热解毒,凉血止痢之力较强。治热毒血痢,便下脓血、里急后重等,单用去壳取仁,以龙眼肉包裹吞服,即可取效;治冷积久痢,采取口服与灌肠并用的方法,疗效较佳;治久痢久泻,迁延不愈者,可与诃子肉、乌梅、木香等同用。

2. 疟疾　本品能杀虫截疟,对各种类型的疟疾均可应用,尤以间日疟及三日疟效果较好,对恶性疟疾也有一定效果。单用,去壳取仁,装入胶囊内吞服。

3. 赘疣,鸡眼　本品外用有较强的腐蚀作用,用治赘疣、鸡眼,可取鸦胆子仁捣烂涂敷患处,或以鸦胆子油局部涂敷,可使赘疣、鸡眼坏死脱落。

【用法用量】　内服,0.5～2 g,以龙眼肉包裹或装入胶囊包裹吞服。外用适量。

【使用注意】　本品对胃肠道及肝肾均有损害,内服需严格控制剂量,不宜多用久服。外用注意用胶布保护好周围正常皮肤,以防止对正常皮肤的刺激。孕妇及小儿慎用。胃肠出血及肝肾病患者不宜使用。

【文献摘录】

《本草纲目拾遗》:"治冷痢久泻……外无烦热燥扰,内无肚腹急痛,有赤白相兼,无里急后重,大便流利,小便清长。"

《医学衷中参西录》:"味极苦,性凉,为凉血解毒之要药。善治热痢赤痢,二便因热下血,最能清血中之热及肠中之热,防腐生肌,诚有奇效。"

地锦草　Dìjǐncǎo　《《嘉祐本草》》

地锦草

本品为大戟科植物地锦 *Euphorbia humifusa* Willd. 或斑地锦 *Euphorbia maculata* L. 的干燥全草。主产于长江流域及南方各省等地。夏、秋二季采收,晒干。切段。生用。

【性味归经】　辛,平。归肝、大肠经。

【功效】　清热解毒,凉血止血,利胆退黄。

【应用】

1. 热毒泻痢,疮疖痈肿,毒蛇咬伤　本品能清热解毒,凉血止痢。治湿热、热毒所致的泻痢不止,便下脓血,可单用,或与马齿苋、地榆等配伍;治热毒所致的疮疖痈肿及蛇虫咬伤,可单用鲜品捣烂外敷。

2. 出血证　本品既能凉血止血,又有一定的活血之功,有止血不留瘀的特点,可用治多种内外出血证。治妇女崩漏下血,可与茜草、血余炭等同用;治便血、痔血,可与地榆、槐花等同用;治尿血、血淋,当与白茅根、小蓟等药同用;治外伤肿痛出血,可取鲜品捣烂,外敷患处。

笔记栏

3. 湿热黄疸 本品能清热解毒，又能利湿退黄。可单用本品煎服，治疗湿热黄疸，小便不利，或与茵陈、栀子、黄柏等同用。

【用法用量】 煎服，9～20 g。外用适量。

【文献摘录】

《嘉祐本草》："主通流血脉，亦可用治气。"

《本草纲目》："主痈肿恶疮，金刃外损出血，血痢，下血，崩中，能散血止血，利小便。"

《本草汇言》："地锦，凉血散血，解毒止痢之药也。善通流血脉，专消解毒疮。凡血病而因热所使者，用之合宜。"

半边莲　Bànbiānlián 　（《本草纲目》）

半边莲

本品为桔梗科植物半边莲 *Lobelia chinensis* Lour. 的干燥全草。各地均有分布，主产于江苏省、湖北省、浙江省等地。夏季采收，晒干。切段。鲜用或生用。

【性味归经】 辛，平。归心、小肠、肺经。

【功效】 清热解毒，利尿消肿。

【应用】

1. 疮痈肿毒，蛇虫咬伤 本品有较好的清热解毒作用，是治疗热毒疮痈的常用药，内服外用均可，单用即效，尤以鲜品捣烂外敷疗效更佳。治毒蛇咬伤、蜂蝎螫伤，常与白花蛇舌草、虎杖、茜草等同用。

2. 腹胀水肿 本品有利尿消肿之功，用治水湿潴留之大腹水肿，小便不利等，常与金钱草、大黄、枳实等同用。

3. 湿热黄疸，湿疮湿疹 本品既有清热解毒作用，又兼有利水祛湿之功。治湿热黄疸，小便不利，可与白茅根、金钱草等同用；治湿疮湿疹、皮肤疥癣，可单味水煎，湿敷或外搽患处，或与苦参、白鲜皮等药配伍。

【用法用量】 煎服，干品 10～15 g，鲜品 30～60 g。外用适量。

【使用注意】 虚证水肿忌用。

【文献摘录】

《本草纲目》："蛇虺伤，捣汁饮，以滓围涂之。"

《生草药性备要》："敷疮消肿毒。"

《陆川本草》："解毒消炎，利尿，止血生肌。治腹水，小儿惊风，双单乳蛾，漆疮，外伤出血，皮肤疥癣，蛇蜂蝎伤。"

白花蛇舌草　Báihuāshéshécǎo 　（《广西中药志》）

白花蛇舌草

本品为茜草科植物白花蛇舌草 *Oldenlandia diffusa*（Willd.）Roxb. 的干燥全草。主产于福建省、广西壮族自治区、广东省等地。夏、秋二季采收，晒干。切段。生用。

【性味归经】 微苦、甘，寒。归胃、大肠、小肠经。

【功效】 清热解毒，利湿通淋。

【应用】

1. 痈肿疮毒，咽喉肿痛，毒蛇咬伤 本品苦寒，有较强的清热解毒作用，用治热毒所致诸证，内服外用均可。治痈肿疮毒，可单用鲜品捣烂外敷，或与金银花、连翘、野菊花等药同用；治肠痈腹痛，常与红藤、败酱草、牡丹皮等药同用；治咽喉肿痛，多与玄参、板蓝根等药同用；治毒蛇咬伤，可与半边莲、紫花地丁、重楼等同用。

2. 热淋涩痛 本品甘寒，有清热利湿通淋之效。治热淋涩痛，小便不利，可单用，或与白茅根、

笔记栏

车前草、石韦等同用。

此外,近年利用本品清热解毒消肿之功,已广泛用于各种癌症的治疗。

【用法用量】 煎服,15～60 g。外用适量。

【使用注意】 阴疽及脾胃虚寒者忌用。

【文献摘录】

《广西中药志》:"治小儿疳积,蛇虫咬伤,癌肿。外治白疱疮,蛇癞疮。"

《泉州本草》:"清热散瘀,消痈解毒。治痈疽疮疡,瘰疬。又能清肺火,泻肺热,治肺热喘促,嗽逆胸闷。"

山慈菇 Shāncígū (《本草拾遗》)

山慈菇

本品为兰科植物杜鹃兰 *Cremastra appendiculata* (D. Don) Makino、独蒜兰 *Pleione bulbocodioides*(Franch.)Rolfe 或云南独蒜兰 *Pleione yunnanensis* Rolfe 的干燥假鳞茎。前者习称"毛慈菇",后两者习称"冰球子"。主产于四川省、贵州省等地。夏、秋二季采挖,干燥。切片或捣碎。生用。

【性味归经】 甘、微辛,凉。归肝、脾经。

【功效】 清热解毒,化痰散结。

【应用】

1. 痈疽疔毒,瘰疬痰核,蛇虫咬伤 本品味辛能散,寒能清热,有清热解毒,消痈散结之效。治疗痈疽发背、疔疮肿毒、瘰疬痰核、蛇虫咬伤,常与雄黄、朱砂、麝香同用。

2. 癥瘕痞块 本品有解毒散结消肿之功,近年来本品广泛地用于癥瘕痞块和肝硬化。如以本品配伍土鳖虫、穿山甲、蟅虫等同用;若与重楼、丹参、栀子等制成复方。可用治甲状腺瘤。

此外,本品尚有很好的化痰作用,可用治风痰所致的癫痫。

【用法用量】 煎服,3～9 g。外用适量。

【使用注意】 正虚体弱者慎用。

【文献摘录】

《本草拾遗》:"主痈肿疮瘘,瘰疬结核等,醋磨敷之。"

《本草纲目》:"主疗肿,攻毒破皮。解诸毒……蛇虫、狂犬伤。"

熊胆 Xióngdǎn (《新修本草》)

熊胆粉

本品为脊椎动物熊科棕熊 *Ursus arctos* Linnaeus、黑熊 *Selenarctos thibetanus* G. Cuvier 的干燥胆汁。主产于东北、云南省、四川省等地。夏秋季猎取为宜,迅速取出胆囊,干燥。去净胆囊皮膜,研细用。现多以活熊导管引流的熊胆汁干燥后入药,称为"熊胆粉",用法相同。

【性味归经】 苦,寒。归肝、胆、心经。

【功效】 清热解毒,息风止痉,清肝明目。

【应用】

1. 热毒疮痈,痔疮,咽喉肿痛 本品苦寒,清热解毒力强,又能消散痈肿。故常用于热毒蕴结所致之疮疡痈疽、痔疮肿痛、咽喉肿痛等,可单用水调化,涂于患部,亦可内服。

2. 热极生风,惊痫抽搐 本品苦寒清热,能凉心清肝,息风止痉。治肝火炽盛,热极生风所致的高热惊风、癫痫、手足抽搐。如单用内服,或与羚羊角、牛黄等同用。

3. 肝热目赤,目生翳膜 本品主入肝经,有清肝明目退翳之功。用治肝热,目赤肿痛、羞明流泪及目生障翳等,可用本品与冰片化水,外用点眼;或与石决明、车前子等同用。

【用法用量】 内服,0.25～0.5 g,入丸、散。外用适量,研末或水调涂敷患处。

【使用注意】 虚寒者忌服。

【文献摘录】

《本草蒙筌》:"治男、女时气热蒸,变为黄疸;疗小儿风痰壅塞,发为惊痫,驱五痔、杀虫,敷恶疮散毒;痔病久发不愈,涂之立见奇功。"

《本草纲目》:"退热,清心,平肝,明目去翳,杀蛔、蛲虫。"

《本草从新》:"凉心,平肝,明目,杀虫,治惊痫五痔。实热则宜,虚家当戒。"

白蔹 Báiliǎn （《神农本草经》）

为葡萄科植物白蔹 Ampelopsis japonica (Thunb.) Makino 的干燥块根。产于华北、华东及中南等地。春、秋二季采挖,切成纵瓣或斜片,晒干。生用。

【性味归经】 苦,微寒。归心、胃经。

【功效】 清热解毒,消痈散结,敛疮生肌。

【应用】

1. 疮痈肿毒,疔毒,瘰疬痰核 本品苦寒清泄,辛散消肿,能清热解毒,消痈散结,敛疮生肌,消肿止痛。内服、外用皆可。治热毒疮痈初起,红肿硬痛,可与金银花、连翘、蒲公英等同用;治疮痈脓成不溃者,可与苦参、天南星、皂角等制作膏药外贴,可促使其溃破排脓;治疮疡溃后不敛,可与白及、煅石膏等共研细末,干撒疮口,以生肌敛疮;治痰火郁结,痰核瘰疬,常与玄参、赤芍、浙贝母等同用。

2. 烧烫伤,手足皲裂 本品能清热解毒,敛疮生肌。治水火烫伤,可单用本品研末外敷,或与地榆等份为末外用。治手足皲裂,可与白及、大黄、冰片等同用。

【用法用量】 煎服,5～10 g。外用适量,煎汤外洗或研成极细粉敷患处。

【使用注意】 不宜与川乌、草乌、附子同用。

【文献摘录】

《神农本草经》:"主痈肿疽疮,散结气,止痛,除热,目中赤,小儿惊痫,温疟,女子阴中肿痛。"

《本草经疏》:"白蔹,苦则泄,辛则散,甘则缓,寒则除热,故主痈肿疽疮,散结止痛……总之为疗肿痈疽家要药,乃确论也。"

绿豆 Lùdòu （《日华子本草》）

本品为豆科植物绿豆 Phaseolus radiatus L. 的干燥种子。全国大部分地区均产。秋后种子成熟时采收,晒干。打碎入药或研粉用。

【性味归经】 甘,寒。归心、胃经。

【功效】 清热解毒,消暑,利水。

【应用】

1. 痈肿疮毒 本品性寒,能清热解毒。治热毒疮痈肿痛,单用煎服有效,或生研加冷开水浸泡滤汁服;或与大黄为末加薄荷汁、蜂蜜调敷患处以解毒消肿。

2. 药食中毒 本品不仅善解热毒,而且也是附子、巴豆、砒霜等辛热毒烈之剂中毒及食物中毒等的解毒良药。可用生品研末加冷开水滤汁顿服,或浓煎频服,或配伍黄连、葛根、甘草同用。

3. 暑热烦渴 本品甘寒,能清热消暑,除烦止渴,为夏季常用祛暑之品。治暑热烦渴尿赤等症,可单用煮汤,或与西瓜翠衣、荷叶、青蒿等同用,以增强疗效。

4. 水肿,小便不利 本品有一定的利水消肿之功。疗水肿,小便不利,可单用,或与茯苓、泽泻等同用。

【用法用量】 煎服,15～30 g。外用适量。

绿豆

笔记栏

【使用注意】　脾胃虚寒,肠滑泄泻者忌用。

【文献摘录】

《开宝本草》:"主丹毒烦热,风疹,热气奔豚,生研绞汁服。亦煮食,消肿下气,压热解毒。"

《本经逢原》:"明目。解附子、砒石、诸石药毒。"

《随息居饮食谱》:"绿豆甘凉,煮食清胆养胃,解暑止渴,利小便,已泻痢。"

第四节　清热凉血药

本类药物多味甘苦咸,性寒,多归心、肝经。心主血,肝藏血,故本类药物具有清解营分、血分热邪的作用。主要用于营分、血分实热证。如温热病热入营分,热灼营阴,心神受扰,症见身热夜甚、心烦不寐、舌红绛、脉细数,甚则神昏谵语、斑疹隐隐等;热入血分,热盛迫血,心神扰乱,症见舌色深绛、吐血衄血、尿血便血、斑疹紫暗、躁扰不安,甚或昏狂等。同时,亦可用于内科杂病中的血热出血证。部分药物兼有养阴、止血、解毒、活血等功效,还用于阴虚证、热毒证及瘀血证。

生地黄

生地黄　Shēngdìhuáng　（《神农本草经》）

本品为玄参科植物地黄 *Rehmannia glutinosa* Libosch. 的新鲜或干燥块根。主产于河南省、河北省、内蒙古自治区等地。以河南省出产的品质最佳。秋季采挖,去除芦头、须根及泥沙。鲜用,或将地黄缓缓烘焙至约八成干。前者习称"鲜地黄",后者习称"生地黄"。

【性味归经】　甘,寒。归心、肝、肾经。

【功效】　清热凉血,养阴生津。

【应用】

1. 温热病热入营血证　本品甘寒入营血分,功善清热凉血,为治疗温热病热入营血证的要药。治温热病热入营分,身热夜甚、口干、舌红无苔,常与玄参、连翘、丹参等同用,如清营汤。治温热病热入血分,神昏舌绛、吐衄便血、斑疹紫暗,常与水牛角、赤芍、牡丹皮等同用,如牛角地黄汤。治温热病后期,余热未清,阴分已伤,夜热早凉,常与青蒿、知母、鳖甲等同用,如青蒿鳖甲汤。

2. 血热出血证　本品有良好的清热凉血作用,且又能止血。用治血热内盛,迫血妄行的吐血、衄血、咳血、便血、尿血及崩漏等,常与鲜荷叶、生侧柏叶、生艾叶同用,如四生丸。

3. 阴虚证　本品甘寒质润,有养阴清热,生津止渴之功,适用于阴虚津亏证。治热病伤津,烦渴多饮,常与沙参、麦冬、玉竹等同用;治阴虚内热的消渴,多与葛根、天花粉、黄芪等同用,如玉泉丸;治阴虚内热,骨蒸潮热,可与知母、地骨皮等同用;治阴虚津伤,大便秘结,常与玄参、麦冬等同用,如增液汤。

【用法用量】　煎服,10～15 g。鲜品用量加倍,水煎或捣汁入药。

【使用注意】　脾虚湿滞,腹满便溏者不宜使用。

【文献摘录】

《神农本草经》:"主折跌绝筋,伤中,逐血痹,填骨髓,长肌肉。"

《名医别录》:"主男子五劳七伤,女子伤中,胞漏下血。"

《珍珠囊》:"凉血,生血,补肾水真阴。"

玄参　Xuánshēn　（《神农本草经》）

本品为玄参科植物玄参 *Scrophularia ningpoensis* Hemsl. 的干燥根。主产于我国长江流域及陕西省、福建省等地。冬季茎叶枯萎时采挖,晒或烘至半干,堆放 3～6 天,反复数次至干燥。生用。

玄参

【性味归经】　甘、苦、咸,微寒。归肺、胃、肾经。

【功效】　清热凉血,滋阴降火,解毒散结。

【应用】

1. 温热病热入营血证　本品药性甘苦咸寒,入血分,清热凉血之功和生地黄相似而药力稍逊,但又能泻火解毒,亦常用于温热病热入营血证。治温热病热入营分,身热口干、神昏舌绛,常与生地黄、丹参、连翘等同用,如清营汤;治温热之邪内陷心包,高热烦躁、神昏谵语,常与麦冬、连翘心、竹叶卷心等同用,如清宫汤;治温热病气血两燔,身发斑疹,常与石膏、知母等同用,如化斑汤。

2. 热病伤阴,舌绛烦渴,津伤便秘,骨蒸劳嗽　本品甘寒质润,功能清热生津,滋阴润燥。治热病伤阴,舌绛烦渴,可与生地黄、天冬等同用;治阴虚津伤,肠燥便秘,常与生地黄、麦冬同用,如增液汤;治阴虚发热,骨蒸劳热,多与知母、地骨皮等同用;治阴虚劳嗽咳血,常与百合、川贝等同用,如百合固金汤;治阴虚内热消渴,多与麦冬、五味子等同用。

3. 咽痛,目赤,白喉,瘰疬,痈肿疮毒　本品既能泻火解毒、散结,又能滋阴降火。治热毒壅盛,咽喉肿痛,白喉,常与连翘、板蓝根、黄芩等同用,如普济消毒饮;治虚火上炎之咽喉疼痛,口干欲饮,常与生地黄、麦冬、川贝母等同用,如养阴清肺汤;治痰火郁结的瘰疬痰核,常与牡蛎、夏枯草、浙贝母等同用;治痈肿疮毒,常与金银花、连翘、蒲公英等配伍。

【用法用量】　煎服,9～15 g。

【使用注意】　脾胃虚弱,食少便溏者不宜服用。反藜芦。

【文献摘录】

《神农本草经》:"主腹中寒热积聚,女人产乳余疾,补肾气,令人目明。"

《名医别录》:"下水,止烦渴,散颈下核,痈肿。"

《本草纲目》:"滋阴降火,解斑毒,利咽喉,通小便血滞。"

牡丹皮　Mǔdānpí　(《神农本草经》)

本品为毛茛科植物牡丹 *Paeonia suffruticosa* Andr. 的干燥根皮。产于安徽省、四川省、湖南省等地。秋季采挖根部,除去细根,剥取根皮,晒干或刮去粗皮,除去木心,晒干。前者习称连丹皮,后者习称刮丹皮。生用或酒炙用。

牡丹皮

【性味归经】　苦、辛,微寒。归心、肝、肾经。

【功效】　清热凉血,活血化瘀。

【应用】

1. 温热病热入血分,血热吐衄　本品苦寒能清血分热邪,辛散能除血中瘀滞,有凉血而不留瘀、活血而不妄行之特点,为治温热病热入血分的常用药。治温热病热入血分,斑疹吐衄,可与水牛角、生地黄、赤芍等同用,如解毒地黄汤;治温毒发斑,常与栀子、大黄、黄芩等同用;治血热妄行之吐血衄血,常与大黄、茜草、白茅根等同用。

2. 瘀血证　本品辛行苦泄,有活血祛瘀之功。因其性寒,用治血滞经闭、痛经、月经不调,常与桂枝、桃仁、川芎等同用,如桂枝茯苓丸;治跌仆伤痛,可与乳香、没药等同用。

3. 痈肿疮毒　本品既能清热凉血,又有散瘀消痈之功。治热毒疮痈,多与栀子、大黄、黄芩等同用;治肠痈腹痛,常与大黄、桃仁等同用,如大黄牡丹皮汤。

4. 虚热证　本品清中有透,入血分而善于清透阴分伏热,为治无汗骨蒸之要药。治温热病后期,余热未尽,阴液已伤,夜热早凉,热退无汗,常与青蒿、鳖甲、生地黄等同用,如青蒿鳖甲汤;治阴虚发热,无汗骨蒸,常与知母、熟地黄、黄柏等同用,如知柏地黄丸。

【用法用量】　煎服,6～12 g。清热凉血宜生用;活血化瘀宜酒炙用。

【使用注意】　血虚有寒、月经过多及孕妇不宜用。

【文献摘录】

《神农本草经》："主寒热，中风瘰疭、痉、惊痫邪气，除坚癥瘀血留舍肠胃，安五脏，疗痈疮。"

《珍珠囊》："治肠胃积血，衄血，吐血，无汗骨蒸。"

赤芍　Chìsháo　（《神农本草经》）

赤芍

本品为毛茛科植物芍药 *Paeonia lactiflora* Pall. 或川赤芍 *Paeonia veitchii* Lynch 的干燥根。主产于辽宁省、内蒙古自治区、四川省等地。春、秋二季采挖，晒干。切厚片。生用。

【性味归经】　苦，微寒。归肝经。

【功效】　清热凉血，散瘀止痛。

【应用】

1. 温热病热入血分，血热吐衄　本品味苦微寒，专入肝经，善走血分，其清热凉血、活血化瘀之功与牡丹皮相似，唯其清泄血分热邪之力稍弱于牡丹皮，故用治温热病热入血分，斑疹吐衄及血热妄行的多种出血证，二药常相须为用。若再与水牛角、生地黄等配用则药力更强，如解毒地黄汤。

2. 瘀血证　本品苦寒入肝经血分，有活血通经，散瘀止痛之功，且长于祛瘀止痛，凡血瘀所致诸证，均可选用。治经闭痛经、癥瘕腹痛，多与当归、川芎、延胡索等同用，如少腹逐瘀汤；治跌打损伤，瘀滞肿痛，常与桃仁、红花、当归等同用。

3. 目赤肿痛，痈肿疮疡　本品苦寒入肝经，能清泻肝火。治肝热目赤肿痛，羞明多眵，常与菊花、夏枯草等同用。取本品清热凉血，散瘀消肿之功，治热毒壅盛，疮痈肿痛，可与金银花、天花粉、乳香等同用，如仙方活命饮。

【用法用量】　煎服，6～12 g。

【使用注意】　不宜与藜芦同用。

【文献摘录】

《神农本草经》："主邪气腹痛，除血痹，破坚积，寒热疝瘕，止痛，利小便。"

《本草汇言》："泻肝火，消积血，散疮疡。目痛赤肿，血脉缠睛，痈疡肿溃，疮疹痛痒，或妇人癥瘕积聚，月经阻滞，或痢疾瘀积，红紫不清。"

紫草　Zǐcǎo　（《神农本草经》）

紫草

本品为紫草科植物新疆紫草 *Arnebia euchroma*（Royle）Johnst. 或内蒙紫草 *Arnebia guttata* Bunge 的干燥根。主产于新疆维吾尔自治区、内蒙古自治区等地。春、秋二季采挖，干燥。切片或段。生用。

【性味归经】　甘、咸，寒。归心、肝经。

【功效】　清热凉血，活血解毒，透疹消斑。

【应用】

1. 血热毒盛，斑疹紫黑，麻疹不透　本品咸寒，入肝经血分，有凉血活血，解毒透疹之功。治温热病血热毒盛，身发斑疹、色紫黑而不红，常与赤芍、蝉蜕、甘草等同用；治麻疹不透，疹色紫暗，兼咽喉肿痛者，可与牛蒡子、连翘、山豆根等同用。

2. 疮疡，湿疹，水火烫伤　本品有凉血解毒，活血消肿之功。治血热毒盛，痈肿疮疡，可与金银花、连翘、蒲公英等同用；治疮疡久溃不收口，常与当归、血竭、白芷等同用，如生肌玉红膏；治湿疹瘙痒，可与黄连、黄柏等同用，如紫草膏；治水火烫伤，可将本品用植物油浸泡，滤取油液，涂患处，或与大黄、牡丹皮、黄柏等同用，麻油熬膏外搽。

【用法用量】　煎服，5～10 g。外用适量，熬膏或用植物油浸泡擦涂。

【使用注意】　本品性寒而滑利，脾虚便溏者忌服。

笔记栏

【文献摘录】

《神农本草经》:"主心腹邪气,五疸,补中益气,利九窍,通水道。"

《本草纲目》:"治斑疹痘毒,活血凉血,利大肠。""紫草味甘咸而气寒,入心包络及肝经血分。其功长于凉血活血,利大小肠。故痘疹欲出未出,血热毒盛,大便闭涩者,宜用之。已出而紫黑便闭者,亦可用。若已出而红活,及白陷大便利者,切宜忌之。"

水牛角　Shuǐniújiǎo　(《名医别录》)

水牛角

本品为牛科动物水牛 *Bubalus bubalis* Linnaeus 的角。主产于华南、华东地区。取角后,水煮,去角塞,干燥。镑片或锉成粗粉用。现多制成浓缩粉用。

【性味归经】　苦,寒。归心、肝经。

【功效】　清热凉血,解毒,定惊。

【应用】

1. 温热病热入营血证　本品苦寒,入心肝血分,既能凉血解毒,又有定惊之效。治温热病热入营血,高热烦躁、神昏谵语,或惊风抽搐,可与石膏、玄参、羚羊角等同用,如紫雪;治热病神昏,或中风偏瘫、神志不清,可与牛黄、珍珠母、黄芩等同用;治癫狂,可与石菖蒲、玄参、连翘等同用。

2. 血热毒盛,斑疹吐衄　本品有清热凉血之效。治血热毒盛,迫血妄行之发斑发疹,吐血衄血,常配伍生地黄、牡丹皮、赤芍等。

3. 痈肿疮疡,咽喉肿痛　本品有清热泻火解毒之功。治痈肿疮疡,多与黄芩、黄连、连翘等同用;治热毒壅盛,咽喉肿痛,可与玄参、山豆根、桔梗等同用。

【用法用量】　煎服,15～30 g,宜先煎3小时以上。水牛角浓缩粉冲服,每次1.5～3 g,每日2次。

【使用注意】　脾胃虚寒者慎服。

【文献摘录】

《名医别录》:"疗时气寒热头痛。"

《陆川本草》:"凉血解毒,止衄。治热病神昏,麻痘斑疹,吐血,衄血,血热溺赤。"

《四川中药志》:"治风热头痛,喉头红肿,小儿惊风及吐血。"

第五节　清虚热药

清虚热药

本类药物多性味苦寒或甘寒,多归肝、肾二经。以清虚热,退骨蒸为主要功效,主要适用于肝肾阴虚,虚火内扰所致的骨蒸潮热,午后发热,五心烦热,虚烦不寐,盗汗遗精,舌红少苔,脉细数等症。亦可用于温热病后期,余热未尽,伤阴劫液所致的夜热早凉,热退无汗,舌质红绛,脉细数等。部分药物既能清虚热,又能清实热,还可用于实热证。

青蒿　Qīnghāo　(《神农本草经》)

青蒿

本品为菊科植物黄花蒿 *Artemisia annua* L. 的干燥地上部分。全国大部分地区均产。秋季花盛开时采割,抽去老茎,阴干。切段。鲜用或生用。

【性味归经】　苦,辛,寒。归肝、胆经。

【功效】　清虚热,除骨蒸,解暑热,截疟,退黄。

【应用】

1. 温邪伤阴,夜热早凉　本品苦寒清热,辛香透散,长于清透阴分伏热。治温病后期,余热未

笔记栏

清,邪伏阴分所致的夜热早凉,热退无汗或低热不退等,常与鳖甲、生地黄、牡丹皮等同用,如青蒿鳖甲汤。

2. 阴虚发热,骨蒸劳热　本品有清虚热,除骨蒸的作用。治肝肾阴虚,虚火内扰所致的骨蒸潮热、五心烦热、盗汗、舌红少苔等症,常与鳖甲、知母、地骨皮等同用,如清骨散。

3. 暑热外感,发热口渴　本品辛香而散,苦寒清热,故又可清解暑热之邪。治外感暑热,发热烦渴、头痛头昏,常与连翘、西瓜翠衣、滑石等同用。

4. 疟疾寒热　本品辛寒芳香,主入肝胆,截疟之功颇佳,为治疟疾之良药。治疟疾寒热往来,可单用大剂量鲜青蒿绞汁服用;或与黄芩、柴胡等药同用。

5. 湿热黄疸　本品有退黄疸之效。治湿热黄疸,可与茵陈、栀子、大黄等同用。

【用法用量】　煎服,6～12 g,后下,不宜久煎。或以鲜品绞汁服。

【使用注意】　脾胃虚寒者慎服。

【文献摘录】

《本草纲目》:"治疟疾寒热。"

《本草新编》:"专解骨蒸劳热,尤能泄暑热之火。"

《玉楸药解》:"清肝退热,泄湿,除蒸。"

白薇　Báiwēi　（《神农本草经》）

白薇

本品为萝藦科植物白薇 *Cynanchum atratum* Bge. 或蔓生白薇 *Cynanchum versicolor* Bge. 的干燥根和根茎。我国南北各省均有分布。春、秋二季采挖,干燥。切段。生用。

【性味归经】　苦、咸,寒。归胃、肝、肾经。

【功效】　清热凉血,利尿通淋,解毒疗疮。

【应用】

1. 阴虚发热,产后虚热　本品苦寒,有退热除蒸,清热凉血之功。治阴虚发热,骨蒸潮热,多与生地黄、知母、青蒿等配伍;治产后血虚,低热不退,常与当归、人参等同用;治温热病后期,余热未尽,耗伤阴液,夜热早凉者,常与生地黄、玄参等同用。

2. 热淋,血淋　本品清热凉血,又能利尿通淋。治膀胱湿热所致的热淋、血淋,常与车前草、木通、白茅根等同用。

3. 疮痈肿毒,咽喉肿痛,毒蛇咬伤　本品苦咸而寒,有清热凉血,解毒疗疮之效,内服、外用均可。治血热毒盛的疮痈肿毒、毒蛇咬伤,可单用捣烂外敷,或配伍蒲公英、连翘等内服;治热盛咽喉肿痛,多与射干、山豆根、桔梗等配伍。

4. 阴虚外感　本品可清泄肺热而透邪,清退虚热而护阴。治阴虚外感,发热咽干、口渴心烦,常与玉竹、薄荷等同用。

【用法用量】　煎服,5～10 g。外用适量。

【使用注意】　脾胃虚寒、食少便溏者不宜服用。

【文献摘录】

《本草纲目》:"风温灼热多眠,及热淋,遗尿,金疮出血。"

《本草正义》:"凡阴虚有热者,自汗、盗汗者,久疟伤津者,病后阴液未复,余热未清者,皆为必不可少之药。而妇女血热,又为恒用之品矣。"

地骨皮　Dìgǔpí　（《神农本草经》）

本品为茄科植物枸杞 *Lycium chinense* Mill. 或宁夏枸杞 *Lycium barbarum* L. 的干燥根皮。全国大部分地区均产。春初或秋后采挖根部,剥取根皮,晒干。切段。生用。

【性味归经】　甘，寒。归肺、肝、肾经。

【功效】　凉血除蒸，清肺降火。

【应用】

1. 阴虚潮热，骨蒸盗汗　本品甘寒清润，善清肝肾之虚热，除有汗之骨蒸，为凉血退热除蒸之佳品。治阴虚发热，骨蒸潮热、心烦盗汗等，常与鳖甲、知母、银柴胡等同用，如清骨散。

2. 肺热咳嗽　本品性寒入肺经，能清泄肺热，除肺中伏火。治肺火郁结，气逆不降，咳嗽气喘、皮肤蒸热等，常配桑白皮、甘草同用，如泻白散。

3. 咯血衄血　本品能清热凉血以止血。治血热妄行的咯血、吐血、衄血、尿血等，可与小蓟、白茅根、栀子等配伍。

4. 内热消渴　本品能清泻火热，生津止渴。治内热消渴，可与天花粉、生地黄、知母等同用。

【用法用量】　煎服，9～15 g。

【使用注意】　外感风寒发热及脾虚便溏者不宜用。

【文献摘录】

《珍珠囊》："解骨蒸肌热，消渴，风湿痹，坚筋骨，凉血。"

《汤液本草》："泻肾火，降肺中伏火，去胞中火，退热，补正气。"

《本草求真》："虽与丹皮同治骨蒸之剂，但丹皮味辛，能治无汗骨蒸，此属味甘，能治有汗骨蒸。"

银柴胡　*Yíncháihú*　（《本草纲目》）

为石竹科植物银柴胡 *Stellaria dichotoma* L. var. *lanceolata* Bge. 的干燥根。主产于我国西北部及内蒙古自治区等地。春、夏间植物萌发或秋后茎叶枯萎时采挖；栽培品于种植后第三年 9 月中旬或第四年 4 月中旬采挖，晒干。切片。生用。

【性味归经】　甘，微寒。归肝、胃经。

【功效】　清虚热，除疳热。

【应用】

1. 阴虚发热，骨蒸劳热　本品甘寒，为退虚热，除骨蒸之常用药。治阴虚发热，骨蒸劳热、潮热盗汗，常与鳖甲、青蒿、地骨皮等同用，如清骨散。

2. 小儿疳热　本品能清虚热，除疳热。治小儿食滞或虫积所致的疳积发热，腹大消瘦，毛发焦枯等，常与胡黄连、鸡内金、使君子等同用。

【用法用量】　煎服，3～10 g。

【文献摘录】

《本草从新》："治虚劳肌热，骨蒸劳疟，热从髓出，小儿五疳羸热。"

《本草正义》："退热而不苦泄，理阴而不升腾，固虚热之良药。"

胡黄连　*Húhuánglián*　（《新修本草》）

为玄参科植物胡黄连 *Picrorhiza scrophulariiflora* Pennell 的干燥根茎。主产于云南省、西藏自治区。秋季采挖，晒干。切薄片。生用。

【性味归经】　苦，寒。归肝、胃、大肠经。

【功效】　退虚热，除疳热，清湿热。

【应用】

1. 骨蒸潮热　本品苦寒，入心、肝二经血分，有退虚热，除骨蒸之效。治阴虚发热，骨蒸潮热，常与鳖甲、银柴胡、地骨皮等同用，如清骨散。

2. 疳积发热　本品有清虚热，除疳热之功。治小儿疳积，消瘦腹胀、低热不退，常与党参、白术、山楂等同用,如肥儿丸。

3. 湿热泻痢,黄疸尿赤　本品苦寒,入胃肠经,能清胃肠湿热。治湿热泻痢,常与黄连、黄芩、白头翁等配伍。本品又入肝经,兼能清肝经湿热,治疗湿热黄疸,小便黄赤,可与茵陈、大黄、栀子等同用。

4. 痔疮肿痛　本品能清大肠湿火蕴结。治疗痔疮肿痛,可与刺猬皮、麝香为丸内服。

【用法用量】　煎服,3～10 g。

【使用注意】　脾胃虚弱者慎服。

【文献摘录】

《新修本草》:"主骨蒸劳热,补肝胆,明目,治冷热泄痢,益颜色,厚肠胃。"

《本草正义》:"凡热痢脱肛,痔漏疮疡,血痢血淋,溲血泻血及梅毒疳疮等症,湿火结聚,非此不能直达病所,而小儿疳积腹膨之实证,亦可用之。"

（郭秋红　田春雨）

第十一章 泻 下 药

导 学

本章介绍泻下药的含义、性味特点、功效和适用范围、分类、配伍以及使用注意。常用药物 14味,附药 2 味,分攻下药、润下药和峻下逐水药三类介绍。

通过学习,掌握泻下药的分类及各类药物的性味特点、主要功效和适用范围,了解其配伍关系及使用注意;掌握各常用药物的性味归经、主要功效和主治证、用量用法和主要配伍关系,了解其来源、产地及炮制。比较大黄与芒硝,火麻仁、郁李仁与松子仁的性味及功用。

凡以泻下通便为主要功效,常用以治疗大便秘结及其他胃肠积滞、水饮内停等里实证的药物,称为泻下药。

本类药为沉降之品,主归大肠经,能通利大便,以清除胃肠积滞、燥屎及其他有害物质等;或清热泻火,使热毒火邪通过泻下得到减轻或消除,起到"上病下治""釜底抽薪"的作用;或逐水退肿,使水湿痰饮之邪从大小便排出,达到祛除停饮,消退水肿的目的。主要适用于大便秘结,胃肠积滞,实热内盛及水肿停饮等里实证。部分药物兼有解毒、活血祛瘀等作用,还可用于疮痈肿毒及血瘀证。

泻下药常配伍行气药,因积滞内停,容易壅塞气机而出现腹满胀痛。行气药既能行气消胀止痛,又有助于泻下药的通便作用。此外,还应根据具体病情及病人体质酌情配伍。若属热积者应配伍清热药;属寒积者应配伍温里药。若里实兼有表邪者,当先解表后攻里,必要时表里双解,以免表邪内陷;若里实正虚者,当攻补兼施,应与补虚药同用,使攻邪而不伤正。

应用作用较强的泻下药时,宜中病即止,不可过服,以免损伤胃气。攻下药、峻下逐水药作用峻猛,易伤正气,年老体弱、久病正虚、妇女胎前产后及月经期均当慎用或忌用。对毒性较强的泻下药,一定要严格炮制法度,控制剂量,避免中毒,保证用药安全。

根据泻下药的作用强弱与适用范围的不同,一般将其分为攻下药、润下药及峻下逐水药三类。

现代研究证明,泻下药主要通过多种途径刺激肠壁,使肠蠕动增强而具有不同程度的泻下作用。另外,部分药物还分别具有利胆、抗病原微生物、抗炎、解热及调节机体免疫功能等作用。

第一节 攻 下 药

本类药物多具苦寒沉降之性,主入胃、大肠经,既能泻下通便,又能清热泻火。主要适用于胃肠积滞,里热炽盛,大便秘结,燥屎坚结等里实证。对于外感热病高热神昏、谵语发狂,或火热上攻之头痛目赤、咽喉肿痛、牙龈肿痛,以及火热炽盛所致吐血、衄血、咯血等上部出血证,无论有无便秘,均可使用本类药以清除火热或导热下行;对于湿热下痢,里急后重,或饮食积滞,泻而不畅,也可适当配用本类药,以通因通用,攻逐积滞,消除病因。此外,对肠道寄生虫病,适当配伍本类药,可促进虫体排出。

根据"六腑以通为用""不通则痛"理论,现代临床常以攻下药为主,配伍清热解毒药、活血化瘀药等,治疗胆石症、胆囊炎、急性胰腺炎、阑尾炎、肠梗阻等急腹症,取得了较好疗效。

大黄　Dàhuáng　《神农本草经》

大黄

本品为蓼科植物掌叶大黄 *Rheum palmatum* L.、唐古特大黄 *Rheum tanguticum* Maxim. ex Balf. 或药用大黄 *Rheum officinale* Baill. 的干燥根及根茎。掌叶大黄和唐古特大黄主产于青海省、甘肃省等地,药用大黄主产于四川省。秋末茎叶枯萎时或次春发芽前采挖,干燥。切厚片或块。生用,或酒炙、酒炖或蒸,或炒炭用。

【性味归经】　苦,寒。归脾、胃、大肠、肝、心包经。

【功效】　泻下攻积,清热泻火,凉血解毒,逐瘀通经,利湿退黄。

【应用】

1. 积滞便秘　本品苦寒沉降,有较强泻下作用,能荡涤肠胃,推陈致新,为治疗积滞便秘之要药,实热便秘者尤为适宜。治温热病热结便秘,神昏谵语,常配伍芒硝、厚朴、枳实,如大承气汤。若里实热结而兼气血亏虚,配人参、当归等益气养血药,如黄龙汤;若热结阴亏,配麦冬、生地黄、玄参等滋阴增液药,如增液承气汤;若湿热积滞,下痢腹痛、里急后重,配黄连、黄芩、木香等清热燥湿行滞药,如芍药汤;若食积泻痢,大便不爽,常配伍青皮、槟榔、芒硝等化积行滞药,如木香槟榔丸;若脾阳不足,冷积便秘,当与附子、干姜等配伍,如温脾汤。

2. 血热出血,目赤咽肿　本品苦降,能使上炎之火下泻,既清热泻火,又凉血止血。治血热妄行之吐血、衄血、咯血,常与黄连、黄芩等配伍,如泻心汤。现代用大黄粉治疗上消化道出血,有较好疗效。治火邪上炎之目赤、咽痛、牙龈肿痛,常与黄芩、栀子、连翘等配伍。

3. 热毒疮疡,丹毒,烧烫伤　本品内服清热解毒,并可借其泻下通便作用,使热毒下泻。治热毒痈肿疔疮、丹毒,常与连翘、蒲公英、紫花地丁等配伍;治瘀热壅滞之肠痈,常与牡丹皮、桃仁等同用,如大黄牡丹汤。本品也可外用,如治乳痈,可与粉草共研末,酒熬成膏外敷;治口疮糜烂,多与枯矾等份为末外擦;治水火烫伤,可用大黄粉、蜂蜜或鸡蛋清调敷,或配地榆粉,用麻油调敷。

4. 瘀血诸证　本品有较好的活血逐瘀通经功效,用治多种瘀血病证。治妇女瘀阻经闭及产后瘀滞腹痛、恶露不尽,常与当归、桃仁、益母草等配伍;治跌打损伤,瘀肿疼痛,可与桃红、红花、穿山甲等配伍,如复元活血汤。

5. 湿热痢疾,黄疸尿赤,淋证,水肿　本品能泻下通便,导湿热外出。治湿热痢疾初起,腹痛、里急后重,常配伍黄连、芍药、木香等,如芍药汤;治湿热黄疸,常与茵陈、栀子等配伍,如茵陈汤;治湿热淋证,水肿,小便不利,常与木通、车前子等配伍,如八正散。

【用法用量】　煎服,3~15 g。外用适量,研末敷于患处。生大黄泻下力较强,用于泻下,不宜久煎,或开水泡服;酒大黄泻下力较弱,活血作用较强,用于瘀血病证或不宜峻下者;大黄炭则多用于出血病证。

【使用注意】　孕妇、月经期及哺乳期应忌用或慎用。本品苦寒,易伤胃气,脾胃虚弱者应慎用。

【文献摘录】

《神农本草经》“下瘀血,血闭,寒热,破癥瘕积聚、留饮宿食,荡涤肠胃,推陈致新,通利水谷,调中化食,安和五脏。”

《本草纲目》:“主治下痢赤白,里急腹痛,小便淋沥,实热燥结,潮热谵语,黄疸,诸火疮。”

《药品化义》:“大黄气味重浊,直降下行,走而不守,有斩关夺门之力,故号将军。专攻心腹胀满、胸胃蓄热,积聚痰实,便结瘀血,女人经闭。”

芒硝　Mángxiāo　《名医别录》

本品为硫酸盐类矿物芒硝族芒硝经加工精制而成的结晶体。主含含水硫酸钠($Na_2SO_4 \cdot 10H_2O$)。主产于沿海各地各产盐区及四川省、内蒙古自治区、新疆维吾尔自治区等内陆盐湖。将天然产品用热水溶解,滤过,放冷析出结晶,通称"皮硝";取萝卜洗净切片,置锅内加水与皮硝共煮,取上层液,放冷析出结晶,即芒硝;芒硝经风化失去结晶水而成白色粉末称"玄明粉"(元明粉)。

芒硝

【性味归经】　咸、苦,寒。归胃、大肠经。

【功效】　泻下通便,润燥软坚,清火消肿。

【应用】

1. 实热积滞,腹满胀痛,大便燥结　本品能泻下攻积,且性寒清热,味咸润燥软坚。治实热积滞,大便燥结者尤为适宜。常与大黄相须为用,如大承气汤、调胃承气汤。

2. 乳痈肠痈,咽痛口疮,目赤肿痛,痔疮肿痛　本品外用有清火解毒消肿作用。治乳痈初起,可用本品化水或用纱布包裹外敷;治肠痈腹痛,可配大黄、大蒜外敷痛处;治咽喉肿痛,口舌生疮,可与冰片、硼砂、朱砂同用,如冰硼散,亦可置西瓜中制成西瓜霜外用;治目赤肿痛,可用玄明粉配制眼药水滴眼;治痔疮肿痛,可单用本品煎汤外洗。

【用法用量】　6～12 g,一般不入煎剂,待汤剂煎得后,溶入汤液中服用。外用适量。

【使用注意】　孕妇慎用,不宜与硫黄、三棱同用。

【文献摘录】

《珍珠囊》:"其用有三:去实热,一也;涤肠中宿垢,二也;破坚积热块,三也。"

《药品化义》:"味咸软坚,故能通燥结;性寒降下,故能去火燥。主治时行热狂,六腑邪热,或上焦膈热,或下部便坚。"

番泻叶　Fānxièyè　(《饮片新参》)

番泻叶

本品为豆科植物狭叶番泻 *Cassia angustifolia* Vahl 或尖叶番泻 *Cassia acutifolia* Delile 的干燥小叶。主产于印度,我国广东省、海南省、云南省亦有栽培。通常于 9 月采收,晒干。生用。

【性味归经】　甘、苦,寒。归大肠经。

【功效】　泻热行滞,通便,利水。

【应用】

1. 热结积滞,便秘腹痛　本品苦寒降泄,既能泻下导滞,又能清泄实热。主要适用于热结积滞,便秘腹痛,亦可用于习惯性便秘及老年便秘。大多单味泡服,小剂量可起缓泻作用,大剂量则可攻下。若热结便秘,腹满胀痛较甚,可与枳实、厚朴等配伍。临床借其泻下导滞作用,用于 X 线腹部摄片及腹部、肛门疾病手术前,以清洁肠道。

2. 水肿胀满　本品能泻下行水消胀。用于腹水肿胀,可单味泡服,或与牵牛子、大腹皮配伍。

【用法用量】　煎服,2～6 g,后下。或开水泡服,1.5～3 g。

【使用注意】　孕妇及哺乳期、月经期慎用。

【文献摘录】

《饮片新参》:"泄热,利肠腑,通大便。"

芦荟　Lúhuì　(《药性论》)

芦荟

本品为百合科肉质植物库拉索芦荟 *Aloe barbadensis* Miller 叶的汁液浓缩干燥物。习称"老芦荟"。主产于南美洲北岸附近的库拉索,我国云南省、广东省、广西壮族自治区等地亦有栽培。全年可采,割取植物的叶片,收集流出的汁液,置锅内熬成稠膏,倾入容器,冷却凝固,即得。砸成小块用。

【性味归经】　苦,寒。归肝、胃、大肠经。

【功效】　泻下通便,清肝泻火,杀虫疗疳。

【应用】

1. 热结便秘　本品苦寒降泄,能泻下通便,又善清肝火。宜用于热结便秘,兼见心肝火旺,烦躁

笔记栏

失眠者,常与朱砂同用。

2. 惊痫抽搐　本品有较强的清泻肝火作用。治肝经火盛之烦躁易怒,惊痫抽搐,头晕头痛,便秘溲赤等,常配伍栀子、青黛、龙胆草等,如当归龙荟丸。

3. 小儿疳积　本品能杀虫疗疳。治虫积腹痛、脘腹胀大、面黄肌瘦的小儿疳积,常与人参、白术、使君子等同用,如肥儿丸。

4. 癣疮　取其杀虫止痒之效,外用可治癣疮,研末调敷。

【用法用量】　入丸、散服,2～5 g。外用适量,研末敷患处。

【使用注意】　脾胃虚寒,食少便溏及孕妇忌服。

【文献摘录】

《开宝本草》:"治热风烦闷,胸膈间热气,明目镇心,小儿癫痫惊风,疗五疳,杀三虫及痔病疮瘘。解巴豆毒。"

《本草汇言》:"芦荟,凉肝杀虫之药也。凡属肝脏为病,有热者,用之必无疑也。但味极苦,气极寒,诸苦寒药无出其右者。其功力主消不主补,因内热气强者可用,如内虚泄泻食少者禁之。"

第二节　润 下 药

本类药多为植物的种子或种仁,富含油脂,味甘质润,多入脾、大肠经,能润滑大肠,促使排便而不致腹泻。适用于年老津枯、产后血虚、热病伤津及失血等所致的肠燥便秘。使用时应根据不同病情,配伍其他药物,以增强疗效,如热盛津伤而便秘者,须配伍养阴药;血虚便秘者,应配伍补血药;兼气滞者,则配伍行气药。

火麻仁　Huǒmárén　（《神农本草经》）

火麻仁

本品为桑科植物大麻 *Cannabis sativa* L. 的干燥成熟种子。主产于山东省、河北省、黑龙江省等地。秋季果实成熟时采收,晒干。生用或炒用。

【性味归经】　甘,平。归脾、胃、大肠经。

【功效】　润肠通便。

【应用】

肠燥便秘　本品甘平,质润多脂,能润肠通便,且略兼滋养之力。用于老人、产妇及体弱等津血不足之肠燥便秘证,可单用煮粥服,或与郁李仁、瓜蒌仁、苏子等同用以增润肠通便之力,也可与当归、熟地黄、肉苁蓉等配伍以收养血润肠之效。若兼有燥热而便秘较甚者,常与大黄、厚朴等配伍,如麻子仁丸。

【用法用量】　煎服,10～15 g,打碎入煎。

【文献摘录】

《神农本草经》:"补中益气,久服肥健。"

《药品化义》:"麻仁,能润肠,体润能去燥,专利大肠气结便秘。凡年老血液枯燥,产后气血不顺,病后元气未复,或禀弱不能运行者皆治。"

郁李仁　Yùlǐrén　（《神农本草经》）

本品为蔷薇科植物欧李 *Prunus humilis* Bge.、郁李 *Prunus japonica* Thunb. 或长柄扁桃 *Prunus pedunculata* Maxim. 的干燥成熟种子。前两种习称"小李仁",后一种习称"大李仁"。主产于内蒙古自治区、河北省、辽宁省等地。夏、秋二季采收成熟果实,除去果肉和核壳,取出种子,干燥。生用,用时捣碎。

【性味归经】 辛、苦、甘,平。归脾、大肠、小肠经。

【功效】 润肠通便,下气利水。

【应用】

1. 肠燥便秘 本品质润多脂,润肠通便作用类似火麻仁,而药力稍强,兼行肠中气滞。治肠燥便秘,常与柏子仁、松子仁、杏仁等配伍。

2. 水肿,脚气浮肿 本品能利水消肿,用于水肿胀满,小便不利,常与桑白皮、赤小豆、紫苏叶等配伍。治脚气浮肿,可与木瓜、蚕沙等同用。

【用法用量】 煎服,6~10 g。

【使用注意】 孕妇慎用。

【文献摘录】

《神农本草经》:"主大腹水肿,面目、四肢浮肿,利小便水道。"

《药性论》:"治肠中结气,关格不通。"

《用药法象》:"专治大肠气滞,燥涩不通。"

郁李仁

松子仁 Sōngzǐrén （《开宝本草》）

本品为松科红松 *Pinus koraiensis* Sieb. et Zucc. 等的干燥成熟种仁。主产于东北地区。果实成熟后采收,去硬壳取出种仁,晒干。生用或炒用。

【性味归经】 甘,温。归肺、肝、大肠经。

【功效】 润肠通便,润肺止咳。

【应用】

1. 肠燥便秘 本品气香甘润,入大肠而有润肠通便作用,适用于津枯肠燥便秘之证,可与火麻仁、柏子仁等同用。

2. 肺燥干咳 本品质润,入肺而有润肺止咳功效。治肺燥干咳痰少,可单用煮粥服,或与胡桃仁等配伍。

【用法用量】 煎服,5~10 g。或入膏、丸。

【使用注意】 脾虚便溏及有湿痰者慎用。

【文献摘录】

《海药本草》:"主诸风,温肠胃,久服轻身延年不老。"

《本草纲目》:"润肺,治燥结咳嗽。"

松子仁

第三节 峻下逐水药

本类药物大多苦寒有毒,药力峻猛,有强烈的泻下作用,或兼能利尿,可使体内潴留的水饮通过二便排出体外,以消除肿胀。适用于全身水肿,胸腹积水及痰饮积聚等而正气未衰之证。

本类药攻伐力强,副反应大,易伤正气,且多数具有毒性,临床应用注意顾护正气,"中病即止",不可久服,必要时配伍补益药;体虚者慎用,孕妇忌用;还要注意本类药物的炮制、剂量、用法及禁忌等,以确保用药安全、有效。

笔记栏

甘遂 Gānsuì （《神农本草经》）

本品为大戟科植物甘遂 *Euphorbia kansui* T. N. Liou ex T. P. Wang 的干燥块根。主产于陕

甘遂

西省、山西省、河南省等地。春季开花前或秋末茎叶枯萎后采挖,晒干。生用或醋炙用。

【性味归经】　苦,寒。有毒。归肺、肾、大肠经。

【功效】　泻水逐饮,消肿散结。

【应用】

1. 水肿胀满,胸腹积水,痰饮积聚　本品苦寒性降,泻下逐饮力强,药后可连续泻下,使潴留水饮排出体外。凡全身水肿,大腹鼓胀,胸胁停饮而正气未衰者,均可用之。可单用研末服,或与大戟、芫花为末,枣汤送服,如十枣汤。

2. 风痰癫痫　本品有逐痰涎之功。治风痰癫痫,可将其研末,入猪心煨后,与朱砂末为丸服。

3. 疮痈肿毒　本品外用能消肿散结,治疮痈肿毒,可用甘遂末水调外敷。治乳腺肿瘤,可与青核桃枝、参三七、生甘草配伍制膏,外贴患处。

【用法用量】　入丸、散服,每次 0.5～1.5 g。外用适量,生用。内服宜醋炙,以减低毒性。

【使用注意】　孕妇禁用。不宜与甘草同用。

【文献摘录】

《神农本草经》:"主大腹疝瘕,腹满,面目浮肿,留饮宿食,破癥坚积聚,利水谷道。"

《本草汇言》:"甘遂行水气,逐留饮,散大腹蛊毒之药也……此药直达水气所结之处,乃泄水之圣药,然水结胸,非此不除。"

京大戟　Jīngdàjǐ　《神农本草经》

京大戟

本品为大戟科植物大戟 *Euphorbia pekinensis* Rupr. 的干燥根。主产于江苏省、河北省、山西省等地。秋、冬二季采挖,晒干。切厚片。生用或醋煮用。

【性味归经】　苦,寒。有毒。归肺、脾、肾经。

【功效】　泻水逐饮,消肿散结。

【应用】

1. 水肿胀满,胸腹积水,痰饮积聚　本品泻水逐饮作用类似甘遂而稍逊,多治水肿、鼓胀、胸胁停饮而正气未衰者。治水肿、鼓胀,可将京大戟与枣同煮,去大戟,食枣;或与甘遂、芫花等配伍,如十枣汤、舟车丸。治胸胁停饮,可与甘遂、白芥子配伍,如控涎丹。

2. 疮痈肿毒,瘰疬痰核　本品能消肿散结。治热毒蕴结之疮痈肿毒,可用鲜品捣烂外敷;治痰火凝聚的瘰疬痰核,可用本品与鸡蛋同煮,食鸡蛋。

【用法用量】　煎服,1.5～3 g。入丸、散服,1 g。内服宜醋制,以减低毒性。外用适量,生用。

【使用注意】　孕妇禁用。不宜与甘草同用。

【文献摘录】

《名医别录》:"主颈腋痈肿,头痛,发汗,利大小肠。"

《本草正》:"性峻利,善逐水邪痰涎,泻湿热胀满。"

附

红 大 戟

本品为茜草科植物红大戟 *Knoxia valerianoides* Thorel et Pitard 的干燥根。又名红芽大戟、广大戟。味苦,性寒。有小毒。归肺、脾、肾经。功用与京大戟相似,但京大戟偏于泻水逐饮,红大戟偏于消肿散结。煎服,1.5～3 g。入丸散服,每次 1 g。内服宜醋制。外用适量,生用。孕妇禁用。不宜与甘草同用。

芫花　Yuánhuā　《神农本草经》

本品为瑞香科植物芫花 *Daphne genkwa* Sieb. et Zucc. 的干燥花蕾。主产于河南省、安徽省、江苏省等地。春季花末开放时采收,干燥。生用或醋炙用。

芫花

【性味归经】　苦、辛,温。有毒。归肺、脾、肾经。

【功效】　泻水逐饮;外用杀虫疗疮。

【应用】

1. 水肿胀满,胸腹积水,痰饮积聚　本品泻水逐饮作用与甘遂、京大戟相似而力稍逊,善泻胸胁水饮,并能祛痰止咳。适用于胸胁停饮所致喘咳、胸胁引痛、心下痞满以及水肿,鼓胀等。常与甘遂、京大戟等配伍,如十枣汤、舟车丸。

2. 气逆咳喘　本品有泻肺祛痰止咳作用。治气逆咳喘证,可单用,或与大枣煎服。近代有用醋制芫花的粉剂及苯制芫花制成的胶囊等,防治慢性支气管炎,有良效。

3. 疥癣秃疮,痈肿,冻疮　本品外用能杀虫疗疮。适用于头疮、白秃、顽癣、痈肿、冻疮等,可单用研末,或加雄黄研末,猪脂调膏外涂。

【用法用量】　煎服,1.5～3 g。入散剂服,每次 0.6 g～0.9 g,每日 1 次。内服宜醋制,以减低毒性。外用适量,生用。

【使用注意】　孕妇禁用。不宜与甘草同用。

【文献摘录】

《神农本草经》:"主咳逆上气,喉鸣喘,咽肿短气。"

《药性论》:"治心腹胀满,去水气,利五脏寒痰,涕重如胶者……能泻水肿胀满。"

《本草纲目》:"治水饮痰澼,胁下痛。"

商陆　Shānglù　(《神农本草经》)

本品为商陆科植物商陆 *Phytolacca acinosa* Roxb. 或垂序商陆 *Phytolacca americana* L. 的干燥根。主产于河南省、安徽省、湖北省等地。秋季至次春采挖,切成块或片,晒干或阴干。生用或醋炙用。

商陆

【性味归经】　苦,寒。有毒。归肺、脾、肾、大肠经。

【功效】　逐水消肿,通利二便;外用解毒散结。

【应用】

1. 水肿胀满,二便不通　本品苦寒性降,能通利二便而逐水湿,用于治水肿、鼓胀、大便秘结、小便不利等水湿肿满实证。单用有效;或与鲤鱼、赤小豆煮食;或与泽泻、茯苓皮等同用。

2. 疮痈肿毒　本品外用有解毒消肿散结的作用。治疮痈肿毒初起,可用鲜品,酌加食盐,捣烂外敷,或煎汤熏洗。

【用法用量】　煎服,3～9 g。外用适量。内服宜醋制,以减低毒性。

【使用注意】　孕妇禁服。用药宜从小剂量开始,须饭后服用。

【文献摘录】

《神农本草经》:"主水胀,疝瘕,痹;熨除痈肿。"

《名医别录》:"疗胸中邪气,水肿,痿痹,腹满洪直,疏五脏,散水气。"

《本草纲目》:"其性下行,专于行水,与大戟、甘遂,盖异性而同功。"

牵牛子　Qiānniúzǐ　(《名医别录》)

本品为旋花科植物裂叶牵牛 *Pharbitis nil*(L.)Choisy 或圆叶牵牛 *Pharbitis purpurea*(L.)Voigt 的干燥成熟种子。全国大部分地区均产。秋末果实成熟、果壳未开裂时采割植株,晒干,打下种子。生用或炒用,用时捣碎。

【性味归经】　苦,寒。有毒。归肺、肾、大肠经。

【功效】　泻水通便,消痰涤饮,杀虫攻积。

笔记栏

【应用】

1. 水肿胀满,二便不通　本品苦寒,其性降泄,能通利二便以逐水湿,其逐水作用虽较甘遂、京大戟稍缓,但仍属峻下逐水之品。治水肿、鼓胀、二便不利者,可单用研末服,亦可与甘遂、京大戟等共用以增强泻水逐饮之力,如舟车丸。

2. 痰饮积聚,气逆喘咳　本品能泻肺气,消痰逐饮。用治肺气壅滞,痰饮积聚,气逆喘咳者,可与葶苈子、杏仁、陈皮等配伍;或与大黄、槟榔为末服。

3. 虫积腹痛　本品既能杀虫攻积,又能泻下通便以排除虫体,用治蛔虫、绦虫及虫积腹痛,可与槟榔、使君子等同用。

【用法用量】　煎服,3～6 g。入丸、散,每次 1.5～3 g。

【使用注意】　孕妇禁用。不宜与巴豆、巴豆霜同用。

【文献摘录】

《药性论》:"治痃癖气块,利大小便,除水气虚肿。落胎。"

《本草纲目》:"逐痰消饮,通大便气秘风秘,杀虫。"

巴豆霜　Bādòushuāng　（《神农本草经》）

本品为大戟科植物巴豆 *Croton tiglium* L. 的加工炮制品。主产于四川省、广西壮族自治区、云南省等地。秋季果实成熟时采收,照制霜法制霜,或取仁研细后,测定脂肪油含量,加适量的淀粉,使脂肪油含量符合规定(18.0%～20.0%),混匀,即得巴豆霜。

【性味归经】　辛,热。有大毒。归胃、大肠经。

【功效】　峻下冷积,逐水退肿,豁痰利咽;外用蚀疮。

【应用】

1. 寒积便秘　本品辛热,能峻下冷积,开通肠道闭塞。适用于寒邪食积阻滞肠道,猝然腹满胀痛、大便不通,甚至气急口噤者,可单用巴豆霜装胶囊服,或配大黄、干姜为丸服,如三物备急丸。

2. 腹水鼓胀　本品有较强的逐水退肿作用。治腹水鼓胀,可配伍杏仁为丸服。近代用本品配降矾、神曲为丸,即含巴绛矾丸,治晚期血吸虫病肝硬化腹水。

3. 喉痹痰阻　本品能祛痰涎,利咽喉以使呼吸通畅。适用于喉痹痰涎壅塞气道,呼吸急促,甚至窒息欲死者,可单用本品;近代治疗白喉及喉炎引起的喉梗阻,即用巴豆霜少许吹入喉部,引起呕吐,排除痰涎,使梗阻症状得以缓解。

4. 痈肿未溃,疥癣恶疮　本品局部外用可蚀腐肉,疗疮毒。治痈肿脓成未溃者,常与乳香、没药、木鳖子等制成膏剂外敷患处;治疥癣恶疮,可将本品与雄黄、轻粉,研末油调外涂。

【用法用量】　入丸、散,0.1～0.3 g。外用适量。

【使用注意】　孕妇禁用。不宜与牵牛子同用。

【文献摘录】

《神农本草经》:"破癥瘕结聚,坚积,留饮痰癖,大腹水胀。荡涤五脏六腑,开通闭塞,利水谷道,去恶肉。"

《本草通玄》:"巴豆禀阳刚雄猛之性,有斩关夺门之功,气血未衰,积邪坚固者,诚有神功,老羸衰弱之人,轻妄投之,祸不旋踵。巴豆、大黄,同为攻下之剂,但大黄性冷,腑病多热者宜之;巴豆性热,脏病多寒者宜之。故仲景治伤寒传里恶热者,多用大黄,东垣治五积属脏者,多用巴豆。"

附

巴　豆

本品为大戟科植物巴豆的干燥成熟果实。秋季果实成熟时采收,干燥。去皮,取净仁用。味辛,性热。有大毒。归胃、大肠经。外用蚀疮。适用于恶疮疥癣,疣痣。外用适量,研末涂患处,或捣烂以纱布包擦患。孕妇禁用。不宜与牵牛子同用。

千金子 Qiānjīnzǐ 《开宝本草》

千金子

本品为大戟科植物续随子 *Euphorbia lathyris* L. 的干燥成熟种子。主产于河北省、河南省、浙江省等地。夏、秋二季果实成熟时采收,干燥。生用或制霜用。

【性味归经】 辛,温。有毒。归肝、肾、大肠经。

【功效】 泻下逐水,破血消癥;外用疗癣蚀疣。

【应用】

1. 二便不通,水肿,痰饮 本品有峻下逐水作用,且能利尿,其性峻猛,宜用于二便不通,水肿,痰饮之实证。单用有效,或配大黄,酒水为丸服;或与防己、槟榔、葶苈子等同用。

2. 血瘀经闭,癥瘕 本品有破瘀血,消癥瘕,通经脉的作用。治瘀滞经闭,可与当归、川芎、红花等配伍;治瘀滞癥瘕痞块,可与轻粉、青黛为末,糯米饭黏合为丸服。

3. 顽癣,赘疣 本品外用有疗癣蚀疣作用,可治顽癣、疣赘及毒蛇咬伤等。

【用法用量】 多入丸、散服,1～2 g,去壳,去油用;外用适量,捣烂敷患处。千金子霜,0.5～1 g,多入丸、散服;外用适量。

【使用注意】 孕妇禁用。

本章小结

【文献摘录】

《开宝本草》:"主妇人血结月闭,癥瘕疠癣,瘀血蛊毒,鬼疰心腹痛,冷气胀满。利大小肠,除痰饮积滞,下恶滞物。"

《本草纲目》:"续随子与大戟、泽漆、甘遂茎叶相似,主疗亦相似,其功皆长于利水,惟在用之得法,亦皆要药也。"

（朱 伟 孙 琴）

笔记栏

第十二章 祛风湿药

导 学

本章介绍祛风湿药的含义、性味特点、功效和适用范围、分类、配伍以及使用注意。常用药物33味,附药3味,分祛风寒湿药、祛风湿热药、祛风湿强筋骨药三类介绍。

通过学习,掌握祛风湿药性味特点、主要功效和适用范围,了解其配伍关系及使用注意;掌握各常用药物的性味归经、主要功效和主治证、用量用法和主要配伍关系,了解其来源、产地及炮制。比较独活与羌活,独活与威灵仙,木瓜与蚕沙,秦艽、防己与络石藤的性味、功用。

凡以祛除风湿,解除痹痛,治风湿痹证为主的药物,称为祛风湿药。

祛风湿药味多辛、苦,性或温或凉,主入肝、脾、肾经,辛散祛风,苦燥除湿,故善于祛除留着于肌肉、经络、筋骨的风湿之邪。其中药性偏温者,能祛除风寒湿邪;药性偏凉者,能祛除风湿热邪,有的还兼有止痛、舒筋活络、补肝肾、强筋骨等功效。

祛风湿药以祛除风湿为主要功效,主治风湿痹证之肢体疼痛,关节不利、肿大,筋脉拘挛等。部分药物还可用于腰膝酸软、下肢痿弱等。

根据祛风湿药的药性和功效主治的不同,一般将其分为祛风寒湿药、祛风湿热药、祛风湿强筋骨药三类。

使用祛风湿药时,应根据痹证的性质、部位及病程长短的不同,选择相应的药物并作适当配伍。风寒湿痹,宜选择祛风湿散寒药,其中风邪偏盛者,宜配伍祛风、活血之品;寒邪偏盛者,宜配伍温经散寒药;湿邪偏盛者,宜配伍燥湿健脾或渗湿之品。风湿热痹,宜选择祛风湿清热药,适当配伍清热燥湿药。痹证日久,损伤肝肾或耗伤气血者,当选择祛风湿强筋骨药,并配伍补益肝肾或益气养血药。病邪入络,经络瘀滞者,当配伍活血通络药。

祛风湿药多辛香苦燥,易耗伤阴血,阴虚血亏者慎用。痹证多属慢性疾患,需长期用药治疗,为服用方便,可制成酒剂或丸剂;也可制成外敷剂型,直接用于患处。

现代研究证明,祛风湿药具有不同程度的抗炎、镇痛、解热、改善外周循环、调节机体免疫功能、抗过敏等作用,常用于风湿性关节炎、类风湿关节炎、强直性脊柱炎、坐骨神经痛、纤维组织炎、肩周炎、腰肌劳损、骨质增生及某些皮肤病等。

第一节 祛风寒湿药

本类药物味多辛苦,性温,以祛风除湿,散寒止痛为主要作用,主治风寒湿痹,肢体关节疼痛,痛有定处,遇寒加重等;经配伍亦可用于风湿热痹。

独活 Dúhuó 《神农本草经》

本品为伞形科植物重齿毛当归 *Angelica pubescens* Maxim. f. *biserrata* Shan et Yuan 的干燥

独活

根。主产于四川省、湖北省、安徽省等地。秋末或春初采挖,干燥。切片。生用。

【性味归经】 辛、苦,微温。归肾、膀胱经。

【功效】 祛风除湿,通痹止痛,解表。

【应用】

1. 风寒湿痹,腰膝疼痛 本品辛散苦燥温通,具有较强的祛风除湿,散寒止痛功效,为治风湿痹痛之要药,凡风寒湿邪所致之痹痛,无论病之新久,皆可应用。因其主入肾经,性善下行,尤长于治下部寒湿之腰膝、腿足疼痛,可与其他祛风湿药配伍以增强疗效。若痹证日久,肝肾不足,腰膝疼痛、酸软无力者,常与桑寄生、杜仲、当归等配伍,如独活寄生汤。

2. 风寒夹湿表证 本品能发散风寒湿邪而解表,治外感风寒夹湿所致的头痛头重,一身尽痛,多与羌活、川芎、防风等配伍,如羌活胜湿汤。

3. 少阴头痛 本品有较好的止痛作用,善入肾经而搜伏风,治风扰肾经,伏而不出之少阴头痛,可与细辛、川芎等同用。

【用法用量】 煎服,3~10 g。外用适量。

【使用注意】 性偏温燥,阴虚血燥者慎用。

【文献摘录】

《神农本草经》:"主风寒所击,金疮,止痛。"

《名医别录》:"疗诸贼风,百节痛风无久新者。"

《汤液本草》:"治足少阴伏风,而不治太阳,故两足寒湿,浑不能动止,非此不能治。"

威灵仙 Wēilíngxiān 《新修本草》

威灵仙

本品为毛茛科植物威灵仙 *Clematis chinensis* Osbeck、棉团铁线莲 *Clematis hexapetala* Pall. 或东北铁线莲 *Clematis manshurica* Rupr. 的干燥根和根茎。前一种主产于江苏省、安徽省、浙江省等地,应用较广;后两种主产于东北、华北等地,仅在部分地区应用。秋季采挖,晒干。切段。生用。

【性味归经】 辛、咸,温。归膀胱经。

【功效】 祛风除湿,通络止痛,软化骨鲠。

【应用】

1. 风湿痹痛 本品辛温善行,既能祛风除湿,又能通经络而止痛,为治风湿痹痛常用药。凡风湿痹痛,筋脉拘挛,屈伸不利,肢体麻木者,均可应用。可单用为末,温酒调服;或与羌活、防风、川芎等配伍。

2. 骨鲠咽喉 本品味咸,有软化骨鲠之功,治诸骨鲠喉之轻证,可单用或加砂糖、米醋煎汤,缓慢咽下,有一定疗效。

【用法用量】 煎服,6~10 g。治骨鲠可用 30~50 g。

【文献摘录】

《新修本草》:"腰肾脚膝,积聚,肠内诸冷病,积年不瘥,服之无不立效。"

《本草纲目》:"威灵仙属木,治痛风之要药也,在上下者皆宜服之,尤效。其性好走,亦可横行。"

《药品化义》:"灵仙,性猛急,善走而不守,宣通十二经络。主治风、湿、痰壅滞经络中,致成痛风走注,骨节疼痛,或肿,或麻木。"

川乌 Chuānwū 《神农本草经》

本品为毛茛科植物乌头 *Aconitum carmichaelii* Debx. 的干燥母根。主产于四川省、云南省、陕西省等地。6 月下旬至 8 月上旬采挖,晒干。生用或炮制后用。

【性味归经】 辛、苦,热。有大毒。归心、肝、肾、脾经。

川乌

【功效】　祛风除湿,温经止痛。

【应用】

1. 风寒湿痹,关节疼痛　本品辛热苦燥,长于祛风除湿,温经散寒止痛,为治风寒湿痹之佳品,尤宜于寒邪偏盛之痹痛。治寒湿侵袭,历节疼痛,不可屈伸者,常与麻黄、白芍、黄芪等配伍;治寒湿瘀血阻滞经络,筋脉挛痛、屈伸不利者,常与乳香、没药、地龙等同用,如小活络丹。

2. 心腹冷痛,寒疝疼痛　本品辛散温通,散寒止痛之力颇强,常用于阴寒内盛之心腹冷痛。治心痛彻背,背痛彻心者,常与干姜、赤石脂、蜀椒等配伍;治寒疝腹痛,手足厥冷者,可与蜂蜜同煎,如大乌头煎。

3. 跌仆伤痛　取本品止痛作用,可治跌打损伤,瘀肿疼痛,可与自然铜、没药等同用。此外,古方常用本品作为麻醉止痛药;多与蟾酥、生南星、生半夏等配伍外用。

【用法用量】　制川乌煎服,1.5~3 g,宜先煎 0.5~1 小时。生品宜外用,适量。

【使用注意】　生品内服宜慎,孕妇忌用。制川乌孕妇慎用。不宜与半夏、川贝母、浙贝母、瓜蒌、天花粉、白及、白蔹同用。

【文献摘录】

《神农本草经》:"主中风,恶风洗洗,出汗,除寒湿痹。咳逆上气,破积聚寒热。"

《长沙药解》:"乌头,温燥下行,其性疏利迅速,开通关腠,驱逐寒湿之力甚捷,凡历节、脚气、寒疝、冷积、心腹疼痛之类并有良功。"

附

草　乌

本品为毛茛科植物北乌头 *Aconitum kusnezoffii* Reichb. 的干燥块根。主产于东北、华北地区。秋季茎叶枯萎时采挖,干燥。生用或制用。本品的性能、功效、应用、用法用量、使用注意与川乌同,而毒性更强。

蕲蛇　Qíshé　(《雷公炮炙论》)

蕲蛇

本品为蝰科动物五步蛇 *Agkistrodon acutus* (Güenther)的干燥体。主产于湖北省、江西省、浙江省等地。夏、秋二季捕捉,剖腹去内脏,干燥,切段。生用或酒炙用,或以黄酒润后去骨用。

【性味归经】　甘、咸,温。有毒。归肝经。

【功效】　祛风,通络,止痉。

【应用】

1. 风湿顽痹,半身不遂　本品能外达皮肤,内走脏腑,透骨搜风,以祛内外之风邪,为治风要药,并能通经络。凡风湿痹证无不宜之,尤善治病深日久之风湿顽痹、麻木拘挛,以及中风之口眼㖞斜、半身不遂,常与防风、独活、天麻等配伍。

2. 麻风,疥癣　本品能祛风止痒,兼以毒攻毒。治麻风,多与大黄、蝉蜕、皂角刺等配伍;治疥癣,可与荆芥、薄荷、天麻等同用;治皮肤瘙痒,常与刺蒺藜、地肤子、蝉蜕等同用。

3. 小儿惊风,破伤风　本品入肝,既能祛外风,又能息内风以止痉。治小儿急慢惊风、破伤风之痉挛抽搐,常与乌梢蛇、蜈蚣等同用。

【用法用量】　煎服,3~9 g。研末吞服,每次 1~1.5 g,每日 2~3 次。或酒浸,熬膏,入丸、散服。

【使用注意】　本品性温,阴虚血热者慎用。

【文献摘录】

《雷公炮炙论》:"治风,引药至于有风疾处。"

《开宝本草》:"主中风湿痹不仁,筋脉拘急,口面㖞斜,半身不遂,骨节疼痛,脚弱不能久立,暴风瘙痒,大风疥癞。"

《本草纲目》:"能透骨搜风,截惊定搐,为风痹、惊搐、癫癣恶疮要药。取其内走脏腑,外彻皮肤,

笔记栏

无处不到也。凡服蛇酒药,切忌见风。"

附

金 钱 白 花 蛇

本品为眼镜蛇科银环蛇 *Bungarus multicinctus* Blyth 的幼蛇干燥体。主产于长江以南各地。夏、秋二季捕捉,剖腹去内脏,干燥。切段。其性味、归经、功效、应用与蕲蛇相似而力较强。煎服,2~5 g。研粉吞服1~1.5 g。

乌梢蛇 Wūshāoshé (《药性本草》)

乌梢蛇

本品为游蛇科动物乌梢蛇 *Zaocys dhumnades* (Cantor) 的干燥体。全国大部分地区有分布。夏、秋二季捕捉。剖腹去内脏,干燥。切段。生用、酒炙或黄酒闷透,除去皮骨用。

【性味归经】 甘,平。归肝经。

【功效】 祛风,通络,止痉。

【应用】

1. 风湿顽痹,半身不遂 本品性走窜,能搜风邪,通经络,利关节,风湿痹痛无论寒热均可用之,尤善治风湿顽痹,麻木拘挛。偏寒者,可与桂枝、威灵仙等同用;偏热者,可与秦艽、防己等同用。治中风口眼㖞斜,半身不遂,可与防风、地龙、当归等同用。

2. 麻风,疥癣 本品善祛风止痒。治麻风,可单用或与苦参、白鲜皮、大风子等配伍;治疥癣,皮肤瘙痒,可与地肤子、苦参、刺蒺藜等配伍。

3. 小儿惊风,破伤风 本品入肝经,有祛风定惊止痉之功。治小儿急慢惊风、破伤风之痉挛抽搐,常与蕲蛇、蜈蚣等同用。

【用法用量】 煎服,6~12 g。研末服,每次2~3 g。或入丸剂、酒浸服。外用适量。

【文献摘录】

《开宝本草》:"主诸风瘙瘾疹,疥癣,皮肤不仁,顽痹诸风。"

《本草纲目》:"功与白花蛇同而性善无毒。"

附

蛇 蜕

本品为游蛇科动物黑眉锦蛇 *Elaphe taeniura* Cope、锦蛇 *Elaphe carinata* (Guenther) 或乌梢蛇 *Zaocys dhumnades* (Cantor) 等脱下的干燥表皮膜。全国各地均产。春末夏初或冬初收集,干燥。味咸、甘,性平。归肝经。能祛风,定惊,退翳,解毒。用于小儿惊风,抽搐痉挛,翳障,喉痹,疔肿,皮肤瘙痒。煎服2~3 g。研末吞服,每次0.3~0.6 g。外用适量。孕妇忌用。

木瓜 Mùguā (《名医别录》)

木瓜

本品为蔷薇科植物贴梗海棠 *Chaenomeles speciosa* (Sweet) Nakai 的干燥近成熟果实。主产于安徽省、四川省、湖北省等地。安徽宣城产者称"宣木瓜",质量较好。夏、秋二季果实绿黄时采摘,晒干。切片。生用。

【性味归经】 酸,温。归肝、脾经。

【功效】 舒筋活络,和胃化湿。

【应用】

1. 风湿痹痛,筋脉拘挛 本品味酸入肝,有较好的舒筋活络作用,且能化湿,为治湿痹,筋脉拘挛之要药,亦可用于腰膝关节酸重疼痛。治风寒湿痹,日久不愈,常与威灵仙、川芎、蕲蛇等配伍;治筋急项强,不可转侧,常与乳香、没药、生地黄等同用。

2. 脚气水肿 本品能化湿舒筋。治感受风湿,脚气肿痛不可忍者,可与吴茱萸、槟榔、苏叶等同用。

3. 吐泻转筋 本品既能化湿和中而止吐泻,又能舒筋活络而缓挛急,为治湿浊中阻,吐泻转筋之要药。偏寒者,可与吴茱萸、茴香、紫苏等同用;偏热者,可与蚕沙、薏苡仁、黄连等同用。

此外,本品有消食之功,可用治消化不良;能生津止渴,可用治津伤口渴。

【用法用量】 煎服,6~9 g。

【使用注意】 胃酸过多者不宜服用。

【文献摘录】

《名医别录》:"主湿痹邪气,霍乱大吐下,转筋不止。"

《日华子本草》:"止吐泻,奔豚及脚气水肿,冷热痢,心腹痛,疗渴,呕逆,痰唾等。"

蚕沙

蚕沙 Cánshā (《名医别录》)

本品为蚕蛾科昆虫家蚕 *Bombyx mori* Linnaeus 幼虫的干燥粪便。育蚕地区皆产,以江苏省、浙江省、四川省等地产量最多。6~8 月收集,以二眠到三眠时的粪便为主,晒干。生用。

【性味归经】 甘、辛,温。归肝、脾、胃经。

【功效】 祛风湿,和胃化湿。

【应用】

1. 风湿痹痛 本品祛风除湿,舒筋活络作用缓和。治风寒湿痹,可与独活、威灵仙等配伍;治风湿热痹,可与防己、秦艽等同用。

2. 吐泻转筋 本品入脾胃,能化湿和胃以止吐泻,又善舒筋以缓筋挛拘急。治湿浊中阻之吐泻转筋,常与木瓜、吴茱萸、薏苡仁等同用。

3. 风疹、湿疹瘙痒 本品能祛风除湿,止痒。治风疹、湿疹瘙痒,可单用煎汤外洗;或与白鲜皮、地肤子、蝉蜕等配伍。

【用法用量】 煎服,5~15 g,布包入煎。外用适量。

【文献摘录】

《名医别录》:"主肠鸣,热中,消渴,风痹,瘾疹。"

《本草拾遗》:"去风,缓诸节不随,皮肤顽痹,腹内宿冷,冷血,瘀血,腰脚疼冷……主偏风筋骨瘫缓,手足不随,及腰脚软,皮肤顽痹。"

徐长卿 Xúchángqīng (《神农本草经》)

本品为萝藦科植物徐长卿 *Cynanchum paniculatum* (Bge.)Kitag. 的干燥根及根茎。主产于江苏省、安徽省、河北省等地。秋季采挖,阴干。切段。生用。

【性味归经】 辛,温。归肝、胃经。

【功效】 祛风除湿,止痛,止痒。

【应用】

1. 风湿痹痛 本品辛温,能祛风除湿,又善止痛,治风寒湿痹,关节疼痛、筋脉拘挛,可与独活、木瓜、威灵仙等同用。

2. 胃痛,牙痛,腰痛,跌仆伤痛,痛经 本品有较好的止痛作用,故常用于各种痛证。治寒凝气滞,胃痛胀满,可与高良姜、木香、延胡索等配伍;治牙痛,可与细辛、花椒同用;治跌打损伤,瘀血肿痛,可与红花、乳香、没药等配伍;治气血瘀滞,痛经,可与香附、当归、川芎等同用。近年来也有用于手术后疼痛、癌肿疼痛等。

3. 风疹,湿疹 本品能祛风、除湿、止痒。治风疹湿疹,瘙痒不止,可单用内服或外洗,也可与防风、苦参、白鲜皮等同用。

【用法用量】 煎服,3～12 g,宜后下。外用适量。

【使用注意】 孕妇慎用。

【文献摘录】

《神农本草经》:"主蛊毒,疫疾,邪恶气,温疟。"

《生草药性备要》:"浸酒,除风湿。"

《简易草药》:"治跌打损伤,筋骨疼痛。"

伸筋草 Shēnjīncǎo （《本草拾遗》）

伸筋草

本品为石松科植物石松 *Lycopodium japonicum* Thunb. 的干燥全草。主产于浙江省、湖北省、江苏省等地。夏、秋二季茎叶茂盛时采收,晒干。切段。生用。

【性味归经】 微苦、辛,温。归肝、脾、肾经。

【功效】 祛风除湿,舒筋活络。

【应用】

1. 风寒湿痹 本品辛散苦燥,温通祛寒,能祛风除湿,舒筋活络。治风寒湿痹,关节酸痛,屈伸不利,可与威灵仙、木瓜、独活等同用;治肢体软弱,肌肤麻木,可与鸡血藤、木瓜、五加皮等配伍。

2. 跌打损伤 本品辛能行散,有舒筋活血,消肿止痛之功。治跌打损伤,瘀血肿痛,可与苏木、土鳖虫、红花等同用。

【用法用量】 煎服,3～12 g。外用适量。

【使用注意】 孕妇及月经过多者慎用。

【文献摘录】

《本草拾遗》:"主久患风痹,脚膝疼冷,皮肤不仁,气力衰弱。"

《滇南本草》:"其性走而不守,其用沉而不浮,得槟榔良。"

寻骨风 Xúngǔfēng （《植物名实图考》）

本品为马兜铃科植物绵毛马兜铃 *Aristolochia mollissima* Hance 的干燥根茎或全草。主产于河南省、江苏省、江西省等地。夏、秋二季采收,晒干。切段。生用。

【性味归经】 辛、苦,平。归肝经。

【功效】 祛风除湿,通络止痛。

【应用】

风湿痹痛,跌打损伤 本品辛散苦燥,能祛风除湿,通络止痛。凡是风湿痹痛,不论寒热,皆可配合应用。治风寒湿痹,肢体疼痛,麻木,可与独活、羌活、威灵仙等同用;治风湿热痹,关节红肿热痛,可与忍冬藤、秦艽、络石藤等同用。若跌打损伤,瘀滞肿痛,可单用煎服或配伍乳香、没药、当归同用。

此外,本品还可用治胃痛、牙痛。

【用法用量】 煎服,6～15 g。外用适量。

【使用注意】 本品含马兜铃酸,具有肾毒性,故不宜大量或长期服用,肾病患者忌服。

【文献摘录】

《饮片新参》:"散风痹,通络,治骨节痛。"

《分类草药性》:"治跌打损伤,风湿麻木,筋骨疼痛。"

松节 Sōngjié （《名医别录》）

本品为松科植物油松 *Pinus tabuliefomis* Carr. 或马尾松 *Pinus massoniana* Lamb. 的干燥瘤状

节或分枝节。全国大部分地区均产。全年可采。锯取后阴干。切片或小段。生用。

松节

【性味归经】　苦、辛,温。归肝、肾经。

【功效】　祛风除湿,通络止痛。

【应用】

1. 风寒湿痹,历节风痛,转筋挛急　本品辛散苦燥温通,能祛风除湿,通络止痛。性偏温燥,对寒湿偏盛之风湿痹痛尤为适宜。治风寒湿痹,历节风痛,转筋挛急,可单用浸酒服,或与独活、牛膝、川芎等配伍。

2. 跌打伤痛　本品能通经络止痛。治跌打损伤,瘀肿疼痛,常与乳香、没药、红花等同用。

【用法用量】　煎服,9～15 g。外用适量。

【使用注意】　阴虚血燥者慎用。

【文献摘录】

《名医别录》:"主百节久风,风虚,脚痹疼痛。"

《本草汇言》:"松节,气温性燥,如足膝筋骨,有风有湿,作痛作酸,痿弱无力者,用此立痊。倘阴虚髓乏,血燥有火者,宜斟酌用之。"

海风藤　Hǎifēngténg　（《本草再新》）

海风藤

本品为胡椒科植物风藤 *Piper kadsura* (Choisy) Ohwi 的干燥藤茎。主产于中国广东省、福建省、台湾地区等地。夏、秋二季采割,晒干。切片。生用。

【性味归经】　辛、苦,微温。归肝经。

【功效】　祛风湿,通经络,止痹痛。

【应用】

1. 风寒湿痹　本品辛散苦燥温通,功能祛风湿、通经络、止痹痛。治风寒湿痹,肢节疼痛,筋脉拘挛,屈伸不利,可与独活、威灵仙、当归等同用。

2. 跌打损伤　本品能通络止痛,治跌打损伤,瘀肿疼痛,可与三七、桃仁、红花等同用。

【用法用量】　煎服,6～12 g。外用适量。

【文献摘录】

《本草再新》:"行经络,和血脉,宽中理气,下湿除风,理腰脚气,治疝,安胎。"

《浙江中药手册》:"宣痹化湿,通络疏筋。治腿膝痿痹,关节疼痛。"

青风藤　Qīngfēngténg　（《本草纲目》）

青风藤

本品为防己科植物青藤 *Sinomenium acutum* (Thunb.) Rehd. et Wils. 和毛青藤 *Sinomenium acutum* (Thunb.) Rehd. et Wils. var. *cinereum* Rehd. et Wils. 的干燥藤茎。主产于长江流域及其以南各地。秋末冬初采割,晒干。切片。生用。

【性味归经】　苦、辛,平。归肝、脾经。

【功效】　祛风湿,通经络,利小便。

【应用】

1. 风湿痹痛　本品辛散苦燥,能祛风湿,通经络。治风湿痹痛,关节肿胀。单用有效,或与大血藤、防风、桂枝等配伍;腰膝痛者,可配伍独活、牛膝等;肩臂痛者,可配伍姜黄、羌活等。

2. 水肿,脚气　本品又能利小便。治水肿,可与白术、茯苓等同用;治脚气肿痛,可配伍吴茱萸、木瓜等。

此外,本品尚可用于胃痛、皮肤瘙痒。

【用法用量】　煎服,6～12 g。外用适量。

笔记栏

【文献摘录】

《本草纲目》:"治风湿流注,历节鹤膝,麻痹瘙痒,损伤疮肿。入药酒中用。"

《本草汇言》:"清风藤,散风寒湿痹之药也,能舒筋活血,正骨利髓,故风病软弱无力,并劲强偏废之证,久服常服,大建奇功。"

丁公藤 Dīnggōngténg (《常用中草药手册》)

丁公藤

本品为旋花科植物丁公藤 *Erycibe obtusifolia* Benth. 或光叶丁公藤 *Erycibe schmidtii* Craib 的干燥藤茎。主产于广东省、广西壮族自治区、海南省等地。全年均可采收。切段或片,晒干。生用。

【性味归经】 辛,温。有小毒。归肝、脾、胃经。

【功效】 祛风除湿,消肿止痛。

【应用】

1. 风湿痹痛,半身不遂 本品辛散温通,善能祛风除湿,消肿止痛。治风寒湿痹,半身不遂,可单用酒水各半煎服;或与桂枝、羌活、当归等配伍。

2. 跌打损伤 本品能消肿止痛。治跌打损伤,瘀肿疼痛,可与三七、红花、乳香等配伍。

【用法用量】 3~6 g,用于配制药酒,内服或外搽。

【使用注意】 本品辛温有毒,有强烈的发汗作用,虚弱者慎用;孕妇禁用。

【文献摘录】

《常用中草药手册》:"解表发汗,祛风湿,除痹痛,消肿止痛。治风湿痹痛、半身不遂、跌打肿痛。"

穿山龙 Chuānshānlóng (《东北药用植物志》)

穿山龙

本品为薯蓣科植物穿龙薯蓣 *Dioscorea nipponica* Makino 的干燥根茎。全国大部分地区均产。春、秋二季采收,晒干。切厚片。生用。

【性味归经】 甘、苦,温。归肝、肾、肺经。

【功效】 祛风除湿,舒筋通络,活血止痛,止咳平喘。

【应用】

1. 风湿痹证,关节肿胀,疼痛麻木 本品功善祛风除湿,活血通络。治风湿痹痛,关节肿胀,腰腿疼痛,肢体麻木,可单用水煎或酒浸服,或与独活、威灵仙等同用。

2. 跌打损伤 本品有活血止痛之功。治跌打损伤,常与红花、川芎、乳香等配伍。

3. 咳嗽气喘 本品味苦降泄,入肺经,能止咳平喘。治咳喘痰多,偏寒者,可与杏仁、陈皮、半夏等同用;偏热者,可与瓜蒌、杏仁、枇杷叶等配伍。

【用法用量】 煎服,9~15 g。也可制成酒剂用。

【文献摘录】

《东北药用植物志》:"舒筋活血,治腰腿疼痛,筋骨麻木。"

《陕西中草药》:"治咳嗽,风湿性关节炎,大骨节病关节痛,消化不良,疟疾,跌打损伤,痈肿恶疮。"

昆明山海棠 Kūnmíngshānhǎitáng (《滇南本草》)

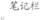

笔记栏

本品为卫矛科植物昆明山海棠 *Tripterygium hypoglaucum*(Levl.)Hutch. 的干燥根。主产于四川省、云南省、贵州省等地。秋季采挖,切片,晒干。生用。

昆明山
海棠

【性味归经】　苦、辛,微温。有大毒。归肝、脾、肾经。

【功效】　祛风除湿,活血止痛,续筋接骨。

【应用】

1. 风湿痹痛　本品辛散苦燥温通,可祛风湿,通经络而止痛。治风寒湿痹日久,关节肿痛麻木,单用酒浸、煎服,或与鸡血藤等配伍。

2. 跌打损伤,骨折　本品辛散苦泄,能活血通络,消肿止痛,续筋接骨。治跌打损伤,骨折肿痛,可单用外敷,或与天南星、半夏、川芎等同用。

【用法用量】　煎服,6～15 g,宜先煎。或酒浸服。外用适量。

【使用注意】　孕妇及体弱者忌服。

【文献摘录】

《滇南本草》:"治筋骨疼痛,风湿寒痹,麻木不仁,瘫痪痿软,湿气流痰。"

路路通　Lùlùtōng　《《本草纲目拾遗》》

路路通

本品为金缕梅科植物枫香树 *Liquidambar formosana* Hance 的干燥成熟果序。全国大部分地区均产。冬季果实成熟后采收,干燥。生用。

【性味归经】　苦,平。归肝、肾经。

【功效】　祛风活络,利水消肿,通经下乳。

【应用】

1. 风湿痹痛,中风半身不遂　本品能祛风湿,通经络。治风湿痹痛、肢麻拘挛,无论寒热虚实皆宜,可与伸筋草、络石藤、秦艽等同用;治气血瘀滞,脉络痹阻,中风半身不遂者,可与黄芪、川芎、红花等同用。

2. 水肿胀满　本品味苦降泄,能利水消肿。治水肿胀满,可与猪苓、泽泻、白术等同用。

3. 经行不畅,经闭,乳汁不通　本品能通经脉,下乳汁。治气滞血瘀的经行不畅或经闭,可与当归、川芎、益母草等同用;治乳汁不通,乳房胀痛,可与穿山甲、王不留行等配伍。

此外,本品还能祛风止痒,治风疹瘙痒,可与地肤子、刺蒺藜、苦参等同用。

【用法用量】　煎服,5～10 g。外用适量。

【文献摘录】

《本草纲目拾遗》:"辟瘴却瘟,明目,除湿,舒筋络拘挛,周身痹痛,手脚及腰痛,焚之嗅其烟气皆愈。""其性大能通十二经穴,故《救生苦海》治水肿胀满服之,以其能搜逐伏水也。"

《中药志》:"通经利水,除湿热痹痛。治月经不调。"

第二节　祛风湿热药

本类药物味多辛苦,性偏寒凉,入肝、脾、肾经,以祛风除湿,通络止痛,清热消肿为主要作用,主治风湿热痹,关节红肿热痛,筋脉拘挛,屈伸不利等。经配伍亦可用于风寒湿痹。

秦艽　Qínjiāo　《《神农本草经》》

笔记栏

本品为龙胆科植物秦艽 *Gentiana macrophylla* Pall. 、麻花秦艽 *Gentiana straminea* Maxim. 、粗茎秦艽 *Gentiana crassicaulis* Duthie ex Burk. 或小秦艽 *Gentiana dahurica* Fisch. 的干燥根。前三种按性状不同分别习称"秦艽"和"麻花艽",后一种习称"小秦艽"。主产于甘肃省、陕西省、内蒙古自治区等地。春、秋二季采挖,晒干。切片。生用。

秦艽

【性味归经】 辛、苦,平。归胃、肝、胆经。

【功效】 祛风湿,止痹痛,清湿热,退虚热。

【应用】

1. 风湿痹证 本品辛散苦泄,质润而不燥,为风药中之润剂。凡风湿痹痛,筋脉拘挛,骨节酸痛,无问寒热新久均可配伍应用。因其性平而偏寒,兼有清热作用,故以热痹尤宜,常与防己、忍冬藤、络石藤等同用。治风寒湿痹,常与川乌、羌活、川芎等同用。

2. 中风半身不遂 本品能祛风邪,舒筋络而利关节。治中风半身不遂,口眼㖞斜,四肢拘急,舌强不语等,可单用大量水煎服,或与升麻、防风、葛根等同用;治血虚中风,可与当归、熟地黄、白芍等配伍。

3. 湿热黄疸 本品苦以降泄,能清利肝胆湿热而退黄疸,治湿热蕴结肝胆之黄疸,可单用,或与茵陈、栀子、大黄等同用。

4. 骨蒸潮热,小儿疳积发热 本品能退虚热,除骨蒸。治骨蒸潮热,常与知母、地骨皮、鳖甲等配伍,如秦艽鳖甲散;治小儿疳积发热,可与银柴胡、胡黄连等同用。

【用法用量】 煎服,3~10 g。

【文献摘录】

《神农本草经》:"主寒热邪气,寒湿风痹,肢节痛,下水,利小便。"

《名医别录》:"疗风,无问新久,通身挛急。"

防己 Fángjǐ （《神农本草经》）

防己

本品为防己科植物粉防己 Stephania tetrandra S. Moore 的干燥根。习称"汉防己"。主产于浙江省、安徽省、江西省等地。秋季采挖,干燥。切厚片。生用。

【性味归经】 苦,寒。归膀胱、肺经。

【功效】 祛风止痛,利水消肿。

【应用】

1. 风湿痹痛 本品苦寒降泄,既能祛风除湿止痛,又能清热。对风湿痹证湿热偏盛,肢体酸重、关节红肿疼痛,及湿热身痛者尤宜,常配伍薏苡仁、滑石、蚕沙等。若风寒湿痹之关节冷痛,可与附子、麻黄、肉桂等同用。

2. 水肿,小便不利,脚气肿痛 本品苦寒降泄,能清热利水,泄下焦膀胱湿热。治下焦湿热壅盛的水肿,小便不利,常与椒目、葶苈子、大黄配伍;治风水脉浮,身重汗出恶风者,可与黄芪、白术、甘草等同用;治一身肌肤悉肿、小便短少之皮水证,可与茯苓、黄芪、桂枝等配伍;治脚气肿痛,则与木瓜、牛膝、桂枝等同用。

3. 湿疹疮毒 本品苦以燥湿,寒以清热,治湿疹疮毒,可与苦参、金银花等配伍。

【用法用量】 煎服,5~10 g。

【使用注意】 本品苦寒较甚,易伤胃气,胃纳不佳及阴虚体弱者慎用。

【文献摘录】

《神农本草经》:"主风寒湿证,热气诸痫,除邪,利大小便。"

《名医别录》:"疗水肿、风肿,去膀胱热,伤寒寒热邪气,中风手脚挛急,止泄,散痈肿恶结。"

豨莶草 Xīxiāncǎo （《新修本草》）

笔记栏

本品为菊科植物豨莶 Siegesbeckia orientalis L.、腺梗豨莶 Siegesbeckia pubescens Makino 或毛梗豨莶 Siegesbeckia glabrescens Makino 的干燥地上部分。我国大部地区均产,以湖南省、湖北省、江苏省等地产量较大。夏、秋二季花开前及花期均可采割,晒干。切段。生用,或加黄酒蒸制用。

【性味归经】　辛、苦，寒。归肝、肾经。

【功效】　祛风湿，利关节，解毒。

【应用】

1. 风湿痹痛，中风半身不遂　本品辛散苦燥，能祛筋骨间风湿，通经络，利关节。生用性寒，宜于风湿热痹，常与臭梧桐同用，如豨桐丸；黄酒制后寒性大减，用治风寒湿痹，腰膝酸痛、筋骨无力或中风半身不遂，可单用为丸，或与防风、当归、地龙等同用。

2. 疮痈肿毒，风疹，湿疮　本品辛能散风，生用苦寒能清热解毒，祛除湿热。治疮痈肿毒，红肿热痛者，可与蒲公英、野菊花等配伍；治风疹、湿疮，可单用内服或外洗，也可与白蒺藜、地肤子、白鲜皮等配伍。

此外，本品有一定的降压作用，可用治高血压。

【用法用量】　煎服，9～12 g。外用适量。治风湿痹痛，半身不遂宜制用；治疮痈、风疹湿疮宜生用。

【文献摘录】

《新修本草》："主金疮，止痛，断血，生肉，除诸恶疮，消浮肿。"

《本草纲目》："治肝肾风气，四肢麻痹，骨痛膝弱，风湿诸疮。"

豨莶草

臭梧桐　Chòuwútóng　《本草图经》

臭梧桐

本品为马鞭草科植物海州常山 *Clerodendron trichotomum* Thumb. 的干燥嫩枝和叶。主产于江苏省、安徽省、浙江省等地。夏季尚未开花时采收，晒干。切段。生用。

【性味归经】　辛、苦、甘，凉。归肝经。

【功效】　祛风湿，通经络，平肝。

【应用】

1. 风湿痹证，中风半身不遂　本品辛散苦燥，能祛风湿，通经络。治风湿痹痛，四肢麻木、半身不遂，可单用，或与豨莶草配伍，如豨桐丸；治中风口眼㖞斜，半身不遂，可与防风、地龙、当归等同用。

2. 风疹，湿疮　本品辛能散风，苦燥除湿，治风疹、湿疮等皮肤瘙痒，可单用煎洗或外敷，或与苦参、地肤子、白鲜皮等同用。

3. 肝阳上亢，头痛眩晕　本品性凉入肝，能凉肝平肝。治肝阳上亢，头痛眩晕，可与钩藤、菊花、夏枯草等同用。现代临床也用于高血压的治疗。

【用法用量】　煎服，5～15 g。用于高血压不宜久煎。研末服，每次 3 g。外用适量。

【文献摘录】

《本草图经》："治疟。"

《本草纲目拾遗》："洗鹅掌风，一切疮疥，煎汤洗汗斑……并治一切风湿，止痔肿，煎酒服。治臁疮，捣烂作饼，加桐油贴。"

络石藤　Luòshíténg　《神农本草经》

本品为夹竹桃科植物络石 *Trachelospermum jasminoides*（Lindl.）Lem. 的干燥带叶藤茎。主产于浙江省、江苏省、湖北省等地。冬季至次春采割，晒干。切段。生用。

【性味归经】　苦，微寒。归心、肝、肾经。

【功效】　祛风通络，凉血消肿。

【应用】

1. 风湿热痹　本品味苦燥湿，微寒清热，能祛风通络，清热消肿。治风湿热痹，筋脉拘挛，腰膝

笔记栏

酸痛。可单用,或与忍冬藤、秦艽、地龙等同用。

2. 喉痹,痈肿 本品入心肝血分,能清热凉血,利咽消肿。治热毒壅盛之咽喉肿痛,可单用水煎,慢慢含咽,或与金银花、牛蒡子、连翘等配伍;治痈肿疮毒,可与皂角刺、瓜蒌、乳香等同用。

3. 跌仆损伤 本品能凉血消肿,通络止痛。治跌仆损伤,瘀滞肿痛,可与乳香、没药、红花等同用。

【用法用量】 煎服,6～12 g。

【文献摘录】

《神农本草经》:"主风热死肌,痈伤,口干舌焦,痈肿不消,喉舌肿闭,水浆不下。"

《本草纲目》:"气味平和,其功主筋骨关节风热痈肿。"

《要药分剂》:"络石之功,专于舒筋活络。凡病人筋脉拘挛,不易屈伸者,服之无不效,不可忽之也。"

络石藤

桑枝 Sāngzhī （《本草图经》）

本品为桑科植物桑 *Morus alba* L. 的干燥嫩枝。主产于江苏省、河南省、山东省等地。春末夏初采收,晒干,或趁鲜切片,晒干。生用或炒用。

【性味归经】 微苦,平。归肝经。

【功效】 祛风湿,利关节。

【应用】

风湿痹证,肩臂、关节酸痛麻木 本品性平,能祛风湿,通经络,达四肢,利关节,对于痹证,无问新久寒热均可应用,尤宜于风湿热痹,肩臂、关节酸痛麻木者。因单用力弱,故多随证配伍其他药物,如偏寒者,配桂枝、威灵仙等;偏热者,配防己、络石藤、忍冬藤等;偏气血虚者,配黄芪、鸡血藤、当归等。

【用法用量】 煎服,9～15 g。外用适量。

【文献摘录】

《本草图经》:"《近效方》云:疗遍体风痒干燥,脚气风气,四肢拘挛,上气,眼晕,肺气嗽,消食,利小便。"

《本草纲目》:"煎药用桑者,取其能利关节,除风寒湿痹诸痛也。"

《本草汇言》:"去风气挛痛。"

桑枝

海桐皮 Hǎitóngpí （《海药本草》）

本品为豆科植物刺桐 *Erythrina variegata* L. 或乔木刺桐 *Erythrina* arborescens Roxb. 的干皮或根皮。刺桐主产于广东省、广西壮族自治区、福建省等地;乔木刺桐主产于云南省、四川省、贵州省等地。夏、秋二季剥取树皮,晒干。切丝。生用。

【性味归经】 苦、辛,平。归肝经。

【功效】 祛风湿,通络止痛,杀虫止痒。

【应用】

1. 风湿痹证 本品辛散苦燥,主入肝经,能祛风湿,通络止痛。治风湿痹痛,四肢拘挛,腰膝酸痛,或麻痹不仁,常与薏苡仁、牛膝、五加皮等同用。

2. 疥癣,湿疹 本品能祛风除湿,杀虫止痒。治疥癣、湿疹等皮肤瘙痒,单用或配伍蛇床子、苦参、黄柏等煎汤外洗或内服。

【用法用量】 煎服,5～15 g。或浸酒服。外用适量。

海桐皮

笔记栏

【文献摘录】

《海药本草》："主腰脚不遂，顽痹腿膝疼痛，霍乱，赤白泻痢，血痢，疥癣。"

《本草纲目》："能行经络，达病所，又入血分及去风杀虫。"

雷公藤 Léigōngténg （《本草纲目拾遗》）

雷公藤

本品为卫矛科植物雷公藤 *Tripterygium wilfordii* Hook. f. 的干燥根或根的木质部。主产于福建省、浙江省、安徽省等地。秋季挖取根部，晒干，或去皮晒干。切厚片。生用。

【性味归经】　苦、辛，寒。有大毒。归肝、肾经。

【功效】　祛风除湿，活血通络，消肿止痛，杀虫解毒。

【应用】

1. 风湿顽痹　本品有较强的祛风除湿，通络止痛，活血消肿之功，为治风湿顽痹之要药。因药性苦寒，故尤宜于关节红肿热痛，肿胀难消，功能受限，甚至关节变形者。可单用内服或外敷，或与威灵仙、独活、当归等同用。

2. 麻风病，顽癣，湿疹，疥疮　本品苦燥除湿止痒，杀虫攻毒，对多种皮肤病皆有效。治麻风，可单用水煎服，或配金银花、黄柏、当归等；治顽癣，可单用为末调涂，或以其鲜叶捣烂擦患处，或配伍防风、荆芥、白蒺藜等；治湿疹，可与苦参、白鲜皮等同用。

此外，现代也用治肾小球肾炎、肾病综合征、红斑狼疮、口眼干燥综合征、白塞病等。

【用法用量】　煎服，去皮根木质部分 10～25 g，带皮根 10～12 g，文火煎 1～2 小时。研粉装胶囊服，每次0.5～1.5 g，每日 3 次。外用适量，捣烂或研粉敷，或制成软膏、酊剂涂擦。外敷不可超过半小时，否则起泡。

【使用注意】　本品有大毒，内服宜慎。孕妇、体虚弱者忌用。凡有心、肝、肾器质性病变及白细胞减少者慎服。

【文献摘录】

《本草纲目拾遗》："蒸酒服，治风气。"

《中国药用植物志》："舒筋活血，祛风除湿。主治风湿性关节炎，跌打损伤。"

老鹳草 Lǎoguàncǎo （《滇南本草》）

老鹳草

本品为牻牛儿苗科植物牻牛儿苗 *Erodium stephanianum* Willd.、老鹳草 *Geranium wilfordii* Maxim. 或野老鹳草 *Geranium carolimianum* L. 的干燥地上部分。前者习称"长嘴老鹳草"，后者习称"短嘴老鹳草"。全国大部分地区均产。夏、秋二季果实近成熟时采割。晒干。切段。生用。

【性味归经】　辛、苦，平。归肝、肾、脾经。

【功效】　祛风湿，通经络，止泻痢。

【应用】

1. 风湿痹痛，麻木拘挛，筋骨酸痛　本品辛能行散，苦能燥湿，有较好的祛风湿，通经络作用。治风湿痹痛，麻木拘挛、筋骨酸痛，可单用水煎或熬膏服用，或与威灵仙、独活、当归等同用。

2. 泄泻痢疾　本品能清热解毒而止泻痢。治湿热、热毒所致之泄泻、痢疾，可单用或与黄连、秦皮等同用。

【用法用量】　煎服，9～15 g。

【文献摘录】

《滇南本草》："祛诸风皮肤发痒……治筋骨疼痛，风痰痿软，手足筋挛麻木，利小便，泻膀胱积热，攻散诸疮肿，退痨热发烧，治风火牙疼，疥癞痘疹等。"

《本草纲目拾遗》："去风，疏经，活血，健筋骨，通络脉。治损伤，痹证，麻木，皮风，浸酒常饮。"

笔记栏

丝瓜络 Sīguāluò 《《本草纲目》）

丝瓜络

本品为葫芦科植物丝瓜 Luffa cylindrica（L.）Roem. 的干燥成熟果实的维管束。我国各地均有栽培。夏、秋二季果实成熟、果皮变黄、内部干枯时采摘，除去外皮及果肉，洗净，晒干，除去种子。切段。生用。

【性味归经】　甘，平。归肺、胃、肝经。

【功效】　祛风，通络，活血，下乳。

【应用】

1. 风湿痹痛，筋脉拘挛　本品能祛风通络，但药力平和，多入复方中使用。治风湿痹痛，筋脉拘挛、肢体麻木，可与防风、秦艽、鸡血藤等同用。

2. 胸胁胀痛　本品有活血通络之功。治气血瘀滞之胁肋胀痛，可与柴胡、郁金、香附等同用。

3. 乳汁不通，乳痈肿痛　本品善通乳络。治产后乳少或乳汁不通，常与王不留行、路路通等同用；治乳痈肿痛，常配伍蒲公英、金银花、浙贝母等。

【用法用量】　煎服，5～12 g。外用适量。

【文献摘录】

《本草纲目》："能通人脉络脏腑，而祛风解毒，消肿化痰，祛痛杀虫，及治诸血病也。"

《本草再新》："通经络，和血脉，化痰顺气。"

第三节　祛风湿强筋骨药

本类药物味多苦甘，性温或平，主入肝肾经，以祛风湿，补肝肾，强筋骨为主要作用。主治风湿痹证日久，肝肾虚损，腰膝酸软，筋骨无力等；也可用于肾虚腰痛，筋骨不健者。

五加皮 Wǔjiāpí 《《神农本草经》）

五加皮

本品为五加科植物细柱五加 Acanthopanax gracilistylus W. W. Smith 的干燥根皮。习称"南五加皮"。主产于湖北省、河南省、安徽省等地。夏、秋二季采挖根部，剥取根皮，晒干。切厚片。生用。

【性味归经】　辛、苦，温。归肝、肾经。

【功效】　祛风除湿，补益肝肾，强筋壮骨，利水消肿。

【应用】

1. 风湿痹证　本品辛能祛风，苦能燥湿，性温散寒，且兼补益之功，尤宜于老人及久病体虚者。治风湿痹证，腰膝疼痛、筋脉拘挛，可单用酒浸服或与木瓜、牛膝、当归等同用。

2. 筋骨痿软，小儿行迟　本品有良好的补益肝肾，强筋壮骨作用。治肝肾不足，筋骨痿软者，常与牛膝、杜仲、淫羊藿等同用；治小儿发育不良，骨软行迟，常配伍龟甲、牛膝、续断等同用。

3. 水肿，脚气　本品能利水消肿。治水肿，小便不利，可与茯苓皮、陈皮、大腹皮等同用；治寒湿壅滞之脚气肿痛，可与大腹皮、木瓜等同用。

【用法用量】　煎服，5～10 g。或酒浸，或入丸、散服。

【文献摘录】

《神农本草经》："主心腹疝气，腹痛，益气疗躄，小儿不能行，疽疮阴蚀。"

《本草纲目》："治风湿痿痹，壮筋骨。"

《本草再新》:"化痰除湿,养肾益精,去风消水,理脚气腰痛,治疮疥诸毒。"

桑寄生　Sāngjìshēng　(《神农本草经》)

桑寄生

本品为桑寄生科植物桑寄生 *Taxillus chinensis*(DC.)Danser 的干燥带叶茎枝。主产于广东省、广西壮族自治区等地。冬季至次春采割。切段,干燥,或蒸后干燥。切厚片。生用。

【性味归经】　苦、甘,平。归肝、肾经。

【功效】　祛风湿,补肝肾,强筋骨,安胎元。

【应用】

1. 风湿痹痛,腰膝酸软,筋骨无力　本品甘能补虚,苦能燥湿,既能祛风湿,又能补肝肾,强筋骨,适宜于痹证日久,损伤肝肾,腰膝酸软、筋骨无力者,常与独活、杜仲、牛膝等同用,如独活寄生汤。

2. 崩漏经多,妊娠漏血,胎动不安　本品既能补肝肾,固冲任,养血安胎。治肝肾亏虚,崩漏、月经过多、妊娠下血、胎动不安者,常与阿胶、续断、菟丝子等同用。

3. 头晕目眩　本品能补益肝肾,平肝降压,可用治高血压头晕目眩属肝肾不足者,可与杜仲、牛膝、菊花等同用。

【用法用量】　煎服,9～15 g。

【文献摘录】

《神农本草经》:"主腰痛,小儿背强,痈肿。安胎,充肌肤,坚发齿,长须眉。"

《药性论》:"能令胎牢固,主怀妊漏血不止。"

《日华子本草》:"助筋骨,益血脉。"

狗脊　Gǒujǐ　(《神农本草经》)

狗脊

本品为蚌壳蕨科植物金毛狗脊 *Cibotium barometz*(L.)J. Sm. 的干燥根茎。产于云南省、福建省、四川省等地。秋、冬二季采挖,切厚片,干燥,为"生狗脊片";蒸后,切厚片,干燥,为"熟狗脊片"。生用或砂烫用。

【性味归经】　苦、甘,温。归肝、肾经。

【功效】　祛风湿,补肝肾,强腰膝。

【应用】

1. 风湿痹痛　本品苦温能祛脊背间风寒湿邪,甘温以补肝肾,强腰膝,对肝肾不足,兼有风寒湿邪之腰痛脊强,不能俯仰者尤为适宜,常与桑寄生、续断、杜仲等同用。

2. 腰膝酸软,下肢无力　本品有补肝肾,强腰膝之功,治肝肾虚损,腰膝酸软、下肢无力者,可与杜仲、牛膝、熟地黄等配伍。

3. 肾虚尿频,遗尿,白带过多　本品有温补固摄之效。治肾虚下元不固之尿频、遗尿,可与补骨脂、益智、桑螵蛸等同用;治冲任虚寒,带下过多清稀,可与鹿茸、白蔹等同用。

【用法用量】　煎服,6～12 g。

【使用注意】　肾虚有热,小便不利或短涩黄赤者慎用。

【文献摘录】

《神农本草经》:"主腰背强,关机缓急,周痹,寒湿膝痛。颇利老人。"

《名医别录》:"疗失溺不节,男子脚弱腰痛,风邪淋露,少气目暗,坚脊,利俯仰,女子伤中,关节重。"

《本草纲目》:"强肝肾,健骨,治风虚。"

笔记栏

千年健　Qiānniánjiàn　（《本草纲目拾遗》）

千年健

本品为天南星科植物千年健 *Homalomena occulta*（Lour.）Schott 的干燥根茎。主产于云南省、广西壮族自治区等地。春、秋二季采挖，晒干。切片。生用。

【性味归经】　苦、辛，温。归肝、肾经。

【功效】　祛风湿，强筋骨。

【应用】

风寒湿痹，筋骨痿软　本品辛散苦燥温通，能祛风湿，强筋骨，多用于风湿痹痛兼肝肾亏虚者。治风寒湿痹，腰膝冷痛、下肢拘挛麻木，可配伍羌活、独活、木瓜等；治肝肾亏虚，筋骨痿软，可与桑寄生、枸杞子、牛膝等同用。

【用法用量】　煎服，5～10 g。或酒浸服。

【使用注意】　阴虚内热者慎用。

【文献摘录】

《本草纲目拾遗》："壮筋骨，浸酒；止胃痛，酒磨服。"

《本草正义》："今恒用之于宣通经络，祛风逐痹，颇有应验。盖气味皆厚，亦辛温走窜之作用也。"

《饮片新参》："入血分，祛风湿痹痛，强筋骨，治肢节酸疼。"

鹿衔草　Lùxiáncǎo　（《滇南本草》）

鹿衔草

本品为鹿蹄草科植物鹿蹄草 *Pyrola calliantha* H. Andres 或普通鹿蹄草 *Pyrola decorata* H. Andres 的干燥全草。主产于河南省、浙江省、安徽省等地。全年均可采挖，晒干。切段。生用。

【性味归经】　甘、苦，温。归肝、肾经。

【功效】　祛风湿，强筋骨，止血，止咳。

【应用】

1. 风湿痹证　本品味甘能补，味苦能燥，有祛风湿，强筋骨之效。治风湿痹证兼肝肾亏虚之肢体疼痛，腰膝酸软，可单用或与续断、桑寄生、杜仲等同用。

2. 月经过多，咯血，外伤出血　本品能补肝肾，调经止血。治月经过多、崩漏下血，可配棕榈炭、地榆炭等；治咯血、吐血，可与白及、阿胶等同用；治外伤出血，可与三七等研末调敷。

3. 久咳劳嗽　本品能补益肺肾而定喘嗽，治肺虚久咳或肾不纳气之虚喘，可与百部、川贝母、五味子等同用。

【用法用量】　煎服，9～15 g。外用适量。

【文献摘录】

《滇南本草》："治筋骨疼痛、痰火之症。"

《植物名实图考》："治吐血，通经，强筋，健骨，补腰肾，生津液。"

《四川常用中草药》："祛风除湿。"

雪莲花　Xuěliánhuā　（《本草纲目拾遗》）

本品为菊科植物绵头雪莲花 *Saussurea laniceps* Hand.-Mazz.、鼠曲雪莲花 *Saussurea gnaphalodes*（Royle）Sch.-Bip.、水母雪莲花 *Saussurea medusa* Maxim. 等的干燥带花全株。主产于西藏自治区、四川省、新疆维吾尔等地。每年 6～7 月间，待花开时拔取全株，晾干。切段。生用。

【性味归经】　甘、微苦，温。归肝、肾经。

【功效】　祛风湿，强筋骨，补肾阳，调经止血。

笔记栏

雪莲花

【应用】

1. 风湿痹证　本品味甘能补，苦燥温通，既祛风湿，又补肝肾，强筋骨，适宜于风湿痹证而寒湿偏盛，及风湿日久，肝肾亏损，腰膝软弱者，可单用浸酒服，或与独活、桑寄生、五加皮等同用。

2. 肾虚阳痿　本品能温肾壮阳。治肾虚阳痿，腰膝酸软、筋骨无力，可单用浸酒，或与冬虫夏草、蛤蚧、锁阳等配伍。

3. 月经不调，经闭，痛经，崩漏，带下　本品既能温阳暖宫，又能调经止血。治下元虚冷，寒凝血脉之月经不调、经闭、痛经、崩漏、带下，可单用蒸服，或与当归、艾叶等同用。

【用法用量】　煎服，6～12 g。外用适量。

【使用注意】　孕妇慎用。

【文献摘录】

《本草纲目拾遗》："能补阳益阴，治一切寒症。"

《新疆中草药手册》："通经活血，强筋骨，促进子宫收缩。治风湿性关节炎，妇女小腹冷痛，闭经，胎衣不下，麻疹不透，肺寒咳嗽，阳痿。"

（朱　伟　孙　琴）

笔记栏

第十三章 化 湿 药

导 学

本章介绍化湿药的含义、性味特点、功效和适用范围、配伍以及使用注意。常用药物8味，附药3味。

通过学习，掌握化湿药的性味特点、主要功效和适用范围，了解其配伍关系及使用注意；掌握各常用药物的性味归经、主要功效和主治证、用量用法和主要配伍关系，了解其来源、产地及炮制。比较广藿香与佩兰，苍术与厚朴，砂仁与豆蔻，草豆蔻与草果的性味、功用。

凡以化湿运脾为主要功效，用于治疗湿浊中阻病证的药物，称为化湿药。因其气味芳香，故又称"芳香化湿药"。

本类药物多辛香温燥，主入脾、胃经，芳香之品能醒脾化湿，温燥之品可燥湿健脾。同时，辛能行气，又能调畅气机，解除因湿浊引起的脾胃气滞。此外，部分药还兼有解暑、辟秽、截疟等作用。

化湿药主要适用于湿浊内阻，脾为湿困，运化失职所致的脘腹痞满，呕吐泛酸，食少体倦，口甘多涎，大便溏薄，舌苔白腻等。此外，部分药物亦可用于暑湿、湿温、疟疾等病证。

使用化湿药，应根据具体病情的不同进行适当的配伍。如湿阻气滞者，常配伍行气药；寒湿困脾者，配伍温里散寒药；湿热困脾者，配伍清热燥湿药；脾虚湿阻者，配伍补气健脾药。

化湿药多属辛温香燥之品，易耗气伤阴，阴虚血燥及气虚者宜慎用。本类药物气味芳香，多含挥发油，以散剂服用疗效较好，入汤剂不宜久煎，以免其挥发性有效成分逸失而降低疗效。

现代研究表明，化湿药多能刺激嗅觉、味觉，促进消化液分泌，加快胃肠推进运动，以增强食欲，促进消化，排除肠道积气；部分药还有不同程度的抗溃疡及抗病原微生物作用。

广藿香 Guǎnghuòxiāng 《名医别录》

本品为唇形科植物广藿香 *Pogostemon cablin* (Blanco) Benth. 的干燥地上部分。又名藿香。主产于广东省、海南省。夏秋季枝叶茂盛时采割，切段。生用。

广藿香

【性味归经】 辛，微温。归脾、胃、肺经。

【功效】 芳香化湿，和中止呕，发表解暑。

【应用】

1. 湿浊中阻，脘腹痞闷 本品气味芳香，具有良好的芳化湿浊，醒脾健胃之功效。治湿浊中阻所致的脘腹痞闷，少食作呕，神疲体倦等，常与苍术、厚朴等同用。

2. 呕吐 本品既能化湿，又能和中止呕。对于湿浊中阻之呕吐，最为适宜，可单用，或与半夏、陈皮等同用。若证属寒湿者，可与丁香、白豆蔻等同用；属湿热者，可与黄连、竹茹等同用；属妊娠呕吐者，可与砂仁、苏梗等同用；属脾胃虚弱者，可配伍党参、白术等。

3. 暑湿表证，湿温初起 本品既能芳化湿浊，又可发表解暑。治暑湿表证或湿温初起，湿热并重，发热倦怠，胸闷不畅，常与黄芩、滑石、茵陈等同用，如甘露消毒丹。治暑月外感风寒，内伤湿滞之恶寒发热，头痛脘闷，腹痛吐泻等，常配伍紫苏、厚朴、半夏等，如藿香正气散。

笔记栏

【用法用量】　煎服,3～10 g,后下,鲜品加倍。

【使用注意】　阴虚血燥者不宜用。

【文献摘录】

《名医别录》:"疗风水毒肿,去恶气,疗霍乱、心痛。"

《本草图经》:"治脾胃吐逆,为最要之药。"

《本草正义》:"藿香芳香而不嫌其猛烈,温煦而不偏于燥烈,能祛除阴霾湿邪,而助脾胃正气,为湿困脾阳,倦怠无力,饮食不好,舌苔浊垢者最捷之药。"

佩兰　Pèilán　（《神农本草经》）

佩兰

本品为菊科植物佩兰 *Eupatorium fortunei* Turcz. 的干燥地上部分。主产于江苏省、河北省、山东省等地。夏、秋二季分两次采割。晒干。切段。生用。

【性味归经】　辛,平。归脾、胃、肺经。

【功效】　芳香化湿,醒脾开胃,发表解暑。

【应用】

1. 湿浊中阻,脘痞呕恶　本品气味芳香,其化湿和中之功与广藿香相似。治湿浊中阻,脘痞呕恶等,两者常相须为用,或配苍术、厚朴等以增强化湿之力。

2. 口中甜腻,口臭,多涎　因其芳香化湿,醒脾开胃,药性平和,用治脾经湿热,口中甜腻、多涎、口臭等的脾瘅证,轻者可单用,重者可与黄芩、滑石、栀子等同用。

3. 暑湿表证,湿温初起　本品既能化湿,又能解暑。治暑湿表证,常与广藿香、荷叶、青蒿等配伍。治湿温初起,可与藿香、滑石、薏苡仁等同用。

【用法用量】　煎服,3～10 g,鲜品加倍。

【文献摘录】

《神农本草经》:"主利水道,杀蛊毒,辟不详,久服益气,轻身不老,通神明。"

《本草经疏》:"开胃除恶,清肺消痰,散郁结。"

苍术　Cāngzhú　（《神农本草经》）

苍术

本品为菊科植物茅苍术 *Atractylodes lancea*（Thunb.）DC. 或北苍术 *Atractylodes chinensis*（DC.）Koidz. 的干燥根茎。前者主产于江苏省、湖北省、河南省等地,以产于江苏省茅山一带者质量最好,故名茅苍术。后者主产于内蒙古自治区、山西省、辽宁省等地。春、秋二季采挖,晒干。切片。生用或麸炒用。

【性味归经】　辛、苦,温。归脾、胃、肝经。

【功效】　燥湿健脾,祛风散寒,明目。

【应用】

1. 湿浊中阻,脘腹胀满,水肿　本品苦温燥湿,辛香健脾。治湿浊中阻,脾失健运的脘腹胀满,呕恶食少,吐泻乏力,舌苔白腻等,常与厚朴、陈皮等配伍,如平胃散。治脾虚湿聚,水湿内停的痰饮或外溢的水肿,可与茯苓、泽泻、猪苓等同用。

2. 风湿痹痛,脚气痿躄　本品辛散苦燥,长于祛湿。宜于用治湿痹,常与羌活、独活、薏苡仁等同用;治湿热痹痛,可配伍知母、石膏等;治湿热下注,脚气肿痛,痿软无力,可与黄柏、薏苡仁、牛膝等同用,即四妙散。

3. 风寒表证　本品辛香温燥,能开肌腠,散风寒表邪,且长于胜湿,故最宜于风寒夹湿表证,常与防风、羌活、独活等同用。

此外,本品尚能明目,用治夜盲症及眼目昏涩,可单用,或与羊肝、猪肝蒸煮同食。

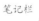

【用法用量】 煎服,3～9 g。

【使用注意】 阴虚内热、气虚多汗者忌用。

【文献摘录】

《神农本草经》:"主风寒湿痹,死肌,痉,疸。"

《用药法象》:"除湿发汗,健胃安脾,治痿要药。"

《本草纲目》:"治湿痰留饮……及脾湿下流,浊沥带下,滑泻肠风。"

厚朴 Hòupò 《神农本草经》

厚朴

本品为木兰科植物厚朴 *Magnolia officinalis* Rehd. et Wils. 或凹叶厚朴 *Magnolia officinalis* Rehd. et Wils. var. *biloba* Rehd. et Wils. 的干燥干皮、根皮及枝皮。产于四川省、湖北省、安徽省等地。4～6月剥取,根皮和枝皮直接阴干,干皮置沸水中微煮后,堆置阴湿处,"发汗"至内表面变紫褐色或棕褐色时,蒸软,取出,卷成筒状,干燥。切丝。生用,或姜汁炙用。

【性味归经】 苦、辛,温。归脾、胃、肺、大肠经。

【功效】 燥湿消痰,下气除满。

【应用】

1. 湿浊中阻,脘痞吐泻 本品苦燥辛散,功善燥湿,又能下气除满,为消除胀满之要药。治湿浊中阻,脾胃气滞之脘腹痞满,不思饮食,呕吐泄泻等,常与苍术、陈皮等配伍,如平胃散。

2. 食积气滞,腹胀便秘 本品能下气宽中,消积导滞。治积滞便秘,常与枳实、大黄同用。治食积气滞,腹胀便秘,可配伍神曲、山楂、莱菔子等;治热结便秘,常配大黄、芒硝、枳实等,如大承气汤。

3. 痰饮喘咳 本品能燥湿消痰,下气平喘。治痰饮阻肺,肺气不降之胸闷喘咳,痰多清稀者,常与苏子、陈皮、半夏等配伍,如苏子降气汤。治寒饮化热,胸闷气喘,喉间痰声辘辘,烦躁不安者,常与麻黄、石膏、杏仁等同用。若宿有喘病,因感风寒而诱发者,可与桂枝、杏仁等同用。

此外,七情郁结,痰气互阻,咽中如有物阻,吞之不下、吐之不出的梅核气,可与半夏、茯苓、苏叶等同用,如半夏厚朴汤。

【用法用量】 煎服,3～10 g。

【使用注意】 体虚及孕妇慎用。

【文献摘录】

《神农本草经》:"主中风伤寒,头痛,寒热惊悸,气血痹,死肌,去三虫。"

《名医别录》:"温中益气,消痰下气。疗霍乱及腹痛胀满,胃中冷逆,胸中呕不止,泄痢淋露,除惊,去留热心烦满,厚肠胃。"

附

厚 朴 花

本品为厚朴的干燥花蕾。于春季花未开放时采摘,稍蒸,晒干或低温干燥。性味苦、微温。归脾、胃经。功能芳香化湿,理气宽中。主治脾胃湿阻气滞之脘腹胀满,食欲不振等症。煎服,3～9 g。

砂仁 Shārén 《药性本草》

本品为姜科植物阳春砂 *Amomum villosum* Lour.、绿壳砂 *Amomum villosum* Lour. var. *xanthioides* T. L. Wu et Senjen 或海南砂 *Amomum longiligulare* T. L. Wu 的干燥成熟果实。主产于广东省、广西壮族自治区、海南省等地。夏、秋二季果实成熟时采收,晒干或低温干燥。生用,用时捣碎。

【性味归经】 辛,温。归脾、胃、肾经。

【功效】 化湿开胃,温脾止泻,理气安胎。

笔记栏

砂仁

【应用】

1. 湿浊中阻,脾胃气滞　本品辛散温通,气味芳香,有良好的化湿醒脾,行气温中之效,为"醒脾调胃要药"。凡湿阻中焦或脾胃气滞所致脘痞腹胀,食少不饥等脾胃不和诸证,均为常用之品,又以寒湿气滞者为宜。常与厚朴、陈皮、枳实等同用。治脾胃气滞,可配木香、枳实、白术等;治脾胃气虚,痰阻气滞,常配木香、人参、白术等,如香砂六君子汤。

2. 脾胃虚寒,呕吐泄泻　本品功善温脾暖胃而重在温脾,有止呕、止泻之效,治脾胃虚寒之呕吐、泄泻,可单用研末吞服,或与干姜、附子、炒白术等配伍。

3. 妊娠恶阻,胎动不安　本品能理气和中,止呕安胎。治妊娠恶阻之呕逆不能食,可单用本品炒熟研末服,或配生姜、陈皮等;治妊娠气滞,胎动不安,可配苏梗、香附等;治气血不足,胎动不安者,可配人参、黄芪、熟地黄等,如泰山磐石散。

【用法用量】　煎服,3～6 g,宜后下。

【使用注意】　阴虚血燥者慎用。

【文献摘录】

《药性论》:"主冷气腹痛,止休息气痢,劳损。消化水谷,温暖脾胃。"

《药品化义》:"若呕吐恶心,寒湿冷泻,腹中虚痛,以此温中调气;若脾虚饱闷,宿食不消,酒毒伤胃,以此散滞化气;若胎气腹痛,恶阻食少,胎胀不安,以此运行和气。"

附

砂 仁 壳

本品为砂仁之果壳。性味功效与砂仁相似,而温性略减,药力较弱,适用于寒湿气滞所致脘腹胀满,呕恶食少等症。煎服,5～10 g。

豆蔻　Dòukòu　(《开宝本草》)

豆蔻

本品为姜科植物白豆蔻 *Amomum kravanh* Pierre ex Gagnep. 或爪哇白豆蔻 *Amomum compactum* Soland ex Maton 的干燥成熟果实。又名白豆蔻。主产于柬埔寨、老挝、越南等地。中国云南省、广东省、广西壮族自治区等地亦有栽培。按产地不同分为"原豆蔻"和"印尼白蔻"。于秋季果实由绿色转成黄色时采收,晒干。生用。用时捣碎。

【性味归经】　辛,温。归肺、脾、胃经。

【功效】　化湿行气,温中止呕,开胃消食。

【应用】

1. 湿浊中阻,脾胃气滞　本品功善化湿,行气,温中。治湿阻中焦,脾胃气滞所致的脘腹胀满疼痛,不思饮食等,常与厚朴、陈皮、砂仁等同用。若脾虚湿阻气滞之胸腹虚胀,食少,乏力者,常与黄芪、白术、人参等同用。本品味辛行散,芳香化湿而入肺、脾二经,又可用治湿温初起,胸闷不饥。若湿重于热者,多与杏仁、薏苡仁等同用,如三仁汤;热重于湿者,配伍黄芩、滑石、猪苓等,如黄芩滑石汤。

2. 呕吐　本品既能化湿行气,又善温中止呕。善治胃寒湿阻气滞之呕吐,可单用为末服,或配广藿香、半夏、生姜等。治小儿胃寒吐乳,可与砂仁、甘草等药研细末服。

此外,本品兼能开胃消食,用治食积不消,可与槟榔、青皮、砂仁等配伍,以增强开胃消食之效。

【用法用量】　煎服,3～6 g,宜后下。

【使用注意】　阴虚血燥者慎用。

【文献摘录】

《开宝本草》:"主积冷气,止吐逆,反胃,消谷下气。"

《本草备要》:"除寒燥湿,化食宽膨。"

附

豆 蔻 壳

本品为豆蔻的果壳。性味功效与豆蔻相似,但温性略减,力亦较弱。适用于湿阻气滞所致胸脘痞闷,食欲不振,呕吐等。煎服,3～6 g。

草豆蔻 Cǎodòukòu (《名医别录》)

草豆蔻

本品为姜科植物草豆蔻 *Alpinia katsumadai* Hayata 的干燥近成熟种子。主产于广西壮族自治区、广东省等地。夏、秋二季采收果实,取出种子团,晒干。生用,用时捣碎。

【性味归经】 辛,温。归脾、胃经。

【功效】 燥湿行气,温中止呕。

【应用】

寒湿中阻,脾胃气滞 本品芳香辛温,能燥湿化浊,行气消胀,温中散寒,降逆止呕。善治寒湿中阻,脾胃气滞所致的脘腹胀满冷痛,嗳气呕逆,不思饮食等,常与厚朴、陈皮、生姜等配伍;或与肉桂、高良姜、厚朴等同用。

此外,本品温脾燥湿,能除中焦寒湿而止泻痢。治寒湿内盛之腹痛久泻,可与厚朴、苍术、诃子等配伍。

【用法用量】 煎服,3～6 g。不宜久煎。

【使用注意】 阴虚血燥者慎用。

【文献摘录】

《名医别录》:“主温中,心腹痛,呕吐,去口臭气。”

《本草纲目》:“治瘴疠寒疟,伤暑吐下泄痢,噎膈反胃,痞满吐酸,痰饮积聚,妇人恶阻带下,除寒燥湿,开郁破气,杀鱼肉毒。”

草果 Cǎoguǒ (《宝庆本草折中》)

草果

本品为姜科植物草果 *Amomum tsao-ko* Crevost et Lemaire 的干燥成熟果实。主产于云南省、广西壮族自治区、贵州省等地。秋季果实成熟时采收,晒干或低温干燥。清炒去壳取仁用,或姜汁炙用,用时捣碎。

【性味归经】 辛,温。归脾、胃经。

【功效】 燥湿温中,除痰截疟。

【应用】

1. 寒湿中阻 本品辛温燥烈,气浓味厚,有较强的燥湿散寒之功。治寒湿中阻之脘腹胀痛,痞满吐泻,舌苔浊腻等,可与吴茱萸、干姜、砂仁等配伍。

2. 疟疾寒热,瘟疫发热 本品有芳香辟浊,截疟除痰之功,治疟疾证属寒湿偏盛者最宜,常配常山、知母、槟榔等,如草果饮。本品又能辟瘴解瘟,用治瘴疟,瘟疫发热,常与柴胡、黄芩、槟榔等配伍。

【用法用量】 煎服,3～6 g。

【使用注意】 阴虚血燥者慎用。

【文献摘录】

《宝庆本草折中》:“主温中,去恶气,止呕逆,定霍乱,消酒毒,快脾暖胃。”

《饮膳正要》:“补胃,下气。”

《本草纲目》:“草果,与知母同用,治瘴疟寒热,取其一阴一阳,无偏胜之害。”

(朱 伟 孙 琴)

第十四章　利水渗湿药

导　学

本章介绍利水渗湿药的含义、性味特点、功效和适用范围、分类、配伍以及使用注意。常用药物27味,附药5味,分利水消肿药、利尿通淋药、利湿退黄药三类介绍。

通过学习,掌握利水渗湿药的分类及各类药物的性味特点、主要功效和适用范围,了解其配伍关系及使用注意;掌握各类主要药物的性味归经、主要功效和主治证、用量用法和主要配伍关系,了解其来源、产地及炮制。比较茯苓与猪苓,泽泻与薏苡仁,木通与通草,萹蓄与瞿麦,茵陈、金钱草与虎杖的性味、功用。

凡以通利水道,渗泄水湿为主要功效,用以治疗水湿内停病证的药物,称为利水渗湿药。

本类药物味多甘淡,主入膀胱、小肠经,作用趋向偏于下行,且淡能渗泄,具有利水消肿、利尿通淋、利湿退黄等功效。主要用于水湿内停所致的各种病证,诸如小便不利、水肿、淋证、痰饮、湿温、黄疸、湿疮、湿疹、泄泻、带下等。

根据药物的作用特点,利水渗湿药分为利水消肿药、利尿通淋药和利湿退黄药三类。

使用利水渗湿药,须视不同病证选用相应药物,并作适当配伍。如风水相搏,水肿骤起而有表证者,配宣肺发汗药;水肿日久,脾肾阳虚者,配温补脾肾药;湿热壅盛者,配清热燥湿药;热伤血络而尿血者,配凉血止血药;脾虚湿盛而大便溏泄者,配健脾燥湿药;饮停于胃者,可与和中化饮药同用;湿温病,可与清热化湿药同用;黄疸属寒湿阻遏者,又当与温化寒湿药同用。此外,气行则水行,气滞则水停,故利水渗湿药还常与行气药配伍,以提高疗效。

利水渗湿药易耗伤津液,阴虚津伤者慎用或忌用。有些药物有较强的通利作用,孕妇慎用。

现代研究表明,利水渗湿药大多具有不同程度的利尿、抗病原体、利胆、保肝、降压、抗肿瘤等作用。部分药物还有降血糖、降血脂及调节免疫功能的作用。

第一节　利水消肿药

本类药物多味甘淡,性平或微寒,淡能利水渗湿,服后能使小便通畅,尿量增多,使体内蓄积的水湿从小便排出,具有利水消肿作用。用于水湿内停之水肿、小便不利,以及泄泻、痰饮等病证。

茯苓　Fúlíng　（《神农本草经》）

本品为多孔菌科真菌茯苓 *Poria cocos*（Schw.）Wolf 的干燥菌核。多寄生于松科植物赤松或马尾松等根上。野生或栽培。主产于云南省、安徽省、湖北省等地。7～9月采挖。阴干。切片。生用。

【性味归经】　甘、淡,平。归心、肺、脾、肾经。

【功效】　利水渗湿,健脾,宁心。

茯苓

【应用】

1. 水肿 本品性味甘淡而平，入肺、脾、肾三经。甘补淡渗，功善利水渗湿而不伤正，为利水消肿之要药，可用治寒热虚实各种水肿。若水湿内停之水肿、小便不利，常与白术、泽泻、猪苓等配伍，如五苓散；若脾肾阳虚之水肿，常与白术、附子、生姜等配伍，如真武汤；若水热互结，热伤阴津，小便不利而水肿，常与猪苓、泽泻、滑石合用，如猪苓汤。

2. 痰饮 本品善渗泄水湿，使湿无所聚，痰饮不生。治中阳不足，痰饮内停之目眩心悸，常与桂枝、白术、甘草等同用，如苓桂术甘汤；治饮停于胃，症见恶心呕吐，心下痞满，胃脘部有振水声，眩悸者，可与半夏、生姜配伍，如小半夏加茯苓汤。

3. 脾虚诸证 本品有健脾之功，治脾胃虚弱之食少，便溏，体倦乏力等，常与人参、白术、甘草等配伍，如四君子汤；本品既能健脾，又能渗湿而止泻，最宜于脾虚湿盛之泄泻，常与人参、白术、薏苡仁等同用，如参苓白术散。

4. 心神不安，惊悸失眠 本品甘平而入心、脾二经，尚能补益心脾而宁心安神。治心脾两虚，气血不足之心悸、失眠、健忘，常与黄芪、当归、远志等同用，如归脾汤；治心气虚，不能藏神，惊悸失眠者，常配伍人参、龙齿、远志等，如安神定志丸。

【用法用量】 煎服，10～15 g。

【文献摘录】

《神农本草经》："主胸胁逆气，忧恚惊邪恐悸，心下结痛……利小便，久服安魂养神，不饥、延年。"

《世补斋医书》："茯苓一味，为治痰主药。痰之本，水也，茯苓可以行水；痰之动，湿也，茯苓又可以行湿。"

《本草衍义》："茯苓、茯神，行水之功多，益心脾不可阙也。"

附

茯苓皮、茯神

1. 茯苓皮 本品为茯苓菌核的黑色干燥外皮。性味同茯苓。归肺、脾、肾经。功能利水消肿。用于水肿、小便不利。煎服，15～30 g。

2. 茯神 本品为茯苓菌核中间带有松根的部分。性味同茯苓。归心、脾经。功能宁心安神。主要用于心虚惊悸、失眠、健忘等。煎服，10～15 g。

薏苡仁 Yìyǐrén （《神农本草经》）

薏苡仁

本品为禾本科植物薏苡 *Coix lacryma-jobi* L. var. *ma-yuen*（Roman.）Stapf 的干燥成熟种仁。主产于河北省、福建省、辽宁省等地。秋季果实成熟时采收，晒干。生用或炒用。

【性味归经】 甘、淡，凉。归脾、胃、肺经。

【功效】 利水渗湿，健脾止泻，除痹，排脓，解毒散结。

【应用】

1. 水肿，小便不利，脚气 本品甘淡，主入脾经。甘补淡渗，功似茯苓，善利水渗湿，兼能健脾。常用治脾虚湿盛之水肿腹胀、小便不利，多与茯苓、白术、黄芪等配伍；治脚气浮肿，可与防己、木瓜、苍术等同用。

2. 脾虚泄泻 本品能渗除脾湿，健脾止泻。治脾虚湿盛之食少泄泻，常配伍人参、白术、茯苓等，如参苓白术散。

3. 湿痹筋脉拘挛 本品既能渗湿，又能舒筋脉，缓和挛急。常用治湿痹之筋脉拘挛疼痛，多与独活、防风、苍术等同用，如薏苡仁汤；若风湿久痹，筋脉挛急，可与粳米同煮成粥，日日食之，如薏苡仁粥。本品若与山栀、防己、滑石等清热化湿，宣痹通络药配伍，亦治湿热痹证，如宣痹汤。因其性凉，能清利湿热，配杏仁、白豆蔻、滑石等，又可用治湿温初起及暑温夹湿之全身疼痛，如三仁汤。

4. 肺痈，肠痈 本品上清肺金之热，下利胃肠之湿，能清热排脓，治疗内痈。治肺痈胸痛，咯吐

笔记栏

脓痰，可与苇茎、冬瓜仁、桃仁配伍，如苇茎汤；治肠痈，可与附子、败酱草等配伍，如薏苡仁附子败酱散。

此外，本品具有解毒散结之功，单用或适当配伍可用治赘疣、癌肿。

【用法用量】　煎服，9～30 g。清利湿热宜生用；健脾止泻宜炒用。

【使用注意】　孕妇慎用。

【文献摘录】

《神农本草经》："主筋急拘挛，不可屈伸，风湿痹，下气。"

《食疗本草》："去干湿脚气。"

《本草纲目》："薏苡仁，阳明药也，能健脾益胃。虚则补其母，故肺痿、肺痈用之。筋骨之病，以治阳明为本，故拘挛筋急、风痹者用之。土能胜水除湿，故泄泻、水肿用之。"

猪苓　Zhūlíng　《神农本草经》

本品为多孔菌科真菌猪苓 *Polyporus umbellatus*（Pers.）Fries 的干燥菌核。寄生于桦树、枫树、柞树的根上。主产于陕西省、河北省、云南省等地。春、秋二季采挖，去泥沙，晒干，切片。生用。

【性味归经】　甘、淡，平。归肾、膀胱经。

【功效】　利水渗湿。

【应用】

水肿，小便不利，泄泻，淋浊，带下　本品甘淡渗泄，又归肾与膀胱经，利水作用较强，用治水湿内停诸证。治脾胃虚弱，水湿内停，小便不利，大便溏泄，常配伍茯苓、白术、泽泻等，如四苓散；治水热互结，热伤阴津，小便不利，常配茯苓、滑石、阿胶等，如猪苓汤；治热淋，常配伍木通、滑石、生地等，如十味导赤汤；治带下，常配伍茯苓、车前子等。本品单用亦可取效，如《子母秘录》治妊娠足肿，《杨氏产乳方》治通身肿满、小便不利，《小品方》治妊娠子淋，皆单用一味猪苓为末，热水调服。临床应用，常以复方为主。

【用法用量】　煎服，6～12 g。

【文献摘录】

《神农本草经》："主痎疟，解毒……利水道。"

《本草衍义》："猪苓，行水之功多，久服必损肾气，昏人目。"

《本草纲目》："开腠理，治淋肿脚气，白浊，带下，妊娠子淋，胎肿，小便不利。""利小便，与茯苓同功，但入补药，不如茯苓也。"

泽泻　Zéxiè　《神农本草经》

泽泻

本品为泽泻科植物泽泻 *Alisma orientalis*（Sam.）Juzep. 的干燥块茎。主产于福建省、四川省、江西省等地。冬季茎叶开始枯萎时采挖，洗净，干燥，除去须根及粗皮。切厚片。麸炒或盐水炒用。

【性味归经】　甘、淡，寒。归肾、膀胱经。

【功效】　利水渗湿，泄热，化浊降脂。

【应用】

1. 水湿水停、痰饮　本品味淡渗湿，其利水作用与茯苓相似，用治水湿内停之水肿、小便不利、泄泻，以及痰饮内停之眩晕等病证。治水湿内停之水肿、小便不利，常配伍茯苓、猪苓、白术等，如五苓散；治脾胃伤冷，湿聚气滞，水谷不分，泄泻不止，水肿腹胀，小便不利，常配伍茯苓、厚朴、陈皮等药，如胃苓汤；治痰饮内停，上犯清窍，清阳不升所致眩晕，可与白术配伍，如泽泻汤。

2. 下焦湿热证　本品性寒，入膀胱经，能泄膀胱之热，下焦湿热者尤为适宜。治湿热蕴结下焦之淋浊涩痛、妇女带下黄臭，常与龙胆草、木通、车前子同用，如龙胆泻肝汤。

3. 阴虚火旺证　本品甘寒，入肾经，能泻相火而保真阴。用治肾阴不足，相火偏旺之遗精、盗汗、骨蒸潮热、腰酸耳鸣等，常与熟地黄、山茱萸、牡丹皮等同用，如六味地黄丸。

此外，本品尚有化浊降脂功效，用治高脂血症、脂肪肝，可与生山楂、决明子、丹参等配伍。

【用法用量】　煎服，6～10 g。

【文献摘录】

《药性论》："主肾虚精自出，治五淋，利膀胱热，宣通水。"

《本草纲目》："泽泻，气平，味甘而淡，淡能渗泄。""渗湿热，行痰饮，止呕吐、泻痢、疝痛、脚气。"

《本草汇言》："泽泻，利水之主药。利水，人皆知之矣；丹溪又谓能利膀胱、包络之火。膀胱包络有火，病癃闭结胀者，火泻则水行，行水则火降矣，水火二义，并行不悖。"

冬瓜皮　Dōngguāpí　(《开宝本草》)

本品为葫芦科植物冬瓜 *Benincasa hispida* (Thunb.) Cogn. 的干燥外层果皮。全国各地均有栽培。夏末秋初果实成熟时采收。食用冬瓜时，洗净，削取外层果皮。切块或宽丝，晒干。生用。

【性味归经】　甘，凉。归脾、小肠经。

【功效】　利水消肿，清热解暑。

【应用】

1. 水肿　本品能利水消肿，性凉兼能清热。治水肿胀满，小便不利，偏热者尤宜。单用力薄，常与茯苓、泽泻、白茅根等同用。

2. 暑热证　冬瓜皮性凉，有清热解暑作用。治暑热烦渴，小便短赤，可与西瓜皮合用，煎水代茶饮。若治暑湿证，可与生薏苡仁、滑石、扁豆花等配用。

【用法用量】　煎服，9～30 g。

【文献摘录】

《滇南本草》："止渴，消痰，利小便。"

《药性切用》："行皮间水湿，善消肤肿。"

《本草再新》："走皮肤，去湿追风，补脾泻火。"

附

冬 瓜 子

本品为冬瓜的种子。又称冬瓜仁。性味甘寒。功效清肺化痰，利湿排脓。适用于肺热咳嗽、肺痈、肠痈，以及下焦湿热所致白浊、带下等病证。煎服，10～15 g。

玉米须　Yùmǐxū　(《滇南本草》)

本品为禾本科植物玉蜀黍(玉米)*Zea mays* L. 的花柱及柱头。全国各地均有栽培。玉米上浆时即可采收，但常在秋后剥取玉米时收集，除去杂质。鲜用或晒干生用。

【性味归经】　甘，平。归膀胱、肝、胆经。

【功效】　利水消肿，利湿退黄。

【应用】

1. 水肿，小便不利，淋证　本品主入膀胱经，功善利水消肿。治水肿、小便不利，可单用本品大剂量煎服，或与冬瓜皮、赤小豆、车前子等利水药同用。本品又能利尿通淋，治膀胱湿热之小便短赤涩痛，可与金钱草、海金沙等药配用。

2. 黄疸　本品能利湿退黄，因药性平和，故阴黄、阳黄均可选用。可单用本品大剂量煎汤服，亦可与金钱草、茵陈、郁金等配用。

笔记栏

【用法用量】　煎服,30～60 g,鲜品加倍。

【文献摘录】

《岭南采药录》:"治小便淋沥砂石,苦痛不可忍,煎汤频服。"

《滇南本草》:"宽肠下气。治妇人乳结,乳汁不通,红肿疼痛,怕冷发热,头痛体困。"

葫芦　Húlu　（《日华子本草》）

本品为葫芦科植物瓢瓜 *Lagenaria siceraria* (Molina) Standl. var. *depressa* (Ser.) Hara 的干燥果皮。全国大部分地区均有栽培。秋季采收成熟果实,除去果瓤及种子,晒干。生用。

【性味归经】　甘,平。归肺、小肠经。

【功效】　利水消肿。

【应用】

面目浮肿,大腹水肿,小便不利　本品的利水消肿作用与冬瓜皮相似,常与猪苓、茯苓、泽泻等配用,治疗面目浮肿,大腹水肿,小便不利等。

【用法用量】　煎服,15～30 g。

【文献摘录】

《滇南本草》:"利水道,通淋,除心肺烦热。"

《本草再新》:"利水,治腹胀,黄疸。"

香加皮　Xiāngjiāpí　（《中药志》）

本品为萝藦科植物杠柳 *Periploca sepium* Bge. 的干燥根皮。主产于河北省、河南省、山西省等地。春、秋二季采挖,剥取根皮,阴干或晒干。切厚片。生用。

【性味归经】　辛、苦,温。有毒。归肝、肾、心经。

【功效】　利水消肿,祛风湿,强筋骨。

【应用】

1. 水肿,小便不利　本品有利水消肿作用。治水肿,小便不利,可单用,亦可与陈皮、大腹皮、茯苓皮等配用,如五皮饮。本品入心经,有强心利尿作用,故尤宜用于下肢浮肿,心悸气短者。

2. 风寒湿痹　本品辛散苦燥温通,有祛风湿而通痹止痛之功。治风寒湿痹,关节拘挛疼痛,常与杜仲、羌活、穿山龙等配用。

3. 腰膝酸软　本品入肝、肾二经,能强筋壮骨。常与怀牛膝、杜仲、桑寄生等配用,治肝肾不足,筋骨不健、腰膝酸软、脚痿行迟。

【用法用量】　煎服,3～6 g。浸酒或入丸、散,酌量。

【使用注意】　本品有毒,不宜过量服用。

【文献摘录】

《四川中药志》:"镇痛,除风湿,治风寒湿痹,脚膝拘挛,筋骨疼痛。"

枳椇子　Zhǐjùzǐ　（《新修本草》）

本品为鼠李科植物枳椇 *Hovenia dulcis* Thunb. 的带有肉质果柄的果实或种子。主产于陕西省、广东省、湖北省等地。野生或栽培。10～11月果实成熟时采收,晒干。生用。

【性味归经】　甘、酸,平。归脾经。

【功效】　利水消肿。

【应用】

水肿 本品能通利二便而消水肿。治水肿，小便不利，常与猪苓、泽泻等配用。

此外，本品善解酒毒。治酒醉后诸证，将本品与麝香为末，面糊为丸，用盐汤送服，如枳椇子丸；若饮酒过度，成痨吐血，《重庆草药》载方以之与红甘蔗炖猪心肺服用。

【用法用量】 煎服，10～15 g。

【文献摘录】

《本草拾遗》："止渴除烦，去膈上热，润五脏，利大小便，功用如蜜。"

《滇南本草》："治一切左瘫右痪，风湿麻木，能解酒毒；或泡酒服之，亦能舒筋络，久服轻身延年。化小儿痞虫，健胃养脾。"

第二节 利尿通淋药

本类药物性味多苦寒，或甘淡而寒。苦能降泄，寒能清热，走下焦，尤善清利下焦湿热，长于利尿通淋，主要用于小便短赤，热淋，血淋，石淋以及膏淋等证。临床应酌情选用，适当配伍，以提高疗效。

车前子 Chēqiánzǐ （《神农本草经》）

本品为车前科植物车前 *Plantago asiatica* L. 或平车前 *Plantago depressa* Willd. 的干燥成熟种子。前者分布全国各地，后者分布北方各省。夏、秋二季种子成熟时采收果穗，晒干，搓出种子，除去杂质。生用或盐水炙用。

车前子

【性味归经】 甘，寒。归肝、肾、肺、小肠经。

【功效】 清热利尿通淋，渗湿止泻，明目，祛痰。

【应用】

1. 热淋，水肿，小便不利 本品甘寒滑利，功善利水并能清热，为治水肿、淋病所常用。治湿热下注膀胱所致热淋涩痛，常配用木通、滑石、瞿麦等，如八正散；治水湿内停，水肿胀满、小便不利，可与茯苓、猪苓、泽泻等利水消肿药同用。

2. 泄泻 本品入小肠经，能利水湿，分清浊而止泻，亦即利小便以实大便。尤宜用于湿盛于大肠而小便不利之水泻，可单用本品研末，米饮送服。若暑湿泄泻，可与香薷、茯苓、泽泻等同用。

3. 目赤肿痛，目暗昏花 本品性寒而入肝经，能清肝明目。若肝经风热目赤肿痛，可与菊花、决明子等清肝明目药同用；若肝肾阴虚，两目昏花、视物不清，常与熟地黄、菟丝子等养肝明目药同用，如驻景丸。

4. 痰热咳嗽 本品性寒，又入肺经，有清肺化痰的作用。治痰热咳嗽痰多，常与浙贝母、黄芩、瓜蒌等配用。

【用法用量】 煎服，9～15 g，宜包煎。

【文献摘录】

《神农本草经》："主气癃，止痛，利水道小便，除湿痹。"

《本草纲目》："导小肠热，止暑湿泻痢。"

《药性论》："能去风毒，肝中风热，毒风冲眼，赤痛障翳，脑痛泪出，去心胸烦热。"

附

车 前 草

本品为车前的全草。性味、功效与车前子相似，且兼能清热解毒、凉血。用于痈肿疮毒、热痢及血热出血等。内服或用鲜草捣烂外敷。煎服,10～20 g,鲜品加倍。外用适量。

滑石　Huáshí　（《神农本草经》）

六一散

本品为硅酸盐类矿物滑石族滑石,主含含水硅酸镁$[Mg_3 \cdot (Si_4 O_{10}) \cdot (OH)_2]$。主产于山东省、江西省、山西省等地。全年可采。采挖后,除去杂质,洗净,捣成碎块。研粉或水飞晾干用。

【性味归经】　甘、淡,寒。归膀胱、肺、胃经。

【功效】　利尿通淋,清热解暑,祛湿敛疮。

【应用】

1. 热淋,石淋,尿热涩痛　本品性寒而滑,寒能清热,滑能利窍,能清膀胱湿热,通利水道,为治湿热淋证常用药。若湿热下注所致热淋,尿热涩痛,常与木通、车前子、瞿麦等同用,如八正散;治石淋,可与海金沙、金钱草、木通等配用。

2. 暑热烦渴,湿热泄泻,湿温初起　本品甘淡而寒,既能利湿,又能清解暑热,为治暑湿之常用药。治暑热烦渴,小便短赤及湿热泄泻,常配甘草,如六一散;治湿温初起,头痛恶寒、身重疼痛、胸闷,常与杏仁、白蔻仁、薏苡仁等配伍同用,如三仁汤。

3. 湿疮,湿疹,痱子　本品外用有清热收湿敛疮作用。治湿疮、湿疹,可单用或与黄柏、枯矾等为末,撒布患处;治痱子,可与薄荷、甘草等配制成痱子粉外用。

【用法用量】　煎服,10～20 g,宜包煎。外用适量。

【文献摘录】

《神农本草经》:"主身热泄澼,女子乳难,癃闭,利小便,荡胃中积聚寒热。"

《药性论》:"能疗五淋,主难产。""除烦热心躁,偏主石淋。"

《本草纲目》:"滑石利窍,不独小便也。上能利毛腠之窍,下能利精溺之窍。盖甘淡之味,先入于胃,渗走经络,游溢精气,上输于肺,下通膀胱。肺主皮毛,为水之上源。膀胱司津液,气化则能出。故滑石上能发表,下利水道,为荡热燥湿之剂。"

木通　Mùtōng　（《神农本草经》）

本品为木通科植物木通 *Akebia quinata* (Thunb.) Decne.、三叶木通 *Akebia trifoliata* (Thunb.) Koidz. 或白木通 *Akebia trifoliata* (Thunb.) Koidz. var. *australis* (Diels) Rehd. 的干燥藤茎。木通主产于陕西省、山东省、江苏省等地;三叶木通主产于河北省、山西省、山东省等地;白木通主产于西南地区。秋季采收,截取茎部,除去细枝,切片,晒干。生用。

【性味归经】　苦,寒。归心、小肠、膀胱经。

【功效】　利尿通淋,清心除烦,通经下乳。

【应用】

1. 淋证,水肿　本品能利水通淋,导热下行。治膀胱湿热,小便短赤、淋沥涩痛,常配伍车前子、滑石、萹蓄等;治水肿,可与猪苓、桑白皮等配用。

2. 口舌生疮,心烦尿赤　本品苦寒,上清心经之火,下泄小肠之热。治心火上炎所致口舌生疮,或心火下移小肠而致心烦尿赤等,常配伍生地黄、甘草、竹叶等,如导赤散。

3. 经闭,乳少　本品有通经下乳作用。治血瘀经闭,可配桃仁、红花、丹参等;治产后乳少或乳汁不通,可与王不留行、穿山甲等同用。

4. 湿热痹痛　本品有祛湿热,利血脉,通关节的作用。治湿热痹痛,可与桑枝、秦艽、防己等同用,以增强清热祛湿通痹之效。

【用法用量】　煎服,3～6 g。

【使用注意】　内无湿热,津少气弱,精滑尿频者及孕妇忌服。

附

川　木　通

本品为毛茛科植物小木通 *Clematis armandii* Franch. 或绣球藤 *Clematis montana* Buch.-Ham. 的干燥藤茎。味苦，性寒。归心、肺、小肠、膀胱经。功效与木通相似，用于淋证、水肿、心烦尿赤、口舌生疮、经闭乳少、湿热痹痛等。煎服，3～6 g。

通草　Tōngcǎo　（《本草拾遗》）

本品为五加科植物通脱木 *Tetrapanax papyriferus* （Hook.） K. Koch 的干燥茎髓。主产于贵州省、云南省、中国台湾地区等地。多为栽培。秋季割取茎，趁鲜取出茎髓，晒干。切片。生用。

【性味归经】　甘、淡，微寒。归肺、胃经。

【功效】　清热利尿，通经下乳。

【应用】

1. 湿热淋证，水肿尿少　本品淡渗利水，又性寒清热。治膀胱湿热之小便不利，淋沥涩痛，可与滑石、冬葵子等同用；治石淋，可与金钱草、海金沙等配伍；治血淋，可与白茅根、石韦等配伍；治水湿内停之水肿尿少，可与猪苓、地龙等配伍。

2. 产后乳汁不下　本品入胃经，使胃气上达而下乳汁。治产后乳汁不畅或不下，常配伍穿山甲、甘草、猪蹄等，如通乳汤。

【用法用量】　煎服，3～5 g。

【使用注意】　孕妇慎用。

【文献摘录】

《本草纲目》："通草，色白而气寒，味淡而体轻，故入太阴肺经，引热下降而利小便；入阳明胃经，通气上达而下乳汁。"

《本草正义》："性与木通相似，但无其苦，则泄降之力缓而无峻厉之弊，虽能通利，不甚伤阴，湿热不甚者宜之。"

《日华子本草》："明目，退热，催生，下胞，下乳。"

萆薢　Bìxiè　（《神农本草经》）

本品为薯蓣科植物绵萆薢 *Dioscorea spongiosa* J. Q. Xi，M. Mizuno et W. L. Zhao、福州薯蓣 *Dioscorea futschauensis* Uline ex R. Kunth 或粉背薯蓣 *Dioscorea hypoglauca* Palibin 的干燥根茎。前两种称"绵萆薢"，主产于浙江省、福建省；后一种称粉萆薢，主产于浙江省、安徽省、江西省等地。春、秋采挖。除去须根，洗净，切片，晒干。生用。

【性味归经】　苦，平。归肾、胃经。

【功效】　利湿化浊，祛风除湿。

【应用】

1. 膏淋，白浊，带下　本品能利湿而分清去浊，为治膏淋要药。治膏淋，小便混浊，白如米泔，凝如膏糊，常配益智、石菖蒲、乌药等，如萆薢分清饮。若与白术、泽泻、猪苓等配伍，亦可用治妇女白带过多而属于湿盛者。

2. 痹证疼痛　本品能祛风除湿，舒筋通络而止痛，用治痹证之腰膝疼痛，关节屈伸不利。若证偏寒湿者，可与桂枝、附子、牛膝等同用；属于湿热者，可与桑枝、秦艽、薏苡仁等配伍。

【用法用量】　煎服，9～15 g。

【文献摘录】

《神农本草经》："主腰背痛，强骨节，风寒湿周痹，恶疮不瘳，热气。"

《本草纲目》:"治白浊,茎中痛,痔瘘坏疮。"

瞿麦　Qúmài　《神农本草经》

本品为石竹科植物瞿麦 *Dianthus superbus* L. 或石竹 *Dianthus chinensis* L. 的干燥地上部分。主产于河北省、河南省、辽宁省等地。夏、秋二季花果期采割,除去杂质,晒干。切段。生用。

【性味归经】　苦,寒。归心、小肠经。

【功效】　利尿通淋,活血通经。

【应用】

1. 淋证　本品苦寒降泄而清热,能利尿通淋,为治淋证的常用药。治热淋最为适宜,常与萹蓄、木通、车前子等同用,如八正散;治血淋,可与白茅根、大蓟、小蓟等同用;治石淋,常配伍石韦、木通、滑石等,如石韦散。

2. 闭经,月经不调　本品有活血通经作用,可用于经闭或月经不调,而血热瘀阻所致者尤宜。常配伍红花、桃仁、丹参等。

【用法用量】　煎服,9～15 g。

【使用注意】　孕妇慎用。

【文献摘录】

《日华子本草》:"催生,治月经不通,破血块,排脓。"

《本草备要》:"降心火,利小肠,逐膀胱邪热,为治淋要药。"

《神农本草经》:"主关格诸癃结,小便不通。"

萹蓄　Biānxù　《神农本草经》

本品为蓼科植物萹蓄 *Polygonum aviculare* L. 的干燥地上部分。主产于河南省、四川省、浙江省等地。野生或栽培。夏季叶茂盛时采收,除去杂质,晒干。切段。生用。

【性味归经】　苦,微寒。归膀胱经。

【功效】　利尿通淋,杀虫止痒。

【应用】

1. 淋证　本品味苦而性微寒,入膀胱经,能清下焦湿热,利水通淋。常与木通、瞿麦、车前子配用,治疗热淋之小便短赤,淋沥涩痛,如八正散;与大蓟、小蓟、白茅根等配用,治疗血淋。

2. 虫积腹痛,湿疹,阴痒　本品有杀虫止痒作用,善"杀三虫",用治蛔虫、蛲虫、钩虫等所致肠道寄生虫病,用时煎汤空腹为宜。若治蛔虫腹痛,可与使君子、苦楝皮等药配用;治小儿蛲虫,阴部瘙痒,可单用本品水煎空腹服,并可配合本品水煎液外洗肛门及肛周。本品苦能燥湿,寒能清热,用治湿疮、湿疹、阴痒、带下等病证,可单味煎汤外洗,或配伍地肤子、蛇床子、龙胆草等煎汤外洗。

【用法用量】　煎服,9～15 g,鲜品加倍。外用适量。

【文献摘录】

《神农本草经》:"主浸淫疥瘙,疽痔,杀三虫。"

《本草汇言》:"利湿热,通小便之药也。"

《本草纲目》:"利小便。"

《名医别录》:"疗女子阴蚀。"

地肤子　Dìfūzǐ　《神农本草经》

本品为藜科植物地肤 *Kochia scoparia* (L.) Schrad. 的干燥成熟果实。全国大部分地区均产。

秋季果实成熟时采收植株,晒干,打下果实,除去杂质。生用。

【性味归经】　辛、苦,寒。归肾、膀胱经。

【功效】　清热利湿,祛风止痒。

【应用】

1. 热淋　本品苦寒降泄,具有清热利湿通淋之功。用治热淋,小便不利,淋沥涩痛等,常与木通、瞿麦、冬葵子等配伍,如地肤子汤。

2. 风疹,湿疹,阴痒带下　本品既能清热利湿,又能祛风止痒,为皮肤科常用药。治疗风疹、湿疹,皮肤瘙痒,常与蝉蜕、白藓皮、黄柏等同用。若治下焦湿热,外阴湿痒,可与苦参、龙胆草、蛇床子等煎汤外洗患处;治湿热带下,可配伍苍术、黄柏等药煎服。

【用法用量】　煎服,9～15 g。外用适量。

【文献摘录】

《神农本草经》:"主膀胱热,利小便。"

《名医别录》:"去皮肤中热……散恶疮,疝瘕,强阴,使人润泽。"

《滇南本草》:"利膀胱小便积热,洗皮肤之风,疗妇人诸经客热,清利胎热,妇人湿热带下用之良。"

海金沙　Hǎijīnshā　(《嘉祐本草》)

本品为海金沙科植物海金沙 *Lygodium japonicum*（Thunb.）Sw. 的干燥成熟孢子。主产于广东省、浙江省等地。秋季孢子未脱落时采割藤叶,晒干,搓揉或打下孢子,除去藤叶。生用。

【性味归经】　甘、咸,寒。归膀胱、小肠经。

【功效】　清利湿热,通淋止痛。

【应用】

淋证　本品入膀胱、小肠经,能清利湿热,功专利尿通淋止痛,尤善止尿道疼痛,为治诸淋涩痛之要药。治热淋,常与木通、车前子等配伍;治石淋,常与鸡内金、金钱草等配伍;治血淋,常与小蓟、白茅根等配伍;治膏淋,与滑石、麦冬、甘草同用,如海金沙散。本品兼具利水消肿作用,亦可用治水肿,多与猪苓、泽泻、车前仁等配伍。

【用法用量】　煎服,6～15 g,宜包煎。

【文献摘录】

《本草纲目》:"治湿热肿满,小便热淋、膏淋、血淋、石淋、茎痛,解热毒气。"

《本草品汇精要》:"主通关窍,利水道。"

《嘉祐本草》:"主通利小肠,得栀子、马牙硝、蓬砂共疗伤寒热狂,或丸或散。"

石韦　Shíwěi　(《神农本草经》)

本品为水龙骨科植物庐山石韦 *Pyrrosia sheareri*（Bak.）Ching、石韦 *Pyrrosia lingua*（Thunb.）Farwell 或有柄石韦 *Pyrrosia petiolosa*（Christ）Ching 的干燥叶。主产于浙江省、湖北省、河北省等地。全年均可采收,除去杂质,晒干或阴干。切段。生用。

【性味归经】　甘、苦,微寒。归肺、膀胱经。

【功效】　利尿通淋,清肺止咳,凉血止血。

【应用】

1. 淋证　本品苦寒而入膀胱经,能清利膀胱湿热而通淋,是治湿热蕴结下焦所致各种淋证的常用药。因其兼具止血之功,故尤宜于血淋。治热淋,以本品与滑石为末服,或与车前子、瞿麦、萹蓄等药同用;治石淋,常与木通、滑石、冬葵子等同用,如《普济本事方》之石韦散;治血淋,常与当归、蒲

笔记栏

黄、芍药等同用,如《千金方》之石韦散。

2. 肺热咳喘　本品苦寒而又入肺经,能清肺热,止咳喘。治肺热咳喘,可配伍黄芩、鱼腥草、杏仁等;或以本品与槟榔等分为末,姜汤送服,如《圣济总录》之石韦散。

3. 血热出血　本品又能凉血止血,适用于血热妄行之吐血、衄血、尿血、崩漏等。可单用或与地榆、槐花、小蓟等凉血止血药同用。

【用法用量】　煎服,6～12 g。

【文献摘录】

《神农本草经》:"主劳热邪气,五癃闭不通,利小便水道。"

《本草纲目》:"主崩漏金疮,清肺气。"

《本草从新》:"清肺金以滋化源,通膀胱而利水道。"

冬葵子　Dōngkuízǐ　《神农本草经》

本品为锦葵科植物冬葵 *Malva verticillata* L. 的干燥成熟种子。全国各地均产。夏、秋二季种子成熟时采收,除去杂质,阴干。生用或捣碎用。

【性味归经】　甘、涩,凉。归大肠、小肠、膀胱经。

【功效】　利尿通淋,下乳,润肠。

【应用】

1. 淋证,水肿　本品性寒而入小肠、膀胱经,有利尿通淋之功。治热淋,常与萹蓄、滑石、车前子等同用;治血淋及妊娠小便淋痛(俗称子淋)、产后淋沥不通等,均可单用本品;治石淋,可与海金沙、金钱草、鸡内金等配伍;治水肿,小便不利,可与茯苓、猪苓、泽泻等配伍。

2. 乳汁不通　本品能利窍下乳而消胀,用治产后乳汁不通,乳房胀痛。可与王不留行、穿山甲等配伍,或如《妇人良方》以本品与砂仁等分为末,热酒送服。

3. 肠燥便秘　本品质润滑利,能润肠而通便。治肠燥便秘,常与火麻仁、郁李仁等同用。

【用法用量】　煎服,3～9 g。

【使用注意】　孕妇及脾虚便溏者忌服。

【文献摘录】

《神农本草经》:"主五癃,利小便。"

《名医别录》:"主妇人乳难内闭。"

《本草纲目》:"通大便,消水气,滑胎,治痢。"

灯心草　Dēngxīncǎo　《开宝本草》

本品为灯心草科植物灯心草 *Juncus effusus* L. 的干燥茎髓。主产于江苏省、四川省、云南省等地。夏末至秋季割取茎髓,剪段,晒干。生用或制用。

【性味归经】　甘、淡,微寒。归心、肺、小肠经。

【功效】　利尿通淋,清心除烦。

【应用】

1. 淋证　本品甘淡而寒,入小肠经,能清热利尿通淋,主要用治热淋。但药力单薄,多与木通、车前子、瞿麦等药配用,如八正散。

2. 心烦失眠,口舌生疮　本品性寒而入心、小肠经,既能上清心火,又能利尿泄热以引心火下降,用于心火亢盛证。治心火扰神之心烦失眠,可单用本品煎服,或配伍淡竹叶、栀子、莲子心等清心安神药;治小儿心热夜啼,亦可单用本品煎服,或配淡竹叶开水泡服;治心火上炎,口舌生疮、咽喉肿痛,可将灯心草炒炭研末,涂抹患处或粘盐吹喉。

笔记栏

【用法用量】 煎服,1～3 g。
【文献摘录】
《开宝本草》:"主五淋。"
《本草衍义补遗》:"治急喉痹,小儿夜啼。"
《药品化义》:"灯心,气味俱轻,轻者上浮,专入心肺;性味俱淡,淡能利窍,使上部郁热下行从小便而出。"

第三节 利湿退黄药

本类药物性味多苦寒,主入脾、胃、肝、胆经,以清利湿热,利胆退黄为主要功效。主要用于湿热黄疸,即阳黄;部分药物亦可用于湿疮、湿疹、湿温等病证。临床可根据湿热偏重不同,适当配伍。热盛者,可配清热解毒药;湿盛者,可配芳香化湿药。本类药物若与温里药配伍,也可用于寒湿阻遏所致黄疸,即阴黄。

茵陈 Yīnchén 　(《神农本草经》)

茵陈

本品为菊科植物茵陈 *Artemisia capillaris* Thunb. 或滨蒿 *Artemisia scoparia* Waldst. et Kit. 的干燥地上部分。我国大部分地区有分布,主产于陕西、山西、安徽等地。春季幼苗高 6～10 cm 时采收,或秋季花蕾长成时采割。春季采收的习称"绵茵陈",秋季采收的习称"茵陈"。除去杂质及老茎,晒干。生用。

【性味归经】 苦、辛,微寒。归脾、胃、肝、胆经。
【功效】 清利湿热,利胆退黄。
【应用】

1. 黄疸 本品苦泄下降,性寒清热,善清利脾胃肝胆湿热,使之从小便排出,为治黄疸要药。治阳黄,症见身目发黄而黄色鲜明如橘子色,小便短赤等,常与栀子、大黄配伍,如茵陈汤。若阳黄而湿重于热者,可配伍茯苓、猪苓、泽泻等,如茵陈五苓散。治阴黄,症见黄色晦暗,手足不温,神疲食少等,常与附子、干姜、甘草配伍,如茵陈四逆汤。

2. 湿温证,湿疮瘙痒 本品有清湿热之功。若湿温时疫,湿热并重,身热倦怠、胸闷腹胀、小便短赤,可与石菖蒲、滑石、藿香等同用,如甘露消毒丹。治湿热内蕴之湿疮瘙痒,可与黄柏、苦参、蛇床子等同用,或单用本品煎汤外洗。

【用法用量】 煎服,6～15 g。外用适量,煎汤熏洗。
【使用注意】 血虚萎黄者慎用。
【文献摘录】
《神农本草经》:"主风湿寒热邪气,热结黄疸。"
《医学入门》:"消遍身疮疥。"
《名医别录》:"通身发黄,小便不利,除头痛,去伏瘕。"

金钱草 Jīnqiáncǎo 　(《本草纲目拾遗》)

本品为报春花科植物过路黄 *Lysimachia christinae* Hance 的干燥全草。江南各省均有分布。夏、秋二季采收,除去杂质,晒干。切段。生用。

【性味归经】 甘、咸,微寒。归肝、胆、肾、膀胱经。
【功效】 利湿退黄,利尿通淋,解毒消肿。

笔记栏

【应用】

1. 湿热黄疸，胆胀胁痛　本品能清利肝胆湿热，具有利胆退黄兼排胆石之功。治湿热黄疸，可与茵陈、栀子、虎杖等同用；治胆胀胁痛，可配伍茵陈、郁金、大黄等。

2. 热淋，石淋　本品入肾、膀胱经，功善利尿通淋，排除砂石，为治石淋要药。治石淋，可单用本品大剂量煎汤代茶饮，或配伍海金沙、鸡内金、滑石等；治热淋，小便涩痛，常与车前子、萹蓄、瞿麦等同用。

3. 痈肿疔疮，蛇虫咬伤　本品有解毒消肿之效。治痈肿疔疮、蛇虫咬伤等病证，可用鲜草捣汁饮，并以渣外敷，或配伍白花蛇舌草、蒲公英、金银花等以增强清热解毒之力。

【用法用量】　煎服，15～60 g，鲜品加倍。外用适量。

【文献摘录】

《本草纲目拾遗》："神仙对坐草治黄疸初起，又治脱力反胃噎膈，水肿臌胀，及毒蛇咬伤，捣此草汁饮，以渣罨伤口。"

《草木便方》："除风毒。"

虎杖　Hǔzhàng　《名医别录》

本品为蓼科植物虎杖 *Polygonum cuspidatum* Sied. et Zucc. 的干燥根茎和根。我国大部分地区均产。主产于江苏省、江西省、山东省等地。春、秋二季采挖，除去须根，洗净，趁新鲜切段或厚片。晒干生用，或鲜用。

【性味归经】　微苦，微寒。归肝、胆、肺经。

【功效】　利湿退黄，清热解毒，散瘀止痛，止咳化痰。

【应用】

1. 湿热黄疸，淋浊，带下　本品味苦性寒，有清热利湿之功。治湿热黄疸，可单用本品，或与茵陈、金钱草等同用。治下焦湿热之淋浊、带下，亦可单用，或配萆薢、薏苡仁等药。

2. 痈肿疮毒，水火烫伤，毒蛇咬伤　本品有清热解毒作用。治痈肿疮毒，可用虎杖根烧灰敷贴，或煎汤洗患处；治水火烫伤，可单用为末，麻油调敷；治毒蛇咬伤，既可单用煎浓汤内服，又可用其鲜品捣烂外敷。

3. 经闭，癥瘕，跌打损伤，风湿痹痛　本品有活血散瘀，通络止痛之效。治瘀阻经闭、痛经，可与红花、桃仁、益母草等配伍。治癥瘕，《千金方》以本品配土瓜根、牛膝；或与三棱、莪术、水蛭等同用。治跌打损伤，血瘀肿痛，可与乳香、没药、三七等同用。治风湿痹痛，可与苍术、西河柳、秦艽等配伍。

4. 肺热咳嗽　本品既能苦降泄热，又能化痰止咳。治肺热咳嗽，可单用，也可与黄芩、金银花、枇杷叶等配用。

此外，本品还能泻热通便，用于热结便秘。

【用法用量】　煎服，9～15 g。外用适量。

【使用注意】　孕妇忌用。

【文献摘录】

《名医别录》："主通利月水，破流血癥结。"

《日华子本草》："治产后恶血不下，心腹胀满，排脓，主疮疖痈者，妇人血晕，扑伤瘀血，破风毒结气。"

《本草纲目》转引《普济本事方》："治男妇诸般淋疾。"

地耳草　Dì'ěrcǎo　《生草药性备要》

本品为藤黄科植物地耳草 *Hypericum japonicum* Thunb. ex Murray 的干燥全草。主产于广

西壮族自治区、广东省、四川省等地。夏、秋二季采收。晒干生用，或鲜用。

【性味归经】　苦、甘，凉。归肝、胆经。

【功效】　利湿退黄，清热解毒，活血消肿。

【应用】

1. 湿热黄疸　本品有利湿退黄之效。可单用本品大剂量煎汤服用，或与茵陈、金钱草、虎杖等配用，治疗湿热黄疸。

2. 内外痈肿　本品能清热解毒，消痈肿。治肺痈，可单用，或与鱼腥草、桔梗等同用。治肠痈，与红藤、败酱草等同用。治痈肿疮毒，可单用鲜品捣烂外敷或煎服，或与清热解毒药配用。治乳痈，可配伍蒲公英、穿山甲等清热解毒、散结消痈药。本品尚可治疗毒蛇咬伤，单用鲜品捣烂外敷患处。

3. 跌打损伤　本品又有活血消肿功效。用治跌打损伤，瘀肿疼痛，可单用鲜品捣烂外敷，或与活血化瘀疗伤药配伍。

【用法用量】　煎服，15～30 g，鲜品加倍。外用适量。

【文献摘录】

《生草药性备要》："治酒病，消肿胀，解蛊毒，敷大恶疮，理疳疮肿。"

《分类草药性》："解一切蛇虫毒，清火，止泄泻，刀伤用良。"

垂盆草　Chuípéncǎo　（《本草纲目拾遗》）

本品为景天科植物垂盆草 *Sedum sarmentosum* Bunge 的干燥全草。全国各地均产。夏、秋二季采收，切段。晒干生用，或鲜用。

【性味归经】　甘、淡，凉。归肝、胆、小肠经。

【功效】　利湿退黄，清热解毒。

【应用】

1. 湿热黄疸　本品甘淡渗湿，寒凉清热，具利湿退黄之功。可与虎杖、茵陈、金钱草等同用，治疗湿热黄疸。

2. 痈肿疮疡，毒蛇咬伤　本品有清热解毒之效。用治痈肿疮疡、毒蛇咬伤，可用鲜品捣汁服，并以汁外涂，或以渣外敷患处。

【用法用量】　煎服，15～30 g，鲜品加倍。外用适量。

【文献摘录】

《本草纲目拾遗》："消痈肿，治湿郁水肿。"

《天宝本草》："利小便，敷火疮肿毒，烫火症，退湿热，兼治淋症。"

鸡骨草　Jīgǔcǎo　（《岭南采药录》）

本品为豆科植物广州相思子 *Abrus cantoniensis* Hance 的干燥全株。全年均可采挖，除去荚果（种子有毒）及杂质，晒干。切段。生用。

【性味归经】　甘、微苦，凉。归肝、胃经。

【功效】　利湿退黄，清热解毒，疏肝止痛。

【应用】

1. 湿热黄疸　本品味苦性凉，能清热利湿退黄。治湿热黄疸，可单用，或与茵陈、地耳草等同用。

2. 乳痈肿痛　本品具有清热解毒之效。治疗乳痈，可用本品鲜叶捣烂外敷。

3. 胁肋不舒，胃脘胀痛　本品入肝、胃二经，有疏肝止痛作用。治肝气郁结或肝胃不和之胁肋不舒，胃脘疼痛，可与两面针配用。

笔记栏

此外,本品可作夏季清凉饮料。

【用法用量】　煎服,15～30 g。

【使用注意】　原植物种子有毒,不能入药,用时必须把豆荚全部摘除干净。

【文献摘录】

《岭南草药志》:"清郁热,舒肝,和脾,续折伤。""(治黄疸)鸡骨草二两,红枣七八枚。煎服。"

（孔令娟）

本章小结

笔记栏

第十五章 温里药

导 学

本章介绍温里药的含义、性味特点、功效和适用范围、配伍以及使用注意。常用药物11味,附药3味。

通过学习,掌握温里药的性味特点、主要功效和适用范围,了解其配伍关系及使用注意;掌握各主要药物的性味归经、主要功效和主治证、用量用法和主要配伍关系,了解其来源、产地及炮制。比较附子与干姜,附子与肉桂,肉桂与桂枝,丁香、高良姜与花椒的性味、功用。

凡以温里祛寒为主要功效,用以治疗里寒证为主的药物,称为温里药,又称祛寒药。

本类药物均具有味辛、性温热的特点,辛味则能散、能行;温热可直折阴寒,温又能通,又善走脏腑而温里祛寒,温经止痛,主治里实寒证。甘能补虚,故温里药中辛甘温(热)者以补火助阳散寒功效为主,最宜于治疗里虚寒证,个别药物尚能回阳救逆以治亡阳证。苦能泄、能燥,在温里药中,辛苦温(热)者兼有降逆、燥湿之功效,用于兼有气逆之里实寒证,或寒湿证。

由于不同温里药的归经不尽相同,因此,效用存在差异,主治病证有所侧重。主入脾胃经者,能温中散寒止痛,主治脾胃之实寒证或虚寒证;主入肺经者,能温肺散寒化饮,主治寒饮停肺或寒痰阻肺证;主入肝经者,能暖肝散寒止痛,主治寒凝肝脉证;主入肾经者,能温肾助阳,主治肾阳虚证;主入心肾两经者,能温阳通脉,用治心肾阳虚证,或回阳救逆,用治亡阳厥逆证。

临床使用温里药时应根据里寒证病因病机进行适当配伍。外寒入里,表证仍在,即表里实寒证,当配伍辛温解表药;寒湿内阻者,配伍化湿或燥湿药;寒凝经脉,气滞血瘀者,配伍行气活血药;脾肾阳虚者,配伍温补脾肾药;心阳虚衰者,配伍温通心阳药;亡阳气脱者,配伍大补元气药。

本类药物辛热燥烈,易耗阴助火,实热证禁用,阴虚证、血虚证、津液亏虚证忌用,孕妇慎用,天气炎热时或素体火旺者减少用量。

现代研究表明,温里药主要药理作用有镇静、镇痛、增强消化系统功能、调节胃肠运动、抗溃疡、促进物质代谢、调节内分泌系统功能、抗凝血、抗缺氧、抗心肌缺血、强心、抗心律失常、抗休克、扩张血管、改善血液循环等,部分药物还有抗菌、抗炎、抗腹泻、抗惊厥、抗衰老、调节免疫功能等作用。

附子 Fùzǐ （《神农本草经》）

本品为毛茛科植物乌头 *Aconitum carmichaeli* Debx. 的子根加工品。主产于四川省、湖北省、湖南省、云南省等地亦有栽培。6月下旬至8月上旬采挖。除去母根、须根及泥沙,习称"泥附子"。然后加工成盐附子、黑附片(黑顺片)及白附片。

【性味归经】 辛、甘,大热。有毒。归心、肾、脾经。

【功效】 回阳救逆,补火助阳,散寒止痛。

【应用】

1. 亡阳证 本品大辛大热,纯阳燥烈,为回阳救逆之要药。治各种原因所致亡阳证。若阳气衰微,阴寒内盛,或大汗、大吐、大泻等原因导致亡阳,症见四肢厥逆,冷汗自出,脉微欲绝等,常与干姜、甘草等同用,如四逆汤。若亡阳兼气脱者,可与大补元气之人参配伍,共奏回阳固脱之功,如参附汤。

2. 阳虚证   本品辛热温煦,温通三焦,能上助心阳以通脉,中温脾阳以健运,下补肾阳以益火,外助卫阳以固表。常用治心、脾、肾诸脏阳虚证,以及阳虚卫表不固证。若肾阳不足,命门火衰,症见腰膝酸软或冷痛,畏寒肢冷,夜尿频多,男子阳痿,女子宫冷等,常与肉桂、山茱萸、熟地黄等同用,如肾气丸、右归丸。若阴寒内盛,脾阳不振,症见脘腹冷痛,呕吐泄泻等,可与人参、白术、干姜等同用,如附子理中丸。若脾肾阳虚,水气内停,症见肢体浮肿,小便不利等,常与白术、茯苓等配伍,如真武汤。若心阳衰弱,心悸气短、胸痹心痛等,可与人参、桂枝等同用。治阳虚而卫表不固,自汗不止,可配伍黄芪以助阳固表,如芪附汤。治阳虚兼外感风寒者,常与麻黄、细辛同用,如麻黄附子细辛汤。

3. 痹证疼痛   本品辛散温通,能散寒除湿,温经通痹,故有较强的散寒止痛作用。凡风寒湿痹周身骨节疼痛者,每多用之,尤其适用于寒湿痹痛剧烈者,常与桂枝、白术、甘草等配伍,如甘草附子汤。若阳虚寒湿内侵,症见骨节疼痛,恶寒肢冷,脉沉微者,常与白术、人参、茯苓等同用,如附子汤。

【用法用量】   煎服,3~15 g。本品有毒,入汤剂应先煎30~60分钟,至口尝无麻辣感为度。

【使用注意】   孕妇及阴虚阳亢者忌用。不宜与贝母、瓜蒌、半夏、白蔹、白及同用。内服须炮制,生品外用。若内服过量,或炮制、煎煮方法不当,容易引起中毒。

【文献摘录】

《名医别录》:"脚气冷弱,腰脊风寒,心腹冷痛,霍乱转筋,下利赤白,坚肌骨,强阴,又堕胎,为百药长。"

《本草汇言》:"附子,回阳气,散阴寒,逐冷痰,通关节之猛药也。诸病真阳不足,虚火上升,咽喉不利,饮食不入,服寒药愈甚者,附子乃命门主药,能入其窟穴而招之,引火归元,则浮游之火自熄也。凡属阳虚阴极之候,肺肾无热证者,服之有起死之殊功。"

《本草正义》:"附子,本是辛温大热,其性善走,故为通十二经纯阳之要药,外则达皮毛而除表寒,里则达下元而温痼冷,彻内彻外,凡三焦经络,诸脏诸腑,果有真寒,无不可治。"

干姜   Gānjiāng   《神农本草经》

本品为姜科植物姜 *Zingiber officinale* Rosc. 的干燥根茎。主产于四川省、湖北省、广东省等地,均系栽培。冬季采收。生用。

【性味归经】   辛,热。归脾、胃、肾、心、肺经。

【功效】   温中散寒,回阳通脉,温肺化饮。

【应用】

1. 脾胃寒证   本品辛热燥烈,主入脾、胃经,为温中散寒,健运脾胃之主药。无论外寒内侵之实寒证,或阳气不足之虚寒证,均可使用。如《外台秘要》治寒邪直中脏腑之脘腹猝痛等,以本品为末,米饮或温酒调服。亦可与麻黄、肉桂、白芷等同用,如五积散。治脾胃虚寒之脘腹冷痛,每与人参、白术、炙甘草等配伍,如理中丸。本品温中散寒之功亦常用治呕吐泄泻等证。如治胃寒呕吐,常与高良姜相须为用,如二姜丸;与半夏同用,即半夏干姜散。治中寒水泻,《千金方》单用为末服;亦可与人参、白术、花椒等同用。

此外,本品亦可用治脾阳不足,寒积便秘,常与大黄、附子、人参等配伍,如温脾汤。

2. 亡阳证   本品辛热,入心、脾、肾经,功能温通心阳以复脉,温暖脾肾以回厥。治心肾阳虚,阴寒内盛所致亡阳厥逆,脉微欲绝等。常与附子相须为用,以增强附子回阳救逆之效,并减低其毒性,如四逆汤;亦可再加入人参,即四逆加人参汤。

3. 寒饮喘咳   本品辛热而入肺经,功能温肺散寒化饮。治外感风寒,寒饮内停喘咳,常与麻黄、细辛、五味子等同用,如小青龙汤。若治肺寒停饮,咳嗽胸闷,痰多清稀者,每与茯苓、甘草、五味子

笔记栏

等同用,如苓甘五味姜辛汤。

【用法用量】 煎服,3~10 g。

【使用注意】 阴虚内热、血热妄行者忌用,孕妇慎用。

【文献摘录】

《神农本草经》:"主胸闷咳逆上气,温中,止血,出汗,逐风湿痹,肠澼下痢,生者尤良。"

《珍珠囊》:"干姜其用有四:通心助阳,一也;去脏腑沉寒痼冷,二也;发诸经之寒气,三也;治感寒腹痛,四也。"

《本草求真》:"干姜,大热无毒,守而不走,凡胃中虚冷,元阳欲绝,合以附子同投,则能回阳立效,故书有附子无姜不热之句。"

肉桂 Ròuguì 《神农本草经》

本品为樟科植物肉桂 *Cinnamomum cassia* Presl 的干燥树皮。主产于广东省、广西壮族自治区、云南省等地。多于秋季剥取。切片或捣碎生用。

【性味归经】 辛、甘,大热。归肾、脾、心、肝经。

【功效】 补火助阳,引火归原,散寒止痛,温通经脉。

【应用】

1. 肾阳虚证 本品辛热纯阳,能温补命门之火,益阳消阴,作用温和持久,为治命门火衰之要药。治肾阳不足,命门火衰之阳痿宫冷,腰膝冷痛,夜尿频多等,常与附子、熟地黄、山茱萸等配伍,如肾气丸、右归丸。

本品大热入肾经,能使因下元虚衰所致上浮之虚阳回归故里,故曰引火归原。用治元阳虚衰,虚阳上浮,症见面色浮红如妆,眩晕目赤,虚喘,汗出,心悸,下肢厥冷者,常与山茱萸、五味子、人参等同用,以引火归原。

2. 寒滞病证 本品味辛行散,性热温通,善能温运阳气,通行气血,散沉寒痼冷,故有散寒止痛,温通经脉之功。适用于寒邪内侵,或阳虚阴盛所致多种阴寒凝滞病证。治寒邪内侵或脾胃虚寒之脘腹冷痛,可单用研末,酒煎服;或与荜茇、干姜、高良姜等同用,如大已寒丸。若脾胃虚寒较甚,或脾肾虚寒,症见脘腹冷痛,呕吐泄泻,四肢厥冷等,可与附子、干姜、白术等配伍,如桂附理中丸。治寒湿腰痛,可与独活、桑寄生、杜仲等配伍,如独活寄生汤。治胸阳不振,寒邪内侵之胸痹心痛,与附子、干姜、花椒等同用,如桂附丸。治寒疝腹痛,又常与乌药、小茴香、吴茱萸等同用。治冲任虚寒,寒凝血滞所致痛经闭经,常与当归、川芎、小茴香等配伍,如少腹逐瘀汤。

3. 阴疽,流注 本品甘热入血分,能助阳补虚,温通经脉。适用于阳虚寒凝,血滞痰阻之阴疽、流注等,可与熟地黄、鹿角胶、白芥子等同用,如阳和汤。若气血亏虚,痈肿脓成不溃或久溃不敛,常与黄芪、当归等同用,如托里黄芪汤。

此外,对于久病体虚气血不足之证,在补气养血方中常配入少量肉桂,借以温运阳气,鼓舞气血生长,如十全大补汤、人参养荣汤及保元汤。

【用法用量】 煎服,1~5 g,宜后下或焗服。研末冲服,每次 1~2 g。或入丸、散剂。外用适量,研末,调敷;浸酒,涂搽。

【使用注意】 阴虚火旺,里有实热,血热妄行出血者忌用,孕妇慎用。不宜与赤石脂同用。

【文献摘录】

《本草汇言》:"肉桂,治沉寒痼冷之药也。凡元虚不足而亡阳厥逆,或心腹腰痛而呕吐泄泻,或心肾久虚而痼冷怯寒,或奔豚寒疝而攻冲欲死,或胃寒蛔出而心膈满胀,或气血冷凝而经脉阻遏,假此味厚甘辛大热,下行走里之物,壮命门之阳,植心肾之气,宣导百药,无所畏避,使阳长则阴自消,而前诸证自退矣。"

《本草求真》:"大补命门相火,益阳治阴。凡沉寒痼冷、营卫风寒、阳虚自汗、腹中冷痛、咳逆结气、脾虚恶食、湿盛泄泻、血脉不通、胎衣不下、目赤肿痛,因寒因滞而得者,用此治无不效。"

吴茱萸　Wúzhūyú　《神农本草经》

本品为芸香科植物吴茱萸 *Evodia rutaecarpa*（Juss.）Benth.、石虎 *Evodia rutaecarpa*（Juss.）Benth. var. *officinalis*（Dode）Huang 或疏毛吴茱萸 *Evodia rutaecarpa*（Juss.）Benth. var. *bodinieri*（Dode）Huang 的干燥近成熟果实。主产于贵州省、广西壮族自治区、湖南省等地。8～11月果实尚未开裂时,剪下果枝,除去枝、叶、果梗等杂质,晒干或低温干燥。用甘草汤制过应用。

【性味归经】　辛、苦,热。有小毒。归肝、脾、胃、肾经。

【功效】　散寒止痛,降逆止呕,燥湿止泻。

【应用】

1. 寒凝诸痛　本品辛散苦泄,性热祛寒,主归肝经,既能温中散寒,又善疏解肝郁,有良好的止痛作用,尤为肝寒气滞诸痛之要药。治寒侵脾胃,脘腹冷痛,可与干姜相须为用,以温中散寒止痛。治肝胃虚寒,浊阴上逆所致厥阴头痛,常与生姜、人参、大枣等配伍,如吴茱萸汤。治寒凝肝脉之疝气疼痛,可与小茴香、木香、川楝子等药配伍,如导气汤。治厥阴中寒,小腹痛甚,可与附子、干姜、炙甘草等配伍,如茱萸四逆汤。治冲任虚寒,瘀血阻滞之经行腹痛,月经不调,可与桂枝、当归、川芎等配伍,如温经汤。治寒湿脚气,足胫肿痛,常与木瓜、槟榔、苏叶等同用,如鸡鸣散。

2. 呕吐吞酸　本品辛开苦降,能疏肝降逆而止呕,兼能制酸止痛。常与生姜、半夏等同用,治寒邪犯胃,胃失和降之呕吐。若配伍黄连,则可治肝郁化火,肝胃不和的胁痛口苦,呕吐吞酸,如左金丸。

3. 虚寒泄泻　本品性热散寒,味苦燥湿,入脾、肾二经,能温脾散寒,燥湿止泻。治脾肾阳虚,五更泄泻,每与补骨脂、肉豆蔻、五味子等同用,如四神丸。

此外,以本品研末,醋调敷足心,可引火下行,治口舌生疮。

【用法用量】　煎服,2～5 g。外用适量。

【使用注意】　本品辛热燥烈,易耗气动火,不宜多用、久服。阴虚有热者忌用。孕妇慎用。

【文献摘录】

《神农本草经》:"主温中下气,止痛,咳逆寒热,除湿血痹。"

《本草纲目》:"开郁化滞。治吞酸,厥阴痰涎头痛,阴毒腹痛,疝气,血痢,喉舌口疮。"

《本草便读》:"吴茱萸,辛苦而温,芳香而燥,本为肝之主药,而兼入脾胃者,以脾喜香燥,胃喜降下也。其性下气最速,极能宣散郁结,故治肝气郁滞,寒气下踞,以致腹痛疝瘕等疾,或病邪下行极而上,乃为呕吐吞酸胸满诸病,均可治之。"

小茴香　Xiǎohuíxiāng　《新修本草》

本品为伞形科植物茴香 *Foeniculum vulgare* Mill. 的干燥成熟果实。我国各地均有栽培。秋季果实初熟时采收,晒干。生用或盐水炙用。

【性味归经】　辛,温。归肝、肾、脾、胃经。

【功效】　散寒止痛,理气和胃。

【应用】

1. 下焦寒凝诸痛　本品辛散温通,长于温肾暖肝,理气止痛。治寒疝腹痛,常与乌药、木香、川楝子同用,如天台乌药散;亦可用本品炒热,布裹温熨腹部。此外,治寒证腹痛,亦有良好的止痛效果。若治肝气郁滞,睾丸偏坠胀痛,常与橘核、山楂等同用,如香橘散。治寒凝肝脉之少腹冷痛,或冲任虚寒之痛经、闭经,多与当归、川芎、肉桂等同用,如少腹逐瘀汤。

2. 中焦寒凝气滞证　本品辛温气香,入脾、胃二经,既能散寒止痛,又能理气和中而开胃止呕。

笔记栏

134

治胃寒气滞,脘腹胀痛,可与高良姜、乌药、木香等同用。若用于脾胃虚寒之脘腹胀痛,食少吐泻,又可与白术、陈皮、生姜等同用。

【用法用量】　煎服,3～6 g。外用适量。盐水炙小茴香功偏暖肾散寒止痛。

【使用注意】　阴虚火旺者慎用,孕妇忌服。

【文献摘录】

《日华子本草》:"治干、湿脚气并肾劳癞疝气,开胃下食,治膀胱痛、阴疼。"

《开宝本草》:"主膀胱肾间冷气及盲肠气,调中止痛,呕吐。"

《本草汇言》:"温中快气之药也。方龙潭曰,此药辛香发散,甘平和胃,故《唐本草》善主一切诸气……其温中散寒,立行诸气,及小腹少腹至阴之分之要品也。"

附

八 角 茴 香

为木兰科八角茴香树 *Illicium verum* Hook. f. 的干燥成熟果实。又名大茴香、八角。主产于亚热带地区。多在 9～10 月间果实成熟后采收。生用或盐水炙用。其性味、功用与小茴香相近,但药力较弱。用法用量与小茴香相同。主要用作食物调味品。

丁香　Dīngxiāng　(《雷公炮炙论》)

本品为桃金娘科植物丁香 *Eugenia caryophyllata* Thunb. 的干燥花蕾,习称公丁香。主产于坦桑尼亚、马来西亚、印度尼西亚等地,我国广东省、海南省等地亦有栽培。通常于 9 月至次年 3 月间花蕾由绿转红时采收。生用。

【性味归经】　辛,温。归脾、胃、肺、肾经。

【功效】　温中降逆,散寒止痛,补肾助阳。

【应用】

1. 胃寒呕吐、呃逆　本品辛温气香,主入脾、胃经,功善温中散寒,降逆止呕、止呃,为治胃寒呕逆之要药。治胃寒呕吐,可与半夏、生姜等同用;治胃虚寒呃逆,常与人参、生姜、柿蒂等同用,如丁香柿蒂汤;治脾胃虚寒呕吐,食少、泄泻,可与白术、砂仁、肉豆蔻等同用。

2. 脘腹冷痛　本品辛散温通,能温中暖胃,散寒止痛。治胃寒脘腹冷痛,常与高良姜、小茴香、甘草等同用,如丁香止痛散。

3. 阳痿,宫冷　本品性温,又入肾经,有温肾助阳作用。可与附子、肉桂、巴戟天等配伍,用治肾阳虚衰之阳痿、宫冷等病证。

【用法用量】　煎服,1～3 g。外用适量,研末外敷。

【使用注意】　实热证、虚热证均忌用。畏郁金。

【文献摘录】

《药性论》:"治冷气腹痛。"

《日华子本草》:"治口气,反胃;疗肾气,奔豚气,阴痛;壮阳,暖腰膝。"

《本草纲目》:"治虚哕,小儿吐泻,痘疮胃虚灰白不发。"

附

母 丁 香

本品为丁香的成熟果实,又名鸡舌香。性味、功效与公丁香相似而力较弱。用法用量同公丁香。

高良姜　Gāoliángjiāng　(《名医别录》)

本品为姜科植物高良姜 *Alpinia officinarum* Hance 的干燥根茎。主产于广东省、广西壮族自

笔记栏

治区及中国台湾等地。夏末秋初采挖,晒干。生用。

【性味归经】　辛,热。归脾、胃经。

【功效】　散寒止痛,温中止呕。

【应用】

1. 胃寒冷痛　本品辛散温通,主入脾胃经,善散寒止痛。古方有单用者,一般与温中行气药配伍使用。如治胃寒脘腹冷痛,常与炮姜相须为用,如二姜丸。若胃寒肝郁,脘腹胀痛,则多与香附合用,如良附丸。若寒凝气滞,心腹突然绞痛如刺、两胁支满、烦闷不可忍者,可与肉桂、厚朴、当归等同用,如高良姜汤。

2. 胃寒呕吐　本品性热散寒,能温中止呕。治寒邪内侵,胃寒呕吐,可配半夏、生姜等,以增强温中暖胃,降逆止呕之效。若治脾胃虚寒之呕吐、嗳气吞酸,当与党参、半夏、砂仁等配伍。

【用法用量】　煎服,3～6 g。研末服,每次 3 g。

【使用注意】　阴虚有热者忌用。

【文献摘录】

《名医别录》:"主暴冷,胃中冷逆,霍乱腹痛。"

《本草汇言》:"高良姜,祛寒湿,温脾胃之药也。若老人脾肾虚寒,泄泻自利,妇人心胃暴痛,因气怒,因寒痰者,此药辛热纯阳,除一切纯寒痼冷,功与桂、附同等。""若治脾胃虚寒之证,须与参、芪、半、术同行尤善。"

附

红　豆　蔻

本品为姜科植物大高良姜 *Alpinia galanga* willd. 的干燥成熟果实。味辛,性温。归脾、胃经。功能散寒燥湿,醒脾消食。用于脾胃寒湿所致脘腹冷痛,呕吐泄泻,不欲饮食,或食积胀满,或饮酒过度所致呕吐。亦可研末掺牙,治疗风寒牙痛。用量 3～6 g,入汤剂,生用。阴虚有热者忌用。

胡椒　Hújiāo　(《新修本草》)

本品为胡椒科植物胡椒 *Piper nigrum* L. 的干燥近成熟或成熟果实。主产于海南省、广东省、广西壮族自治区等地。秋末至次春采收。生用,用时打碎。

【性味归经】　辛,热。归胃、大肠经。

【功效】　温中散寒,下气消痰。

【应用】

1. 脾胃寒证　本品辛热温通,善除胃肠冷气,能温中散寒止痛。治胃寒脘腹冷痛,呕吐,可单用研末入猪肚中炖服;或与高良姜、荜茇等同用。治寒滞胃肠所致腹痛泄泻,可单用本品研末,入膏药贴脐部取效。治脾胃虚寒之腹痛泄泻,食欲不振,则多与白术、干姜、砂仁等配伍。治反胃,不欲饮食,可与半夏共为细末,姜汁为丸,并以姜汤送服。

2. 癫痫证　本品辛散,有下气消痰之功。治痰气郁滞,上蒙清窍之癫痫痰多,可与荜茇等分为末服,或与行气开郁,化痰开窍药配伍使用。

此外,本品为常用调味品,有开胃进食的作用。

【用法用量】　煎服,2～4 g。研粉服,每次 0.6～1.5 g。外用适量。

【使用注意】　阴虚有火者忌用。

【文献摘录】

《新修本草》:"主下气,温中,去痰,除脏腑中风冷。"

《本草纲目》:"胡椒,大辛热,纯阳之物,肠胃寒湿者宜之。热病人食之,动火伤气,阴受其害。"

《本草求真》:"辛热纯阳,比之蜀椒,其热更甚。凡因火衰寒入,痰食内滞,肠滑冷利及阴毒腹痛,胃寒吐水,牙齿浮热作痛者,治皆有效。"

笔记栏

花椒　Huājiāo　(《神农本草经》)

本品为芸香科植物花椒 *Zanthoxylum bungeanum* Maxim. 或青椒 *Zanthoxylum schinifolium* Sieb. et Zucc. 的干燥成熟果皮。我国大部分地区有分布,但以四川省产者为佳,故又名川椒、蜀椒。秋季采收。生用或炒用。

【性味归经】　辛,温。归脾、胃、肾经。

【功效】　温中止痛,杀虫,外用止痒。

【应用】

1. 中焦寒证　本品辛温香燥,主入脾胃经,能温中燥湿,散寒止痛,止呕止泻。适用于脾胃虚寒,或寒湿中阻,或寒滞胃肠所致脘腹冷痛,呕吐,泄泻等。若证属脾胃虚寒,常与人参、干姜、饴糖等配伍,如大建中汤;若证属寒湿中阻,则多与苍术、厚朴、陈皮等同用;若证属寒滞胃肠,可与生姜、白豆蔻等配伍;若夏伤湿冷,泄泻不止,可与肉豆蔻配伍,如川椒丸;若寒滞中焦,脘腹冷痛,亦可将本品炒热,布包温熨痛处以止痛。

2. 虫积腹痛　本品辛温,既能温中散寒,又略有驱蛔杀虫之功。治脏寒蛔厥证,症见腹痛,烦闷吐蛔,手足厥冷等,可与乌梅、干姜、黄连等配伍,如乌梅丸;治小儿蛲虫病,可单用本品煎液行保留灌肠。

3. 湿疹,阴痒　本品外用尚有止痒之功。治湿疹瘙痒,可单用或配伍苦参、地肤子、蛇床子等,煎汤外洗;治妇女阴痒难忍,非以热汤泡洗不能已者,可与吴茱萸、蛇床子、烧盐等配伍,水煎熏洗,如椒茱汤;治肾风囊痒,可与杏仁共研末,调膏外敷。

【用法用量】　煎服,3～6 g。外用适量,煎汤熏洗。

【使用注意】　花椒性味燥烈,刺激性较大,如果患处湿烂,则外洗宜慎。

【文献摘录】

《神农本草经》:"主邪气咳逆,温中,逐骨节皮肤死肌,寒湿痹痛,下气。"

《本草纲目》:"椒,纯阳之物,其味辛而麻,其气温以热。入肺散寒,治咳嗽;入脾除湿,治风寒湿痹,水肿泻痢;入右肾补火,治阳衰溲数,足弱,久痢诸证。"

荜茇　Bìbō　(《新修本草》)

本品为胡椒科植物荜茇 *Piper longum* L. 的干燥近成熟或成熟果穗。主产于广东省、海南省、云南省等地。9～10 月间果穗由绿变黑时采收。生用,用时捣碎。

【性味归经】　辛,热。归胃、大肠经。

【功效】　温中散寒,下气止痛。

【应用】

脾胃寒证　本品辛热,偏走胃肠,能温散胃肠寒邪。治胃寒脘腹冷痛,呕吐、呃逆、泄泻等,可单用,亦可与附子、干姜、厚朴等同用以增强疗效,如荜茇丸;治脾胃虚寒之腹痛冷泻,则与白术、干姜、肉豆蔻等同用,如荜茇散。

此外,本品可用于龋齿疼痛。单用研末,或与等量胡椒共研末,填塞龋齿孔中。

【用法用量】　煎服,1～3 g。外用适量。

【文献摘录】

《本草纲目》:"荜茇,为头痛、鼻渊、牙痛要药。"

《本草求真》:"凡一切风寒内积,逆于胸膈而见恶心呕吐,见于下部而见肠鸣冷痢水泻,发于头面而见齿牙头痛鼻渊,停于肚腹而见中满痞寒疼痛,俱可用此投治,以其气味辛温,则寒自尔见除。"

《本草正义》:"荜茇,脾肾虚寒之主药。惟濒湖谓是头痛、鼻渊要药,取其辛热能入阳明而散浮

笔记栏

热。按头痛固有真寒一症之宜用大辛大温者,但鼻渊、头痛,本皆火症,古人偶用辛散之药,盖亦反佐之义,用作向导,濒湖竟以为散浮热,恐是误会,石顽和之,非也。"

荜澄茄　bìchéngqié　《雷公炮炙论》

本品为樟科植物山鸡椒 *Litsea cubeba*（Lour.）Pers. 的干燥成熟果实。主产于广西壮族自治区、广东省、湖南省等地。秋季果实成熟时采收。生用。

【性味归经】　辛,温。归脾、胃、肾、膀胱经。

【功效】　温中散寒,行气止痛。

【应用】

1. 胃寒证　本品辛散温通,主入脾胃经,能温中散寒止痛。治胃寒脘腹冷痛,常与高良姜、肉桂、丁香等药同用,如荜澄茄散;治胃寒呕吐、呃逆,轻者可单用,重者常与白豆蔻、生姜等配伍使用。

2. 寒疝腹痛　本品辛温而兼入下焦,能散寒行气止痛。治寒疝腹痛,常与吴茱萸、乌药、茴香等配伍。

此外,本品用于下焦虚寒之小便不利,以及寒湿郁滞所致小便浑浊,常与茯苓、萆薢、益智等同用。

【用法用量】　煎服,1～3 g。

【文献摘录】

《海药本草》:"主心腹卒痛,霍乱吐泻,痰癖冷气。"

《本草纲目》:"暖脾胃,止呕吐哕逆。"

《本草述钩元》:"荜澄茄,疗肾气膀胱冷,少类于蜀椒;治阴逆下气塞,少类于吴萸。以温为补,洵属外伤于寒及内虚为寒之对药。"

（陈　涛　胡　卫）

温里药

第十六章 理 气 药

导 学

本章介绍理气药的含义、性味特点、功效和适用范围、配伍以及使用注意。常用药物20味,附药6味。

通过学习,掌握理气药的性味特点、主要功效和适用范围,了解其配伍关系及使用注意;掌握各常用药物的性味归经、主要功效和主治证、用量用法和主要配伍关系,了解其来源、产地及炮制。比较陈皮与青皮,枳实、枳壳与厚朴,木香与香附,香橼与佛手,乌药、沉香与檀香的性味、功用。

凡以疏理气机为主要功效,治疗气滞证或气逆证的药物,称理气药,又称行气药。

本类药物多辛苦温而芳香。辛能行散,苦能降泄,芳香走窜,性温能通行,故能疏理气机,即行气、降气、解郁、散结、止痛等,用于治疗气滞证和气逆证。正合《素问·至真要大论》"逸者行之""结者散之",《素问·六元正纪大论》"木郁达之"之意。

本类药物主要归脾、胃、肝、肺经,分别具有理气健脾、疏肝解郁、理气宽胸、行气止痛、破气散结、降气平喘等功效。主要用治脾胃气滞所致脘腹胀痛、嗳气吞酸、恶心呕吐、腹泻或便秘等;肝气郁滞所致胁肋胀痛、疝气疼痛、乳房胀痛、月经不调等;肺气壅滞所致胸闷胸痛、咳嗽气喘等。部分药物还具有化痰、行水、活血、温肾散寒、消食化积等功效,分别用治痰湿阻肺、肾阳不足、中焦寒凝、水肿、外伤肿痛、食积不化等证。

使用本类药物须针对病证选择相应功效的药物,并进行必要的配伍。如脾胃气滞或胃肠气滞者,因饮食积滞所致,配伍消食导滞药;因湿热阻滞所致,配伍清热除湿药;因寒湿阻滞所致,配伍苦温燥湿药;因脾胃气虚所致,配伍补中益气药。肝气郁滞者,因肝血不足所致,配伍养血柔肝药;因寒凝肝经所致,配伍暖肝散寒药;因瘀血阻滞所致,配伍活血化瘀药。肺气壅滞者,因外邪客肺所致,配伍宣肺解表药;因饮停胸胁所致,配伍泻肺逐饮药。

理气药辛温香燥,易耗气伤阴,气虚、阴虚者慎用;破气药作用峻猛,孕妇慎用。有些药物的有效成分存在于药物所含的挥发油中,入汤剂不宜久煎,以免因挥发而降低疗效。

现代药理研究证明,部分理气药对胃肠运动功能和消化液分泌功能具有双向调节作用;部分理气药具有利胆、保肝、祛痰、松弛支气管平滑肌、兴奋或抑制子宫平滑肌、增加冠状动脉及脑肾血流量、强心、升高或降低血压等作用;还有部分理气药具有抗菌、抗病毒、抗炎、抗溃疡、抗血小板凝聚、抗心律失常、镇痛、镇静、提高免疫功能等作用。

陈皮 Chénpí 《神农本草经》

本品为芸香科植物橘 *Citrus reticulata* Blanco 及其栽培变种的干燥成熟果皮。主产于广东省、福建省、四川省等地。秋季果实成熟时收集果皮,干燥。以陈久者为佳,故称陈皮。切丝。生用。

【性味归经】 辛、苦,温。归脾、肺经。

【功效】 理气健脾,燥湿化痰。

【应用】

1. 脾胃气滞证 本品辛散苦降,气香性温,具有理气运脾,调中快膈之功,为理气健脾良药。若寒湿中阻,脾胃气滞之脘腹胀痛,恶心呕吐,大便溏薄者,本品用之最宜,常配苍术、厚朴等,如平胃散;若痰浊中阻,胃失和降,恶心呕吐,可与温中止呕之生姜同用,如橘皮汤;若肝气乘脾,腹痛泄泻,可与白术、白芍、防风等同用,如痛泻要方;若脾虚气滞,脘腹胀满、疼痛喜按、食少便溏,又常与党参、白术、炙甘草等配伍,如异功散。

2. 痰湿阻肺证　本品辛温香燥,入脾肺二经,既可理气调中,又能燥湿化痰,为治痰之要药。若痰湿壅滞,肺失宣降,咳嗽痰多而白、胸闷,常与半夏、茯苓等配伍,如二陈汤;若属寒痰阻肺之咳嗽气喘,痰白清稀,胸闷,恶寒肢冷,可与干姜、细辛、茯苓等同用;若属脾虚失运,痰湿犯肺之咳嗽痰多、食少便溏、胸脘痞闷,可与白术、茯苓等同用,如六君子汤。

3. 胸痹证　本品辛行温通,入肺宽胸,能行气通痹而治胸痹证。若胸痹而气塞短气者,可配伍枳实、生姜,如陈皮枳实生姜汤;若胸痹而气促咳唾,引痛不可忍者,可配枳实、桔梗、甘草等,如枳实桔梗汤。

【用法用量】　煎服,3～10 g。

【文献摘录】

《本草汇言》:"橘皮,理气散寒,宽中行滞,健运肠胃,畅利脏腑,为脾胃之圣药也。"

《本草纲目》:"疗呕哕反胃嘈杂,时吐清水,痰痞咳疟,大便闭塞,妇人乳痈。入食料,解鱼腥毒。""其治百病,总取其理气燥湿之功。同补药则补,同泻药则泻,同升药则升,同降药则降。"

附

橘核、橘络、橘叶、化橘红

1. 橘核　本品为橘的种子。味苦,性平。归肝经。功能行气散结止痛。用于疝气疼痛、睾丸肿痛及乳房结块等病证。煎服,用量 3～10 g。

2. 橘络　本品为橘的中果皮及内果皮之间的维管束群(俗称筋络)。味苦,性平。归肝、肺经。功能行气通络,化痰止咳。用于痰滞经络,咳嗽胸胁作痛。煎服,用量 3～5 g。

3. 橘叶　本品为橘树之叶。味辛、苦,性平。归肝经。功能疏肝行气,消肿散结。用于胁肋作痛、乳痈、乳房结块及癥瘕等病证。煎服,用量 6～10 g。

4. 化橘红　本品为芸香科植物化州柚 *Citrus grandis* Tomentosa 或柚 *Citrus grandis* (L.) Osbeck 的未成熟或近成熟的干燥外层果皮。味辛、苦,性温。功能理气宽中,燥湿化痰。用于咳嗽痰多、食积不化、呕吐呃逆等。煎服,用量 3～10 g。

青皮 Qīngpí 《本草图经》

本品为芸香科植物橘 *Citrus reticulata* Blanco 及其栽培变种的幼果或未成熟果实的干燥果皮。5～6 月间采收,晒干,称为"个青皮";7～8 月间采收未成熟的果实,在果皮上呈十字形剖开,除去瓤肉,晒干,习称"四花青皮"。生用或醋炙用。

【性味归经】　苦、辛,温。归肝、胆、胃经。

【功效】　疏肝破气,消积化滞。

【应用】

1. 肝郁气滞证　本品辛散温通,苦泄下行,其性峻烈,具有疏肝破气,散结止痛之功。治肝郁气滞所致之胸胁胀痛、乳癖、乳痈、疝气疼痛等;治肝郁胸胁胀痛,可配柴胡、郁金等;治乳癖结块,可与柴胡、香附、浙贝母等同用;治乳痈肿痛,常与瓜蒌、金银花、蒲公英等配伍;治寒疝腹痛,又可配乌药、小茴香、木香等,如天台乌药散。

本品兼入胃经而行气止痛。治疗脘腹胀痛,常与大腹皮相须为用,如青皮散。

2. 食积气滞证　本品消积化滞之力较强,兼有和降胃气,行气止痛之功。凡食积停留,肝胃气滞,脘腹疼痛皆可用之。若治食积气滞,痞闷胀痛,常与山楂、麦芽、神曲等配伍,如青皮丸;若食积脘腹胀痛甚者,则与木香、枳实、槟榔等同用。

此外,取本品破气散结之功,亦可用于气滞血瘀之癥瘕积聚,以及久疟痞块等,多与三棱、莪术、郁金等配伍。

【用法用量】　煎服,3～10 g。醋炙疏肝止痛力强。

【使用注意】　本品性烈耗气,气虚者慎用。

【文献摘录】

《本草图经》:"主气滞,下食,破积结及膈气。"

《珍珠囊》:"破坚癖,散滞气……治左胁肝经积气。"

《本草纲目》:"治胸膈气逆,胁痛,小腹疝痛,消乳肿,疏肝胆,泻肺气。"

枳实　Zhǐshí　《神农本草经》

本品为芸香科植物酸橙 *Citrus aurantium* L. 及其栽培变种或甜橙 *Citrus sinensis Osbeck* 的干燥幼果。主产于四川省、江西省、福建省等地。5～6 月收集,自中部横剖成两半(果实小者不剖开亦可),晒干。生用或麸炒用。

【性味归经】　苦、辛、酸,微寒。归脾、胃、大肠经。

【功效】　破气消积,化痰散痞。

【应用】

1. 胃肠积滞诸证　本品辛散苦泄,行气力猛,善能破气散痞,消积导滞。治饮食积滞,脘腹痞满胀痛、嗳腐气臭者,常配神曲、山楂、麦芽等;治胃肠积热,大便燥结、腹满胀痛,可配厚朴、大黄等,如小承气汤;治湿热积滞,脘痞腹痛、泻痢后重,可配大黄、黄连、黄芩等,如枳实导滞丸;治脾虚食积,食后脘腹痞胀者,常与白术同用以健脾消痞,如枳术丸。

2. 胸痹,结胸,心下痞　本品辛开苦降,能行气消痰以通痞塞。若治胸阳不振,痰气互结之胸痹,多与薤白、桂枝、瓜蒌等同用,如枳实薤白桂枝汤;治痰热结胸,按之胸下痛、便秘、舌苔黄滑或腻,可与半夏、瓜蒌、黄连等配伍,如小陷胸加枳实汤;治脾虚气滞,寒热互结,心下痞满、食少神疲,可与人参、干姜、黄连等配伍,如枳实消痞丸;治伤寒热病初愈劳复,心中懊憹、心下痞闷,可与栀子、豆豉配伍,如枳实栀子豉汤。

3. 瘀滞腹痛　本品辛散行气,有助于活血散瘀而止痛。治产后瘀滞腹痛,烦躁者,可与芍药等分为末服,以宣通气血,如枳实芍药散;治瘀血内阻,小腹刺痛、拒按,则应配伍当归、川芎、益母草等活血化瘀药。

此外,本品尚可用于脏器下垂等证,单用或与益气升阳之黄芪、柴胡等配伍使用。

【用法用量】　煎服,3～10 g,大剂量可至 15 g。炒后药性平和。

【使用注意】　孕妇慎用。

【文献摘录】

《名医别录》:"除胸胁痰癖,逐停水,破结实,消胀满,心下急痞痛,逆气,胁风痛,安胃气,止溏泄,明目。"

《本草纲目》:"枳实、枳壳,气味功用俱同……大抵其功皆能利气,气下则痰喘止,气行则痞胀消,气通则痛刺止,气利则后重除。"

附

枳　壳

本品为芸香科植物酸橙及其栽培变种或甜橙的接近成熟的果实(去瓤)。生用或麸炒用。本品性味归经及用法、用量与枳实相同,功能主治二药相似,但其作用较缓和,长于理气宽中,行滞消胀。用于胸胁气滞、胀满疼痛、食积不化、痰饮内停、脏器下垂。孕妇慎用。

木香　Mùxiāng　《神农本草经》

本品为菊科植物木香 *Aucklandia lappa* Decne.、川木香 *Vladimiria souliei* (Franch.) Ling 的

干燥根。木香产于云南省、广西壮族自治区者,称云木香;川木香产于四川省、西藏自治区者,药材也称川木香。秋、冬二季采挖,晒干或烘干。生用或煨用。

【性味归经】　辛、苦,温。归脾、胃、大肠、胆、三焦经。

【功效】　行气止痛,健脾消食。

【应用】

1. 脾胃气滞证　本品气味芳香,辛散温通,善于调中宣滞,既为行气止痛之要药,又为健脾消食之佳品。治脾胃气滞,脘腹胀痛者,既可单用,亦可与砂仁、藿香等配伍,如木香调气散;若脾虚气滞,脘腹胀满或疼痛、食少便溏,或呕吐腹泻,常与党参、白术、砂仁等配伍,如香砂六君子汤;若脾虚食少,兼食积气滞、脘腹痞胀疼痛、嗳腐吐酸、便溏不爽,又可与白术、枳实(麸炒)、砂仁等配伍,如香砂枳术丸。

2. 肝胆气滞证　本品气香醒脾,辛行苦泄,又归胆与三焦经。既可行气止痛,又能疏肝利胆。治脾失运化,肝失疏泄而致湿热郁蒸之胸胁、脘腹胀痛,口苦,甚或黄疸,可与茵陈、大黄、郁金等同用;治寒凝肝经,气机阻滞之寒疝疼痛,可配川楝子、小茴香、吴茱萸等,如导气汤。

3. 大肠气滞证　本品辛行苦降而归大经肠,善行大肠之滞气,为治大肠气滞,泻痢后重之要药。治湿热积滞,腹痛泻痢、里急后重,常配清热燥湿之黄连,如香连丸;治食积气滞,脘腹胀痛、大便不通或泻痢后重,可与槟榔、大黄等同用,如木香槟榔丸。

此外,本品气味芳香,醒脾开胃,在补益方中佐用可奏补而不滞之效,有助于补益药的消化吸收。

【用法用量】　煎服,3~6 g。生用功专行气;煨用偏于止泻。

【文献摘录】

《日华子本草》:"治心腹一切气,膀胱冷痛,呕逆反胃,霍乱,泄泻,痢疾,健脾消食,安胎。"

《本草纲目》:"木香乃三焦气分之药,能升降诸气。"

《本草求真》:"木香,下气宽中,为三焦气分要药。然三焦则又以中为要……中宽则上下皆通,是以号为三焦宣滞要剂。"

附

青 木 香

本品为马兜铃科植物马兜铃 *Aristolochia debilis* Sieb. et Zucc. 的干燥根。主产于江苏省、浙江省、安徽省等地。春、秋二季采挖,除去须根及泥沙,晒干,切片。生用。味辛、苦,性寒。归肝、胃经。功能行气止痛,解毒消肿。用于胸胁、脘腹疼痛,泻痢腹痛,疔疮肿毒,皮肤湿疮,毒蛇咬伤等病证。煎服,3~9 g。散剂每次 1.5~2 g,温开水送服。外用适量,研末敷患处。本品不宜多服,过量可引起恶心、呕吐等胃肠道反应。

薤白　Xièbái　(《神农本草经》)

本品为百合科植物小根蒜 *Allium macrostemon* Bge. 或薤 *Allium chinensis* G. Don. 的干燥鳞茎。我国各地均有分布,以江苏、浙江产者为佳。夏、秋二季采挖,晒干。生用。

【性味归经】　辛、苦,温。归心、肺、胃、大肠经。

【功效】　通阳散结,行气导滞。

【应用】

1. 胸痹证　本品辛开行滞,苦降温通,能散阴寒之凝结而宣通胸阳,为治胸痹之要药。治阴寒痰浊凝滞,胸阳不得宣通之胸痹心痛,常与瓜蒌、枳实、桂枝等配伍,如瓜蒌薤白白酒汤、瓜蒌薤白半夏汤及枳实薤白桂枝汤等;治痰瘀互结,阻滞心脉之胸痹心痛,则与瓜蒌、川芎、丹参等同用。

2. 胃肠气滞证　本品辛行苦降,能行气导滞。若属寒凝气滞之脘腹痞满胀痛,恶心呕吐,可与高良姜、砂仁、木香等同用;治胃肠气滞,泻痢里急后重,可单用本品或与木香、枳实配伍;若属湿热壅滞,泻痢里急后重,则应与黄芩、黄连、木香等同用。

【用法用量】　煎服,5~10 g。

【使用注意】　阴虚及发热者慎用。

【文献摘录】

《日华子本草》："煮食,耐寒,调中……止久痢,冷泻。"

《用药心法》："治泄痢下重,下焦气滞。"

《本草纲目》："治少阴病厥逆泄痢及胸痹刺痛,下气散血。"

沉香　Chénxiāng　(《名医别录》)

本品为瑞香科植物沉香 *Aquilaria agallocha* Roxb. 及白木香 *Aquilaria sinensis* (Lour.) Gilg 含有树脂的木材。沉香主产于东南亚、印度等地;白木香主产于我国海南省、广东省、台湾等地。全年均可采收。割取含有树脂的木材,除去不含树脂的部分,阴干。挫末或磨粉,生用。

【性味归经】　辛、苦,微温。归脾、胃、肾经。

【功效】　行气止痛,温中止呕,纳气平喘。

【应用】

1. 胸腹胀痛　本品芳香走窜,辛散温通,擅长温散胸腹阴寒,行气止痛。治寒凝气滞之胸腹胀闷疼痛,常与乌药、木香、槟榔等配伍,如沉香四磨汤;治脾胃虚寒之脘腹冷痛,常与附子、肉桂、干姜等同用,如沉香桂附丸。

2. 胃寒呕吐　本品入胃,辛温散寒,味苦性降,故善温胃降气而止呕。治寒邪犯胃,呕吐清水,常与陈皮、胡椒、荜澄茄等配伍,如沉香丸;治胃寒呃逆,经久不愈者,多与丁香、白豆蔻、柿蒂等药同用。

3. 虚喘证　本品能温肾纳气以平喘。治下元虚冷,肾不纳气之虚喘,可与附子、肉桂、补骨脂等配伍,如黑锡丹;治上盛下虚之痰饮咳喘,常与苏子、厚朴、半夏等同用。

【用法用量】　煎服,1~5 g,宜后下。亦可研末冲服,或入丸、散剂,每次 1~1.5 g。

【使用注意】　气虚下陷、阴虚火旺者慎用。

【文献摘录】

《日华子本草》："调中,补五脏,益精壮阳,暖腰膝,止转筋,吐泻,冷气,破癥癖,冷风麻痹,骨节不任,风湿皮肤痒,心腹痛,气痢。"

《本草经疏》："沉香治冷气,逆气,气结,殊为要药。"

《本草纲目》："治上热下寒,气逆喘急,大肠虚闭,小便气淋,男子精冷。"

川楝子　Chuānliànzǐ　(《神农本草经》)

本品为楝科植物川楝 *Melia toosendan* Sieb. et Zucc. 的干燥成熟果实。我国南方各地盛产,以四川省产者为佳。冬季采收。生用或炒用。

【性味归经】　苦,寒。有小毒。归肝、小肠、膀胱经。

【功效】　行气止痛,疏肝泄热,杀虫。

【应用】

1. 肝郁气滞诸痛　本品苦寒降泄,能清肝火,泄郁热,行气止痛。用于肝郁气滞或肝郁化火之胸胁、脘腹胀痛,常与延胡索配伍以增强止痛作用,如金铃子散;或加配柴胡、白芍、郁金等。治疝气疼痛,本品性寒,亦以治疗热疝疼痛为宜,可选用金铃子散加配香附、橘核、荔枝核等。因其疏肝理气止痛作用较强,故又可用于寒疝少腹胀痛,宜与小茴香、吴茱萸、木香等配伍,如导气汤。

2. 虫积腹痛　本品苦寒有小毒,能降泄气机而行气止痛,又略兼杀虫之力,故常用于蛔虫等寄生虫搏结肠道,阻滞气机所致之腹痛,可与槟榔、使君子等同用。

此外,取本品适量,焙黄研末,用熟猪油或麻油调成油膏。涂敷患处,用治头癣。

【用法用量】　煎服,5～10 g。外用适量,研末调涂。炒用寒性降低。

【使用注意】　本品苦寒,脾胃虚寒者不宜用。有小毒,不宜持续及过量服用。

【文献摘录】

《神农本草经》:"主……大热烦狂,杀三虫疥疡,利小便水道。"

《本草纲目》:"楝实,导小肠膀胱之热,因引心包相火下行,故心腹痛及疝气为要药。"

《本经逢原》:"川楝,苦寒性降,能导湿热下走渗道,人但知其治疝之功,而不知其荡热止痛之用。《本经》主温病烦狂,取以引火毒下泄,而烦乱自除。其杀虫利水道,总取以苦化热之义。古方金铃子散,治心包火郁作痛,即妇人产后血结心痛,亦宜用之。以金铃子能降火逆,延胡索能散结血,功胜失笑散而无腥秽伤中之患。"

乌药　Wūyào　(《本草拾遗》)

本品为樟科植物乌药 *Lindera aggregata* (Sims) Kosterm. 的干燥块根。产于浙江省、安徽省、江西省等地。全年均可采挖。生用或麸炒用。

【性味归经】　辛,温。归肺、脾、肾、膀胱经。

【功效】　行气止痛,温肾散寒。

【应用】

1. 寒凝气滞之胸腹诸痛证　本品辛开温散,善疏通气机,散寒止痛。治寒凝气滞所致胸胁、脘腹胀痛,寒疝疼痛及痛经等。若胸胁胀痛者,可与薤白、瓜蒌皮、郁金等同用。若脘腹胀痛者,可配伍木香、青皮、莪术等,如乌药散。因本品入肺而宣通,入脾而宽中,又常用于七情所伤,复感寒邪所致之气逆喘急、胸腹冷痛等症,多与沉香、槟榔等同用,如四磨饮子。治寒疝疼痛,可与小茴香、木香、高良姜等配伍,如天台乌药散。治经寒腹痛,可与香附、当归、木香等配伍,如乌药汤。

2. 膀胱虚冷之尿频、遗尿　本品辛温,入肾与膀胱经,能温肾散寒,缩尿止遗。治肾阳不足,膀胱虚冷之尿频、遗尿,可与益智、山药等同用,如缩泉丸。

【用法用量】　煎服,6～10 g。

【文献摘录】

《本草衍义》:"乌药和来气少,走泄多,但不甚刚猛,与沉香同磨作汤,治胸腹冷气,甚稳当。"

《药品化义》:"乌药,气雄性温,故快气宣通,疏散凝滞,甚于香附。外解表而理肌,内宽中而顺气。以之散寒气,则客寒冷气自除;驱邪气则天行疫瘴即却;开郁气,中恶腹痛,胸膈胀痛,顿然可减;疏经气,中风四肢不遂,初产血气凝滞,渐次能通,皆藉其气雄之功也。"

《本草纲目》:"治脚气、疝气、气厥头痛、肿胀喘息,止小便数及白浊。"

香附　Xiāngfù　(《名医别录》)

本品为莎草科植物莎草 *Cyperus rotundus* L. 的干燥根茎。我国分布极广,产量甚大。主产于广东省、河南省、四川省等地。秋季采挖,燎去须毛。置沸水中略煮或蒸透后晒干,或燎后直接晒干。生用或醋炒用。

【性味归经】　辛、微苦、微甘,平。归肝、脾、三焦经。

【功效】　疏肝解郁,理气宽中,调经止痛。

【应用】

1. 肝郁气滞之胁痛、腹痛　本品主入肝经气分,其味辛能散,苦能降,甘能和,尤善疏肝解郁,调理气机,行气止痛。治肝郁气滞之胁肋胀痛,可与柴胡、白芍、枳壳等配伍,如柴胡疏肝散;治寒凝气滞,肝气犯胃之胃脘疼痛,常与高良姜配伍,如良附丸。治寒疝腹痛,则可与青皮、小茴香、乌药等同用;因本品能通畅三焦,为气病之总司,又常用治气、血、痰、火、湿、食六郁所致之胸膈痞满,脘腹胀痛,呕吐吞酸等症,可与苍术、川芎、栀子等同用,如越鞠丸。

2. 脾胃气滞腹痛 本品辛散而入脾经,能理气宽中。常用治脾胃气滞证。若脘腹胀痛,胸膈噎塞,噫气吞酸,纳呆,可与砂仁、陈皮等同用,如快气汤;或上方加配乌药、苏叶,即缩砂香附汤。

3. 月经不调,痛经,乳房胀痛 本品功善疏肝解郁,为妇科调经止痛之要药。对肝郁气滞所致月经不调、经闭、痛经以及乳房胀痛等尤为适宜。治月经不调、痛经,可单用,或与柴胡、川芎、当归等同用,如香附归芎汤;治乳房结块,经前胀痛,可与橘核、青皮等同用。若治气滞胎动不安者,常与苏叶同用。

【用法用量】 煎服,6～10 g。醋炙止痛力增强。

【文献摘录】

《滇南本草》:"调血中之气,开郁,宽中,消食,止呕吐。"

《本草纲目》:"利三焦,解六郁,消饮食积聚、痰饮痞满,跗肿腹胀、脚气,止心腹、肢体、头目、齿耳诸痛……妇人崩漏带下,月候不调,胎前产后百病。""乃气病之总司,女科之主帅也。"

《本草正义》:"香附辛味甚烈,香气颇浓,皆以气用事,故专治气结为病。"

佛手 Fóshǒu （《滇南本草》）

本品为芸香科植物佛手 *Citrus medica* L. var. *sarcodactylis* Swingle 的干燥果实。主产于广东省、福建省、云南省等地。于秋季果实尚未变黄或刚变黄时采收,纵切成薄片,晒干。生用。

【性味归经】 辛、苦,温。归肝、脾、胃、肺经。

【功效】 疏肝理气,和胃止痛,燥湿化痰。

【应用】

1. 肝郁气滞证 本品辛散温通,其性温和,入肝经,功善疏肝解郁,行气止痛。治肝郁气滞或肝胃不和之胸胁胀痛,胃脘痞满等,常与香附、柴胡、郁金等同用。

2. 脾胃气滞证 本品辛行苦泄,气味清香,能醒脾和胃,行气止痛。治脾胃气滞之脘腹胀痛,食少呕恶等,常与木香、砂仁、枳壳等配伍。

3. 痰湿壅肺证 本品芳香醒脾,苦温燥湿而善健脾化痰,又能疏肝理气。治痰湿壅肺之咳嗽痰多,或胸闷胁痛等,每可与陈皮、瓜蒌皮、半夏等同用。

【用法用量】 煎服,3～10 g。

【文献摘录】

《本草纲目》:"煮酒饮,治痰气咳嗽。煎汤,治心下气痛。"

《本经逢原》:"专破滞气。治痢下后重,取陈年者用之。"

《本草便读》:"理气快膈,惟肝脾气滞者宜之。"

香橼 Xiāngyuán （《草本拾遗》）

本品为芸香科植物枸橼 *Citrus medica* L. 或香圆 *Citrus wilsonii* Tanaka 的干燥成熟果实。主产于江苏省、浙江省、广东省等地。秋季果实成熟时采收。生用。

【性味归经】 辛、微苦、酸,温。归肝、脾、胃、肺经。

【功效】 疏肝解郁,理气宽中,化痰止咳。

【应用】

1. 肝郁气滞证 本品气味芳香,味辛行散,入肝经,功能疏肝解郁,理气止痛。治肝郁气滞之胸胁胀痛,常配郁金、香附、柴胡等;治肝郁化火犯胃,胸胁胀痛兼见口苦、吞酸嘈杂等症,可再佐黄连以苦降泄热。

2. 脾胃气滞证 本品辛香入脾,能理气宽中。治脾胃气滞之脘腹痞满或胀痛,嗳气呕吐,常与木香、砂仁、佛手等同用。

3. 痰湿壅滞证　本品苦燥降泄,辛行入肺,能燥湿化痰,顺气宽胸。治痰湿壅滞之咳嗽痰多,胸膈不利等,常与半夏、茯苓、陈皮等同用。

【用法用量】　煎服,3～10 g。

【文献摘录】

《本经逢原》:"治咳嗽气壅。"

《本草便读》:"下气消痰,宽中快膈。"

《本草从新》:"平肝舒郁,理肺气。"

荔枝核　Lìzhīhé　《《本草衍义》》

本品为无患子科植物荔枝 *Litchi chinensis* Sonn. 的干燥成熟种子。主产于福建省、广东省、广西壮族自治区等地。夏季果实成熟时采收。生用或盐水炙用,用时捣碎。

【性味归经】　甘、微苦,温。归肝、胃经。

【功效】　行气散结,祛寒止痛。

【应用】

1. 疝气腹痛,睾丸肿痛　本品辛散温通而入肝经,能疏肝理气,行气散结,祛寒止痛。治肝经寒凝气滞所致疝气腹痛、睾丸肿痛等,可与小茴香、青皮等同用,如荔核散;或与小茴香、吴茱萸、橘核等配伍,如疝气内消丸。若属肝经实火,湿热下注,症见睾丸肿痛,阴囊红肿者,可与龙胆草、大黄、川楝子等同用。

2. 胃脘久痛,痛经,产后腹痛　本品入肝、胃二经,有疏肝和胃,温散行滞之功。治因肝郁气滞,肝胃不和所致胃脘久痛,以及肝郁、气滞血瘀之痛经、产后腹痛等;治胃脘久痛,常与木香研末服,如荔香散;治痛经、产后腹痛,常与香附研末服,如蠲痛散;若酌加柴胡、当归、川芎等,疗效更佳。

【用法用量】　煎服,5～10 g。

【文献摘录】

《本草衍义》:"治心痛及小肠气。"

《本草纲目》:"行散滞气,治癫疝气痛,妇人血气痛。"

《本草备要》:"入肝肾,散滞气,辟寒邪,治胃脘痛,妇人血气痛。"

檀香　Tánxiāng　《《名医别录》》

本品为檀香科植物檀香 *Santalum album* L. 树干的干燥心材。主产于印度、澳大利亚、印度尼西亚等地,中国海南省、广东省、台湾地区等地亦产。以夏季采伐者佳。水洗后镑片,或劈碎。生用。

【性味归经】　辛,温。归脾、胃、心、肺经。

【功效】　行气止痛,散寒调中。

【应用】

胸腹寒凝气滞证　本品辛温,其气芳香,能调脾肺,利胸膈,有行气止痛,散寒调中之功。治寒凝气滞,胸腹冷痛,常配白豆蔻、砂仁、丁香等同用,如沉香磨脾散。若胸膈不舒、胸痹心痛,可与荜茇、延胡索、冰片等配伍。治脘腹冷痛,呕吐食少,可以本品研末,干姜汤泡服,或配沉香、白豆蔻、砂仁等同用。若胸腹疼痛兼见血瘀之象,应酌加川芎、桃仁、红花等活血化瘀之品。

【用法用量】　煎服,2～5 g,宜后下。入丸、散,1～3 g。

【使用注意】　阴虚火旺,实热吐衄者慎用。

【文献摘录】

《日华子本草》:"止心腹痛。"

笔记栏

《本经逢原》:"善调膈上诸气……兼通阳明之经,郁抑不舒,呕逆吐食宜之。"
《本草备要》:"调脾肺,利胸膈,为理气要药。"

玫瑰花　Méiguīhuā　（《食物草本》）

本品为蔷薇科植物玫瑰 *Rosa rugosa* Thunb. 的干燥花蕾。主产于江苏省、浙江省、福建省等地。春末夏初花蕾将开放时采摘。生用。

【性味归经】　甘、微苦,温。归肝、脾经。

【功效】　行气解郁,活血止痛。

【应用】

1. 肝胃不和证　本品气味清香,又归肝脾经,能疏肝和胃,行气止痛。治肝胃不和所致胸胁脘腹胀痛、嗳气呕恶、食少等症,常与香附、砂仁、佛手等同用,亦可单用本品泡水代茶饮之。

2. 肝郁气滞证　本品能疏肝理气,调经止痛。治肝郁气滞所致月经不调、经前乳房胀痛等,常与柴胡、当归、川芎等同用。

3. 跌仆伤痛　本品能活血散瘀,疏通气血而止痛。治跌仆损伤,瘀肿疼痛,宜与当归、红花、赤芍等配伍,以增强活血止痛之功。

【用法用量】　煎服,3～6 g。

【文献摘录】

《药性考》:"行血破积,损伤瘀痛,浸酒饮。"

《本草纲目拾遗》:"和血行血,理气,治风痹、噤口痢、乳痈、肿毒初起、肝胃气痛。"

《本草正义》:"玫瑰花,香气最浓,清而不浊,和而不猛,柔肝醒胃,流气活血,宣通窒滞而绝无辛温刚燥之弊,断推气分药之中,最有捷效而最为驯良者,芳香诸品,殆无其匹。"

绿萼梅　Lù'èméi　（《本草纲目》）

本品为蔷薇科植物梅 *Prunus mume* (Sieb.) Sieb. et Zucc. 的干燥花蕾。入药分白梅花、红梅花两种。白梅花主产于江苏省、浙江省等地;红梅花主产于四川省、湖北省等地。药用以白梅花为主。初春花未开放时采摘花蕾,及时低温干燥。生用。

【性味归经】　微酸、涩,平。归肝、胃、肺经。

【功效】　疏肝和中,化痰散结。

【应用】

1. 肝胃不和证　本品芳香,入肝、胃经,能疏肝解郁,调畅气机,醒脾和胃。治肝胃不和,气机郁滞所致胁肋胀痛,脘腹痞满,郁闷心烦,嗳气食少等。常与柴胡、香附、佛手等配伍。

2. 梅核气,瘰疬　本品芳香行气,能化痰散结。治痰气互结咽喉之梅核气,可与厚朴、半夏、茯苓等同用;治痰结颈部之瘰疬,可与半夏、浙贝母、牡蛎等同用,以化痰软坚散结。

【用法用量】　煎服,3～5 g。

【文献摘录】

《本草纲目拾遗》:"《百花镜》:'开胃散郁,煮粥食,助清阳之气上升,蒸露点茶,生津止渴,解暑涤烦。'"

《饮片新参》:"绿萼梅平肝和胃,止脘痛,头晕,进饮食。"

大腹皮　Dàfùpí　（《开宝本草》）

本品为棕榈科植物槟榔 *Areca catechu* L. 的干燥果皮。主产于中国的海南省、云南省、台湾地区等地。冬季至次春采收未成熟的果实,剥取果皮,习称"大腹皮";春末至秋初采收成熟果实,剥取果皮,打松,晒干,称"大腹毛"。生用。

【性味归经】　辛,微温。归脾、胃、大肠、小肠经。

【功效】　行气宽中,利水消肿。

【应用】

1. 胃肠气滞证　本品辛能行散,主入胃肠经,有行气宽中,疏通滞气之功。为治疗胃肠气滞证常用之品。治食积气滞之脘腹胀满,嗳气吞酸,大便秘结或泻而不爽者,可与山楂、麦芽、莱菔子等同用;若属湿阻气滞之脘腹胀闷,纳呆食少,便溏不爽者,常与藿香、苍术、厚朴等配伍;若属寒凝气滞,心腹冷痛者,当与高良姜、吴茱萸、荜茇等同用。

2. 水湿停聚证　本品味辛,能开宣肺气以通水道,导积滞以除胀满。治水湿泛滥之头面四肢水肿,小便不利,常与桑白皮、茯苓皮、陈皮等配伍,如五皮饮;治脚气浮肿,小便不利者,可与槟榔、木瓜、桑白皮等同用,如大腹皮散。

【用法用量】　煎服,5～10 g。

【文献摘录】

《日华子本草》:"下一切气,止霍乱,通大小肠,健脾开胃调中。"

《本草蒙筌》:"下膈气亦佳,消浮肿尤捷。"

《本草纲目》:"降逆气,消肌肤中水气浮肿,脚气壅逆,瘴疟痞满,胎气恶阻胀闷。"

甘松　Gānsōng　（《开宝本草》）

本品为败酱科植物甘松 *Nardostachys jatamansi* DC. 的干燥根及根茎。主产于四川省、甘肃省、青海省等地。春、秋二季皆可采挖,以秋季采挖者为佳,除去泥沙及杂质,晒干或阴干。切段。生用。

【性味归经】　辛、甘,温。归脾、胃经。

【功效】　理气止痛,开郁醒脾。

【应用】

脾胃气滞证　本品辛香,温而不燥,甘而不滞,能开郁散寒,醒脾开胃,行气止痛。治寒凝气滞之脘腹胀痛,不思饮食,恶心呕吐等,可与木香、白豆蔻、干姜等同用;治脾胃虚寒,脘腹冷痛、绵绵不已,食少便溏,又可与丁香、肉桂等配伍;治思虑伤脾,气机郁滞之胸闷腹胀,倦怠食少等,本品能开郁醒脾,可与柴胡、香附、郁金等配伍。

本品外用能祛湿消肿。治湿脚气,可与藁本、荷叶配伍煎汤外洗,如甘松汤。

此外,单用本品泡汤漱口,可治龋齿牙痛。

【用法用量】　煎服,3～6 g。外用适量,或泡汤含漱,或煎汤洗脚,或研末敷患处。

【使用注意】　气虚血热者慎服。

【文献摘录】

《开宝本草》:"主恶气,卒心腹痛满,下气。"

《本草纲目》:"甘松芳香,能开脾郁,少加入脾胃药中,甚醒脾气。"

《本草汇言》:"甘松醒脾畅胃之药也。《开宝方》主心腹卒痛,散满下气,皆取香温行散之意。其气芳香,入脾胃药中,大有扶脾顺气,开胃消食之功。"

九香虫　Jiǔxiāngchóng　（《本草纲目》）

本品为椿科昆虫九香虫 *Aspongopus chinensis* Dallas 的干燥体。主产于云南省、四川省、贵州省等地。11月至次年3月前捕捉。生用,或用文火微炒用。

【性味归经】 咸,温。归肝、脾、肾经。

【功效】 理气止痛,温肾助阳。

【应用】

1. 胸胁,脘腹胀痛 本品气香走窜,能温通散滞,尤善疏通膈间滞气,有理气止痛之功。治肝气郁滞之胸胁胀痛,或肝胃不和之胃脘疼痛,可与香附、木香、延胡索等配伍;治胃寒胀痛,可与肉桂、高良姜、厚朴等同用。

2. 肾阳不足证 本品咸温入肾,能温肾助阳而起痿。用治肾阳不足所致腰膝冷痛,阳痿早泄,尿频,可单用炙热嚼服,或研末服;临证常与补骨脂、淫羊藿、巴戟天等同用。

【用法用量】 煎服,3～9 g。入丸、散剂服,0.6～1.2 g。

【使用注意】 阴虚内热者忌用。

【文献摘录】

《本草纲目》:"主治膈脘滞气,脾肾亏损,壮元阳。"

《本草新编》:"九香虫,虫中之至佳者。入丸散中以扶衰弱最宜。但不宜入于汤剂。以其性滑,恐动大便耳。九香虫亦兴阳之物,然非人参、白术、巴戟天、肉苁蓉、破故纸之类,亦未见其大效也。"

柿蒂 Shìdì （《本草拾遗》）

本品为柿树科植物柿 *Diospyros kaki* Thunb. 的干燥宿萼。主产于四川省、广东省、福建省等地。冬季果实成熟时采摘或食用时收集。生用。

【性味归经】 苦、涩,平。归胃经。

【功效】 降气止呃。

【应用】

呃逆 本品味苦降泄,专入胃经,善降逆气,为止呃要药。治胃失和降之呃逆证,无论寒热虚实皆宜。若胃寒者,可配丁香、生姜以温中降逆止呃,如柿蒂汤;若胃热者,可配芦根、黄连、竹茹等;若痰浊阻滞者,可配旋覆花、半夏、陈皮等;若脾胃虚寒者,又当与人参、丁香等同用,如丁香柿蒂汤;若命门火衰,元气暴脱,上逆作呃者,则须配伍附子、人参、丁香等。

【用法用量】 煎服,5～10 g。

【文献摘录】

《滇南本草》:"治气嗝反胃。"

《本草备要》:"止呃逆。"

《本草求真》:"柿蒂味苦性平,虽与丁香同为止呃之味,然一辛热一苦平,合用深得寒热兼济之妙。"

刀豆 Dāodòu （《救荒本草》）

本品为豆科本植物刀豆 *Canavalia gladiata*（Jacq.）DC. 的干燥成熟种子。主产于江苏省、安徽省、湖北省等地。秋季采收成熟荚果。生用。

【性味归经】 甘,温。归胃、肾经。

【功效】 降气止呃,温肾助阳。

【应用】

1. 虚寒呃逆,呕吐 本品甘温而主沉降,能温中散寒,和胃降逆,止呕止呃。治中焦虚寒之呃逆、呕吐,常与丁香、柿蒂等同用。

2. 肾虚腰痛 本品甘温而入肾经,能温肾助阳。治肾阳虚衰之腰痛,《重庆草药》所载单方,单取本品 2 粒,置于猪腰子内烧熟食用;临证常与桑寄生、巴戟天、杜仲等同用。

【用法用量】　煎服,6～9 g。或烧炭存性研末。

【使用注意】　胃热患者忌服。不宜生用研末服。

【文献摘录】

《滇南本草》:"健脾。"

《本草纲目》:"温中下气,利肠胃,止呃逆,益肾补元。""主治胸脘滞气,脾肾亏损,壮元阳。"

《医林纂要》:"和胃,升清,降浊。"

（陈　涛　胡　卫）

理气药

笔记栏

第十七章 消食药

导 学

本章介绍消食药的含义、性味特点、功效和适用范围、配伍以及使用注意。常用药物6味,附药1味。

通过学习,掌握消食药的性味特点、主要功效和适用范围,了解其配伍关系及使用注意;掌握各常用药物的性味归经、主要功效和主治证、用量用法和主要配伍关系,了解其来源、产地及炮制。比较山楂与神曲,麦芽与稻芽,莱菔子与鸡内金的性味、功用。

凡以消化食积为主要功效,主治饮食积滞的药物,称为消食药。

本类药物多味甘,性平,主归脾、胃二经,既能消化饮食积滞,又兼有健脾、开胃、和中等功效,主治宿食停留,饮食不消所致之脘腹胀满,嗳气吞酸,恶心呕吐,不思饮食,大便失常;以及脾胃虚弱,消化不良等证。兼有辛味或苦味的药物,则分别具有消食下气,或燥湿化痰等功效。

部分消食药兼有行气散瘀、降气化痰、回乳、涩精止遗、化坚消石等功效,故瘀阻胸腹、咳喘痰多、遗尿、遗精、石淋、胆结石等病证,以及需要断乳者也可选用。

使用本类药物,应根据不同病因病机或兼证进行适当配伍。若食积胃脘,气机阻滞,当增强导滞畅中之力,宜配理气宽中药;若脾胃素虚,运化无力,食积内停,当标本兼顾,消补结合,宜配补脾健胃药。兼中焦虚寒,当配温中健脾药;兼湿浊中阻,当配芳香化浊、燥湿醒脾药;兼寒滞胃肠,当配温胃散寒,行气导滞药;若积滞化热,便秘尿赤,又当配苦寒清热或轻下之品。

部分消食药有耗气之弊,不宜过久服用。若气虚而无积滞者,不宜单独使用。

现代药理研究证明,消食药一般具有不同程度的助消化作用,部分药物尚有降低血脂、强心、增加冠脉流量及抗心肌缺血、抗心律失常、降低血压、抗菌等作用。

山楂 Shānzhā （《神农本草经集注》）

山楂

本品为蔷薇科植物山里红 *Crataegus pinnatifida* Bge. var. *major* N. E. Br. 或山楂 *Crataegus pinnatifida* Bge. 的干燥成熟果实。主产于河南省、山东省、河北省等地。秋季果实成熟时采收。生用或炒用。

【性味归经】 酸、甘,微温。归脾、胃、肝经。

【功效】 消食化积,行气散瘀。

【应用】

1. 饮食积滞 本品味酸而甘,性微温,功善消食化积,尤为消化油腻肉食积滞之要药。治各种饮食积滞,症见脘腹胀满或疼痛,嗳气吞酸等。可单用,如《简便方》治食肉不消,取山楂肉"水煮食之,并饮其汁",或与神曲、莱菔子等配伍,如保和丸。若食积气滞,脘腹胀痛甚者,可配伍枳实、砂仁、陈皮等,如大和中饮。

2. 泻痢腹痛 本品能化积行气而止痛,炒用兼能止泻止痢。治泻痢腹痛,可单用焦山楂煎服,或将山楂炭研末,开水调服。若痢疾初起,腹痛、里急后重、下痢脓血,常与黄连、木香等同用。

笔记栏

3. 瘀滞病证　本品入血分,能行气活血,散结消瘀,故可用治瘀滞所致胸胁腹痛、疝气痛、闭经等多种病证。治瘀阻胸胁及脘腹刺痛等,可与川芎、桃仁、红花等同用;治瘀血闭经、痛经以及产后腹痛,恶露不尽等,常与当归、红花、香附等配伍,如通瘀煎;治肝郁气滞,疝气偏坠胀痛,常与小茴香、橘核、荔枝核等配伍。

此外,现代将生山楂用于治疗高脂血症、高血压、冠心病等,均有较好疗效。

【用法用量】　煎服,9~12 g,大剂量 30 g。生山楂长于散瘀;炒山楂偏于消食;焦山楂、山楂炭多用于止泻痢。

【文献摘录】

《本草衍义补遗》:"健胃,行结气,治妇人产后儿枕痛;恶露不尽,煎汁入沙糖服之立效。"

《本草纲目》:"化饮食,消肉积,癥瘕,痰饮,痞满吞酸,滞血痛胀。"

《随息居饮食谱》:"醒脾气,消肉食,破瘀血,散结消胀,解酒化痰,除疳积,止泻痢。"

神曲　Shénqū　（《药性论》）

神曲

本品为面粉和其他药物混合后经发酵而成的加工品。本品原主产于福建省,现全国各地均有生产。生用或炒用。

【性味归经】　甘、辛,温。归脾、胃经。

【功效】　消食和胃。

【应用】

饮食积滞　本品味辛微散,甘温健脾开胃,和中止泻。临床常与炒山楂、炒麦芽同用,习称"焦三仙";治食积不化,脘腹胀满,不思饮食,肠鸣泻泄等症,常与山楂、莱菔子、陈皮等同用,如保和丸;治食滞日久,脘腹痞聚攻痛,可配伍木香、三棱、厚朴等,如木香神曲丸;治食滞而兼脾胃虚寒者,当与干姜、麦芽、乌梅等同用,如消食丸。又因本品略能解表退热,故外感而兼伤食腹泻者,每多用之。

此外,含有金石贝壳药物的丸剂,常用神曲糊丸,以护脾胃,助消化,如磁朱丸。

【用法用量】　煎服,6~15 g。消食宜炒焦用。

【文献摘录】

《药性论》:"化水谷宿食、癥结积滞,健脾暖胃。"

《本草纲目》:"消食下气,除痰逆霍乱,泄痢胀满诸疾。""昔人用曲,多是造酒之曲,后医乃造神曲,专以供药,力更胜之。"

《本草逢原》:"其功专于消化谷麦酒积,陈旧者良。"

麦芽　Màiyá　（《药性论》）

麦芽

本品为禾本科植物大麦 *Hordeum vulgare* L. 的成熟果实经发芽干燥而成。全国各地均产,并可随时制备。生用、炒黄或炒焦用。

【性味归经】　甘,平。归脾、胃、肝经。

【功效】　消食健胃,回乳消胀。

【应用】

1. 饮食积滞　本品甘平,入脾胃,能消食导滞,健脾和胃。治饮食积滞,脘腹胀满或疼痛,尤宜于米面薯芋类食积者。可单用本品煎服,亦可与山楂、神曲、鸡内金等配伍。治小儿乳食停滞,单用本品煎服或研末服有效。若脾虚食少,食后腹胀者,常与人参、白术、陈皮等同用,消补相兼,如健脾丸。

2. 断乳,乳房胀痛　本品又入肝经,有回乳功效。适用于妇女断乳,或乳汁郁积所致乳房胀痛,以及乳溢症等,单用大剂量(120 g)生麦芽或炒麦芽煎服取效。

此外,本品兼能疏肝解郁,但其作用缓和。治肝郁气滞和肝胃不和证,仅作为辅助药应用。

【用法用量】　煎服,10~15 g,大剂量30~120 g。生麦芽功偏消食健胃,疏肝行气;炒麦芽功偏行气消食,回乳消胀;焦麦芽功偏消食化滞。

【使用注意】　哺乳期妇女不宜使用。

【文献摘录】

《药性论》:"消化宿食,破冷气,去心腹胀满。"

《滇南本草》:"宽中,下气,止呕吐,消宿食,止吞酸吐酸,止泻,消胃宽膈,并治妇人奶乳不收,乳汁不止。"

《本草纲目》:"消化一切米面诸果食积。"

稻芽　Dàoyá　(《名医别录》)

本品为禾本科植物稻 *Oryza sativa* L. 的成熟果实经发芽干燥而成。全国各地均产,随时皆可制备。生用或炒用。

【性味归经】　甘,温。归脾、胃经。

【功效】　消食和中,健脾开胃。

【应用】

食积停滞,脾虚食少　本品主入脾、胃二经,功似麦芽,偏消米面薯芋类食积,但消食和中之力较麦芽缓和,两者常相须为用,以增强疗效。若食积停滞,脘腹胀满、口臭,可再配山楂、神曲、枳实等消食导滞之品。若脾虚食少,饮食不化,又须与党参、白术、山药等同用。

【用法用量】　煎服,9~15 g。生用和中之力强;炒用消食之效优。

【文献摘录】

《名医别录》:"主寒中。下气,除热。"

《本草纲目》:"快脾开胃,下气和中,消食化积。"

《本经逢原》:"谷芽,启脾进食,宽中消谷,而能补中。"

附

谷　芽

本品为禾本科植物粟 *Setaria italica*(L.)Beauv. 的成熟果实经发芽干燥而成。主产于华北地区。生用或炒用。其性能、功效、应用、用法用量均与稻芽相似。

莱菔子　Láifúzǐ　(《日华子本草》)

本品为十字花科植物萝卜 *Raphanus sativus* L. 的干燥成熟种子。全国各地均产。夏季果实成熟时采收。生用或炒用,用时捣碎。

【性味归经】　辛、甘,平。归肺、脾、胃经。

【功效】　消食除胀,降气化痰。

【应用】

1. 食积气滞　本品味辛能散,消食化积之中,长于行气消胀。治食积气滞,胸闷腹胀、嗳腐吞酸、泻下不爽等,常与山楂、神曲、陈皮等配伍,如保和丸;治食积气滞兼脾虚者,宜消补并施,可于上方中加入白术,如大安丸。

2. 痰壅喘咳　本品又入肺经,能降气化痰,止咳平喘。治痰涎壅盛,喘咳气逆、胸闷食少,常与白芥子、苏子等同用,如三子养亲汤。单用本品研末煎服亦可取效。

【用法用量】　煎服,5~12 g。生用偏于吐风痰;炒用长于消食除胀。

【使用注意】　气虚及无食积、痰滞者慎用。不宜与人参同用。

莱菔子

笔记栏

【文献摘录】

《日华子本草》:"水研服,吐风痰,醋研消肿毒。"

《本草纲目》:"下气定喘,治痰,消食,除胀,利大小便,止气痛,下痢后重,发疮疹。"

鸡内金　Jīnèijīn　(《神农本草经》)

鸡内金

本品为雉科动物家鸡 *Gallus gallus domesticus* Brisson 的干燥沙囊内壁。我国各地均产。杀鸡后,取出鸡肫,趁热剥取内壁,洗净,干燥。生用、炒用或醋制用。

【性味归经】　甘,平。归脾、胃、小肠、膀胱经。

【功效】　消食健胃,涩精止遗,通淋化石。

【应用】

1. 饮食积滞、小儿疳积　本品消食化积力强,且有运脾健胃之功,故适用于各种饮食积滞病证。食积较轻者,单用炒焦后研末服;若食积较重,脘腹胀满或疼痛,呕吐泻痢,常与山楂、神曲、麦芽等配伍;若兼脾胃寒湿,食少泄泻,可与白术、干姜、砂仁等同用;若治小儿脾虚疳积,症见面色萎黄,形瘦神疲,腹大筋青,不思饮食,大便不调等,常与白术、山药、使君子等同用。

2. 肾虚遗尿,遗精　本品能固精缩尿止遗。本品配菟丝子,桑螵蛸等,可治遗尿,如鸡肫胵散。治肾虚遗精,可单味炒焦研末,温酒送服,临证常与菟丝子、金樱子、芡实等同用。

3. 石淋涩痛、腹胀胁痛　本品有通淋化石之功。《医林集要》:"单用本品治小便淋沥,痛不可忍";现临证常可与金钱草、海金沙、车前子等同用,治砂石淋涩痛或腹胀胁痛。

【用法用量】　煎服,3～10 g。研末服,每次 1.5～3 g,效果优于煎剂。

【使用注意】　脾虚无积滞者慎用。

【文献摘录】

《名医别录》:"主小便利,遗溺。除热止烦。"

《日华子本草》:"止泄精并尿血,崩中带下,肠风泻痢。"

《本草纲目》:"治小儿食疟,疗大人淋漓,反胃,消酒积,主喉闭乳蛾,一切口疮牙疳诸疮。"

（罗　飞）

药物对比

第十八章　止　血　药

导　学

◉

　　本章介绍止血药的含义、性味特点、功效和适用范围、分类、配伍以及使用注意。常用药物21味,附药1味,分凉血止血药、化瘀止血药、收敛止血药和温经止血药四类介绍。

　　通过学习,掌握各类止血药的性味特点、主要功效和适用范围,了解其配伍关系及使用注意;掌握各常用药物的性味归经、主要功效和主治证、用量用法和主要配伍关系,了解其来源、产地及炮制。比较大蓟与小蓟,地榆与槐花,白茅根与苎麻根,三七与蒲黄,白及与仙鹤草,血余炭、棕榈炭与藕节,炮姜、干姜与生姜的性味、功用。

　　凡以制止体内外出血为主要作用,用于治疗各种出血证的药物,称为止血药。

　　本类药物均入血分,因心主血、肝藏血、脾统血,故本类药物以归心、肝、脾经为主,通过改善或消除导致血不循经的原因,从而发挥止血的作用。因药性有寒、温、散、敛之异,所以其作用有凉血止血、化瘀止血、收敛止血、温经止血之别。根据止血药的药性和功效不同,本章药物也相应地分为凉血止血药、化瘀止血药、收敛止血药和温经止血药四类。

　　止血药主要用治咯血、咳血、衄血、吐血、便血、尿血、崩漏、紫癜以及外伤出血等体内外各种出血病证。部分药物兼有解毒消痈、利尿、止痛、安胎等作用,分别用治热毒疮痈、热淋、跌打损伤、胎动不安等证。

　　使用止血药时,应根据出血的病因、病情以及部位的差异,准确选药,适当配伍,以期收到良效。如血热妄行而出血者,宜选用凉血止血药,并配伍清热泻火、清热凉血药;阴虚火旺、阴虚阳亢而出血者,宜配伍滋阴降火、滋阴潜阳的药物;若瘀血内阻,血不循经而出血者,宜选用化瘀止血药,并配伍行气活血药;虚寒性出血,宜选用温经止血药或收敛止血药,并配伍益气健脾、温阳药。根据前贤“下血必升举,吐衄必降气”的用药经验,故对于便血、崩漏等下部出血病证,应适当配伍升举之品;而对于衄血、吐血等上部出血病证,可适当配伍降气之品。

　　“止血不留瘀”,这是运用止血药必须始终注意的问题。而凉血止血药和收敛止血药,易凉遏恋邪,有止血留瘀之弊,故出血兼有瘀滞者或出血证初期,不宜单独使用,宜少佐行气活血之品。若见出血过多,气随血脱之危候者,当急投大补元气之药以益气固脱、益气摄血。

　　前人的用药经验认为止血药经炒炭后用其作用更佳。一般而言,炒炭后其性变苦、涩,可增强止血之效。但有些止血药炒炭后,反而降低了止血效果,故仍以生品或鲜用为佳。因此,止血药是否炒炭用,应视具体药物而定,不可一概而论,总以提高疗效为原则。

　　现代药理研究表明,止血药的止血作用机制广泛,能促进凝血因子生成,增加凝血因子浓度和活性,抑制抗凝血酶活性;增加血小板数目,增强血小板的功能,促进血小板聚集;收缩局部血管或改善血管功能,增强毛细血管抵抗力,降低血管通透性;促进纤维蛋白原或纤维蛋白的生成,抑制纤溶;有的可通过广泛的物理化学因素促进止血。其中,促进血液凝固和抑制纤溶是其主要的机制。部分药物尚有抗炎、调节心血管和免疫功能、抗病原微生物、镇痛等作用。

第一节　凉血止血药

　　本类药物性属寒凉,味多甘苦,归心、肝、脾经,具有清泄血分之热而止血的功效,适用于血热妄行之各种出血病证。部分药物兼有清热解毒、利尿、化痰止咳等作用,可分别用治疮痈、水肿、黄疸、肺热咳嗽等证。

　　本类药物均为寒凉之品,原则上不宜用于虚寒性出血。又因其寒凉易于凉遏留瘀,故不宜过量久服。

小蓟　Xiǎojì　《名医别录》

　　本品为菊科植物刺儿菜 *Cirsium setosum*（Willd.）MB. 的干燥地上部分。全国大部分地区均产。夏、秋二季花开时采割。生用或炒炭用。

　　【性味归经】　甘、苦,凉。归心、肝经。

　　【功效】　凉血止血,散瘀解毒消痈。

　　【应用】

　　1. 血热出血证　本品性凉,善清血分热邪而凉血止血,无论衄血、吐血、尿血、血淋、便血、崩漏等出血,凡由于血热妄行所致者皆可选用。可单用,或随证配伍应用。因本品兼有利尿通淋之功,故尤善治尿血、血淋,常配伍生地、滑石、淡竹叶等,如小蓟饮子。临证治疗多种出血证,常与大蓟、侧柏叶、茅根等同用,如十灰散。本品其根亦甘凉止血,若治痰中带血兼有虚热者,可用鲜小蓟根与鲜茅根、鲜藕煮汁服,如三鲜饮。若治外伤出血,可用本品捣烂外涂。

　　2. 痈肿疮毒　本品凉血解毒,散瘀消肿。用治热毒疮疡肿痛之证,可单用鲜品捣烂敷患处,也可与乳香、没药同用,如神效方。

　　【用法用量】　煎服,5～12 g。外用鲜品适量。

　　【文献摘录】

　　《本草拾遗》:“破宿血,止新血,暴下血,血痢,金疮出血,呕血。”

　　《分类草药性》:“治血淋胀痛,跌打损伤,红崩,白带。”

大蓟　Dàjì　《名医别录》

　　本品为菊科植物蓟 *Cirsium japonicum* Fisch. ex DC. 的干燥地上部分。全国大部分地区均产。夏、秋二季花开时采割地上部分。生用或炒炭用。

　　【性味归经】　甘、苦,凉。归心、肝经。

　　【功效】　凉血止血,散瘀解毒消痈。

　　【应用】

　　1. 血热出血证　本品甘苦凉,入心、肝血分,长于清血分热邪而凉血止血,为治血热出血之要药。无论衄血、吐血、尿血、便血、崩漏等,凡属血热妄行者,均可应用。本品止血,单用即可奏效。鲜大蓟根或叶捣汁服,可治衄血、吐血、崩漏等,亦可与其他凉血止血药配伍应用,其功更著;若炒炭用,其味苦涩,功效偏于收敛止血,如十灰散,即与小蓟、侧柏叶、白茅根等成方,治吐血、衄血诸证;若用治外伤出血,可用本品研末外敷。

　　2. 痈肿疮毒　本品既能凉血解毒,又能散瘀消肿;大、小二蓟相比,本品药力胜于小蓟,故无论内外痈肿皆可用之,单味内服或外敷均可,以鲜品为佳。如以大蓟叶生研调服治肠痈;或用鲜大蓟煎汤内服治肺痈。若外用治疮痈肿毒,多与盐共研,或鲜品捣烂外敷。

【用法用量】 煎服,9～15 g。外用鲜品适量。

【文献摘录】

《药性论》:"根,止崩中血下。"

《本草经疏》:"大蓟根,陶云有毒,误也。女子赤白沃,血热所致也,胎因热则不安,血热妄行,溢出上窍则吐衄。大蓟根最能凉血,血热解,则诸证自愈矣。"

地榆 Dìyú 《神农本草经》

本品为蔷薇科植物地榆 *Sanguisorba officinalis* L. 或长叶地榆 *Sanguisorba officinalis* L. var. *longifolia*(Bert.) Yu et Li 的干燥根。前者产于我国南北各地;后者主产于安徽省、浙江省、江苏省等地,习称"绵地榆"。春季将发芽时或秋季植株枯萎后采挖。生用或炒炭用。

【性味归经】 苦、酸、涩,微寒。归肝、大肠经。

【功效】 凉血止血,解毒敛疮。

【应用】

1. 血热出血证 本品味苦而酸涩,性寒入血分,有凉血泄热,收涩止血之功,可治多种血热出血之证。又因其性沉降,故尤宜于下焦血热之便血、痔血、血痢及崩漏等。治血热较重,便血较甚者,可配伍生地黄、黄芩、槐花等,如约营煎;治痔疮出血,血色鲜红者,常与槐角、防风、黄芩等配伍,如槐角丸;治血热甚,崩漏量多色红,兼见口燥唇焦者,可与生地黄、黄芩、牡丹皮等同用,如治崩极验方。本品清热解毒,凉血涩肠而止痢,对于血痢不止者亦有良效,常与甘草同用,如地榆汤。

2. 痈肿疮毒 本品清热凉血,又能解毒消肿,用治疮疡痈肿,无论成脓与否均可运用。若初起未成脓者,可单用地榆煎汁浸洗,或湿敷患处;若已成脓者,可用单味鲜地榆叶,或配伍其他清热解毒药,捣烂外敷局部。

3. 水火烫伤 本品泻火解毒,收湿敛疮,为治水火烫伤之要药。取生地榆研极细末,单味或配大黄粉麻油调敷患处。

此外,用治湿疹及皮肤溃烂,可以本品浓煎外洗,或与煅石膏、枯矾研末外掺患处。

【用法用量】 煎服,9～15 g。外用适量,研末涂敷患处。

【使用注意】 虚寒性便血、下痢、崩漏及出血有瘀者慎用。大面积烧伤,不宜外涂,以防其所含鞣质被大量吸收而引起中毒性肝炎。

【文献摘录】

《日华子本草》:"排脓,止吐血、鼻洪、肠风,月经不止,崩漏,产前后诸血疾,赤白痢并水泻,浓煎止肠风。"

《本草衍义》:"性沉寒,入下焦,热血痢则可用。若虚寒人及水泻白痢,即未可轻使。"

《本草纲目》:"地榆,除下焦热,治大小便血证。"

槐花 Huáihuā 《日华子本草》

本品为豆科植物槐 *Sophora japonica* L. 的干燥花蕾及花。主产于河北省、山东省、辽宁省等地。夏季花未开放时采收其花蕾,称为"槐米";花开放时采收,称为"槐花"。生用、炒用或炒炭用。

【性味归经】 苦,微寒。归肝、大肠经。

【功效】 凉血止血,清肝泻火。

【应用】

1. 血热出血证 本品苦微寒,能清泄血分之热邪,为凉血止血之要药,适用于血热妄行所致的各种出血病证。因其善清大肠之火热,故对下部血热所致的痔血、便血等最为适宜。治新久痔血,常配伍黄连、地榆等,如榆槐脏连丸;治便血,偏于火热甚者,常与栀子、黄芩等同用;偏于湿热者,常与侧柏叶、荆芥穗、枳壳等同用,如槐花散。

2. 目赤,头痛 本品长于清肝泻火,适用于肝火上炎所致的目赤、头胀头痛及眩晕等,可用单味煎汤代茶饮,或配伍菊花、夏枯草等药。

【用法用量】 煎服,10～15 g。外用适量。止血多炒炭用;清热泻火宜生用。

【使用注意】 脾胃虚寒及阴虚发热而无实火者慎用。

【文献摘录】

《日华子本草》:"治五痔,心痛,眼赤,杀腹脏虫及热,治皮肤风,并肠风泻血,赤白痢。"

《药品化义》:"槐花味苦,苦能直下,且味厚而沉,主清肠红下血,痔疮肿痛,脏毒淋沥,此凉血之功能独在大肠也,大肠与肺为表里,能疏皮肤风热,是泄肺金之气也。"

《本草纲目》"又疗吐血,衄,崩中漏下。"

附

槐 角

本品为槐的干燥成熟果实。味苦,性寒。归肝、大肠经。功能清热泻火,凉血止血。主治肠热便血、痔血,肝热头痛、眩晕目赤。本品清降泄热之力较强,兼能润肠,尤多用于痔疮肿痛出血之证,常与地榆、黄芩、当归等同用,如槐角丸。煎服,6～9 g。或入丸、散。脾胃虚寒及孕妇忌服。

侧柏叶 Cèbǎiyè 《名医别录》

本品为柏科植物侧柏 *Platycladus orientalis*(L.)Franco 的干燥树梢和叶。全国大部分地区均有产。多在夏、秋二季采收。生用或炒炭用。

【性味归经】 苦、涩、寒。归肺、肝、脾经。

【功效】 凉血止血,化痰止咳。

【应用】

1. 血热出血证 本品苦涩性寒,善清血热,既能凉血,又兼收敛之功,有较好的止血作用,为治各种出血病证之要药,尤以血热者为宜。治吐血、衄血,常与荷叶、地黄、艾叶同用,均取鲜品捣汁服之,如四生丸;治肠风下血,配槐花、荆芥穗等,如槐花散;治崩漏下血,多与芍药同用。本品亦可配伍温经止血药如艾叶、干姜等,用治中气虚寒,吐血不止,如柏叶汤。

2. 肺热咳嗽 本品苦寒降泄,尤长于清泄肺热,化痰止咳。治热邪壅肺所致咳嗽,气喘,痰黄稠难咯等症,可单用,临证常与贝母、瓜蒌、黄芩等清热化痰药同用。对肺痨咳血,亦多选用。

此外,单用本品酊剂涂擦患处,对血热脱发(斑秃)有效。若病后体虚,肝肾不足,须发早白,又常与何首乌、女贞子、生地黄等同用,如乌发丸。

【用法用量】 煎服,6～12 g。外用适量。

【文献摘录】

《名医别录》:"主吐血、衄血、血痢、崩中赤白。轻身益气,令人耐寒暑,去湿痹,生肌。"

《药性论》:"止尿血,能治冷风历节疼痛。"

《本草汇言》:"侧柏叶,止流血,去风湿之药也。凡吐血、衄血、崩血、便血,血热流溢于经络者,捣汁服之立止。"

白茅根 Báimáogēn 《神农本草经》

本品为禾本科植物白茅 *Imperata cylindrica* Beauv. var. *major*(Nees)C. E. Hubb. 的干燥根茎。全国各地均有产,但以华北地区较多。春、秋二季采挖。切段生用。

【性味归经】 甘,寒。归肺、胃、膀胱经。

【功效】　凉血止血,清热利尿,清肺胃热。

【应用】

1. 血热出血证　本品甘寒入血分,功擅凉血止血,为治血热出血证的常用药。本品止血,单用有效,或与其他凉血止血药同用。如治鼻衄出血或吐血不止,皆可以白茅根煎汁或鲜品捣汁服用;若治咯血,可与藕同用,均取鲜品煮汁服,如二鲜饮。本品又入膀胱经,能清热利尿,导热下行,故对膀胱湿热蕴结而致尿血、血淋之证,尤为适宜,单用或与小蓟、滑石、石韦等同用;若血尿时发,属虚而有热者,常配人参、地黄、茯苓等药,如茅根饮子。

2. 水肿尿少,热淋涩痛,湿热黄疸　本品能清热利尿,而奏利水消肿,利尿通淋,利湿退黄之功。治水肿尿少,可与车前子、赤小豆等同用;治热淋涩痛,每与萹蓄、瞿麦等配伍;治湿热黄疸,则宜配伍茵陈、栀子、玉米须等药,以增强利湿退黄之功。

3. 胃热呕吐,肺热咳喘　本品既能清胃热而止呕,又能清肺热而止咳喘。治胃热呕吐,常与葛根同用,如茅根汤;治肺热咳喘,常配桑白皮,如如神汤。

此外,本品甘寒生津润燥,善清肺胃之热,鲜用"入胃滋阴以生津止渴",常用治热病烦渴,可与芦根、天花粉等同用。岭南习用之多种凉茶、饮料,亦常选用之。

【用法用量】　煎服,9～30 g。

【文献摘录】

《神农本草经》:"主劳伤虚羸,补中益气,除瘀血,血闭寒热,利小便。"

《本草正义》:"白茅根,寒凉而味甚甘,能清血分之热而不伤于燥,又不粘腻,故凉血而不虑其积瘀,以主吐衄呕血。泄降火逆,其效甚捷。"

苎麻根　Zhùmágēn　(《名医别录》)

本品为荨麻科植物苎麻 *Boehmeria nivea*(L.)Gaud. 的干燥根和根茎。主产于江苏省、浙江省、安徽省等地。冬、春二季采挖。生用。

【性味归经】　甘,寒。归心、肝经。

【功效】　凉血止血,安胎,清热解毒。

【应用】

1. 血热出血证　本品性寒而入血分,功能凉血止血,凡属血分有热之咯血、吐血、衄血、崩漏及紫癜等出血病证,皆可应用。若出血量少,证情较轻者,可单用煎服,或与其他止血药同用;证情较重,出血不止,有气随血脱之象者,应配伍人参、蛤粉等药,如苎根散。

2. 胎动不安,胎漏下血　本品既能止血,又能清热安胎。凡怀胎蕴热之胎漏下血,胎动不安之证,此为要药。可单用或与黄芩、竹茹、香附等同用。治劳损所致的胎动腹痛下血,常配地黄、阿胶、当归等药,如苎根汤。

3. 热毒痈肿　本品性寒能清热解毒,用治热毒痈疡,可内服,但以外用为主。如治痈疽发背初起,未成脓者,或乳痈初起者,均可用鲜品捣敷患处。内服则常与蒲公英、金银花、野菊花等同用。

【用法用量】　煎服,10～30 g。外用适量,煎汤外洗,或鲜品捣敷。

【文献摘录】

《名医别录》:"主小儿赤丹,其渍苎汁治渴。安胎,贴热丹毒肿有效。沤苎汁,主消渴也。"

《医林纂要》:"孕妇两三月后,相火日盛,血益热,胎多不安。苎根甘咸入心,能布散其光明,而不为郁热,此安胎良药也。"

羊蹄　Yángtí　(《神农本草经》)

本品为蓼科植物羊蹄 *Rumex japonicus* Houtt. 或尼泊尔羊蹄 *Rumex nepalensis* Spreng 的干

燥根。主产于江苏省、安徽省、浙江省等地。秋季8～9月采挖。切片生用。

【性味归经】 苦、涩,寒。归心、肝、大肠经。

【功效】 凉血止血,解毒杀虫,泻下。

【应用】

1. 血热出血证 本品性寒,味苦而涩,入血分,既能凉血止血,又能收敛止血,对于血热所致的咯血、吐血、衄血、便血、崩漏等出血证,可单用内服,也可与其他止血药物同用。治热郁吐血,可与麦冬煎服,或熬取浓汁加炼蜜收膏服用。《江西民间草药》治内痔出血,以本品与猪肉同煮,去药饮汤。

2. 疥癣,疮疡,烫伤 本品苦寒清泄,能清热解毒,又能杀虫疗癣止痒,为治疥癣之良药。故民间有"癣药"之美誉。用治疥疮,多以鲜品捣敷患处。治癣,常与枯矾同用,共研末,醋调敷,如羊蹄根散;治烫伤,可用鲜品捣敷,或研末油调外涂。

3. 大便秘结 本品苦寒,能泻热通便,功类大黄而作用缓和。用治大便秘结,可单味煎服,也可与芒硝同用。

【用法用量】 煎服,9～15 g。外用适量。

【文献摘录】

《神农本草经》:"主治头秃疥瘙,除热,女子阴蚀。"

《滇南本草》:"治诸热毒,泻六腑实火,泻六经客热,退虚劳发热,利小便,治热淋。杀虫,搽癣疮、癞疮。"

第二节 化瘀止血药

本类药物既能止血,又能化瘀,故其药味可酸、涩,或辛、苦。具有止血而不留瘀的特点,适用于因瘀血内阻,血不循经之出血病证。部分药物尚能消肿止痛,还可用治跌打损伤、瘀滞心腹疼痛、经闭、痛经等证。本类药物虽适用于出血兼有瘀滞之证,然随证配伍也可用于其他各种出血之证。

三七 Sānqī 《本草纲目》

三七

本品为五加科植物三七 *Panax notoginseng* (Burk.)F. H. Chen 的干燥根和根茎。主产于云南省、广西壮族自治区等地。夏末秋初开花前采挖。生用或研细粉用。

【性味归经】 甘、微苦,温。归肝、胃经。

【功效】 化瘀止血,消肿定痛。

【应用】

1. 出血证 本品味甘微苦性温,入血分,功善止血,又能化瘀生新,有止血不留瘀,化瘀不伤正之特长。由于其止血作用广泛,对人体内外各种出血,无论有无瘀滞,均可应用,但兼有瘀滞者尤为适宜。单味内服外用均有良效。治吐血、衄血、崩漏,可单用,米汤调服,临证多配伍其他止血药同用;治咳血、吐血、衄血及二便下血,可与花蕊石、血余炭合用,如化血丹。各种外伤出血,可单用本品研末外掺,或配龙骨、血竭、象皮等,如七宝散。

2. 跌仆瘀肿疼痛 本品能活血化瘀,消肿定痛,为伤科之要药。凡跌打损伤,或筋骨折伤,瘀血肿痛等,本品皆为首选药物。可单味应用,以三七为末,黄酒或白开水送服;若皮破者,亦可用三七粉外敷。若配伍活血行气药,则消肿定痛之功更著。本品活血化瘀,消肿定痛之功,对痈疽肿痛也有良效。治无名痈肿,疼痛不已,可以本品研末,米醋调涂;治痈疽溃烂,常与乳香、没药、儿茶等同用,如腐尽生肌散。

3. 胸腹刺痛 本品活血化瘀止痛之功,亦宜用治胸腹刺痛。如治胸痹心痛,常与丹参、冰片等

笔记栏

同用。至于胃脘疼痛及气滞血瘀之胁肋疼痛,亦多入复方中运用而获良效。

此外,本品具有补虚强壮的作用,民间用治虚损劳伤,常与鸡肉或猪肉炖服。

【用法用量】　煎服,3～9 g。多研末吞服,每次 1～3 g。外用适量。

【使用注意】　孕妇慎用。

【文献摘录】

《本草纲目》:"止血散血定痛,金刃箭伤跌扑杖疮血出不止者,嚼烂涂,或为末掺之,其血即止。亦主吐血衄血,下血血痢,崩中经水不止,产后恶血不下,血晕,血痛,赤目痈肿,虎咬蛇伤诸病。"

《本草新编》:"三七根,止血之神药也,无论上中下之血,凡有外越者,一味独用亦效,加入于补气补血药之中则更神。"

茜草　Qiàncǎo　(《神农本草经》)

本品为茜草科植物茜草 *Rubia cordifolia* L. 的干燥根及根茎。主产于陕西省、安徽省、河南省等地。春、秋二季采挖。生用或炒用。

【性味归经】　苦,寒。归肝经。

【功效】　凉血,化瘀,止血,通经。

【应用】

1. 出血证　本品味苦性寒,善走血分,既能凉血止血,又能活血化瘀。故可用于血热妄行或血瘀脉络之出血证,对于血热夹瘀的各种出血证,尤为适宜。如治吐血不止,可单用为末煎服;治衄血,可与艾叶、乌梅同用,如茜梅丸;治血热崩漏,常配生地黄、生蒲黄、侧柏叶等;治气虚不摄的崩漏下血,宜与黄芪、白术、山茱萸等同用,如固冲汤;治尿血,常与小蓟、白茅根等同用。

2. 瘀阻经闭,跌仆肿痛,风湿痹痛　本品专入肝经,能化瘀滞,通经络,故适宜于瘀阻经闭、跌仆肿痛、风湿痹痛等血瘀气滞,经络闭阻之证,尤为妇科调经要药。如治血瘀经闭,可单用酒煎服,或与当归、香附、赤芍等同用;治跌仆肿痛,可单味泡酒服,或配三七、乳香、没药等药;治痹证,也可单用浸酒服,或与鸡血藤、海风藤、延胡索等祛风止痛药同用。

【用法用量】　煎服,6～10 g。

【文献摘录】

《神农本草经》:"主寒湿风痹,黄疸,补中。"

《本草纲目》:"通经脉,治骨节风痛,活血行血。"

《本草求真》:"故凡经闭、风痹、黄疸,因于血瘀内阻者,服之固能使瘀血下行;如值吐崩尿血,因于血滞而见艰涩水快者,服之更能逐瘀血止。"

蒲黄　Púhuáng　(《神农本草经》)

本品为香蒲科植物水烛香蒲 *Thpha angustifolia* L.、东方香蒲 *Typha orientalis* Presl 或同属植物的干燥花粉。主产于浙江省、江苏省、安徽省等地。夏季采收蒲棒上部的黄色雄性花序,筛取细粉。生用或炒炭用。

【性味归经】　甘,平。归肝、心包经。

【功效】　止血,化瘀,通淋。

【应用】

1. 出血证　本品甘平,长于收敛止血,兼有活血化瘀之功,为止血化瘀之良药。对出血证不论属寒属热,有无瘀滞,均可选用,但以出血属实证夹瘀者尤宜。炒炭性涩而专擅止血,生用则既能止血又能行血,有止血不留瘀的特点。用治吐血、衄血、咯血、崩漏等,可单用冲服,亦可配伍其他止血药同用;如与石榴花和研为散,用治鼻衄经久不止;若治月经过多,漏下不止,可配伍龙骨、艾叶成方,如蒲黄丸;治外伤出血,可单用外掺伤口。

2. 瘀血痛证 本品生用以活血化瘀见长,凡心腹疼痛、产后瘀痛、经闭痛经、跌仆肿痛等因瘀作痛者,均可运用。常与五灵脂相须为用,如失笑散。《塞上方》治跌打损伤,单用蒲黄末,温酒服。

3. 血淋证 本品既能止血行瘀,又能利尿通淋,故可用治热结膀胱,血淋涩痛,常以生蒲黄配生地黄、冬葵子成方,如蒲黄散。

此外,本品尚可用治重舌、木舌、口舌生疮等,可研末撒患处。

【用法用量】 煎服,5~10 g,包煎。外用适量。

【使用注意】 孕妇慎服。

【文献摘录】

《神农本草经》:"主心腹膀胱寒热,利小便,止血,消瘀血。久服轻身益气力。"

《本草纲目》:"凉血、活血、止心腹诸痛。生则能行,熟则能止。与五灵脂同用,能治一切心腹诸痛。"

《本草汇言》:"蒲黄,血分行止之药也,主诸家失血。至于治血之方,血之上者可清,血之下者可利,血之滞者可行,血之行者可止。凡生用则性凉,行血而兼消;炒用则味涩,调血而兼止也。""蒲黄,性凉而利,能洁膀胱之原,清小肠之气,故小便不通,前人所必用也。"

花蕊石 Huāruǐshí 《嘉祐本草》

本品为变质岩类岩石蛇纹大理岩 *Ophicalcite.* 的石块。主产于陕西省、河南省、河北省等地。全年可采。生用,或火煅,研细,水飞后用。

【性味归经】 酸、涩,平。归肝经。

【功效】 化瘀止血。

【应用】

出血证 本品功擅收敛止血,又可化瘀,适用于吐血、咯血、便血等兼有瘀滞的各种出血之证。可单用煅花蕊石为细末,与童便和服,即花蕊石散;或与三七、血余炭等同用,如化血丹。若治咯血,可与白及、血余炭等合用,如花蕊石白及散。治外伤出血,既可单味研末外敷,也可配硫黄,共研末外掺伤口。

此外,本品尚可用治跌仆伤痛,可与乳香、没药等同用。

【用法用量】 煎服,10~15 g,打碎先煎。研末服,每次 1~1.5 g。外用适量,研末外掺或调敷。

【使用注意】 孕妇忌服。

【文献摘录】

《本草纲目》:"花蕊石,其功专于止血,能使血化为水,酸以收之也……葛可久治吐血出升斗,有花蕊石散;《和剂局方》治诸血及损伤、金疮、胎产,有花蕊石散,皆云能化血为水,则此石之功,盖非寻常草木之比也。"

《本草求真》:"花蕊石原属劫药,下血止后,须以独参汤救补,则得之矣。若使过服,则于肌血有损,不可不谨。"

第三节 收敛止血药

本类药物大多味涩,或为炭类,或质黏,故能收敛止血,又其性多平,或凉而不寒,故广泛用于各种出血病证。部分药物尚有解毒敛疮、止泻止痢等作用,分别用治烧烫伤、热毒疮痈、泄泻、痢疾等证。

本类药物长于收涩,有留瘀恋邪之弊,临证每多配化瘀止血药或活血祛瘀药。对于出血有瘀或

笔记栏

出血初期邪实者,当慎用之。

白及 Báijí 《神农本草经》

本品为兰科植物白及 *Bletilla striata*(Thunb.)Reichb. f. 的干燥块茎。主产于贵州省、四川省、湖南省等地。夏、秋二季采挖。生用。

【性味归经】 苦、甘、涩,微寒。归肺、肝、胃经。

【功效】 收敛止血,消肿生肌。

【应用】

1. 出血证 本品质黏味涩,入肺、胃经,为收敛止血之要药,可用治体内外诸出血证,因其具有"封填破损"之特性,尤多用于肺胃损伤引起的咯血、吐血及外伤出血等证。常与三七同用,既可加强止血之功,又可避免留瘀之弊;治各种内出血证,可单味研末,糯米汤调服,如验方独圣散;若治劳嗽咯血,可配伍枇杷叶、阿胶、藕节等,如白及枇杷丸;治吐血,与乌贼骨合为细末吞服,此即乌及散;若治衄血,单味内服或外用,均可获效,如白及膏,以白及末冷水调,用纸花贴鼻窍中;治外伤或金创出血,可单味研末外掺或水调外敷;若出血不止者,可以之与白蔹、黄芩、龙骨等研细末,掺疮口上。

2. 疮疡肿毒,皮肤皲裂 本品寒凉苦泄,能消散血热之痈肿;味涩质黏,能敛疮生肌,故为外疡消肿生肌的常用药。用治疮疡,不论未溃已溃均可应用。若疮疡初起,可单用本品研末外敷,或与银花、皂刺、乳香等同用,如内消散;若疮痈已溃,久不收口者,以之与黄连、轻粉、五倍子等为末外敷,以祛腐生肌敛疮,如生肌干脓散。

本品对手足皲裂、水火烫伤及肛裂等症,确有消肿生肌之功,能吸收创面渗出物,保护创面,促进裂口愈合。可单味研末,麻油调涂,或以白及粉、煅石膏粉、凡士林调膏外用,能促进生肌结痂。

【用法用量】 煎服,6~15 g。研末吞服,3~6 g。外用适量。

【使用注意】 不宜与乌头类药物同用。

【文献摘录】

《本草纲目》:"白及性涩而收,得秋金之令,故能入肺止血,生肌治疮。"

《本草汇言》:"白及,敛气、渗痰、止血、消痈之药也。此药质极粘腻,性极收涩,味苦气寒,善入肺经。凡肺叶破损,因热壅血瘀而成疾者,以此研末日服,能坚敛肺藏,封填破损,痈肿可消,溃破可托,死肌可去,脓血可洁,有托旧生新之妙用也。"

仙鹤草 Xiānhècǎo 《神农本草经》

本品为蔷薇科植物龙牙草 *Agrimonia pilosa* Ledeb. 的干燥地上部分。主产于浙江省、江苏省、湖北省等地。夏、秋二季茎叶茂盛时采割。生用或炒炭用。

【性味归经】 苦、涩,平。归心、肝经。

【功效】 收敛止血,止痢,截疟,解毒,补虚。

【应用】

1. 出血证 本品味涩性平,长于收敛止血,具有止血部位广泛的特点,大凡出血病证,无论寒热虚实,皆可应用。如治咯血、吐血、衄血、尿血、便血、崩漏等,属血热妄行者,常与生地、侧柏叶、牡丹皮等同用;若属虚寒出血者,则与党参、炮姜、艾叶等同用。

2. 血痢 本品涩敛之性,能涩肠止泻止痢,因其又能止血,兼能补虚,故对于血痢及久病泻痢尤为适宜,可单用水煎服,或与地榆、铁苋菜等同用。

3. 疟疾,阴痒带下,痈肿疮毒 本品尚能截疟,解毒杀虫。治疟疾寒热,于发疟前,将本品研末用烧酒吞服,或水煎服,可治疟疾每日发作;治滴虫性阴道炎之阴痒带下,可煎浓汁,冲洗阴道;治疮疖痈肿,可用仙鹤草茎叶熬膏调蜜外涂,并同时内服。

4. 脱力劳伤 本品有补虚、强壮的作用,可用治劳力过度所致的脱力劳伤,症见神疲乏力、面色萎黄而纳食正常者,常与大枣同煮,食枣饮汁。若气血亏虚,神疲乏力、头晕目眩者,可与党参、熟地、龙眼肉等同用。

【用法用量】 煎服,6~12 g。外用适量。

【文献摘录】

《滇南本草》:"调治妇人月经或前或后,红崩白带,面寒背寒,腰痛,发热气胀,赤白痢疾。"

《本草纲目拾遗》:"葛祖方:消宿食,散中满,下气,疗吐血各病,翻胃噎膈,疟疾,喉痹,闪挫,肠风下血,崩痢,食积,黄疸,疔肿痈疽,肺痈,乳痈,痔肿。"

紫珠叶 Zǐzhūyè 《本草拾遗》

本品为马鞭草科植物杜虹花 *Callicarpa formosana* Rolfe 的干燥叶。主产于江苏省、浙江省、江西省等地。夏、秋二季枝叶茂盛时采摘。生用。

【性味归经】 苦、涩,凉。归肝、肺、胃经。

【功效】 凉血收敛止血,散瘀解毒消肿。

【应用】

1. 出血证 本品味苦涩而性凉,既能收敛止血,又能凉血止血,各种内外伤出血均可应用,对肺胃出血证尤为多用。可单用,或配伍其他止血药物运用。如治吐血、咯血,可与大蓟、白及等同用;治便血、崩漏,可与地榆、槐花等同用;治外伤出血,可单用捣敷或研末敷掺,或以纱布浸紫珠液覆盖压迫局部。

2. 热毒疮疡,水火烫伤 本品苦涩寒凉,有清热解毒敛疮之功。治热毒疮疡,可单用鲜品捣敷,并煮汁内服,也可与金银花、蒲公英等清热解毒药物同用;治水火烫伤,用本品研末撒布患处,或用本品煎煮滤取药液,浸湿纱布外敷。

【用法用量】 煎服,3~15 g。研末服,1.5~3 g。外用适量;鲜者 30~60 g,捣烂敷患处。

【文献摘录】

《本草拾遗》:"解诸毒物,痈疽,喉痹,飞尸蛊毒,毒肿,下瘘,蛇虺、虫螫、狂犬毒,并煮汁服;亦煮汁洗疮肿,除血长肤。"

《植物名实图考》:"洗疮毒。治陡发头肿、头风,温酒服,煎水洗之。又治跌打损伤,去风湿。"

棕榈炭 Zōnglǚtàn 《本草拾遗》

本品为棕榈科植物棕榈 *Trachycapus fortunei*(HooK. f.)H. Wendl. 的干燥叶鞘纤维(即叶柄基底部之棕毛)。主产于广东省、福建省、浙江省等地。全年可采,一般多在 9~10 月采收,以陈久者为佳。煅炭用。

【性味归经】 苦、涩,平。归肺、肝、大肠经。

【功效】 收敛止血。

【应用】

出血证 本品药性平和,味苦而涩,为收敛止血之要药,广泛用于各种出血之证。因其收敛性强,主治以出血而无瘀滞者为宜。妇科崩漏,经血不止者尤多用,如《妇人大全良方》治崩漏不止,即单用为末,空心淡酒送服。若属血热者,可与侧柏叶同用;若兼瘀滞者,可与蒲黄配伍;属冲任虚寒者,宜与炮姜、乌梅成方,即如圣散;属脾肾亏虚,冲任不固者,应配伍山茱萸、黄芪、白术等,以益气固冲摄血,标本兼治,如固冲汤。治衄血,单用有效,也常配血余炭、侧柏叶等。若属血热妄行之吐血、咯血,可与小蓟、山栀等同用,如十灰散。治肠风便血,可与艾叶、附子等同用,如棕艾散。

此外,取其收涩之性,尚可用于久泻久痢、妇人带下等证。

【用法用量】 煎服,3～9 g。研末服,1～1.5 g。

【使用注意】 出血兼有瘀滞、湿热下痢初起者慎用。

【文献摘录】

《本草拾遗》:"烧作灰,主破血止血。"

《日华子本草》:"止鼻衄、吐血、破癥,止崩中、带下、肠风、赤白痢。入药烧灰用,不可绝过。"

《本草纲目》:"棕皮性涩,若失血去多,瘀滞已尽者,用之切当,所谓涩可去脱也。与乱发同用更良,年久败棕入药尤妙。"

血余炭 Xuèyútàn 《名医别录》

血余炭

本品为人发制成的碳化物。各地均有。焖煅成炭用。

【性味归经】 苦,平。归肝、胃经。

【功效】 收敛止血,化瘀,利尿。

【应用】

1. 出血证 发乃血之余,故可入血分,本品以炭入药,有收涩止血之功,又能消散瘀血,有止血而不留瘀的特点。适用于吐血、咯血、衄血、血淋、尿血及外伤出血等多种出血病证。既可内服,也可外用。如治鼻衄、齿衄、肌衄等,皆以本品外用;治咳血、吐血,常与花蕊石、三七同用,如化血丹;治血淋,可与蒲黄、生地黄、小蓟等药配伍;治便血,痔疮出血,可与地榆、槐花等同用,如三灰散;治崩漏,可单用本品,与酒和服,临证常与棕榈炭相须为用。

2. 小便不利 本品苦降下行,能化瘀通窍,通利水道,故可用治小便不利,如《金匮要略》滑石白鱼散,以其与滑石、白鱼同用。若治石淋,小便涩痛,常与车前子、滑石、冬葵子等同用。

【用法用量】 煎服,5～10 g。

【文献摘录】

《名医别录》:"止血,鼻衄烧之吹内立已。"

《药性论》:"能消瘀血。"

《医学衷中参西录》:"血余者,发也,不煅则其质不化,故必煅为炭然后入药。其性能化瘀血、生新血有似三七,故善治吐血、衄血。"

藕节 Ǒujié 《药性本草》

本品为睡莲科植物莲 *Nelumbo nucifera* Gaertn. 的干燥根茎节部。主产于浙江省、江苏省、安徽省等地。秋、冬二季采挖。生用或炒炭用。

【性味归经】 甘、涩,平。归肝、肺、胃经。

【功效】 收敛止血,化瘀。

【应用】

出血证 本品味涩收敛,既能收敛止血,又能化瘀,止中有行,具有止血不留瘀之特点,可用于各种出血之证。尤多用于吐血、咯血、衄血等上部出血病证。可单用,如治吐血不止、衄血不止,均可以鲜藕捣汁饮。唯其药性平和,单用力薄,常入复方中使用。如治咯血,常与阿胶、白及、枇杷叶等同用,如白及枇杷丸。亦可用治血淋、尿血,常配小蓟、通草、滑石等同用,如小蓟饮子。

【用法用量】 煎服,9～15 g。鲜品 30～60 g,可生食、捣汁或煮食。外用适量。

【文献摘录】

《药性论》:"捣汁饮,主吐血不止,及口鼻并皆治之。"

《本草纲目》:"能止咳血、唾血、血淋、溺血、下血、血痢、血崩。"

笔记栏

《本草纲目拾遗》:"藕节粉,开膈,补腰肾,和血脉,散一切瘀血,生一切新血,产后及吐血者食之尤佳。"

第四节　温经止血药

本类药物性属温热,能温内脏,益脾阳,固冲脉而统摄血液,具有温经止血之效。适用于脾不统血,冲任不固之便血、崩漏、衄血、紫癜等。部分药物尚有温经散寒之功,可用于脾胃及下焦虚寒之呕吐、泄泻、腹痛、月经不调等。

本类药性温热,热盛火旺之出血证忌用。

艾叶　Àiyè　（《名医别录》）

本品为菊科植物艾 *Artemisia argyi* Lévl. et Vant. 的干燥叶。全国大部分地区均产。以湖北省蕲州产者为佳,称"蕲艾"。夏季花未开时采摘。生用、捣绒或制炭用。

【性味归经】　辛、苦,温。有小毒。归肝、脾、肾经。

【功效】　温经止血,散寒止痛;外用祛湿止痒。

【应用】

1. 出血证　本品气香味辛,温可散寒,能暖气血而温经脉,为温经止血之要药,尤以妇女崩漏、妊娠下血证属虚寒者多用。治崩漏、月经过多及胎漏下血,可单用,水煎服,或配阿胶、芍药、地黄等药,如胶艾汤。本品虽温,其有独立的止血之力,配伍生地、生荷叶、生侧柏叶等清热凉血药,可用治血热妄行所致的吐血、衄血、咯血等多种出血证,如四生丸。

2. 少腹冷痛,经寒不调,宫冷不孕　本品辛温,入肝、脾、肾三阴经,能温经脉,逐寒湿,止冷痛,尤善调经,为治妇科下焦虚寒或寒客胞宫之要药。常用于下焦虚寒,少腹冷痛、月经不调、经行腹痛、宫冷不孕及带下清稀等,每与香附、川芎、白芍等同用;若虚冷较甚者,再配伍吴茱萸、肉桂等,如艾附暖宫丸。治脾胃虚寒所致的脘腹冷痛,可以单味艾叶煎服,或以之炒热熨敷脐腹,或配伍温中理气之品。此外,本品为妇科安胎之要药。如《肘后备急方》以艾叶酒煎服,治疗妊娠胎动不安;临床每多与阿胶、桑寄生等同用。

3. 湿疹瘙痒　本品外用有祛湿止痒之功,煎汤外洗,或与地肤子、白鲜皮并投,用治皮肤瘙痒。

此外,将本品捣绒,制成艾条、艾炷等,用以熏灸体表穴位,能温煦气血,透达经络,为温灸的主要原料。

【用法用量】　煎服,3～9 g。外用适量,供灸治或熏洗用。温经止血宜炒炭用,余生用。

【使用注意】　本品药性温燥,阴虚血热者慎用。不宜大量服用。过量服用可引起急性胃肠炎、中毒性黄疸和肝炎。

【文献摘录】

《名医别录》:"主灸百病,可作煎,止下痢,吐血,下部疮,妇人漏血,利阴气,生肌肉,辟风寒,使人有子。"

《新修本草》:"主下血,衄血,脓血痢,水煮及丸散任用。"

《本草纲目》:"艾叶服之则走三阴而逐一切寒湿,转肃杀之气为融和;灸之则透诸经而治百种病邪,起沉疴之人为康泰,其功亦大矣。"

炮姜　Páojiāng　（《珍珠囊》）

本品为姜科植物姜 *Zingiber officinale* Rosc. 干燥根茎的炮制加工品。主产于四川省、贵州省等地。以干姜砂烫至鼓起,表面呈棕褐色,或炒炭至外表色黑,内至棕褐色入药。

【性味归经】　辛,热。归脾、胃、肾经。

【功效】　温经止血,温中止痛。

【应用】

1. 虚寒性出血证　本品性温,主入脾经,善走血分而长于温经止血,对脾胃虚寒,脾不统血之出血病证,此为要药。可单味应用,如《姚氏集验方》以本品为末,米饮下,治血痢不止。临证用治虚寒性吐血、便血,常配人参、黄芪、附子等药;治冲任虚寒,崩漏下血,可与乌梅、棕榈同用,如如圣散。

2. 脾胃虚寒,腹痛吐泻　本品性温,善暖脾胃,能温中止痛止泻。治中焦虚寒,脾胃不和,腹痛吐泻,可单用,或与人参、白术等同用以增效;若脾肾阳虚,腹痛久泻,可配炮附子、煨肉豆蔻等同用;若治寒凝脘腹痛,常与高良姜相须为用,如二姜丸;治产后血虚寒凝,小腹疼痛者,可与当归、川芎、桃仁等同用,如生化汤。

【用法用量】　煎服,3～9 g。

【文献摘录】

《本草正》:"阴盛格阳,火不归原,及阳虚不能摄血而为吐血、下血者,但宜炒熟留性用之,最为止血要药。"

《得配本草》:"炮姜守而不走,燥脾胃之寒湿,除脐腹之寒痞,暖心气,温肝经,能去恶生新,使阳生阴长,故吐衄下血有阴无阳者宜之。"

灶心土　Zàoxīntǔ　（《名医别录》）

本品为烧木柴或杂草的土灶内底部中心的焦黄土块。又名伏龙肝。全国农村均有。在拆修柴火灶或烧柴火的窑时,将烧结的土块取下,用刀削去焦黑部分及杂质即可。

【性味归经】　辛,温。归脾、胃经。

【功效】　温中止血,止呕,止泻。

【应用】

1. 虚寒性出血证　本品性温,能温暖中焦,收摄脾气而止血,为温经止血之要药。常用治脾气虚寒,不能统血所致的吐血、衄血、便血、崩漏等证。若便血属下焦寒损者,可与干姜、阿胶、黄芩等同用,如伏龙肝汤;凡脾气虚寒之大便下血、吐血、衄血、崩漏等,常与附子、白术、地黄等成方,如黄土汤。

2. 胃寒呕吐　本品性温,有与干姜相似的温中和胃,降逆止呕之功。用于脾胃虚寒,胃气不降所的呕吐,与干姜、半夏、白术等同用。也可以本品研细,米饮送服用治反胃呕吐及妊娠呕吐。

3. 脾虚久泻　本品既能温脾暖胃,又能涩肠止泻。用治脾虚久泻,常配伍附子、干姜、白术等。若治胎前下痢,产后不止者,可以山楂、黑糖为丸,用本品煎汤代水送服。

【用法用量】　煎服,15～30 g,布包,先煎;或 60～120 g,煎汤代水。

【文献摘录】

《名医别录》:"主妇人漏中,吐下血,止咳逆,止血,消痈肿毒气。"

《本草便读》:"伏龙肝即灶心土,须对釜脐下经火久炼而成形者,具土之质,得火之性,化柔为刚,味兼辛苦。其功专入脾胃,有扶阳退阴散结除邪之意。凡诸血病,由脾胃阳虚而不能统摄者,皆可用之,《金匮》黄土汤即此意。"

（穆　静）

笔记栏

第十九章 活血化瘀药

导 学

本章介绍活血化瘀药的含义、性味特点、功效和适用范围、分类、配伍以及使用注意。常用药物32味,附药2味,分活血止痛药、活血调经药、活血疗伤药和破血消癥药四类介绍。

通过学习,掌握各类活血化瘀药的性味特点、主要功效和适用范围,了解其配伍关系及使用注意;掌握各常用药物的性味归经、主要功效和主治证、用量用法和主要配伍关系,了解其来源、产地及炮制。比较川芎与丹参,桃仁与红花,三棱与莪术,土鳖虫、自然铜与苏木,水蛭与穿山甲的性味、功用;比较郁金、姜黄与莪术,益母草与泽兰的来源、性味与功用。

凡以通畅血行,消散瘀血为主要功效,用以治疗瘀血证的药物,称为活血化瘀药,又称活血祛瘀药,简称活血药或化瘀药。其中作用较为峻烈者,则称破血药或逐瘀药。

本类药物味多辛、苦,性多偏温,主归肝、心经,均入血分,善于走散通行,可使血脉畅通,瘀滞消散,从而祛除体内的瘀血。此即《素问·阴阳应象大论》所谓"血实者宜决之"之意。部分药物偏于寒凉,兼能凉血、清热,对瘀滞而兼血热者较为适宜。

活血化瘀药以活血化瘀为主要功用,并通过活血化瘀这一基本作用,又可产生止痛、调经、通经、利痹、消肿、疗伤、消痈、消癥等多种功效。适用于瘀血所致的多种病证,主治范围遍及内、妇、外、伤等临床各科。如内科的胸、胁、脘、腹、头诸痛,体内癥瘕痞块,中风后半身不遂、肢体麻木以及关节痹痛等;妇科的经闭、痛经、月经不调、产后腹痛;伤科的跌打损伤,瘀肿疼痛;外科的疮痈肿痛等。

活血化瘀药按其作用特点和主治不同,分为活血止痛药、活血调经药、活血疗伤药、破血消癥药四类。

运用活血化瘀药时,根据"气行则血行"的理论,常与行气药同用,以增强活血化瘀的功效。另外,尚须根据药物的不同特点加以选择应用,并作适当的配伍。如寒凝血瘀者,配伍温里散寒药;瘀热互结者,配伍清热凉血药;风湿痹阻,经脉不通者,配伍祛风湿药;癥瘕积聚者,配伍软坚散结药;久瘀体虚或因虚致瘀者,则配伍相应的补虚药。

本类药物易耗血动血,对于月经过多及其他出血证又无瘀血现象者忌用;应用不当可致动胎、堕胎,孕妇慎用或忌用。破血逐瘀之品易伤正气,中病即止,不可过服。

现代研究表明,活血化瘀药能改善微循环,抗凝血,防止血栓及动脉硬化斑块形成;能改善机体的代谢功能,促进组织的修复以及创伤、骨折的愈合;能降低毛细血管通透性,减轻炎症反应;能改善血流动力学,扩张外周血管,增加器官血流量;还能抑制组织异常增生、镇痛、调节免疫、降血脂等。

第一节 活血止痛药

本类药物多具有辛味,辛散善行,既能活血化瘀,而且多兼有行气之功,又有较好的止痛作用,主治血瘀气滞诸痛证,如头痛、胸胁痛、心腹痛、痛经、产后腹痛、痹痛、跌打损伤瘀肿痛以及疮痈肿痛等,也可用于其他瘀血证。

川芎 Chuānxiōng 《神农本草经》

川芎

本品为伞形科植物川芎 *Ligusticum chuanxiong* Hort. 的干燥根茎。主产于四川省、贵州省、云南省等地,以产于四川省者质优。夏季采挖。生用或酒炙用。

【性味归经】　辛,温。归肝、胆、心包经。

【功效】　活血行气,祛风止痛。

【应用】

1. 血瘀气滞诸痛证　本品辛香行散,温通血脉,既能活血化瘀,又能行气开郁,并有止痛之功,前人称为"血中气药",可广泛用于多种血瘀气滞证,尤善治血瘀气滞所致的胸、胁、腹部诸痛证。治胸痹心痛,常配伍丹参、红花、瓜蒌等;治肝郁气滞血瘀,胸胁刺痛,常与柴胡、香附、白芍等同用,如柴胡疏肝散;治中风偏瘫,肢体麻木,常配伍黄芪、当归、地龙等,如补阳还五汤;治跌仆损伤,瘀血肿痛,可与乳香、没药、三七等同用;治痈疡脓成,正虚难溃者,常与黄芪、当归、皂角刺等同用,如透脓散。

本品还善"下行血海",以"调经水",故又为妇科活血调经之要药。对多种妇科瘀血证均为常用之品。如治瘀血阻滞,月经不调、经闭、痛经,常配伍桃仁、红花、当归等,如桃红四物汤;治产后恶露不尽,瘀阻腹痛,常配伍当归、桃仁、炮姜等,如生化汤。

2. 头痛　本品能"上行头目",祛风止痛,为治头痛之要药,无论风寒、风热、风湿、血虚、血瘀之头痛,均可配伍应用。故前人有"头痛不离川芎"之说。治风寒头痛,常配伍羌活、白芷等,如川芎茶调散;治风热头痛,多与菊花、石膏等同用;治风湿头痛,常与羌活、防风等同用,如羌活胜湿汤;治血虚头痛,宜与熟地黄、当归等同用;治血瘀头痛,常与桃仁、赤芍等配伍,如通窍活血汤。

3. 风湿痹痛　本品能"旁通络脉",具有祛风通络,活血止痛之功,治疗风寒湿痹,肢体关节疼痛,常配伍羌活、独活等,如蠲痹汤。

【用法用量】　煎服,3～10 g。

【使用注意】　阴虚火旺、无瘀之出血证和孕妇均当慎用。

【文献摘录】

《神农本草经》:"主中风入脑头痛,寒痹,筋挛缓急,金疮,妇人血闭无子。"

《本草汇言》:"芎䓖,上行头目,下调经水,中开郁结,血中气药。尝为当归所使,非第治血有功,而治气亦神验也……味辛性阳,气善走窜而无阴凝粘滞之态,虽入血分,又能去一切风,调一切气。"

《脾胃论》:"头痛必用川芎。如不愈,加各引经药。太阳羌活……厥阴吴茱萸,少阴细辛是也。"

延胡索 Yánhúsuǒ 《雷公炮炙论》

延胡索

本品为罂粟科植物延胡索 *Corydalis yanhusuo* W. T. Wang 的干燥块茎。又名元胡。主产于浙江省、江苏省、湖北省等地。夏初采挖。生用或醋炙用。

【性味归经】　辛、苦,温。归肝、脾经。

【功效】　活血,行气,止痛。

【应用】

血瘀气滞诸痛证　本品辛散温通,既能活血,又能行气,尤长于止痛,为止痛良药,无论何种痛证,均可配伍应用。治心脉瘀阻,胸痹心痛,常与丹参、川芎、瓜蒌等同用;治肝郁气滞的胸胁痛,可配伍柴胡、郁金等。治肝郁化火的胸胁痛,多与川楝子、牡丹皮等同用;治胃脘痛,若偏寒者,可配桂枝、高良姜等;偏气滞者,可配木香、香附等;偏血瘀者,可配丹参、五灵脂等;治气滞血瘀的痛经、月经不调、产后瘀阻腹痛,常配伍香附、红花、当归等;治跌仆肿痛,常配伍乳香、没药等同用;治风湿痹痛,可与羌活、桂枝等同用。

笔记栏

【用法用量】　煎服,3～10 g。研末吞服,每次 1.5～3 g。醋制延胡索可增强其止痛作用。

【使用注意】　孕妇慎用。

【文献摘录】

《本草纲目》:"延胡索,能行血中气滞,气中血滞,故专治一身上下诸痛,用之中的,妙不可言。"

《本草求真》:"延胡索,不论是血是气,积而不散者,服此力能通达,以其性温,则于气血能行能畅,味辛则于气血能润能散,所以理一身上下诸痛,往往独行功多。"

郁金　Yùjīn　（《药性论》）

郁金

本品为姜科植物温郁金 Curcuma wenyujin Y. H. Chen et C. Ling、姜黄 Curcuma longa L.、广西莪术 Curcuma kwangsiensis S. G. Lee et C. F. Liang 或蓬莪术 Curcuma phaeocaulis Val. 的干燥块根。前两者分别习称"温郁金"或"黄丝郁金",其余按性状不同习称"桂郁金"或"绿丝郁金"。温郁金主产于浙江省,以温州地区产者质优;广西莪术主产于广西壮族自治区;黄郁金(植物郁金)及绿丝郁金(蓬莪术)主产于四川省。冬季采挖。生用或醋炙用。

【性味归经】　辛、苦,寒。归肝、心、胆经。

【功效】　活血止痛,行气解郁,清心凉血,利胆退黄。

【应用】

1. 血瘀气滞诸痛证　本品味辛能行能散,既能活血祛瘀以止痛,又能疏肝行气以解郁,常用于瘀血内阻、肝气郁滞所致诸证。因其性偏寒凉,故尤宜于血瘀气滞而有郁热者。治胸胁刺痛,常与柴胡、香附、丹参等同用;治胸痹心痛,可配伍丹参、红花、瓜蒌等;治经行腹痛、乳房胀痛,常与柴胡、白芍、当归等同用;治癥瘕痞块,可与莪术、鳖甲、青皮等同用。

2. 热病神昏,癫痫发狂　本品辛散苦泄,能解郁开窍,性寒入心经,又能清心热。治热病神昏,常与牛黄、黄连、朱砂等同用;治湿温病,湿浊蒙闭清窍而致神志不清者,可与石菖蒲、竹沥等同用;治痰热蒙心的癫痫、癫狂,可与白矾、牛黄、胆南星等同用。

3. 血热吐衄　本品苦寒降泄,能顺气降火而凉血止血。治气火上逆的吐血、衄血、妇女倒经等,常与生地黄、牡丹皮、牛膝等同用;治热伤血络的尿血、血淋,可与小蓟、白茅根等同用。

4. 黄疸尿赤　本品性寒入肝胆经,能清湿热利胆退黄。治肝胆湿热蕴蒸,黄疸尿赤之症,常配伍茵陈、栀子等;另外,治肝胆胆石症,可与金钱草、茵陈、木香等药配伍。

【用法用量】　煎服,3～10 g。

【使用注意】　不宜与丁香、母丁香同用。

【文献摘录】

《本草纲目》:"治血气心腹痛,产后败血冲心欲死,失心颠狂。"

《本草备要》:"行气,解郁,泄血,破瘀,凉心热,散肝郁,治妇人经脉逆行。"

姜黄　Jiānghuáng　（《新修本草》）

姜黄

本品为姜科植物姜黄 Curcuma longa L. 的干燥根茎。主产于浙江省、四川省、福建省等地,以产于浙江者为道地药材。冬季采挖。切厚片生用。

【性味归经】　辛、苦,温。归肝、脾经。

【功效】　破血行气,通经止痛。

【应用】

1. 血瘀气滞诸痛　本品辛散苦泄温通,既入血分,又入气分,能活血行气止痛,且活血行气之力强于郁金,可广泛用于血瘀气滞诸痛证。治胸胁刺痛,常与柴胡、白芍、香附等同用。治胸痹心痛,可与丹参、赤芍、瓜蒌等同用。治经闭、痛经,可配当归、川芎、红花等。治癥瘕腹痛,可与莪术、鳖甲

笔记栏

等同用。治跌仆肿痛,可配乳香、没药、苏木等。

2. 风湿肩臂疼痛　本品能通经络而止痛,尤长于行肢臂而除痹痛,治风寒湿痹,肩臂疼痛,常与羌活、当归、防风等同用,如蠲痹汤。

【用法用量】　煎服,3～10 g。外用适量。

【文献摘录】

《日华子本草》:"治癥瘕血块,痈肿,通月经,治扑损瘀血,消肿毒,止暴风痛,冷气,下食。"

《新修本草》:"谓治心腹结积,疰忤,下气破血,除风热,消痈肿,功力烈于郁金。"

乳香　Rǔxiāng　《名医别录》

乳香

本品为橄榄科植物乳香树 *Boswellia carterii* Birdw. 及同属植物 *Boswellia bhaw‑dajiana* Birdw. 树皮渗出的树脂。主产于非洲的索马里、埃塞俄比亚和阿拉伯半岛南部等地。春、夏季采收。醋炙用。

【性味归经】　辛、苦,温。归心、肝、脾经。

【功效】　活血定痛,消肿生肌。

【应用】

1. 跌打损伤,疮疡痈肿　本品散瘀消肿止痛之力较强,且能活血消痈,祛腐生肌,为外、伤科之要药。治跌打损伤,瘀血肿痛,常与没药、血竭、红花等同用,如七厘散;亦可与三七、草乌、红花等同用,如三七伤药片。治疮疡肿毒初起,红肿热痛,常配金银花、白芷、皂角刺等,如仙方活命饮。治疮疡溃破,久不收口者,可与没药共研末,外敷患处;亦可与儿茶、血竭等同用。治痈疽、瘰疬、痰核坚硬不消者,常与麝香、雄黄等同用,如醒消丸。

2. 血瘀气滞诸痛证　本品辛散温通,既能活血化瘀止痛,又能行气散滞,内能宣通脏腑气血,外能透达经络,可用于多种气滞血瘀之痛证。治胸痹心痛,可配丹参、川芎、红花等;治胃脘疼痛,可配没药、延胡索、香附等;治痛经、经闭、产后瘀阻腹痛,常配当归、丹参、没药等,如活络效灵丹;治风湿痹痛,筋脉拘挛,常与羌活、独活、秦艽等同用,如蠲痹汤。

【用法用量】　煎汤或入丸、散剂,3～5 g。外用适量,研末调敷。

【使用注意】　本品味苦气浊,易致恶心呕吐,胃弱者慎用。无瘀滞者及孕妇忌用。

【文献摘录】

《日华子本草》:"止霍乱……心腹痛……煎膏止痛长肉。"

《本草纲目》:"消痈疽诸毒,托里护心,活血定痛,伸筋,治妇人难产,折伤。"

没药　Mòyào　《药性论》

没药

本品为橄榄科植物地丁树 *Commiphora myrrha* Engl. 或哈地丁树 *Commiphora molmol* Engl. 的干燥树脂。主产于非洲索马里、埃塞俄比亚以及印度等地。11月至次年2月采收。醋炙用。

【性味归经】　辛、苦,平。归心、肝、脾经。

【功效】　散瘀定痛,消肿生肌。

【应用】

没药的功效主治与乳香相似。治跌打损伤、痈肿疮疡、胸痹心痛、胃脘疼痛、痛经经闭、产后瘀阻、癥瘕腹痛以及风湿痹痛等,常与乳香相须为用。二药的区别在于乳香长于行气、伸筋,治疗痹证多用。没药偏于散血化瘀,治疗血瘀气滞较重之胃痛多用。

【用法用量】　煎服,3～5 g,炮制去油。多入丸、散用。

【使用注意】　同乳香。

【文献摘录】

《开宝本草》:"破血止痛,疗金疮,杖疮,诸恶疮,痔漏。"

笔记栏

《本草纲目》："散血消肿，定痛生肌。""乳香活血，没药散血，皆能止痛消肿，生肌，故二药每每相兼而用。"

五灵脂 Wǔlíngzhī 《开宝本草》

五灵脂

本品为鼯鼠科动物复齿鼯鼠 *Trogopterus xanthipes* Milne-Edwards 的干燥粪便。主产于河北省、山西省、甘肃省等地。全年可采收。生用或醋炙、酒炙用。

【性味归经】 苦、咸、甘，温。归肝经。

【功效】 活血止痛，化瘀止血。

【应用】

1. 瘀血阻滞诸痛证 本品苦泄温通，专入肝经血分，功擅活血散瘀止痛，为治血瘀诸痛之要药，常与蒲黄相须为用，即失笑散。如治胸痹心痛，常配丹参、川芎、三七等；治脘腹疼痛，常配延胡索、香附、没药等；治痛经、经闭、产后瘀阻腹痛，则配当归、益母草等；治骨折肿痛，可配乳香、没药等。

2. 瘀血阻滞出血证 本品炒用有化瘀止血之功，对瘀滞出血者尤宜。如治妇女血瘀崩漏，月经过多、色紫多块、少腹刺痛者，可单用醋炒研末，温酒调服，亦可配蒲黄、三七等。

【用法用量】 煎服，3～10 g，包煎。或入丸、散剂服。

【使用注意】 血虚无瘀及孕妇慎服。不宜与人参同用。

【文献摘录】

《本草衍义补遗》："能行血止血，治心腹冷气，妇人心痛，血气刺痛。"

《本草纲目》："止妇人经水过多，赤带不绝，胎前产后，血气诸痛；男女一切心腹、胁肋、少腹诸痛，疝痛，血痢，肠风腹痛，身体血痹刺痛。"

夏天无 Xiàtiānwú 《浙江民间常用草药》

夏天无

本品为罂粟科植物伏生紫堇 *Corydalis decumbens*（Thunb.）Pres. 的干燥块茎。主产于河南省、江苏省、安徽省等地。4月上旬至5月初采挖。鲜用或晒干。

【性味归经】 苦、微辛，温。归肝经。

【功效】 活血止痛，舒筋活络，祛风除湿。

【应用】

1. 中风偏瘫，跌仆损伤，肝阳头痛 本品苦泄辛散温通，既能活血通络，又能行气止痛，且有一定的平抑肝阳之功，治中风偏瘫，手足不遂及肝阳上亢引起的头痛，眩晕，常配夏枯草、钩藤、地龙等。治跌仆损伤，瘀肿疼痛，可单用，也可与乳香、没药等同用。

2. 风湿痹痛，腰腿疼痛 本品既能舒筋活络，又能祛风除湿，用于风湿痹痛，腰腿疼痛，可配当归、羌活、独活等。

【用法用量】 煎服，5～15 g。或研末服，1～3 g。亦可制成丸剂使用。

【文献摘录】

《全国中草药汇编》："祛风湿，降血压。主治风湿性关节炎，腰肌劳损，高血压病，脑血管意外引起偏瘫。"

《江西中草药学》："降压止痛，行气活血。治各型高血压，偏瘫症，风湿性关节炎，腰肌劳损。"

第二节 活血调经药

笔记栏

本类药物大多辛散苦泄，具有活血祛瘀之功，尤善通畅血脉而调经。主治妇女月经不调、痛经、经闭及产后瘀滞腹痛等妇科经产瘀滞证,亦可用于瘀血痛证、癥瘕、跌打损伤以及疮痈肿毒等。

丹参　Dānshēn　(《神农本草经》)

丹参

本品为唇形科植物丹参 *Salvia miltiorrhiza* Bge. 的干燥根及根茎。全国大部分地区均有。主产于四川省、江苏省、安徽省等地。春、秋二季采挖。生用或酒炙用。

【性味归经】　苦,微寒。归心、肝经。

【功效】　活血祛瘀,通经止痛,凉血消痈,清心除烦。

【应用】

1. 血瘀诸证　本品功擅活血祛瘀,作用平和,活血而不伤正,前人有"一味丹参散,功同四物汤"之说,故可广泛用于瘀血阻滞所致的多种病证。其善调经水,为妇科活血调经常用之品。又性偏寒凉,尤宜于血热瘀滞之证。治妇人月经不调、经闭、痛经以及产后瘀阻腹痛,可单味为末酒调服;亦常与当归、益母草、川芎等同用;治胸痹心痛,常与川芎、赤芍、冰片等同用;治脘腹胁痛,可与檀香、砂仁等配用;治癥瘕积聚,可与三棱、莪术、鳖甲等同用;治跌打损伤,肢体瘀痛,常与乳香、没药、当归同用,如活络效灵丹;治热痹疼痛等,可与苍术、黄柏、络石藤等同用。

2. 疮疡肿痛　本品性寒,既能凉血泄热,又能活血消痈。治热毒瘀阻的疮痈肿痛,可与金银花、连翘等同用。

3. 心烦不眠　本品能凉血清心除烦,兼具养血安神之功。治温病热入营血之烦躁不寐,甚或神昏,常与生地黄、玄参、黄连等同用,如清营汤;治血不养心的心悸怔忡,失眠健忘,常与生地黄、酸枣仁、柏子仁等同用,如天王补心丹。

【用法用量】　煎服,10~15 g。活血祛瘀宜酒炙用。

【使用注意】　妇女月经过多及孕妇忌服。不宜与藜芦同用。

【文献摘录】

《神农本草经》:"主心腹邪气……破癥除瘕,止烦满。"

《滇南本草》:"补心定志,安神宁心。治健忘怔忡,惊悸不寐。"

《云南中草药选》:"活血散瘀,镇静止痛。治月经不调,痛经,风湿痹痛,子宫出血,吐血,乳腺炎,痈肿。"

红花　Hónghuā　(《新修本草》)

红花

本品为菊科植物红花 *Carthamus tinctorius* L. 的干燥花。主产于河南省、湖北省、云南省等地。夏季开花,花色由黄转为鲜红时采摘,阴干或晒干。生用。

【性味归经】　辛,温。归心、肝经。

【功效】　活血通经,散瘀止痛。

【应用】

血瘀诸证　本品辛散温通,专入血分,功擅活血化瘀,通经止痛,为治血瘀证之常用药,尤多用治妇产科、伤科之瘀血证。治血瘀经闭、痛经、产后瘀滞腹痛等,常与桃仁、当归、赤芍等同用,如桃红四物汤;治跌仆损伤,瘀滞肿痛,可用红花油或红花酊涂擦,亦可与桃仁、乳香、没药等同用;治胸痹心痛,常与川芎、丹参、瓜蒌等同用;治胸胁刺痛,可与柴胡、桃仁、大黄等同用;治癥瘕积聚,可与三棱、莪术等同用;治疮疡肿痛,可与金银花、连翘等同用。

此外,本品能活血通脉以化滞消斑,治热郁血瘀,斑疹色暗者,可与大青叶、紫草、当归等同用,如当归红花散。

【用法用量】　煎服,3~10 g。

【使用注意】　孕妇慎用。

【文献摘录】

《新修本草》:"治口噤不语,血结,产后诸疾。"

《本草汇言》:"红花,破血、行血、和血、调血之药也。"

附

西　红　花

本品为鸢尾科植物番红花 *Crocus sativus* L. 的干燥花柱头。又称"藏红花""番红花"。产于欧洲及中亚地区。以往多由印度、伊朗经西藏输入,现我国已有栽培。生用。味甘,性平。归心、肝经。功能活血化瘀,凉血解毒,解郁安神。用于经闭癥瘕、产后瘀阻、温毒发斑、忧郁痞闷、惊悸发狂。煎服或沸水泡服,1~3 g。孕妇慎用。

桃仁

桃仁　*Táorén*　(《神农本草经》)

本品为蔷薇科植物桃 *Prunus persica*(L.) Batsch 或山桃 *Prunus davidiana*(Carr.) Franch. 的干燥成熟种子。主产于山东省、四川省、陕西省等地。7~9 月果实成熟时采收。生用,或焯去皮用,或炒用。

【性味归经】　苦、甘,平;有小毒。归心、肝、大肠经。

【功效】　活血祛瘀,润肠通便,止咳平喘。

【应用】

1. 血瘀诸证　本品入心肝血分,善泄血滞,有良好的活血祛瘀作用。治血瘀经闭、痛经,常配当归、红花、川芎等,如桃红四物汤。治产后恶露不尽,小腹冷痛,常与炮姜、川芎等同用,如生化汤。治癥瘕痞块,常配桂枝、牡丹皮、赤芍等,如桂枝茯苓丸。治跌打损伤,瘀肿疼痛,常配当归、大黄、红花等。治热壅血瘀的肠痈、肺痈,前者可与大黄、牡丹皮等同用,如大黄牡丹汤;后者可与苇茎、冬瓜仁、薏苡仁等同用,如苇茎汤。

2. 肠燥便秘　本品为种仁,富含油脂,有润肠通便之功。治肠燥便秘,可与当归、麻仁等同用。

3. 咳嗽气喘　本品味苦,兼能降肺气,有一定的止咳平喘作用。治咳嗽气喘,常与杏仁等同用,如二仁丸。

【用法用量】　煎服,5~10 g。

【使用注意】　孕妇慎用。

【文献摘录】

《神农本草经》:"主瘀血,血闭癥瘕,邪气,杀小虫。"

《名医别录》:"止咳逆上气,消心下坚硬,除卒暴击血,通月水,止心腹痛。"

《药品化义》:"主破蓄血,逐月水,及遍身疼痛,四肢麻痹,左半身不遂……入大肠,治血枯便闭。"

益母草　*Yìmǔcǎo*　(《神农本草经》)

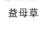

益母草

本品为唇形科植物益母草 *Leonurus japonicus* Houtt. 的新鲜或干燥的地上部分。全国各地均有分布。夏季茎叶茂盛,花未开或初开时采割。生用、酒炙或熬膏用。

【性味归经】　苦、辛,微寒。归肝、心包、膀胱经。

【功效】　活血调经,利尿消肿,清热解毒。

【应用】

1. 妇人经产瘀滞证　本品辛散苦泄,主入血分,善于活血祛瘀调经,为妇科经产要药,故有"益母"之称。治血滞之月经不调、经闭、痛经以及产后瘀滞腹痛、恶露不尽等证,可单用熬膏服,如益母草膏;或与当归、川芎、丹参等同用。

2. 水肿尿少　本品既能利水消肿,又能活血祛瘀,故对水瘀互结的水肿尤为适宜,可单用或与白茅根、泽兰等同用。

3. 疮疡肿毒 本品有清热解毒消肿之功。治疮疡肿毒,可与连翘、蒲公英等同用。

【用法用量】 煎服,9～30 g,鲜品 12～40 g。外用适量,研粉或鲜品捣烂敷或水煎洗患处。

【使用注意】 孕妇慎用。

【文献摘录】

《本草拾遗》:"主浮肿下水,兼恶疮毒肿。"

《本草纲目》:"活血、破血、调经、解毒。治胎漏难产,胎衣不下,血晕,血风,血痛,崩中漏下,尿血,泻血,疳,痢,痔疾,打扑内损瘀血,大便、小便不通。"

牛膝 Niúxī 《神农本草经》

本品为苋科植物牛膝 *Achyranthes bidentata* Bl. 的干燥根。主产于河南省。冬季采挖。切段,生用或酒炙用。

牛膝

【性味归经】 苦、甘、酸,平。归肝、肾经。

【功效】 逐瘀通经,补肝肾,强筋骨,利尿通淋,引经下行。

【应用】

1. 血滞经闭、痛经、产后腹痛及跌仆伤痛 本品性善下行,活血祛瘀通经之力较强,长于通调月经、活血疗伤,故常用于妇科、伤科瘀血之证。治血滞经闭、痛经、月经不调、产后腹痛,常与当归、红花、桃仁等同用;治跌打损伤,筋伤骨折,瘀滞肿痛,可与续断、自然铜、当归等同用。

2. 腰膝酸痛,筋骨痿软 本品既能补肝肾,强筋骨,又能通血脉,利关节。治肝肾亏虚,腰膝酸痛者,可与杜仲、续断等同用;若虚损较甚,痿软无力者,可与熟地黄、龟甲等同用。治痹证日久,肝肾亏虚,腰膝疼痛者,常与桑寄生、独活、杜仲等同用,如独活寄生汤。治湿热成痿,足膝痿软者,常与黄柏、苍术同用,如三妙丸。治风湿所致的下肢关节疼痛,可与独活、防己、川芎等同用。

3. 淋证,水肿 本品性善下行,能利尿通淋。治热淋、血淋、石淋等,常与瞿麦、滑石、冬葵子等同用。治水肿,小便不利,可与茯苓、泽泻、车前子等同用。

4. 头痛,眩晕,牙痛,口疮,吐血,衄血等上部火热证 本品性善下行,能引上亢之阳下潜、引上炎之火下降、引上逆之血下行。治肝阳上亢之头痛眩晕,常与代赭石、生牡蛎、生龟甲等同用,如镇肝熄风汤;治胃火上炎,牙龈肿痛,口舌生疮,常配石膏、熟地黄、知母等,如玉女煎;治气火上逆,迫血妄行之吐血、衄血,可与栀子、侧柏叶、白茅根等同用。

【用法用量】 煎服,5～12 g。

【使用注意】 孕妇慎用。

【文献摘录】

《神农本草经》:"主寒湿痿痹,四肢拘挛,膝痛不可忍屈伸,逐血气,伤热火烂,堕胎"。

《本草纲目》:"疗久疟寒热,五淋尿血,茎中痛,下痢,喉痹,口疮,齿痛,痈肿恶疮,伤折。"

附

川 牛 膝

本品为苋科植物川牛膝 *Cyathula officinalis* Kuan 的干燥根。主产于四川省、云南省、贵州省等地。甘、微苦,平。归肝、肾经。功能逐瘀通经,通利关节,利尿通淋。用于经闭癥瘕、胞衣不下、跌仆损伤、风湿痹痛、足痿筋挛、尿血血淋等。煎服,5～10 g。孕妇慎用。

泽兰 Zélán 《神农本草经》

本品为唇形科植物毛叶地瓜儿苗 *Lycopus lucidus* Turcz. var. *hirtus* Regel 的干燥地上部分。主产于黑龙江省、辽宁省、浙江省等地。夏、秋二季采割。生用。

【性味归经】 苦、辛,微温。归肝、脾经。

笔记栏

泽兰

【功效】　活血调经,祛瘀消痈,利水消肿。

【应用】

1. 血瘀经闭,痛经、产后瘀阻腹痛等血瘀证　本品辛散苦泄温通,行血而不峻烈,善能活血调经,为妇科经产瘀血证的常用药。治血瘀经闭、痛经、月经不调及产后瘀滞腹痛,常与益母草、当归、丹参等同用;治跌打损伤,可单用本品捣敷,亦可与当归、红花、桃仁等同用。

2. 疮痈肿毒　本品有祛瘀消痈之功。治疮痈肿毒,可与金银花、黄连、赤芍等同用。

3. 水肿,腹水　本品利水作用缓和,因其能活血,故长于治疗水瘀互结的水肿,常与防己、益母草、茯苓等同用。治腹水身肿,当与白术、车前子、防己等同用。

【用法用量】　煎服,6～12 g。

【使用注意】　血虚及无瘀滞者慎用。

【文献摘录】

《神农本草经》:"主乳妇内衄,中风余疾,大腹水肿,身面、四肢浮肿,骨节中水,金疮,痈肿疮毒。"

《药性论》:"主产后腹痛……又治通身面目大肿,主妇人血沥腰痛。"

《本草纲目》:"泽兰走血分,故能治水肿,涂痈毒,破瘀血,消癥瘕,而为妇人要药。"

鸡血藤　Jīxuèténg　（《本草纲目拾遗》）

鸡血藤

本品为豆科植物密花豆 *Spatholobus suberectus* Dunn 的干燥藤茎。主产于广西壮族自治区、广东省、海南省等地。秋、冬二季采收。生用或熬膏用。

【性味归经】　苦、甘,温。归肝、肾经。

【功效】　活血补血,调经止痛,舒筋活络。

【应用】

1. 月经不调,经闭,痛经　本品苦而不燥,温而不烈,性质和缓,能活血补血而调经,治上述病证,因于血瘀者,可与当归、川芎、红花等同用;若因于血虚者,可与熟地黄、当归、白芍等同用。

2. 风湿痹痛,手足麻木,肢体瘫痪,血虚萎黄　本品既能养血活血,又能舒筋活络,治风湿痹痛,肢体麻木,常与独活、威灵仙、牛膝等同用。治中风后气血不足,脉络瘀滞的肢体瘫痪,可与黄芪、红花、地龙等同用;治血虚萎黄,可与黄芪、当归等同用。

【用法用量】　煎服,9～15 g,大剂量可用至 30 g。或熬膏服。

【文献摘录】

《本草纲目拾遗》:"大补气血,与老人妇女更为得益……统治百病,能生血、和血、补血、破血;又能通七窍,走五脏,宣筋络。"

《现代实用中药》:"为强壮性之补血药,适用于贫血性之神经麻痹症,如肢体及腰膝酸痛,麻木不仁等。又用于妇女月经不调,月经闭止等,有活血镇痛之效。"

王不留行　Wángbùliúxíng　（《神农本草经》）

王不留行

本品为石竹科植物麦蓝菜 *Vaccaria segetalis*（Neck.）Garcke 的干燥成熟种子。除华南外,广布于我国各地。夏季采收。生用或炒用。

【性味归经】　苦,平。归肝、胃经。

【功效】　活血通经,下乳消肿,利尿通淋。

【应用】

1. 血瘀经闭,痛经　本品善能活血通经。治瘀血阻滞,经行不畅,经闭、痛经,可与当归、川芎、红花等同用。

2. 产后乳汁不下,乳痈肿痛　本品能行血脉,通乳汁,为治疗产后乳汁不下之常用药。治产后

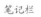

乳汁不通,常配穿山甲等以增强通乳之力;若产后气血亏虚,乳汁稀少者,则与黄芪、当归等同用;治乳痈肿痛,常配蒲公英、瓜蒌、夏枯草等。

3. 淋证涩痛　本品有利尿通淋作用,治热淋、血淋、石淋,可与金钱草、石韦、瞿麦等同用。

【用法用量】　煎服,5~10 g。

【使用注意】　孕妇忌服。

【文献摘录】

《神农本草经》:"主金疮,止血逐痛,出刺,除风痹内寒。"

《名医别录》:"止心烦鼻衄,痈疽恶疮,瘘乳,妇人难产。"

《本草纲目》:"王不留行能走血分,乃阳明冲任之药,俗有'穿山甲,王不留,妇人服了乳长流'之语,可见其性行而不住也。""利小便"。

月季花　Yuèjìhuā　(《本草纲目》)

月季花

本品为蔷薇科植物月季 *Rosa chinensis* Jacq. 的干燥花。主产于江苏省、山东省、山西省等地。全年可采,花微开时采摘,阴干或低温干燥。生用。

【性味归经】　甘,温。归肝经。

【功效】　活血通经,疏肝解郁。

【应用】

气滞血瘀,月经不调,痛经经闭,胸胁胀痛　本品甘温通利,主入肝经血分,既能活血通经,又能疏肝解郁。治肝郁不舒,气滞血瘀之月经不调、痛经、经闭、胸胁胀痛等证,可与香附、丹参、当归等同用。此外,单用捣敷患处或研末冲服,也可用治跌打损伤,瘀肿疼痛及痈疽肿毒等。

【用法用量】　煎服,3~6 g,不宜久煎。亦可泡服,或研末服。外用适量。

【使用注意】　用量不宜过大,多服久服可引起腹痛及便溏腹泻。故脾虚便溏者慎服;孕妇及月经过多者忌服。

【文献摘录】

《本草纲目》:"活血,消肿,敷毒。"

《泉州本草》:"通经活血化瘀,清肠胃湿热,泻肺火,止咳,止血止痛,消痈毒。治肺虚咳嗽咯血,痢疾,瘰疬溃烂,痈疽肿毒,妇女月经不调。"

凌霄花　Língxiāohuā　(《神农本草经》)

本品为紫葳科植物凌霄 *Campsis grandiflora* (Thunb.) K. Schum. 或美洲凌霄 *Campsis radicns* (L.) Seem. 的干燥花。主产于江苏省、浙江省等地。夏、秋二季采摘。生用。

【性味归经】　甘、酸,寒。归肝、心包经。

【功效】　活血通经,凉血祛风。

【应用】

1. 月经不调,经闭癥瘕,产后乳肿　本品能祛瘀血,通经脉,散癥瘕,消肿痛。治妇女血瘀经闭,可与当归、红花、赤芍等同用;治癥瘕积聚,可与鳖甲、牡丹皮、土鳖虫等同用;治产后乳肿,可单用捣敷。

2. 风疹,皮癣,皮肤瘙痒,痤疮　本品性寒泄热,有凉血祛风之功。对血分有热,风热痒疹,可单用为末,酒调服;或与生地黄、刺蒺藜、蝉蜕等同用。治风癣、湿癣,可与黄连、雄黄、白帆等为末,姜汁调涂;治痤疮,可与栀子等份为末,茶水调服,亦可与硫黄、轻粉、胡桃仁研末外搽。

【用法用量】　煎服,5~9 g。

【使用注意】　孕妇慎用。

【文献摘录】

《神农本草经》:"主妇人产乳余疾,崩中,癥瘕,血闭,寒热赢瘦。"

《本草纲目》:"行血分,能去血中伏火,故主产乳崩漏诸疾及血热生风之证也。"

第三节 活血疗伤药

本类药物具有苦泄辛散之性,主归心肝血分,善于活血化瘀,消肿止痛,部分药物兼有续筋接骨或止血生肌敛疮功效。主要适用于跌打损伤、瘀肿疼痛、骨折筋损、金疮出血等伤科病证。其中多数药物也可用于其他血瘀病证。

土鳖虫 Tǔbiēchóng 《神农本草经》

土鳖虫

本品为鳖蠊科昆虫地鳖 *Eupolyphaga sinensis* Walker. 或冀地鳖 *Steleophaga plancyi* (Boleny)的雌虫干燥体。又名䗪虫。主产于湖南省、湖北省、江苏省等地。野生者夏季捕捉;饲养者全年可捕。捕捉后置沸水中烫死,晒干或烘干。生用或炒用。

【性味归经】 咸,寒。有小毒。归肝经。

【功效】 破血逐瘀,续筋接骨。

【应用】

1. 跌打损伤,筋伤骨折 本品咸寒入血,性善走窜,长于活血疗伤,续筋接骨,为伤科常用之品。治跌打损伤,骨折筋伤,瘀血肿痛,可与乳香、自然铜、骨碎补等同用。亦可单用研末外敷或黄酒冲服。

2. 血瘀经闭,产后瘀阻腹痛,癥瘕痞块 本品入肝经血分,能破血逐瘀以通经、消癥。治血瘀经闭及产后瘀阻腹痛,常与大黄、桃仁等同用,如下瘀血汤;若治干血内停,经闭腹痛,肌肤甲错者,可再加入水蛭、虻虫及生地黄、白芍、甘草等,以祛瘀生新,如大黄䗪虫丸;治癥瘕痞块,常配柴胡、鳖甲、桃仁等,如鳖甲煎丸。

【用法用量】 煎服,3~10 g。研末服1~1.5 g,以黄酒送服为佳。外用适量。

【使用注意】 孕妇忌用。

【文献摘录】

《神农本草经》:"主心腹寒热洗洗,血积癥瘕,破坚,下血闭。"

《本草纲目》:"行产后血积,折伤瘀血,重舌,木舌,小儿腹痛夜啼。"

《本草通玄》:"破一切血积,跌打肿伤,接骨。"

马钱子 Mǎqiánzǐ 《本草纲目》

马钱子

本品为马钱科植物马钱 *Strychnos nux-vomica* L. 的干燥成熟种子。原名番木鳖。主产于印度、越南、缅甸等国。冬季采收成熟果实,取出种子,晒干。炮制后入药。

【性味归经】 苦,温。有大毒。归肝、脾经。

【功效】 通络止痛,散结消肿。

【应用】

1. 跌打损伤,骨折伤痛 本品善能通络消肿,并长于止痛,为伤科疗伤止痛之佳品。治跌打损伤,骨折肿痛,可配乳香、没药等内服或外敷;亦可与穿山甲等同用,如马前散、青龙丸。

2. 风湿顽痹,麻木瘫痪 本品有较强的开通经络,透达关节和止痛功效,为治疗风湿顽痹、拘挛疼痛、麻木瘫痪之佳品,单用有效,亦可与麻黄、乳香、全蝎等同用。

3. 痈疽疮毒，咽喉肿痛 本品苦泄有毒，能攻毒散结，消肿止痛。治痈疽初起，红肿疼痛，多作外用，单用即效；治咽喉肿痛，可配青木香、山豆根等份为末吹喉，如番木鳖散。

【用法用量】 0.3～0.6 g，炮制后入丸、散用。外用适量。

【使用注意】 孕妇禁用；运动员慎用；有毒成分能经皮肤吸收，外用不宜大面积涂敷。服用过量可引起肢体颤动、惊厥、呼吸困难，甚至昏迷等中毒症状。内服须严格控制用量与炮制方法。

【文献摘录】

《本草纲目》："治伤寒热病，咽喉痹痛，消痞块，并含之咽汁，或磨水噙咽。"

《医学衷中参西录》："开通经络，消肿毒，透达关节之力，远胜于它药。"

《中药志》："散血热，消肿毒。治痈疽，恶疮。"

自然铜 Zìrántóng （《雷公炮炙论》）

自然铜

本品为硫化物类矿物黄铁矿族黄铁矿，主含二硫化铁(FeS_2)。主产于四川省、广东省、湖南省等地。全年可采。火煅醋淬，研末或水飞用。

【性味归经】 辛，平。归肝经。

【功效】 散瘀止痛，续筋接骨。

【应用】

跌打损伤，筋骨折伤，瘀肿疼痛 本品味辛而散，入肝走血分，功能活血散瘀止痛，续筋接骨疗伤，尤长于促进骨折愈合，故为伤科要药。内服、外敷均可。内服常与乳香、没药等配伍，如自然铜散。外用与土鳖虫、骨碎补研末，白蜜调敷患处。

【用法用量】 煎服，3～9 g，宜先煎。多入丸、散服，醋淬研末服每次 0.3 g。外用适量。

【文献摘录】

《开宝本草》："疗折伤，散血止痛，破积聚"。

《本草纲目》："自然铜，接骨之功与铜屑同，不可诬也。但接骨之后，不可常服，即便理气活血可尔。"

苏木 Sūmù （《新修本草》）

苏木

本品为豆科植物苏木 *Caesalpinia sappan* L. 的干燥心材。主产于广东省、广西壮族自治区、云南省等地。多于秋季采伐。留取心材部分，再劈成薄片或研成粗末。生用。

【性味归经】 甘、咸，平。归心、肝、脾经。

【功效】 活血祛瘀，消肿止痛。

【应用】

1. 跌打损伤，骨折筋伤，瘀滞肿痛 本品能活血散瘀，消肿止痛，亦为伤科常用药。内服、外用均可，常与乳香、没药、血竭等同用，如八厘散。

2. 经闭痛经，产后瘀阻，胸腹刺痛，痈疽肿痛 本品能活血祛瘀，通经止痛。治血瘀经闭、痛经、产后瘀滞腹痛等妇科经产诸证及其他瘀滞病证，常与当归、川芎、红花等同用，如通经丸；治胸腹刺痛，可与川芎、丹参、延胡索等同用。治疮痈肿痛，可与金银花、连翘、白芷等同用。

【用法用量】 煎服，3～9 g。外用适量。

【使用注意】 月经过多者及孕妇慎用。

【文献摘录】

《新修本草》："主破血，产后血胀闷欲死者。"

《日华子本草》："主妇人血气心腹痛，月候不调及褥劳，排脓止痛，消痈肿扑损瘀血。"

笔记栏

骨碎补　Gǔsuìbǔ　（《药性论》）

骨碎补

本品为水龙骨科植物槲蕨 *Drynaria fortunei* （Kunze） J. Sm. 的干燥根茎。主产于浙江省、湖北省、广东省等地。全年均可采挖。生用或砂烫用。

【性味归经】　苦，温。归肝、肾经。

【功效】　疗伤止痛，补肾强骨。

【应用】

1. 跌仆闪挫，筋骨折伤，瘀肿疼痛　本品能行血脉，续筋骨，疗伤痛；且其又能健筋骨，有利于骨折愈合，以能治骨伤碎而得名，故为伤科要药。治跌仆损伤，筋骨折伤，瘀肿疼痛，可单味内服、外敷；或与自然铜、没药等同用，如骨碎补散。

2. 肾虚腰痛，筋骨痿软，耳鸣耳聋，牙痛　本品性温，入肝肾经，有温补肾阳，强筋健骨之功。治肾虚腰痛，骨软脚弱，常与补骨脂、牛膝等同用。治肾虚耳鸣、耳聋、牙痛，可与熟地黄、山茱萸等同用。治肾虚久泻，可单用本品研末，入猪肾中煨熟食之；或与补骨脂、肉豆蔻、吴茱萸等同用。

本品外用能消风祛斑。治斑秃，可将本品与斑蝥调涂；治白癜风，可单用本品外涂。

【用法用量】　煎服，3～9 g。外用适量。

【使用注意】　阴虚火旺、血虚风燥者慎用。

【文献摘录】

《开宝本草》："主破血，止血，补伤折。"

《本草纲目》："治耳鸣及肾虚久泻，牙痛。"

血竭　Xuèjié　（《雷公炮炙论》）

血竭

本品为棕榈科植物麒麟竭 *Daemonorops draco* Bl. 果实渗出的树脂经加工制成。主产于印度尼西亚、马来西亚、伊朗等地，中国的广东省、台湾等地亦有种植。秋季采收。打碎研末用。

【性味归经】　甘、咸，平。归心、肝经。

【功效】　活血定痛，化瘀止血，生肌敛疮。

【应用】

1. 跌打损伤，心腹瘀痛　本品入血分，有化瘀止痛、活血疗伤之功，为伤科要药。治跌打损伤，常配伍乳香、没药、儿茶等，如七厘散，内服外敷，取效皆佳。本品亦为其他瘀滞痛证要药，治血瘀心腹刺痛以及经闭、痛经和产后瘀滞腹痛，可与三棱、莪术、当归等同用。

2. 外伤出血，疮疡不敛　本品外用有化瘀止血，生肌敛疮之功。治外伤出血及疮疡久溃不敛，可单用，或与乳香、没药、儿茶等研末外用。

【用法用量】　研末，1～2 g。或入丸剂。外用适量，研末撒敷。

【文献摘录】

《新修本草》："主五脏邪气，带下，止痛，破积血，金创生肉。"

《海药本草》："主打伤折损，一切疼痛，补虚及血气搅刺，内伤血聚，并宜酒服。"

《日华子本草》："治一切恶疮疥癣久不合者，敷。此药性急，亦不可多使，却引脓。"

儿茶　Érchá　（《饮膳正要》）

笔记栏

本品为豆科植物儿茶 *Acacia catechu* （L. f.） Willd. 的去皮枝、干的干燥煎膏。原名孩儿茶。主产于云南省、广西壮族自治区等地。秋季采收枝、干，除去外皮，砍成大块，加水煎膏，浓缩，干燥。打碎生用。

【性味归经】　苦、涩，微寒。归肺、心经。

【功效】　活血止痛，止血生肌，收湿敛疮，清肺化痰。

【应用】

1. 跌打伤痛　本品具有活血散瘀，消肿止痛之功，治跌打损伤，瘀滞肿痛，可与乳香、没药等同用。

2. 外伤出血，吐血衄血　本品性涩，能收敛止血，可用治多种内外伤出血病证。治外伤出血，常与血竭、降香、白及等研末外敷；治内伤出血，如吐血、衄血、便血、崩漏等，可单味内服，或与大黄、海螵蛸、三七等同用。

3. 疮疡不敛，湿疹，湿疮　本品苦涩性凉，有很好的收湿作用，并能敛疮生肌，故为疮疡外用的常用药物。治疮疡溃烂，流水不敛，可配伍乳香、没药、血竭等，研末外敷；治湿疮，可配龙骨、轻粉等；治口疮，可配伍硼砂等份为末，外搽患处。

4. 肺热咳嗽　本品性凉苦降，内服能清肺化痰，治肺热咳嗽有痰，可与黄芩、瓜蒌、桑白皮等同用。

【用法用量】　煎服，1～3 g，包煎。多入丸、散服。外用适量。

【文献摘录】

《本草纲目》：“清膈上热，化痰生津，涂金疮，一切诸疮，生肌定痛，止血，收湿。”

《本草正》：“能降火生津，清痰涎咳嗽，治口疮喉痹，烦热，止消渴，吐血，衄血，便血，尿血，湿热痢血，及妇人崩淋，经血不止，小儿疳热，口疮，热疮，湿烂诸疮，敛肌长肉，亦杀诸虫。”

儿茶

刘寄奴　Liújìnú　（《新修本草》）

本品为菊科植物奇蒿 *Artemisia anomala* S. Moore 的干燥全草。主产于江苏省、浙江省、江西省等地。8～9 月开花时割取地上部分。切段。生用。

【性味归经】　辛、苦，温。归心、肝、脾经。

【功效】　破血通经，散瘀止痛，疗伤止血，消食化积。

【应用】

1. 跌打损伤，肿痛出血　本品辛散善走，能散瘀止痛，止血疗伤。治跌打损伤，瘀滞肿痛，可单用研末以酒调服，亦可与骨碎补、延胡索等同用；治创伤出血，可单用鲜品捣烂外敷，或与茜草、五倍子等同用。

2. 血瘀经闭，产后瘀痛　本品辛散苦泄，能破血通经。治血瘀经闭、产后瘀滞腹痛，可与桃仁、当归、川芎等同用。

3. 食积不化，脘腹胀痛　本品又有消食化积之功。治食积不化，脘腹胀痛，可配山楂、麦芽、鸡内金等。

【用法用量】　煎服，3～10 g。外用适量，研末外撒或调敷。

【使用注意】　孕妇忌用。

【文献摘录】

《日华子本草》：“治心腹痛，下气，水胀，血气，通妇人经脉，癥结。”

《开宝本草》：“疗金疮，止血为要药；产后余疾，下血，止痛。”

刘寄奴

第四节　破血消癥药

本类药物味多辛苦，兼有咸味，以虫类药居多，均归肝经血分，大多药性峻猛，能破血逐瘀，消癥散积。主治瘀血程度较重的癥瘕积聚。亦可用于血瘀经闭、瘀肿疼痛、偏瘫等。

莪术　Ézhú　《药性论》

莪术

本品为姜科植物蓬莪术 *Curcuma phaeocaulis* Val.、广西莪术 *Curcuma kwangsiensis* S. G. Lee et C. F. Liang 或温郁金 *Curcuma wenyujin* Y. H. Chen et C. Ling 的干燥根茎。蓬莪术主产于四川省、福建省、广东省等地；广西莪术主产于广西壮族自治区；温郁金主产于浙江省、四川省等地。冬季茎叶枯萎后采挖。切片。生用或醋煮用。

【性味归经】　辛、苦，温。归肝、脾经。

【功效】　行气破血，消积止痛。

【应用】

1. 癥瘕积聚，瘀血经闭，胸痹心痛　本品辛散苦泄温通，既入血分以破血逐瘀，又入气分以行气止痛，故可用治血瘀或血瘀气滞所致的癥瘕积聚、经闭、胸痹心痛等，尤善消癥瘕积聚，常与三棱相须为用。治经闭、痛经，可与红花、当归、牛膝等同用；治胸痹心痛，常与丹参、川芎、瓜蒌等同用。

2. 食积胀痛　本药有较强的行气消积止痛作用。治食积气滞，脘腹胀痛，可与青皮、槟榔、谷芽等同用。

【用法用量】　煎服，6～9 g。醋制后能增强祛瘀止痛作用。

【使用注意】　孕妇禁用。

【文献摘录】

《药品化义》："蓬术味辛性烈，专攻气中之血，主破积消坚，去积聚癖块，经闭血瘀，扑损疼痛。与三棱功用颇同，亦勿过服。"

《日华子本草》："治一切血气，开胃消食，通月经，消瘀血，止扑损痛，下血及内损恶血等。"

三棱　Sānléng　《本草拾遗》

三棱

本品为黑三棱科植物黑三棱 *Sparganium stoloniferum* Buch.-Ham. 的干燥块茎。主产于江苏省、河南省、山东省等地。冬季至次春采挖。切片。生用或醋炙用。

【性味归经】　辛、苦，平。归肝、脾经。

【功效】　破血行气，消积止痛。

【应用】

三棱的功效与主治与莪术基本相同，然三棱偏于破血，莪术偏于行气，两者常相须为用。

【用法用量】　煎服，5～10 g。醋制后可增强祛瘀止痛作用。

【使用注意】　孕妇禁用；不宜与芒硝、玄明粉同用。

【文献摘录】

《日华子本草》："治妇人血脉不调，心腹痛，落胎，消恶血，补劳，通月经，治气胀，消扑损瘀血，产后腹痛，血晕并宿血不下。"

《开宝本草》："主老癖癥瘕结块。"

水蛭　Shuǐzhì　《神农本草经》

本品为水蛭科动物蚂蟥 *Whitmania pigra* Whitman、水蛭 *Hirudo nipponica* Whitman 或柳叶蚂蟥 *Whitmania acranulata* Whitman 的干燥全体。全国各地均产。夏、秋二季捕捉。切段。生用或用滑石粉烫后用。

【性味归经】　咸、苦，平。有小毒。归肝经。

【功效】　破血通经，逐瘀消癥。

【应用】

癥瘕痞块,血瘀经闭,中风偏瘫,跌仆损伤 本品咸苦入血分,破血逐瘀力强,善能消癥,通经,疗伤。治癥瘕积聚、血瘀经闭,常与大黄、桃仁、虻虫等同用,如抵当汤;治血瘀中风,半身不遂、口眼歪斜、舌强语謇等,可单味研末服,或与黄芪、地龙、红花等同用;治跌仆损伤,可与苏木、自然铜等同用;治瘀血内阻,心腹疼痛者,可与大黄、牵牛子等同用,如夺命散。

【用法用量】 煎服,1~3 g。研末服,0.3~0.5 g。以入丸、散或研末服为宜。

【使用注意】 孕妇禁用。

【文献摘录】

《神农本草经》:"主逐恶血、瘀血、月闭,破血瘕逐瘀,无子,利水道。"

《本草衍义》:"治折伤。"

水蛭

虻虫 Méngchóng 《神农本草经》

本品为虻科昆虫复带虻 *Tabanus bivittatus* Matsumura 等的干燥雌虫体。各地均产,畜牧区最多。主产于广西壮族自治区、四川省、浙江省等地。5~6 月捕捉。一般去翅足炒过用。

【性味归经】 苦,微寒。有小毒。归肝经。

【功效】 破血逐瘀,散积消癥。

【应用】

1. 血瘀经闭,癥瘕积聚 本品苦泄性烈,入肝经血分,能破血逐瘀,通利血脉。治血瘀经闭,可配伍大黄、桃仁等;治癥瘕积聚,与水蛭、䗪虫、大黄等同用,如大黄䗪虫丸。

2. 跌打损伤,瘀滞肿痛 本品有散瘀疗伤,消肿止痛之功。治跌打损伤,瘀滞肿痛,可与乳香、没药、骨碎补等同用。

【用法用量】 煎服,1~1.5 g。研末服,0.3 g。

【使用注意】 孕妇及体虚无瘀、腹泻者忌用。

【文献摘录】

《神农本草经》:"逐瘀血,破下血积,坚痞,癥瘕,寒热,通利血脉及九窍。"

《名医别录》:"女子月水不通,积聚,除贼血在胸腹五脏者,及喉痹结塞。"

虻虫

斑蝥 Bānmáo 《神农本草经》

本品为芫青科昆虫南方大斑蝥 *Mylabris phalerata* Pallas 或黄黑小斑蝥 *Mylabris cichorii* Linnaeus 的干燥体。全国大部分地区均产,主产于辽宁省、河南省、广西壮族自治区等地。夏、秋二季捕捉,闷死或烫死,晒干。生用,或与米拌炒至米呈黄棕色,取出。

【性味归经】 辛,热。有大毒。归肝、胃、肾经。

【功效】 破血逐瘀,散结消癥,攻毒蚀疮。

【应用】

1. 癥瘕,经闭 本品辛散温通而入血分,能破血通经,消癥散结。治血瘀经闭,可与桃仁、大黄等同用。近代取其消癥散结作用,用治多种癌肿,具有一定的疗效,尤以治肝癌为优,可用斑蝥 1~3 只置鸡蛋内煮食。

2. 痈疽恶疮,顽癣,瘰疬 本品为辛散有毒之品,外用有以毒攻毒,消肿散结,蚀疮祛腐之功。治痈疽肿硬不破,本品研末,和蒜捣膏贴之,可收攻毒拔脓之效;治顽癣,以本品微炒研末,蜂蜜调敷;治瘰疬、瘘疮及赘疣,配白矾、白砒、青黛等,研末外掺。

此外,本品外敷,有发泡作用,可作发泡疗法以治多种疾病,如面瘫、风湿痹痛等。

【用法用量】 0.03~0.06 g,炮制后多入丸、散用。外用适量,研末或浸酒醋,或制油膏涂敷

斑蝥

笔记栏

患处。

【使用注意】 本品有大毒，内服宜慎，孕妇禁用。外用对皮肤、黏膜有很强的刺激作用，能引起皮肤发红、灼热、起泡，甚至腐烂，故不宜久敷和大面积使用。

【文献摘录】

《神农本草经》："主寒热、鬼疰蛊毒、鼠瘘、恶疮疽，蚀死肌，破石癃。"

《药性论》："治瘰疬，通利水道。"

穿山甲 *Chuānshānjiǎ* （《名医别录》）

穿山甲

本品为鲮鲤科动物穿山甲 *Manis pentadactyla* Linnaeus 的鳞甲。主产于广西壮族自治区、广东省、海南省等地。全年均可捕捉，捕捉后杀死置沸水中略烫，取下鳞片，晒干。生用，或砂烫用，或砂烫醋淬用，用时捣碎。

【性味归经】 咸，微寒。归肝、胃经。

【功效】 活血消癥，通经下乳，消肿排脓，搜风通络。

【应用】

1. 癥瘕，经闭 本品性善走窜，功专行散，既能活血散瘀，又能消癥通经。治癥瘕积聚，常与三棱、莪术等同用；治血滞经闭，可与川芎、当归、红花等同用，如化瘀汤。

2. 产后乳汁不通 本品通经下乳之效甚佳，为治妇女产后乳汁不下之要药。可单味研末，以酒送服。临床常与王不留行相须为用。若因气血壅滞而乳汁不下者，可配柴胡、当归、川芎等；若属气血亏虚，乳汁稀少者，当配伍补益气血之黄芪、当归等。

3. 痈肿疮毒，瘰疬痰核 本品能活血消痈，消肿排脓，对疮痈未成脓者可使其消散，已成脓者使其速溃，为治疗疮疡肿痛之要药。治疮痈初起，常与金银花、皂角刺、赤芍等同用，如仙方活命饮；治痈肿脓成不溃，每与生黄芪、当归等同用，如透脓散；治瘰疬痰核，则须与夏枯草、浙贝母、玄参等同用。

4. 风湿痹痛，中风瘫痪，麻木拘挛 本品能搜风通络。治风湿痹痛，关节不利，可与白花蛇、蜈蚣、当归等同用；治中风瘫痪，麻木拘挛，可与黄芪、地龙、川芎等同用。

【用法用量】 煎服，5～10 g，一般炮制后用。研末服，1～1.5 g。

【使用注意】 孕妇慎用。

【文献摘录】

《本草纲目》："除痰疟寒热，风痹强直疼痛，通经脉，下乳汁，消痈肿，排脓血，通窍杀虫。""穿山甲，古方鲜用，近世风疟、疮科、通经下乳，用为要药……谚云：'穿山甲，王不留，妇人食了乳长流。'"

《本草经疏》："性走，能行瘀血，通经络，故又有消痈毒，排脓血，下乳，和伤，发痘等用。"

（周　萍）

笔记栏

第二十章　化痰止咳平喘药

导　学

本章介绍化痰止咳平喘药的含义、性味特点、功效和适用范围、分类、配伍以及使用注意。常用药物35味,附药6味,分温化寒痰药、清化热痰药和止咳平喘药三类介绍。

通过学习,掌握各类化痰止咳平喘药的性味特点、主要功效和适用范围,了解其配伍关系及使用注意;掌握各常用药物的性味归经、主要功效和主治证、用量用法和主要配伍关系,了解其来源、产地及炮制。比较半夏、天南星与白附子,白前与前胡,川贝母与浙贝母,白芥子与苏子,紫菀与款冬花,苦杏仁与百部,马兜铃与枇杷叶,竹茹、竹沥与天竺黄,海藻与昆布,紫苏叶、苏梗与苏子,桑叶与桑白皮的来源、性味与功用。

本章相关
功效术语

凡以祛痰或消痰为主要功效,用以治疗"痰证"的药物,称为化痰药;以减轻或制止咳嗽、喘息为主要功效,用以治疗咳喘证的药物,称为止咳平喘药。

化痰药每兼止咳、平喘之效,而止咳平喘药也常兼化痰之功,而且痰、咳、喘三者在病机上密切关联,在病证上相互兼杂,故将化痰药与止咳平喘药合并为一章,并根据其药性和功效主治不同而分为温化寒痰药、清化热痰药与止咳平喘药三节介绍。

化痰药主治痰证。痰为可致病属病理产物,"随气流行,无处不到",可导致诸多病证。根据痰的性状及兼症不同,痰证有寒痰、热痰、湿痰、燥痰、风痰、瘀痰、脓痰之分。其具体证型甚多,诸如痰湿内盛证、痰湿瘀滞证、痰蒙心神证、风痰闭神证、痰火扰神证、风痰闭神证、痰阻心脉证、痰浊阻肺证、寒痰阻肺证、痰热壅肺证、燥痰结肺证、脓痰蕴肺证、痰热结胸证、痰热腑实证、痰阻胞宫证、痰阻经络证、风痰阻络证、痰气郁结证、痰核留结证、痰结毒滞证,等等。凡此种种,均可选用化痰药治疗。止咳平喘药则主治外感或内伤所致的各种咳嗽和喘息。

使用本类药物时,在根据不同病证针对性选用的基础上,应进行适当配伍。如治疗痰证,属寒痰者配伍温散之品,属热痰者与清热药同用;癫痫、惊厥、眩晕、昏迷等,当配平肝息风、开窍醒神药;痰核、瘰疬、瘿瘤等,配软坚散结药;阴疽流注者,配温阳通滞散结药。此外,还应根据成痰之因,审因论治。"脾为生痰之源",故常配健脾燥湿药,标本兼顾;因痰易阻滞气机,"气滞则痰凝,气行则痰消",故常与理气药同用,以加强化痰之力。又如咳喘每多夹痰,而痰多易发咳喘,故化痰、止咳、平喘三者常配伍运用;同时,治病求本,还应根据痰、咳、喘的不同病因病机配伍。若外感所致而兼有表证者,配伍解表药;证属里实热者,配伍清热泻火药;证属里实寒者,配伍温里散寒药;若属虚劳者,则配补益药。

某些温燥峻烈而有刺激性之化痰药,易助火、伤津、动血,故热痰、燥痰,以及痰中带血或有咯血等出血倾向者均应慎用;某些性属寒凉之化痰药,有伤脾助湿之弊,故脾胃虚寒者,以及寒痰、湿痰证一般不宜应用;麻疹初起兼有表邪之咳嗽,当以疏解清宣为主,不宜单投止咳药,以免恋邪而影响麻疹之透发,对于温燥或有收涩作用的止咳药尤为所忌。此外,对于有毒之品,内服必须炮制,并注意防治不良反应。

现代药理研究证明,化痰药一般具有祛痰、镇咳、平喘、抑菌、抗病毒、抗炎、利尿等作用,部分药物还有镇静、镇痛、抗痉厥、改善血液循环、调节免疫等作用。

第一节　温化寒痰药

本类药物味多辛苦，性多温燥，主归肺、脾、肝经。辛能行散，苦燥降泄，温可祛寒，故以温肺祛寒，燥湿化痰为主要功效，部分药物兼有利气降逆、消痞散结、消肿止痛等功效。主治寒痰证和湿痰证，如寒痰、痰湿阻肺之咳嗽气喘、痰多色白、苔腻，痰蒙清阳之眩晕，痰湿阻滞所致肢体麻木、阴疽流注、瘿瘤、瘰疬、疮痈肿毒等病证。为了加强临床疗效，在临床运用时，常与温散寒邪，燥湿健脾的药物配伍。

半夏　Bànxià　《神农本草经》

半夏

本品为天南星科植物半夏 *Pinellia ternata*（Thunb.）Breit. 的干燥块茎。全国大部分地区均有分布。主产于四川省、湖北省、江苏省等地。夏、秋二季采挖，洗净，除去外皮和须根，晒干。一般用姜汁、明矾炮制后入药。

【性味归经】　辛，温。有毒。归脾、胃、肺经。

【功效】　燥湿化痰，降逆止呕，消痞散结；外用消肿止痛。

【应用】

1. 湿痰，寒痰　本品辛温而燥，功善燥湿化痰，温化寒痰，为治湿痰、寒痰之要药，尤善治脏腑湿痰。若经适当配伍，也可用治热痰。因其兼有止咳作用，常用治痰湿壅滞之咳喘声重，痰多色白易咯，或头眩心悸者，每与陈皮相须为用，以增强燥湿化痰之力，如二陈汤；若治寒痰阻肺之咳嗽、哮喘，痰多色白者，可与射干、麻黄、细辛等同用，如射干麻黄汤；若湿痰上犯清阳，眩晕头痛，甚则呕吐痰涎，则配天麻、白术等，如半夏白术天麻汤；若痰饮内盛，胃气失和而夜寐不安，配秫米以化痰和胃安神；若痰阻气滞，气郁化火，痰热互结之痰热咳嗽，当与黄芩、胆南星、瓜蒌等同用。

2. 呕吐　本品能降逆和胃，又为止呕要药。各种原因呕吐，皆可随证配伍用之，尤宜于痰饮或胃寒所致呕吐，常配生姜，如小半夏汤。若配黄连，则治胃热呕吐；配石斛、麦冬，则治胃阴虚呕吐；配人参、白蜜，则治胃气虚呕吐，如大半夏汤。

3. 心下痞，结胸，梅核气　本品辛开散结，化痰消痞。治痰热阻滞致心下痞满者，常配干姜、黄连、黄芩等，以苦辛通降，开痞散结，如半夏泻心汤；若配瓜蒌、黄连等，可治痰热结胸之胸脘痞闷，按之则痛，如小陷胸汤；若配紫苏、厚朴、茯苓等，可治气郁痰结之梅核气，如半夏厚朴汤。

4. 瘿瘤，痰核，痈疽，毒蛇咬伤　本品内服能消痰散结，外用则能消肿止痛。治瘿瘤、痰核，可与昆布、海藻、贝母等配伍；治痈疽发背、无名肿毒初起或毒蛇咬伤，可生品研末调敷或鲜品捣敷。

【用法用量】　煎服，3～9 g，一般宜炮制后用。制法不同，功用有别，如姜半夏长于降逆止呕，法半夏长于燥湿而温性较弱，清半夏长于化痰，半夏曲功能化痰消食，竹沥半夏则能清热化痰。外用适量，磨汁涂抹或研末调敷患处。

【使用注意】　反乌头。阴虚燥咳、血证、热痰、燥痰以及孕妇应慎用。生品内服宜慎用。

【文献摘录】

《神农本草经》："主伤寒寒热，心下坚，下气，喉咽肿痛，头眩，胸胀，咳逆，肠鸣，止汗。"

《医学启源》："治寒痰及形寒饮冷伤肺而咳，大和胃气，除胃寒，进饮食。治太阴痰厥头痛，非此不能除。《主治秘要》云：燥胃湿，化痰，益脾胃气，消肿散结，除胸中痰涎。"

《本经逢原》："半夏同苍术、茯苓治湿痰；同瓜蒌、黄芩治热痰；同南星、前胡治风痰；同芥子、姜汁治寒痰。惟燥痰宜瓜蒌、贝母，非半夏所能治也。"

笔记栏

天南星 Tiānnánxīng 《神农本草经》

天南星

本品为天南星科植物天南星 *Arisaema erubescens*（Wall.）Schott.、异叶天南星 *Arisaema heterophyllum* Bl. 或东北天南星 *Arisaema amurense* Maxim. 的干燥块茎。天南星主产于河南省、河北省、四川省等地；异叶天南星主产于江苏省、浙江省等地；东北天南星主产于辽宁省、吉林省等地。秋、冬二季采挖。除去须根及外皮，干燥，即生南星；或用白矾水浸泡，再与生姜共煮后，切片晒干，即为制南星。

【性味归经】 苦、辛，温。有毒。归肺、肝、脾经。

【功效】 燥湿化痰，祛风止痉；外用散结消肿。

【应用】

1. 湿痰，寒痰 本品燥湿化痰，功似半夏而温燥及毒性更甚，故虽治湿痰、寒痰，但不如半夏常用。治湿痰阻肺，咳喘痰多，胸闷苔腻，常与半夏相须为用，并配陈皮、枳实、茯苓等，如导痰汤；治寒痰咳嗽，面鳖黑，脉沉，可与半夏、官桂配伍，食后生姜汤送下，如姜桂丸。若配黄芩、半夏、瓜蒌等，也可用于痰热咳嗽，如清气化痰丸。

2. 风痰 本品归肝经，走经络，功善祛风痰而止痉厥，常用于风痰诸证。治风痰眩晕，配半夏、天麻等；治风痰留滞经络，半身不遂、口眼㖞斜、手足顽麻等，常配半夏、川乌、白附子等，如青州白丸子；治破伤风角弓反张，痰涎壅盛，则配白附子、天麻、防风等，如玉真散；治癫痫，可与半夏、全蝎、僵蚕等同用，如五痫丸。

3. 痈疽肿痛，蛇虫咬伤 本品外用能消肿散结止痛。治痈疽肿痛、痰核，可研末醋调敷；治毒蛇咬伤，可配雄黄外敷。

【用法用量】 煎服，3～9 g，多制用。外用适量。

【使用注意】 阴虚燥痰及孕妇慎用。生品内服宜慎用。

【文献摘录】

《神农本草经》："主心痛，寒热结气，积聚伏梁，伤筋，痿，拘缓。利水道。"

《开宝本草》："主中风，麻痹，除痰，下气，破坚积，消痈肿，利胸膈，散血堕胎。"

《本草纲目》："治惊痫，口眼㖞斜，喉痹，口舌疮糜，结核，解颅。"

附

胆 南 星

本品为制天南星的细粉与牛、羊或猪的胆汁经加工而成；或为生天南星细粉与牛、羊或猪的胆汁经发酵加工而成。味苦、微辛，性凉。归肺、肝、脾经。功能清热化痰，息风定惊。主要用于痰热咳嗽，咳痰黄稠；中风痰迷；癫狂惊痫等证。煎服，3～6 g。

白附子 báifùzǐ 《中药志》

白附子

本品为天南星科植物独角莲 *Typhonium giganteum* Engl. 的干燥块茎。又名禹白附。主产于河南省、甘肃省、湖北省等地。秋季采挖。除去残茎、须根和外皮，晒干，即生白附子；或以白矾、生姜制后切片，即制白附子。

【性味归经】 辛，温。有毒。归胃、肝经。

【功效】 祛风痰，定惊搐，解毒散结，止痛。

【应用】

1. 风痰 本品温燥毒烈，能燥湿化痰，且善祛风痰而解痉止痛。因其性上行，故尤多用于头面部之风痰诸证，如中风痰壅、口眼㖞斜、语言謇涩、惊痫癫痫、痰厥头痛等。治中风口眼㖞斜，常配全蝎、僵蚕用；治风痰壅盛之惊风、癫痫，常配天南星、半夏、全蝎；治痰厥头痛、眩晕，常配半夏、天南

笔记栏

星等。

2. 破伤风,偏头痛　本品能祛风定搐,止痛,用治破伤风,常配防风、天麻、天南星等;治偏头痛,可与白芷、川芎等配伍。

3. 瘰疬痰核,毒蛇咬伤　本品有解毒散结,止痛之功。治瘰疬痰核,可单用鲜品捣烂外敷;治毒蛇咬伤,可单用磨汁内服并外敷,或与其他解毒药配伍使用。

【用法用量】　煎服,3～6 g。研末服,0.5～1 g。宜炮制后用。外用生品适量。

【使用注意】　阴虚动风、血虚生风、热盛动风者,以及孕妇均慎用。生品内服宜慎用。

【文献摘录】

《江西民间草药》:"治毒蛇咬伤。"

《四川中药志》:"镇痉止痛,祛风痰,治面部病,中风失音,心痛血痹,偏正头痛,喉痹肿痛,破伤风。"

附

关　白　附

白附子之名,最早见于《名医别录》。但据考证历代本草所载者为毛茛科植物黄花乌头 *Aconitum coreanum* (Levl) Raip 的干燥块根,称关白附。至于天南星科的独角莲(禹白附)何时收载入药;尚待进一步考证。两种白附子均能祛风痰解痉,但禹白附毒性较小,又能解毒散结,现已作为白附子的正品广泛应用;而关白附性味辛热,毒性大,功效偏于散寒祛湿止痛,现已较少应用。

白芥子　báijièzǐ　(《名医别录》)

本品为十字花科植物白芥 *Sinapis alba* L. 的干燥成熟种子。主产于安徽省、河南省、四川省等地。夏末秋初,果实成熟时割取全株,晒干后打下种子。生用或炒用。

【性味归经】　辛,温。归肺、胃经。

【功效】　温肺化痰,利气散结,通络止痛。

【应用】

1. 寒痰喘咳,悬饮　本品辛散利气,温通祛痰,性善走窜,能散肺寒,利气机,通经络,化寒痰,逐水饮。治寒痰壅肺,咳喘胸闷,痰多难咯,常与化痰降气,止咳平喘之苏子、莱菔子等同用,如三子养亲汤;若悬饮咳喘胸满胁痛,可配甘遂、大戟等以豁痰逐饮,如控涎丹;若冷哮日久,可配细辛、甘遂、麝香等研末,于夏令外敷肺俞、膏肓等穴,或以 10%白芥子注射液在肺俞、膻中、定喘等穴行穴位注射。

2. 阴疽流注,肢体麻木,关节肿痛　本品温通经络,善除"皮里膜外"之痰,又能消肿散结而止痛。治痰湿流注所致的阴疽肿毒,常配鹿角胶、肉桂、熟地等,如阳和汤;若治痰湿阻滞经络之肢体麻木或关节肿痛,可配马钱子、没药等,如白芥子散,亦可单用研末,醋调敷患处。

【用法用量】　煎服,3～9 g。外用适量,研末调敷,或作发泡用。

【使用注意】　久咳肺虚及阴虚火旺者忌用;消化道溃疡、出血者及皮肤过敏者忌用。用量不宜过大。

【文献摘录】

《本草纲目》:"利气豁痰,除寒暖中,散肿止痛。治喘嗽反胃,痹木脚气,筋骨腰节诸痛。"

《本草经疏》:"白芥子味极辛,气温。能搜剔内外痰结及胸膈寒痰,冷涎壅塞者殊效。"

《药品化义》:"白芥子……横行甚捷……通行甚锐,专开结痰,痰属热者能解,属寒者能散。痰在皮里膜外,非此不达,在四肢两胁,非此不通。"

旋覆花　Xuánfùhuā　(《神农本草经》)

本品为菊科植物旋覆花 *Inula japonica* Thunb. 或欧亚旋覆花 *Inula britannica* L. 的干燥头状

花序。主产于河南省、河北省、江苏省等地。夏、秋二季花开时采收,除去杂质,阴干或晒干。生用或蜜炙用。

旋覆花

【性味归经】 苦、辛、咸,微温。归肺、脾、胃、大肠经。

【功效】 降气消痰,降逆止呕。

【应用】

1. 痰饮蓄结,咳喘痰多,胸膈痞闷 本品苦降辛开,降气化痰而平喘咳,消痰行水而除痞满,用治痰饮蓄结诸证。若寒痰咳喘痰多,常配苏子、半夏等;若痰热咳喘,须与黄芩、桑白皮、瓜蒌等同用;若顽痰胶结,胸中满闷,则配海浮石、海蛤壳等;若痰饮蓄结,胸膈痞闷,可与半夏、赤茯苓、枳壳等配伍,如旋覆花汤。

2. 噫气,呕吐 本品既能消痰饮,又善降胃气而止呕噫。治痰浊中阻,胃气上逆之噫气、呕吐,胃脘痞硬者,常与半夏、生姜、代赭石等配用,如旋覆代赭汤。

此外,本品与香附、桃仁、红花等配伍,还可治气血不和之胸胁痛,如香附旋覆花汤。

【用法用量】 煎服,3～9 g,包煎。

【使用注意】 阴虚劳嗽、津伤燥咳者忌用。

【文献摘录】

《神农本草经》:"主结气胁下满,惊悸,除水,去五脏间寒热,补中,下气。"

《药性论》:"主肋胁气,下寒热水肿,主治膀胱宿水,去逐大腹,开胃,止呕逆不下食。"

《本草汇言》:"旋覆花,消痰逐水,利气下行之药也。主心肺结气,胁下虚满,胸中痰结,呕吐,痞坚噫气,或心脾伏饮,膀胱留饮,宿水等证。"

附

金 沸 草

本品为旋覆花的干燥地上部分。性味功效与旋覆花相似,性善疏散。主要用于外感咳嗽痰多之证。煎服,5～10 g。另外,外用治疗疔疮肿毒,以鲜品适量,捣汁涂患处。

白前 Báiqián (《名医别录》)

本品为萝藦科植物柳叶白前 *Cynanchum stauntonii* (Decne.) Schltr. ex Lévl. 或芫花叶白前 *Cynanchum glaucescens* (Decne.) Hand.-Mazz. 的干燥根茎及根。主产于浙江省、安徽省、江苏省等地。秋季采挖,洗净,晒干。切段。生用或蜜炙用。

白前

【性味归经】 辛、苦,微温。归肺经。

【功效】 降气,消痰,止咳。

【应用】

肺气壅实,咳嗽痰多,胸满喘急 本品性微温而不燥热,专入肺经,长于降气消痰而止咳平喘,有"治咳嗽降气之要药"之称。凡肺气壅实,咳嗽痰多、气逆喘促之证,无论属寒属热、外感内伤、新嗽久咳均可用之,尤以湿痰或寒痰阻肺,肺气失降者为宜。治外感风寒咳嗽,咯痰不爽者,配荆芥、桔梗等,如止嗽散;治肺热咳喘,则配桑白皮、葶苈子等;若痰饮内停,咳喘浮肿、喉中痰鸣、不能平卧,则配紫菀、半夏、大戟等,如白前汤;若久咳而肺气阴两虚,当与黄芪、沙参、麦冬等同用。

【用法用量】 煎服,3～10 g。或入丸、散。

【使用注意】 对胃有刺激,用量不宜过大;胃溃疡和出血倾向者慎用。

【文献摘录】

《名医别录》:"主治胸胁逆气,咳嗽上气。"

《本草纲目》:"手太阴药也。长于降气,肺气壅实而有痰者宜之。"

《本草正义》:"白前专主肺家,为治咳嗽降气之要药。"

笔记栏

皂荚　Zàojiá　(《神农本草经》)

本品为豆科植物皂荚 *Gleditsia sinensis* Lam. 的干燥果实。又名皂角。形扁长者,称大皂荚;其植株受伤后所结的小型果实,弯曲成月牙形,称猪牙皂,又称小皂荚。主产于四川省、河北省、陕西省等地。秋季采摘成熟果实,晒干。切片生用或炒用。

【性味归经】　辛、咸,温。有小毒。归肺、大肠经。

【功效】　祛顽痰,通窍开闭,散结消肿,祛风杀虫。

【应用】

1. 顽痰阻肺,咳喘痰多　本品味辛能通利气道,咸能软化胶结之痰,故适宜于顽痰胶阻于肺而见咳逆上气、时吐稠痰、难以平卧者,可单味研末,以蜜为丸,枣汤送服,即皂荚丸。近代有以本品配麻黄、猪胆汁制成片剂,治咳喘痰多者。

2. 中风、痰厥、癫痫、喉痹痰盛　本品味辛而性窜,入鼻则嚏,入喉则吐,能开噤通窍,故如中风、痰厥、癫痫、喉痹等痰涎壅盛,关窍阻闭者均可用之。可配细辛,共研为散,吹鼻取嚏以开窍,如通关散;或配明矾,共研为散,温水调服,涌吐痰涎,以豁痰开窍醒神,如稀涎散。

此外,本品有散结消肿之效,研末或熬膏外敷可治疮肿未溃者;又有祛风杀虫止痒之功,以陈醋浸泡后研末调涂,可治皮癣。因本品味辛,能"通肺及大肠气"而有通便作用,用治便秘,可单用,也可配细辛研末,加蜂蜜调匀,制成栓剂用。

【用法用量】　研末服,1~1.5 g。亦可入汤剂,1.5~5 g。外用适量。

【使用注意】　内服剂量不宜过大,以免引起呕吐、腹泻。非顽疾、实证、体壮者慎用。孕妇、气虚阴亏及有出血倾向者忌用。

【文献摘录】

《神农本草经》:"主风痹,死肌,邪气,风头泪出,利九窍,杀精物。"

《本草纲目》:"通肺及大肠气,治咽喉痹塞,痰气喘咳,风疠疥癣。"

《本经逢原》:"大小二皂,所治稍有不同,用治风痰,牙皂最胜,若治湿痰,大皂力优。"

附

皂角刺

本品为豆科皂荚树的干燥棘刺,又名皂角针。性味辛温。归肝、胃二经。功能消肿托毒,排脓,祛风杀虫。用于痈疽疮毒初起或脓成不溃;外治疥癣、麻风等。煎服,3~10 g。外用适量,醋煎取汁涂患处。痈疽已溃者忌用。

(谭洪华)

第二节　清化热痰药

本类药物多属苦寒之品,以清化热痰为主要功效,主治热痰证,如痰热交结,壅滞于肺,咳嗽气喘,痰黄质稠者;也可用治与痰热有关的癫痫、中风、惊厥等病证。部分药物甘寒而润,兼有润燥化痰功效,可用治咳嗽痰少质黏难咯、唇舌干燥之燥痰证。部分药物性味咸寒,兼能软坚散结,可用治痰气凝结之瘿瘤、痰火郁结之瘰疬等病证。临床应用时,尚需根据具体病证,与清热泻火、养阴润肺等药配伍。

川贝母　Chuānbèimǔ　(《神农本草经》)

本品为百合科植物川贝母 *Fritillaria cirrhosa* D. Don、暗紫贝母 *Fritillaria unibracteata* Hsiao et K. C. Hsia、甘肃贝母 *Fritillaria przewalskii* Maxim. 或梭砂贝母 *Fritillaria delavayi*

Franch.、太白贝母 *Fritillaria taipaiensis* P. Y. Li 或瓦布贝母 *Fritillaria unibracteata* Hsiao et K. C. Hsia var. *wabuensis* (S. Y. Tang et S. C. Yue) Z. D. Liu, S. Wang et S. C. Chen 的干燥鳞茎。前三者按不同性状习称"松贝"和"青贝";后者称"炉贝"。主产于四川省、云南省、甘肃省等地。夏、秋二季或积雪融化时采挖,除去须根、粗皮,晒干或低温干燥。生用。

川贝母

【性味归经】　苦、甘,微寒。归肺、心经。

【功效】　清热化痰,润肺止咳,散结消痈。

【应用】

1. 肺热燥咳,阴虚劳嗽　本品味苦性寒,能清泄肺热、化痰,又味甘质润而能润肺止咳,尤宜于肺热燥咳、阴虚劳嗽。治肺热燥咳,干咳或痰少而黏、咯痰不爽,常配知母以清肺润燥,化痰止咳,如二母散;治阴虚劳嗽,久咳少痰,痰中带血,常与沙参、麦冬、阿胶等同用。

2. 瘰疬、乳痈、肺痈　本品能清化郁热,化痰散结。治痰火结聚之瘰疬,常与玄参、牡蛎等药同用,如消瘰丸;治热毒壅结之乳痈、肺痈,常与蒲公英、鱼腥草、连翘等配伍。

【用法用量】　煎服,3～10 g。研末冲服,每次 1～2 g。

【使用注意】　脾胃虚寒及寒痰、湿痰者不宜用。反乌头。

【文献摘录】

《神农本草经》:"主伤寒烦热,淋沥邪气,疝瘕,喉痹,乳难,金疮,风痉。"

《本草会编》:"治虚劳咳嗽,吐血咯血,肺痿肺痈,妇人乳痈,痈疽及诸郁之证。"

《本草汇言》:"贝母,开郁,下气,化痰之药也。润肺消痰,止咳定喘,则虚劳火结之证,贝母专司首剂。"

浙贝母　Zhèbèimǔ　(《轩岐救正论》)

本品为百合科植物浙贝母 *Fritillaria thunbergii* Miq. 的干燥鳞茎。原产于浙江省象山,现主产于浙江省鄞县。此外,江苏省、安徽省、湖南省等地亦产。初夏植株枯萎时采挖,洗净,擦去外皮,拌以煅过的贝壳粉,吸去浆汁,切厚片或打成碎块,干燥。生用。

浙贝母

【性味归经】　苦,寒。归肺、心经。

【功效】　清热化痰止咳,解毒散结消痈。

【应用】

1. 风热咳嗽,痰火咳嗽　本品功似川贝母而偏于苦寒清泄,长于清化热痰,降泄肺气,多用于治疗风热、痰火咳嗽。治风热咳嗽,常配桑叶、牛蒡子、前胡等;治痰火咳嗽,多与瓜蒌、黄芩、知母等同用。

2. 瘰疬,瘿瘤,肺痈,乳痈,疮毒　本品清热解毒、化痰散结之力较强。治痰火结聚之瘰疬,可与玄参、牡蛎等配伍,如消瘰丸;治痰气搏结之瘿瘤,可与海藻、昆布等同用;治肺痈咳吐脓血,常配鱼腥草、芦根、桃仁等;治疮毒乳痈初起,配蒲公英、连翘、天花粉等,内服、外用均可。

【用法用量】　煎服,5～10 g。

【使用注意】　同川贝母。

【文献摘录】

《本草正》:"大治肺痈肺痿,咳喘,吐血,衄血,最降痰气,善开郁结……疗喉痹,瘰疬,乳痈发背,一切痈疡肿毒……较之川贝母,清降之功,不啻数倍。"

《本草纲目拾遗》:"解毒利痰,开宣肺气,凡肺家夹风火有痰者宜此。"

《本经逢原》:"同青黛治人面恶疮,同连翘治项上结核,皆取其开郁散结,化痰解毒之功也。"

瓜蒌　Guālóu　(《神农本草经》)

本品为葫芦科植物栝楼 *Trichosanthes kirilowii* Maxim. 和双边栝楼 *Trichosanthes rosthornii*

笔记栏

瓜蒌

Harms 的干燥成熟果实。全国大部分地区均产,主产于河北省、河南省、安徽省等地。秋季采收,将壳与种子分别干燥。生用,或以仁制霜用。

【性味归经】　甘、微苦,寒。归肺、胃、大肠经。

【功效】　清热涤痰,宽胸散结,润肠通便。

【应用】

1. 肺热咳嗽　本品甘寒润降,能上清肺胃之热而涤痰导滞,下润大肠以通便,尤善清肺热,润肺燥而化热痰、燥痰。治热痰阻肺,咳嗽痰黄、质稠难咯、胸膈痞满、大便不畅者,可配黄芩、胆南星、枳实等,如清气化痰丸;治燥热伤肺,干咳或痰少质黏,咯吐不利者,则配川贝母、天花粉、桔梗等。

2. 胸痹、结胸　本品能利气开郁,导痰浊下行而奏宽胸散结之效。治痰气互结,胸阳不通之胸痹心痛,常配薤白、半夏等,如栝楼薤白白酒汤、栝楼薤白半夏汤;治痰热结胸,胸膈痞满、按之则痛,则配黄连、半夏等,如小陷胸汤。

3. 肺痈,肠痈,乳痈　本品能清热散结消肿。用治肺痈咳吐脓血,配鱼腥草、蒲公英、芦根等;治肠痈,可配败酱草、红藤、牡丹皮等;治乳痈初起,红肿热痛,配当归、乳香、没药,如神效瓜蒌散。

4. 肠燥便秘　瓜蒌仁能润肠通便,用治肠燥便秘,常配火麻仁、郁李仁、生地黄等。

【用法用量】　煎服,全瓜蒌 9～15 g,瓜蒌皮 6～10 g,瓜蒌仁 9～15 g 打碎入煎。瓜蒌皮重在清热化痰,宽胸理气;瓜蒌仁重在润燥化痰,润肠通便;全瓜蒌则兼有瓜蒌皮、瓜蒌仁之功效。

【使用注意】　脾虚便溏者及寒痰、湿痰证忌用。反乌头。入药有全瓜蒌、瓜蒌皮、瓜蒌仁之分。

【文献摘录】

《名医别录》:"主胸痹。"

《本草纲目》:"润肺燥,降火,治咳嗽,涤痰结,利咽喉,止消渴,利大肠,消痈肿疮毒。"

《本草述》:"若用之于寒痰、湿痰、气虚所结之痰,饮食积聚之痰,皆无益而有害者也。"

桔梗　Jiégěng　（《神农本草经》）

桔梗

本品为桔梗科植物桔梗 *Platycodon grandiflorum*（Jacq.）A. DC. 的干燥根。全国大部分地区均有,主产于东北、华北地区,但以华东地区所产质量为优。春、秋二季采挖,而以秋采者体重质实,质量较佳。除去须根,刮去外皮,放清水中浸 2～3 小时,切片,晒干。生用或炒用。

【性味归经】　苦、辛,平。归肺经。

【功效】　宣肺,祛痰,利咽,排脓。

【应用】

1. 咳嗽痰多,胸闷不畅　本品辛散苦泄而性平,功能开宣肺气而利胸膈,并善祛痰,无论寒热皆可应用。治风寒咳嗽,痰多质稀者,配紫苏、杏仁等,如杏苏散;治风热或温病初起咳嗽,痰黄而稠,配桑叶、菊花、杏仁等,如桑菊饮;治痰阻气滞,胸膈痞闷,常配枳壳、陈皮、半夏等。

2. 咽痛音哑　本品能宣肺祛痰,利咽开音,善治咽痛音哑病证,凡外邪所致者皆可用之。治风热犯肺,咽痛失音者,可配甘草,如桔梗汤;或加配疏散风热之薄荷、牛蒡子等,如加味甘桔汤。治热毒壅盛之咽喉肿痛,可配射干、马勃、板蓝根等,以清热解毒,利咽消肿;治邪热伤阴,虚火久灼之咽痛,常与玄参、麦冬、甘草等同用,如玄麦甘桔汤。

3. 肺痈吐痰　本品性散上行,能宣肺利气以排壅肺之脓痰。用治肺痈胸痛,咯吐脓血、痰黄腥臭者,可与甘草同用,如桔梗汤;或加配鱼腥草、冬瓜仁、薏苡仁等药。

此外,本品又可宣开肺气而通二便,用治癃闭、便秘。取其性主上行,载药上行之功,在方药中加入桔梗,以引药上行。

【用法用量】　煎服,3～10 g。

【使用注意】　凡气机上逆,呕吐、呛咳、眩晕、阴虚火旺咳血等不宜用,胃、十二指肠溃疡者慎服。用量过大易致恶心呕吐。

【文献摘录】

《神农本草经》："主胸胁痛如刀刺,腹满肠鸣幽幽,惊恐悸气。"

《珍珠囊》："疗咽喉痛,利肺气,治鼻塞。"

《珍珠囊药性赋》："其用有四:止咽痛,兼除鼻塞;利膈气,仍治肺痈;一为诸药之舟楫;一为肺部之引经。"

前胡　Qiánhú　(《名医别录》)

本品为伞形科植物白花前胡 *Peucedanum praeruptorum* Dunn 或紫花前胡 *Peucedanum decursivum* (Miq.) Maxim. 的干燥根。前者主产于浙江省、湖南省、四川省等地;后者主产于江西省、安徽省、湖南省等地。冬季至次春茎叶枯萎或未抽花茎时采挖,除去须根,洗净,晒干或低温干燥。切片。生用或蜜炙用。

【性味归经】　苦、辛,微寒。归肺经。

【功效】　降气化痰,散风清热。

【应用】

1. 痰热咳喘　本品辛散苦降,性寒清热,又归肺经,功善清肺降气化痰。用治痰热壅肺,肺失宣降之咳喘胸满,咯痰黄稠,常配杏仁、桑白皮、贝母等药,如前胡散;因本品性微寒,经适当配伍亦可用于湿痰、寒痰证,临床常与白前相须为用,或加配半夏、陈皮等。

2. 风热咳嗽　本品既能清肺化痰,又能疏散风热,宣肺止咳。治风热犯肺,咳嗽痰多,常配薄荷、牛蒡子、桔梗等;若与紫苏、杏仁等发散风寒,宣肺化痰之品配伍,也可治风寒犯肺,咳嗽痰稀,如杏苏散。

【用法用量】　煎服,3～10 g。或入丸、散。

【文献摘录】

《名医别录》："主疗痰满,胸胁中痞,心腹结气,风头痛,去痰,下气。治伤寒寒热,推陈致新,明目益精。"

《本草纲目》："清肺热,化痰热,散风邪。"

《药义明辨》："其功先在散结,结散则气下,而痰亦降,所以为痰气要药。"

竹茹　Zhúrú　(《名医别录》)

本品为禾本科植物青秆竹 *Bambusa tuldoides* Munro、大头典竹 *Rinocalamus beecheyanus* (Munro) McClure var. *pubescens* P. F. Li 或淡竹 *Phyllostachys nigra* (Lodd.) Munro var. *henonis* (Mtif.) Stapf ex Rendle 的茎秆的干燥中间层。主产于长江流域和南方各省。全年均可采制,取新鲜茎,除去外皮,将中间层刮成丝条,或削成薄片,阴干。生用、炒用或姜汁炙用。

【性味归经】　甘,微寒。归肺、胃、心、胆经。

【功效】　清热化痰,除烦,止呕。

【应用】

1. 痰热咳嗽　本品甘寒性润,入肺经,功善清化热痰。治痰热咳嗽,痰黄质稠者,常与瓜蒌、桑白皮、川贝母等同用。

2. 胆火挟痰,中风痰迷　本品甘寒,入心、胆经,能清火化痰除烦。治胆火挟痰内扰之惊悸不宁,心烦失眠,常配枳实、半夏、茯苓等,如温胆汤;若与胆南星、石菖蒲、半夏等同用,可治中风痰迷心窍,舌强不能言,如涤痰汤。

3. 胃热呕逆,妊娠恶阻　本品能清热降逆止呕,为治热性呕逆之要药。治胃热呕吐,常配黄连、黄芩等;治湿热呕吐,可与黄连、半夏、陈皮同用,如黄连竹茹橘皮半夏汤;治胃虚有热之呃逆或干

竹茹

呕,配人参、陈皮、生姜等,如橘皮竹茹汤;治胎热之恶阻呕逆,常与枇杷叶、陈皮等配伍。

此外,本品还有凉血止血、安胎作用,可用于吐血、衄血、崩漏、胎动不安等。

【用法用量】　煎服,5～10 g。生用清化痰热;姜汁炙用止呕。

【文献摘录】

《名医别录》:"主呕啘,温气寒热,吐血,崩中,溢筋。"

《本草蒙筌》:"主胃热呃逆,疗噎膈呕哕。"

《药品化义》:"专清热痰,为宁神开郁佳品。主治胃热噎膈,胃虚干呕,热呃咳逆……惊悸怔忡,心烦躁乱,睡卧不宁,此皆胆胃热痰之症,悉能奏效。"

竹沥　Zhúlì　(《名医别录》)

本品来源同竹茹。系新鲜的淡竹和青秆竹等竹秆经火烤灼而流出的淡黄色澄清液汁。

【性味归经】　甘,寒。归心、肺、肝经。

【功效】　清热豁痰,定惊利窍。

【应用】

1. 痰热咳喘　本品性寒滑利,祛痰力强。治痰热咳喘,痰稠难咯,顽痰胶结者最宜。常配半夏、黄芩等,如竹沥达痰丸。

2. 中风痰迷,惊痫癫狂　本品入心、肝经,善涤痰泄热而开窍定惊。治痰热闭阻清窍之中风痰迷,口噤神昏,惊痫癫狂,可单用或配姜汁饮之,或与胆南星、牛黄等同用。

【用法用量】　内服 30～50 g,宜冲服。本品不能久藏,但可熬膏瓶贮,称竹沥膏;近年用安瓿瓶密封装置,可以久藏。

【使用注意】　寒痰及脾虚便溏者忌用。

【文献摘录】

《名医别录》:"疗暴中风,风痹,胸中大热,止烦闷。"

《本草衍义》:"竹沥行痰,通达上下百骸毛窍诸处,如痰在巅顶可降,痰在胸膈可开,痰在四肢可散,痰在脏腑经络可利,痰在皮里膜外可行。又如癫痫狂乱,风热发痉者可定;痰厥失音,人事昏迷者可省,为痰家之圣剂也。"

天竺黄　Tiānzhúhuáng　(《蜀本草》)

天竺黄

本品为禾本科植物青皮竹 *Bambusa textilis* McClure 或华思劳竹 *Schizostachyum chinense* Rendle 等秆内分泌液干燥后的块状物。主产于云南省、广东省、广西壮族自治区等地。秋、冬二季采收。砍破竹秆,取出生用。

【性味归经】　甘,寒。归心、肝经。

【功效】　清热豁痰,清心定惊。

【应用】

1. 小儿惊风,中风癫痫,热病神昏　本品清化热痰,清心定惊之功效与竹沥相似而无寒滑之弊。治小儿痰热惊风,四肢抽搐,常配麝香、胆南星、辰砂等,如抱龙丸;治中风痰壅,痰热癫痫、昏仆抽搐,常配黄连、石菖蒲、郁金等;治热病神昏谵语,可配牛黄、连翘、竹叶卷心等。

2. 痰热咳喘　因本品具有清热化痰之效,故又用治痰热咳喘,常配瓜蒌、贝母、桑白皮等。

【用法用量】　煎服,3～9 g。研末冲服,每次 0.6～1 g。

【文献摘录】

《开宝本草》:"治小儿惊风天吊,镇心明目,去诸风热。疗金疮,止血,滋养五脏。"

《本草正》:"善开风痰,降热痰。治痰滞胸膈,烦闷,癫痫。清心火,镇心气,醒脾疏肝。明眼目,安惊悸。疗小儿风痰急惊客忤。亦治金疮,并内热药毒。"

胖大海　Pàngdàhǎi　《本草纲目拾遗》

本品为梧桐科植物胖大海 *Sterculia lychnophora* Hance 的干燥成熟种子。主产于越南、印度、马来西亚等国。4～6月果实成熟开裂时,采收种子,晒干。生用。

【性味归经】　甘,寒。归肺、大肠经。

【功效】　清热润肺,利咽开音,润肠通便。

【应用】

1. 肺热声哑,干咳,咽痛　本品性味甘寒,质轻宣散,善于开宣肺气,清泄郁火,利咽开音。常单味泡服。若与蝉蜕配伍,名海蝉散,可治肺热声哑;与桔梗、甘草等同用,可治干咳、咽喉燥痛等。

2. 热结便秘,头痛目赤　本品又能润肠通便,清泻火热。治热结便秘,头痛目赤,可单味泡服,或配清热泻下药以增强药效。

【用法用量】　2～3枚,沸水泡服或煎服。

【文献摘录】

《本草纲目拾遗》:"治火闭痘,服之立起,并治一切热证劳伤,吐衄下血,消毒去暑,时行赤眼,风火牙疼……干咳无痰,骨蒸内热,三焦火证,诸疮皆效。"

《本草正义》:"善于开宣肺气,并能通泄皮毛,风邪外闭,不问为寒为热,并皆主之。抑能开音治喑,爽嗽豁痰。"

海藻　Hǎizǎo　《神农本草经》

本品为马尾藻科植物海蒿子 *Sargassum pallidum*(Turn.)C. Ag. 或羊栖菜 *Sargassum fusiforme*(Harv.)Setch. 的干燥藻体。前者习称"大叶海藻",后者习称"小叶海藻"。主产于辽宁省、山东省、福建省等沿海地区。夏、秋二季采捞,除去杂质,洗净,晒干。生用。

【性味归经】　苦,咸,寒。归肝、胃、肾经。

【功效】　消痰软坚,利水消肿。

【应用】

1. 瘿瘤,瘰疬,睾丸肿痛　本品味咸,能消痰软坚而散结,而苦寒又能清泻火热,为治瘿瘤、瘰疬等病证常用之品。治痰气搏结之瘿瘤,常配昆布、贝母、青皮等,如海藻玉壶汤;治痰火结聚之瘰疬,常与夏枯草、玄参、浙贝母等同用,如内消瘰疬丸;治肝经气滞血瘀之睾丸肿胀疼痛,配橘核、昆布、桃仁等,如橘核丸。

2. 痰饮水肿　本品有利水消肿之功,但单用力薄,多与茯苓、猪苓、泽泻等同用。

【用法用量】　煎服,6～12 g。

【使用注意】　不宜与甘草同用。亚急性甲状腺炎患者服海藻可使病情加重。

【文献摘录】

《神农本草经》:"主瘿瘤气,颈下核,破散结气,痈肿,癥瘕坚气,腹中上下鸣,下十二水肿。"

《本草蒙筌》:"治项间瘰疬,消颈下瘿囊;利水道,通癃闭成淋,泻水气,除胀满作肿。"

昆布　Kūnbù　《名医别录》

笔记栏

本品为海带科植物海带 *Laminaria japonica* Aresch. 或翅藻科植物昆布 *Ecklonia kurome* Okam. 的干燥叶状体。主产于山东省、辽宁省、浙江省等地。夏、秋二季采捞,除去杂质,漂净,切宽丝,晒干。生用。

昆布

【性味归经】　咸,寒。归肝、胃、肾经。

【功效】　消痰软坚,利水消肿。

【应用】

1. 瘿瘤,瘰疬,睾丸肿痛　本品功效与海藻相似,同为清热消痰,软坚散结之品。亦为治痰气郁结之瘿瘤、痰火结聚之瘰疬等病证常用之品,常与海藻相须而用。

2. 痰饮水肿　本品亦有利水消肿之功,但单用力薄,多与其他利水渗湿药如茯苓、车前子同用。

【用法用量】　煎服,6～12 g。

【使用注意】　不宜与甘草同用。

【文献摘录】

《名医别录》:“主十二种水肿,瘿瘤聚结气,瘘疮。”

《本草经疏》:“昆布咸能软坚,其性润下,寒能除热散结,故主十二种水肿,瘿瘤聚结气,瘘疮。东垣云:瘿坚如石者,非此不除。正咸能软坚之功也。详其气味、性能、治疗,与海藻大略相同。”

黄药子　Huángyàozǐ　（《滇南本草》）

本品为薯蓣科植物黄独 *Dioscorea bulbifera* L. 的干燥块茎。主产于湖北省、湖南省、江苏省等地。秋、冬二季采挖。除去根叶及须根,洗净,切片晒干。生用。

【性味归经】　苦,寒。有毒。归肺、肝经。

【功效】　化痰软坚,散结消瘿,清热解毒。

【应用】

1. 瘿瘤　本品能化痰软坚,散结消瘿。用治瘿瘤,可单用,如《斗门方》治项下气瘿结肿,以本品浸酒饮服;亦可与海藻、牡蛎等同用,如海药散。

2. 疮疡肿毒,咽喉肿痛,毒蛇咬伤　本品味苦性寒,能清热解毒,可单用或配其他清热解毒药同用。若热毒偏盛,咽喉肿痛,可配白僵蚕、射干、山豆根等;治疮疡肿毒、毒蛇咬伤,均可单以本品外用,前者亦可配金银花、连翘、蒲公英等,后者可配半枝莲、重楼、万年青等。

此外,本品有凉血止血作用,用治血热引起的吐血、衄血、咯血等,可配蒲黄、茜草、仙鹤草等;又兼有止咳平喘作用,可用治咳嗽、气喘、百日咳等。

【用法用量】　煎服,5～15 g。研末服,1～2 g。外用适量,鲜品捣敷,或研末调敷,或磨汁外涂。

【使用注意】　本品有毒,不宜过量。如多服、久服可引起吐泻腹痛等消化道反应,并对肝肾有一定损害,故脾胃虚弱及肝肾功能损害者慎用,使用期间注意观察肝肾功能变化。

【文献摘录】

《开宝本草》:“主恶肿疮瘘,喉痹,蛇犬咬毒。”

《本草纲目》:“凉血,降火,消瘿,解毒。”

《萃金裘本草述录》:“治肺热咳嗽,唾血,鼻衄,舌衄,舌肿,咽喉肿痛。”

蛤壳　Géqiào　（《神农本草经》）

本品为帘蛤科动物文蛤 *Meretrix meretrix* Linnaeus 或青蛤 *Cyclina sinensis* Gmelin 的贝壳。又名海蛤壳、文蛤。产于沿海地区。夏、秋二季自海滩泥沙中淘取,去肉,洗净。生用或煅用,捣末或水飞用。

【性味归经】　苦、咸,寒。归肺、胃经。

【功效】　清热化痰,软坚散结,制酸止痛;外用收湿敛疮。

【应用】

1. 肺热、痰热咳喘　本品寒以清热,咸以软坚,主入肺经,善清泄肺热而化稠痰,尤宜于痰热胶结者。治肺热炽盛之咳喘,可配桑白皮、黄芩、枇杷叶等;治痰热壅肺之咳喘,痰稠色黄者,常与瓜蒌仁、海浮石等同用;治痰火郁结,灼伤肺络之胸胁疼痛,咯吐痰血者,常与青黛同用,即黛蛤散。

2. 瘿瘤,瘰疬　本品性味咸寒,能清热化痰,软坚散结。治痰火郁结之瘿瘤、瘰疬,常与海藻、昆布等同用,如含化丸。

此外,本品有利尿、制酸止痛之功,可用治水湿停聚之浮肿、小便不利及胃痛泛酸等。本品外用可收湿敛疮,研末油调外敷,用治湿疹、烫伤。

【用法用量】　煎服,6～15 g,先煎;海蛤粉包煎。外用适量。生用清热化痰效佳;煅用制酸收敛力胜。

【文献摘录】

《神农本草经》:"主咳逆上气,喘息,烦满,胸痛寒热。"

《药性论》:"治水气浮肿,下小便,治嗽逆上气,项下瘤瘿。"

《本草纲目》:"清热利湿,化痰饮,消积聚,除血痢,妇人血结胸。"

海浮石　Hǎifúshí　《本草拾遗》

本品为胞孔科动物脊突苔虫 *Costazia aculeala* Canu et Bassler 和瘤苔虫 *Costazia costazii* Audouim 的骨骼,俗称石花;或火山喷出的岩浆形成的多孔状石块,又称浮海石。前者主产于浙江省、江苏省、福建省等沿海地区,夏秋季捞起,清水洗去盐质及泥沙,晒干;后者主产于辽宁省、山东省、福建省等沿海地区,全年可采,捞出洗净,晒干。生用或煅用,捣末或水飞用。

【性味归经】　咸,寒。归肺、肾经。

【功效】　清热化痰,软坚散结,利尿通淋。

【应用】

1. 痰热咳喘　本品轻浮,主入肺经,性寒能清肺降火,味咸能软坚化痰,善除上焦痰热、消老痰结块。治痰热壅肺,咳嗽喘满、咯痰黄稠胶结者,常配瓜蒌、贝母、胆南星等,如清膈煎;若肝火犯肺,痰火内郁,灼伤肺络,久咳痰中带血、胸胁作痛者,可配青黛、山栀、瓜蒌等,如咳血方。

2. 瘰疬,瘿瘤　本品能软坚散结,清化痰火。治瘰疬、瘿瘤,常配牡蛎、浙贝母、海藻等。

3. 血淋、石淋　本品又有利尿通淋之功,单味研末或与小蓟、蒲黄、木通等同用,可治血淋、石淋。

【用法用量】　煎服,10～15 g,打碎先煎。

【文献摘录】

《本草纲目》引朱震亨:"海石,治老痰结块,咸能软坚也。"

《本草纲目》:"消瘤瘿结核疝气,下气,消疮肿。"

《本草正》:"消食,消热痰,解热渴热淋,止痰嗽喘急,软坚癥,利水湿。"

瓦楞子　Wǎléngzǐ　《本草备要》

本品为蚶科动物毛蚶 *Arca subcrenata* Lischke、泥蚶 *Arca granosa* Linnaeus 或魁蚶 *Arca inflata* Reeve 的贝壳。产于浙江省、江苏省、山东省等沿海地区。秋冬至次年春季捕捞,洗净,置沸水中略煮,去肉,干燥。生用或煅用,用时打碎。

【性味归经】　咸,平。归肺、胃、肝经。

【功效】　消痰化瘀,软坚散结,制酸止痛。

【应用】

1. 顽痰胶结　本品味咸,能软坚消痰,又主入肺经。治胸膈痰积,顽痰胶结,黏稠难咯之证,可与海浮石、贝母、旋覆花等同用。

2. 瘰疬，瘿瘤，癥瘕　本品能消痰软坚而散结。治痰气郁结之瘿瘤、痰火结聚之瘰疬等，常与海藻、昆布等配伍，如含化丸；治气滞血瘀及痰积所致的癥瘕痞块，可单用，醋淬为丸服，即《万氏家抄方》瓦楞子丸，也常与三棱、莪术、鳖甲等配伍。

3. 胃痛泛酸　本品煅用可制酸止痛。用于肝胃不和，胃痛吐酸者，可单用，或配甘草，也可与海螵蛸、陈皮同用。

【用法用量】　煎服，9～15 g，宜打碎先煎。研末服，每次 1～3 g。生用消痰散结；煅用制酸止痛。

【文献摘录】

《本草拾遗》："治一切血气，冷气，癥癖。"

《医林纂要》："攻坚破瘀。去一切痰积，血积，气块，破癥瘕，攻瘰疬。"

礞石　Méngshí　（《嘉祐本草》）

本品为变质岩类黑云母片岩或绿泥石化云母碳酸盐片岩及蛭石片岩或水黑云母片岩的石块或碎粒。前者药材称青礞石，主产于湖南省、湖北省、四川省等地；后者药材称金礞石，主产于河南省、河北省等地。全年可采，除去杂质。煅用。

【性味归经】　甘、咸，平。归肺、心、肝经。

【功效】　坠痰下气，平肝镇惊。

【应用】

1. 气逆喘咳　本品质重镇坠，沉降下行，味咸软坚，善消痰下气，以治顽痰、老痰胶固之证见长。若实热老痰、顽痰壅塞上焦之气逆喘咳，痰稠难咯，大便秘结，常与沉香、黄芩、大黄等同用。

2. 癫狂，惊痫　本品既能攻消痰积，又能平肝镇惊，可用治癫狂、惊痫病证，尤为惊痫良药。如夺命散，治痰热壅塞所致惊风抽搐，以煅礞石为末，用薄荷汁和白蜜调服。又如礞石滚痰丸，以青礞石与大黄、黄芩、沉香等配伍而有逐痰降火定惊之功，除用于气逆喘咳外，更为痰火胶结之癫狂惊痫病证所常用。

【用法用量】　煎服，6～10 g，宜打碎布包先煎。入丸、散，1.5～3 g。

【使用注意】　本品重坠性猛，非痰热内结不化之实证不宜使用。脾虚胃弱，小儿慢惊及孕妇忌用。

【文献摘录】

《嘉祐本草》："治食积不消，留滞在脏腑，食积癥块久不差。"

《本草纲目》："治积痰惊痫，咳嗽喘急。""治惊利痰……然止可用之救急。"

《本草备要》："能平肝下气，为治惊利痰之圣药。"

（谭洪华）

第三节　止咳平喘药

本类药物主归肺经，味有辛、苦、甘等不同，性有寒温之异，质地有润燥之别，其止咳平喘之机制亦各有不同，大体可归纳为宣肺、清肺、润肺、降肺、敛肺及化痰等。

本类药物的功效，或偏于止咳，或偏于平喘，或兼而有之，主治咳喘。而咳喘之证，当分外感内伤、寒热虚实，是故临床使用本类药物，应审证求因，随证选用，并配伍相应药物。

外感表证、麻疹初起所见咳嗽，当以疏解宣散为主，少佐止咳药，不能单投止咳药，更不得过早使用敛肺止咳药。个别麻醉镇咳定喘药，因易成瘾、恋邪，用之当慎。

苦杏仁 Kǔxìngrén 《神农本草经》

本品为蔷薇科植物山杏 *Prunus armeniaca* L. var. *ansu* Maxim.、西伯利亚杏 *Prunus sibirica* L.、东北杏 *Prunus mandshurica*（Maxim.）Koehne 或杏 *Prunus armeniaca* L. 的干燥成熟种子。主产于我国山西省、河北省、内蒙古自治区、辽宁省等地。夏季采收成熟果实，取出种子，晒干。生用或炒用。

苦杏仁

【性味归经】 苦，微温。有小毒。归肺、大肠经。

【功效】 降气止咳平喘，润肠通便。

【应用】

1. 咳嗽气喘 本品味苦降泄，主入肺经，肃降肺气而能止咳平喘，为治咳喘之要药，随证配伍可治多种咳喘病证。若风寒咳嗽，配桔梗、前胡、苏叶等，如杏苏散；若风热咳嗽，配桑叶、菊花、桔梗等，如桑菊饮；若燥热咳嗽，配桑叶、沙参、贝母等，如桑杏汤、清燥救肺汤。杏仁专主降肺而善平喘，凡外感或内伤所致实喘，杏仁均宜，尤其与麻黄配伍其定喘作用更强，故治实喘的方剂中常常杏仁与麻黄相伍为用。

2. 便秘 本品质润多脂，苦泄降气，故能润肠通便，多用治肠燥便秘，常与柏子仁、郁李仁、松子仁等同用，如五仁丸。本品又能降肺气、开气秘而通便，用治肺气不降，大肠气滞所致便秘，可配瓜蒌、槟榔、枳实等。

此外，本品外用可治蛲虫病、外阴瘙痒等。

【用法用量】 煎服，5～10 g。生品入煎剂宜后下。

【使用注意】 本品有小毒，用量不宜过大；婴儿慎用。虚证咳喘及大便溏泄者忌用。

【文献摘录】

《神本草经》："主咳逆上气雷鸣，喉痹。"

《珍珠囊》："除肺热，治上焦风燥，利胸膈气逆，润大肠气秘。"

《本草便读》："功专降气，气降则痰消嗽止。能润大肠，故大肠气闭者可用之。"

附

甜 杏 仁

本品为蔷薇科植物杏或山杏的部分栽培种而其味甘甜的成熟种子。味甘，性平。功同苦杏仁而力较逊，偏于润肺止咳。主要用于虚劳咳嗽或津伤便秘。煎服，5～10 g。

紫苏子 Zǐsūzǐ 《本草经集注》

本品为唇形科植物紫苏 *Perilla frutescens*（L.）Britt. 的干燥成熟果实。主产于江苏省、安徽省、河南省等地。秋季果实成熟时采收，晒干。生用、炒用或炙用，用时捣碎；亦可制霜用。

紫苏子

【性味归经】 辛，温。归肺、大肠经。

【功效】 降气化痰，止咳平喘，润肠通便。

【应用】

1. 痰壅气逆，咳喘痰多 本品辛温润降，主入肺经，长于降气化痰，用治痰壅气逆，咳嗽气喘，痰多胸痞，甚则不能平卧之证，常配白芥子、莱菔子，如三子养亲汤。若上盛下虚之久咳痰喘，则配肉桂、当归、厚朴等，如苏子降气汤；若风寒外来，痰热内蕴之咳喘，痰多色黄，常与麻黄、桑白皮等同用。

2. 肠燥便秘 本品为植物种子，富含油脂，既能润肠通便，又能降泄肺气以助大肠传导。用治肠燥便秘，常配杏仁、瓜蒌、枳实等。

【用法用量】 煎服，3～10 g。

【使用注意】 脾虚便溏者慎用。

笔记栏

【文献摘录】

《名医别录》："主下气,除寒中。"

《日华子本草》："止嗽,润心肺,消痰气。"

《本经逢原》："性能下气,故胸膈不利者宜之……为除喘定嗽,消痰顺气之良剂。但性主疏泄,气虚久嗽,阴虚喘逆,脾虚便溏者皆不可用。"

【其他】 同科植物白苏的种子,与紫苏子功效基本相同,亦入药,药材亦称玉苏子。

百部 Bǎibù 《名医别录》

百部

本品为百部科植物直立百部 *Stemona sessilifolia*（Miq.）Miq.、蔓生百部 *Stemona japonica*（Bl.）Miq. 或对叶百部 *Stemona tuberosa* Lour. 的干燥块根。主产于安徽省、江苏省、湖北省等地。春、秋二季采挖,除去须根,洗净,置沸水中略烫或蒸至无白心,晒干。切厚片。生用或蜜炙用。

【性味归经】 甘、苦,微温。归肺经。

【功效】 润肺止咳,杀虫灭虱。

【应用】

1. 新久咳嗽,肺痨咳嗽,顿咳 本品甘润苦降,微温而不燥,入肺经,功专润肺止咳,无论外感、内伤、暴咳、久嗽,皆可用之。可单用或配伍应用。治风寒咳嗽,配荆芥、桔梗、紫菀等,如止嗽散;治气阴两虚,久咳不已,配黄芪、沙参、麦冬等,如百部汤;治肺痨阴虚咳嗽,痰中带血,常配阿胶、沙参、川贝母等,如月华丸;治顿咳,可配鱼腥草、桑白皮、杏仁等。

2. 蛲虫,阴道滴虫,头虱,体虱及疥癣 本品有杀虫灭虱之功。治蛲虫病,以本品浓煎,睡前保留灌肠;治阴道滴虫,可单用,或配蛇床子、苦参等煎汤坐浴外洗;治头虱、体虱及疥癣,可制成20%乙醇液,或50%水煎剂外搽。

【用法用量】 煎服,3～9 g。外用适量,水煎或酒浸。久咳虚嗽宜蜜炙用。

【使用注意】 脾胃虚弱者慎服。

【文献摘录】

《名医别录》："主咳嗽上气。"

《药性论》："治肺家热、上气咳逆,主润益肺。"

《日华子本草》："治疳蛔及传尸骨蒸劳,杀蛔虫、寸白、蛲虫。"

紫菀 Zǐwǎn 《神农本草经》

本品为菊科植物紫菀 *Aster tataricus* L. f. 的干燥根及根茎。主产于河北省、安徽省等地。春、秋二季采挖,除去有节的根茎(习称"母根")和泥沙,编成辫状晒干,或直接晒干。生用或蜜炙用。

【性味归经】 辛、苦,温。归肺经。

【功效】 润肺下气,化痰止咳。

【应用】

痰多喘咳,新久咳嗽,劳嗽咳血 本品辛散苦降,温而不燥,入肺经,长于润肺下气,化痰止咳,而尤善祛痰。凡咳嗽之证,无论新久,外感内伤,寒热虚实,皆可用之。如治风寒犯肺,咳嗽咽痒,咯痰不爽,配荆芥、白前、百部等,如止嗽散;治肺热咳嗽,痰黄而稠,配桑白皮、黄芩、浙贝母等;治阴虚劳嗽,痰中带血,配知母、阿胶、贝母等;治肺胀气急,咳嗽喘粗,眠卧不得,可与槟榔、葶苈子等同用,如紫菀汤。

此外,取本品开宣肺气之功,经适当配伍,可用于肺痈、胸痹及小便不通等。

【用法用量】 煎服,5～10 g。外感暴咳生用;肺虚久咳蜜炙用。

笔记栏

【文献摘录】

《神农本草经》："主咳逆上气，胸中寒热结气。"

《名医别录》："疗咳唾脓血，止喘悸，五劳体虚，补不足，小儿惊痫。"

《本草从新》："专治血痰，为血劳圣药。"

款冬花　Kuǎndōnghuā　（《神农本草经》）

款冬花

本品为菊科植物款冬 *Tussilago farlara* L. 的干燥花蕾。主产于河南省、甘肃省、山西省等地。12 月或地冻前当花尚未出土时采挖，除去花梗，阴干。生用，或蜜炙用。

【性味归经】　辛、微苦，温。归肺经。

【功效】　润肺下气，止咳化痰。

【应用】

新久咳嗽，喘咳痰多，劳嗽咳血　本品性味功效与紫菀相似，而更长于止咳，两者常相须为用。凡咳喘，无论寒热虚实，皆可用之。若咳嗽偏寒者，可配干姜、紫菀、五味子等，如款冬花煎；肺热咳喘，配知母、桑白皮、川贝母等；治肺气虚弱，咳嗽不已，配人参、蛤蚧、胡桃肉等；治阴虚燥咳，配沙参、麦冬、百部等；若喘咳日久，痰中带血，则与百合同用，如百花膏；若肺痈咳吐脓痰，又可与桔梗、薏苡仁、甘草等同用，如款花汤。

【用法用量】　煎服，5～10 g。外感暴咳宜生用；内伤久咳宜炙用。

【文献摘录】

《神农本草经》："主咳逆上气，善喘，喉痹。"

《本经逢原》："润肺消痰，止嗽定喘……肺痿肺痈，咸宜用之。"

马兜铃　Mǎdōulíng　（《药性论》）

马兜铃

本品为马兜铃科植物北马兜铃 *Aristolochia contorta* Bge. 或马兜铃 *Aristolochia debilis* Sieb. et Zucc. 的干燥成熟果实。前者主产于黑龙江省、吉林省、河北省等地；后者主产于山东省、江苏省、安徽省等地。秋季果实由绿变黄时采收，晒干。生用、炒用或蜜炙用。

【性味归经】　苦，寒。归肺、大肠经。

【功效】　清肺降气，止咳平喘。

【应用】

肺热咳喘　本品味苦降泄，性寒清热，主入肺经，善清肺热，降肺气而化痰止咳平喘。治肺热咳喘，痰黄黏稠者最宜，常配桑白皮、黄芩、浙贝母等；若肺虚火盛，喘咳咽干、痰中带血者，则配阿胶等，如补肺阿胶汤。

本品苦寒清泻，入大肠经，还能清除大肠积热而治痔疮肿痛或出血，常配大蓟、槐花、地榆等内服或煎汤熏洗患处。

此外，本品有缓慢持久的降压作用，用治高血压属肝阳上亢者，常与黄芩、夏枯草、钩藤等配伍。

【用法用量】　煎服，3～9 g。外用适量，煎汤熏洗。一般生用，肺虚久咳者炙用。

【使用注意】　用量不宜过大，以免引起呕吐。虚寒喘咳及脾虚便溏者禁用，胃弱者慎用。儿童及老年人慎用，孕妇及婴幼儿禁用。本品含马兜铃酸，可引起肾脏损害等不良反应，肾炎、肾功能不全者禁用。

【文献摘录】

《药性论》："主肺气上急，坐息不得，咳逆连连不可。"

《开宝本草》："主肺热咳嗽，痰结喘促，血痔瘘疮。"

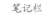
笔记栏

枇杷叶 Pípáyè 《名医别录》

枇杷叶

本品为蔷薇科植物枇杷 *Eriobotrya japonica*（Thunb.）Lindl. 的干燥叶。全国大部分地区均有栽培。主产于广东省、江苏省、浙江省等地。全年均可采收，晒干。刷去毛，切丝。生用或蜜炙用。

【性味归经】 苦，微寒。归肺、胃经。

【功效】 清肺止咳，降逆止呕。

【应用】

1. 肺热咳嗽，气逆喘急 本品性味苦寒，主入肺经，能清肺热，降肺气。治肺热咳嗽，气逆喘急，可单用，或配伍桑白皮、黄芩等，如枇杷清肺饮；或配伍川贝母制膏服，如川贝枇杷膏。若燥热咳喘，咯痰不爽，口干舌红者，宜与桑叶、麦冬、阿胶等同用，如清燥救肺汤。

2. 胃热呕逆 本品又入胃经，能清胃热，降胃逆而止呕吐、呃逆，常配陈皮、竹茹等。如陈皮竹茹汤。

此外，本品还可用于热病烦热口渴及消渴，常配知母、天花粉、芦根等。

【用法用量】 煎服，6～10 g。止咳宜炙用；止呕宜生用。

【文献摘录】

《名医别录》："主卒踠不止，下气。"

《本草纲目》："和胃降气，清热解暑毒；疗脚气。""枇杷叶，治肺胃之病，大都取其下气之功耳。气下则火降痰顺，而逆者不逆，呕者不呕，渴者不渴，咳者不咳矣。""治胃病以姜汁涂炙，治肺病以蜜水涂炙。"

桑白皮 Sāngbáipí 《神农本草经》

桑白皮

本品为桑科植物桑 *Morus alba* L. 的干燥根皮。全国大部分地区均产，主产于安徽省、浙江省、江苏省等地。秋末叶落时至次春发芽前挖根，刮去黄棕色粗皮，剥取根皮，晒干。切丝。生用，或蜜炙用。

【性味归经】 甘，寒。归肺经。

【功效】 泻肺平喘，利水消肿。

【应用】

1. 肺热喘咳 本品味甘性寒主降，入肺经，主清肺火兼泻肺中水气而平喘。治肺热咳喘，常配地骨皮，如泻白散。若配麻黄、葶苈子等宣肺逐饮药，也可治水饮停肺，胀满喘急等证；若配伍人参、五味子、蛤蚧等，又可治肺虚有热之咳喘气短、潮热、盗汗等。

2. 水肿 本品能泻降肺气，通调水道而利水消肿，适宜于风水、皮水等阳水实证。其症见全身水肿，面目肌肤浮肿，胀满喘急，小便不利等，常配生姜皮、大腹皮、五加皮等，如五皮饮。

此外，本品还有清肝，降压，止血之功，可治肝阳上亢或肝火上炎之高血压及衄血、咯血等病证。

【用法用量】 煎服，6～12 g。泻肺平喘、平肝清火宜生用；肺虚咳嗽多蜜炙用。

【文献摘录】

《名医别录》："去肺中水气，唾血，热渴，水肿腹满胪胀，利水道。"

《药性论》："治肺气喘满，水气浮肿。"

《本草纲目》："桑白皮，长于利小水，乃实则泻其子也。故肺中有水气及肺火有余者宜之。"

葶苈子 Tínglìzǐ 《神农本草经》

本品为十字花科植物播娘蒿 *Descurainia sophia*（L.）Webb ex Prantl. 或独行菜 *Lepidium* apetalum Willd. 的干燥成熟种子。前者习称"南葶苈子"，主产于江苏省、山东省、浙江省等地；后者习称"北葶苈子"，主产于河北省、辽宁省、内蒙古自治区等地。夏季果实成熟时采割植株，晒干，搓出种子，除去杂质。生用或炒用。

【性味归经】　辛、苦，大寒。归肺、膀胱经。

【功效】　泻肺平喘，行水消肿。

【应用】

1. 痰涎壅肺，喘咳痰多　本品味辛行散，味苦降泄，性寒清热，功专泻肺中水饮及痰火而平喘咳。主治痰涎壅肺，喘咳痰多、胸胁胀满、不得平卧，常佐大枣以缓其性，如葶苈大枣泻肺汤；或配桑白皮、苏子等泻肺降气平喘药。

2. 水肿，胸腹积水，小便不利　本品归肺与膀胱经，功擅泻肺气之壅闭而通调水道，利水消肿，用治水液停聚病证。单用有效，但临床常随证配伍以增强疗效。如治水热互结之结胸证，配杏仁、芒硝、大黄等，如大陷胸丸；治腹水肿满，证属湿热蕴阻者，配防己、椒目、大黄等，如已椒苈黄丸。

【用法用量】　煎服，3～10 g，包煎。

【文献摘录】

《神农本草经》："主癥瘕积聚结气，饮食寒热，破坚逐邪，通利水道。"

《开宝本草》："疗肺壅上气咳嗽，止喘促，除胸中痰饮。"

白果　Báiguǒ　（《日用本草》）

白果

本品为银杏科植物银杏 Ginkgo biloba L. 的干燥成熟种子。全国各地均有栽培。主产于广西壮族自治区、四川省、河南省等地。以广西产壮族自治区者品质尤佳。秋季种子成熟时采收，除去肉质外种皮，洗净，稍蒸或略煮后烘干。用时打碎取种仁。生用或炒用。

【性味归经】　甘、苦、涩，平。有毒。归肺、肾经。

【功效】　敛肺定喘，止带缩尿。

【应用】

1. 喘咳痰多　本品味涩而收，能敛肺定喘，且兼有化痰之功，主治喘咳痰嗽。如外感风寒之喘咳痰多，配辛温发散之麻黄，使敛肺而不留邪、宣肺而不耗气，再加甘草以增祛痰止咳之效，如鸭掌散；若外感风寒而内有蕴热之喘咳，则配麻黄、紫苏以发表，配黄芩、桑白皮等清肺热，如定喘汤；若肺热燥咳，喘咳无痰，宜配麦冬、百部、百合等；若肺肾两虚之虚喘，又可配五味子、胡桃肉、蛤蚧等。

2. 带下，白浊，尿频，遗尿　本品收涩而固下焦，用治带下、白浊、尿频、遗尿等。治妇女带下，以脾肾亏虚，清稀量多者最宜，常配山药、莲子、芡实等；若属任脉不足，湿热浸注，带下色黄腥臭、黏稠量多者，当与黄柏、车前子、山药等同用，如易黄汤。治小便白浊，可单用或与萆薢、益智等同用。治尿频、遗尿或遗精等，可配益智、覆盆子、山茱萸等。

【用法用量】　煎服，5～10 g，捣碎。

【使用注意】　本品生食有毒，不可多用，小儿尤当注意。过食中毒可出现腹痛、吐泻、发热、紫绀，重则昏迷、抽搐，甚至呼吸麻痹而死亡。咯痰不爽者慎用。

【文献摘录】

《医学入门》："清肺胃浊气，化痰定喘，止咳。"

《本草纲目》："熟食温肺益气，定喘嗽，缩小便，止白浊……"

《本草便读》："上敛肺金除咳逆，下行湿浊化痰涎。"

附

银 杏 叶

本品为银杏科植物银杏 Ginkgo biloba L. 的干燥叶。味甘、苦、涩，性平。归心、肺经。功能活血化瘀，通络止痛，敛肺平喘,化浊降脂。用于胸痹心痛、中风偏瘫、肺虚咳喘、高脂血症等。本品主要成分为银杏黄酮,现代临床用于高脂血症、高血压、冠心病心绞痛、脑血管痉挛、老年性脑功能障碍、脑损伤后遗症、中风后遗症等。煎服,9～12 g。或制成片剂、颗粒剂、注射剂等。

矮地茶　Ǎidìchá　（《李氏草秘》）

本品为紫金牛科植物紫金牛 *Ardisia japonica* (Thunb.) Blume 的干燥全草。又名紫金牛。主产于长江流域以南各省。夏、秋二季茎叶茂盛时采挖,除去泥沙,干燥。切段。生用。

【性味归经】　辛、微苦,平。归肺、肝经。

【功效】　化痰止咳,清利湿热,活血化瘀。

【应用】

1. 咳喘痰多　本品化痰止咳作用显著,并兼平喘之功。因其性平,治咳喘痰多者,无问寒热,均可配用。若肺热咳喘,痰黄黏稠,可单用,或与枇杷叶、浙贝母、鱼腥草等清化热痰药同用;若寒痰咳喘,吐痰清稀,则与麻黄、干姜、甘草等同用。

2. 黄疸,水肿,淋证　治急、慢性黄疸,常配茵陈、栀子、大黄等;若水肿尿少,则配泽泻、茯苓、薏苡仁等;治热淋,常配萹蓄、车前子、滑石等药。因本品有利湿之功,故与白扁豆、山药、芡实、莲子等同用,也可治疗脾虚带下。

3. 血瘀经闭,风湿痹痛,跌打损伤　本品有活血化瘀,通经止痛作用,治上述诸证可分别配伍桃仁、红花等活血调经药,独活、威灵仙等祛风湿通络药,土鳖虫、骨碎补等活血疗伤药。

【用法用量】　煎服,15～30 g。

【文献摘录】

《李氏草秘》:"捣汁冲酒服,治偏坠疝气。"

《本草纲目》:"解毒破血。"

《本草纲目拾遗》:"治吐血劳伤,怯症垂危,久嗽成劳。"

洋金花　Yángjīnhuā　（《药物图考》）

本品为茄科植物白花曼陀罗 *Datura metel* L. 的干燥花。又名曼陀罗。主产于江苏省、浙江省、福建省等地。4～11 月花初开时采收,晒干或低温干燥。生用或姜汁、酒制用。

【性味归经】　辛,温。有毒。归肺、肝经。

【功效】　平喘止咳,解痉定痛。

【应用】

1. 哮喘咳嗽　本品为麻醉镇咳平喘药,用于成人干咳无痰或少痰,而他药乏效者。可单服,也可配烟叶制成卷烟燃吸。现临床上也常配入复方中,用治哮喘咳嗽。

2. 心腹疼痛,风湿痹痛,跌打损伤　本品麻醉止痛作用显著,广泛用于多种疼痛性疾病。单用有效,也可与川乌、姜黄、延胡索等同用。治风寒湿痹痛、跌打疼痛,除煎汤内服外,还可煎水外洗或外敷。

3. 麻醉　本品自古用作麻醉药,常与乌头、姜黄等同用,如整骨麻药方。近代以本品为主,或单以本品提取物东莨菪碱制成中药麻醉药,广泛用于各种外科手术麻醉。

4. 癫痫,小儿慢惊　本品有解痉止搐之功。治癫痫、小儿慢惊之痉挛抽搐,可与蜈蚣、全蝎、天麻等同用。

【用法用量】　内服,0.3～0.6 g,宜入丸、散。作卷烟吸,一日量不超过 1.5 g。外用适量,煎汤洗或研末外敷。

【使用注意】　本品有毒,注意控制剂量。孕妇、外感及痰热咳喘、青光眼、高血压及心动过速者禁用。

本章小结

【文献摘录】

《本草纲目》："诸风及寒湿脚气,煎汤洗之;又主惊痫及脱肛;并入麻药。"

《本草便读》："止疮疡疼痛,宣痹着寒哮。"

(张明柱)

笔记栏

第二十一章 安神药

导 学

本章介绍安神药的含义、性味特点、功效和适用范围、分类、配伍以及使用注意。常用药物 10 味,附药 2 味,分重镇安神药和养心安神药两类介绍。

通过学习,掌握重镇安神药和养心安神药两类安神药的性味特点、主要功效和适用范围,了解其配伍关系及使用注意;掌握各常用药物的性味归经、主要功效和主治证、用量用法和主要配伍关系,了解其来源、产地及炮制。比较朱砂与磁石,酸枣仁与柏子仁,远志与合欢皮的性味、功用。

凡以安定神志为主要功效,治疗心神不宁病证为主的药物,称安神药。

本类药物性味多甘寒或甘平,心藏神、肝藏魂,故安神药皆归心、肝二经。具有镇惊安神或养心安神之效,即体现了《素问·至真要大论》所谓"惊者平之"的治疗法则。本类药物主要用治心神不宁,烦躁易怒,心悸怔忡,失眠多梦等症;亦常用作惊风、癫狂等证的辅助药物。部分安神药兼有清热解毒、平肝潜阳、纳气平喘、敛汗、润肠、祛痰等作用。又可用治热毒疮肿、肝阳眩晕、自汗盗汗、肠燥便秘、痰多咳喘等证。

根据安神药的功效主治之差异,一般将其分为重镇安神药与养心安神药两大类。

使用安神药时,要审证求因,辨证选药,并进行相应的配伍。如实证的心神不安,多选用重镇安神药,如心火亢盛或邪热内扰之烦躁不安,惊悸失眠者,多配伍清心降火药;如痰热扰心之失眠者,多配伍清热化痰药;如肝郁化火者,则配伍疏肝解郁,清肝泻火药;如肝阳上扰者,则配伍平肝潜阳药。虚证心神不安,应选用养心安神药物为主,若血虚阴亏者,则配伍补血,养阴药物;若心脾两虚者,则配伍补益心脾药;若心肾不交者,则多配伍滋阴降火,交通心肾之品。

本类药物多属对症治标之品,特别是矿石类重镇安神药及有毒药物,故只宜暂用,不可久服,中病即止。脾胃虚弱者慎用。矿石类安神药,如作丸散剂服时,须配伍健脾养胃之品,以免损伤脾胃。入汤剂时,须打碎先煎。

现代药理研究证明,安神药对中枢神经系统有一定抑制作用,具有镇静、催眠、抗惊厥等作用。部分药物还有祛痰、止咳、抑菌、防腐、强心、改善冠状动脉血循环及提高机体免疫功能等作用。

第一节 重镇安神药

本类药物多为矿石、化石、介壳类药物,具有质重沉降之性。重者能镇,重可祛怯,故有镇惊安神、平肝潜阳等作用。主要用于阳气躁动、心火炽盛、痰火扰心、肝郁化火及惊吓等引起的心神不宁,烦躁易怒,心悸失眠,及惊痫、狂妄、肝阳眩晕等实证。

朱砂 Zhūshā 《神农本草经》

本品为硫化物类矿物辰砂族辰砂,主含硫化汞(HgS)。主产于湖南省、贵州省、四川省等地,以产于古之辰州(今湖南沅陵)者为道地药材。采挖后,选取纯净者,用磁铁吸净含铁的杂质,再用水淘去杂石和泥沙,照水飞法研成极细粉末,晾干或40℃以下干燥,装瓶备用。

【性味归经】　甘,微寒。有毒。归心经。

【功效】　清心镇惊,安神,解毒。

【应用】

1. 心神不安,心悸,失眠　本品味甘性寒质重,专入心经,既可重镇安神,又能清心镇惊,为镇心,清心,安神定志之品。治心火亢盛所致的心神不安,胸中烦热,惊悸怔忡,失眠多梦者,宜与黄连、栀子、莲子心等合用。若心火亢盛,灼伤阴血所致的失眠多梦,惊悸怔忡,健忘者,多与当归、生地黄、黄连等同用,如朱砂安神丸。若惊恐或心虚所致惊悸怔忡,失眠者,可将本品纳入猪心中炖服。属心血虚者,又可配伍酸枣仁、柏子仁等同用。唯其有毒,内服者用当宜慎,中病即止。

2. 惊风,癫痫　本品质重而镇,有一定的镇惊作用。治高热所致的烦躁不安,神昏谵语,惊厥抽搐等症,常与牛黄、麝香等同用,如安宫牛黄丸;若小儿惊风,夜寐不安者,又常与牛黄、全蝎、钩藤等配伍,如牛黄散;若癫痫猝昏,惊厥抽搐者,常与磁石同用,如磁朱丸。

3. 疮疡肿毒,咽喉肿痛,口舌生疮　本品性寒,为外科疮疡肿毒的常用之品。治疮疡肿毒,常与雄黄、山慈菇、大戟等同用,如太乙紫金锭。若咽喉肿痛,口舌生疮,可配冰片、硼砂外吹患处,如冰硼散。

此外,《神农本草经》云:朱砂主"明目",故古方有用本品治疗眼目昏暗,视物不明等,内服、外用皆宜。

【用法用量】　内服,只宜入丸、散服,每次0.1~0.5 g。不宜入煎剂。外用适量。

【使用注意】　本品有毒,内服不可过量或持续服用,孕妇及肝功能不全者禁服。入药只宜生用,切忌火煅。

【文献摘录】

《神农本草经》:"养精神,安魂魄,益气明目。"

《本草正》:"镇心逐痰,祛邪降火,治惊痫,杀虫毒,祛中恶及疮疡疥癣之属。"

《本草从新》:"泻心经邪热,镇心定惊……解毒,定癫狂。"

磁石　Císhí　(《神农本草经》)

本品为氧化物类矿物尖晶石族磁铁矿,主含四氧化三铁(Fe_3O_4)。主产于河北省、辽宁省、广东省等地。采挖后,除去杂石,选择吸铁能力强者(习称"灵磁石"或"活磁石")入药。生用或取净磁石,煅淬法制粗粉用。

【性味归经】　咸,寒。归心、肝、肾经。

【功效】　镇惊安神,平肝潜阳,聪耳明目,纳气平喘。

【应用】

1. 心神不宁,惊悸,失眠,癫痫　本品咸寒质重,入心经,能镇惊安神;味咸入肾,兼有益肾之功;性寒清热,能泻心肝之火。主治肾虚肝旺,肝火上炎,扰动心神,或惊恐气乱所致的心神不宁、惊悸、失眠及癫痫等,常与朱砂、神曲同用,如磁朱丸。若治血虚失眠,心悸怔忡者,常与当归、白芍、酸枣仁等同用。

2. 肝阳上亢证　本品入肝经,能平肝潜阳;入肾经,又能益肾补阴。故可治肝阳上亢之头晕目眩,急躁易怒等症,常与石决明、龙骨、牡蛎等同用。

3. 耳鸣耳聋,视物昏花　本品入肝、肾经,有聪耳明目之功。若肾虚耳鸣、耳聋,则多配伍熟地黄、山茱萸、山药等滋肾之品,如耳聋左慈丸。若肝肾不足,目暗不明、视物昏花者,则多配伍枸杞子、决明子、沙苑子等。近年临床上用磁朱丸治疗白内障,取得一定疗效。

4. 肾虚气喘　本品入肾经,纳气归肾,有益肾纳气平喘之功。若肾虚摄纳无权之虚喘,呼多吸少,动则益甚者,常与五味子、胡桃肉、蛤蚧等同用。

【用法用量】 煎服,9～30 g,打碎先煎。醋淬后入丸、散,每次 1～3 g。

【使用注意】 因吞服后不易消化,如入丸、散,不可多服,脾胃虚弱者慎用。

【文献摘录】

《神农本草经》:"磁石,味辛寒,主周痹风湿,肢节中痛,不可持物,洗洗酸消,除大热烦满及耳聋。"

《本草纲目》:"治恐怯怔忡。"

《本草便读》:"纳气平喘。"

龙骨 Lónggǔ 《神农本草经》

龙骨

本品为古代大型哺乳类动物象类、三趾马类、犀类、鹿类、牛类等骨骼的化石。主产于山西省、内蒙古自治区、陕西省等地。全年可采。生用或煅用。

【性味归经】 甘、涩,平。归心、肝、肾经。

【功效】 镇惊安神,平肝潜阳,收敛固涩。

【应用】

1. 心神不宁,心悸失眠,惊痫癫狂 本品甘涩质重,入心经,有镇静安神,定惊痫之功,用治心神不宁、心悸失眠、健忘多梦等症,常与龟甲、石菖蒲、远志等配伍,如孔圣枕中丹。若痰热内盛所致惊痫抽搐、癫狂发作者,则常与牛黄、胆南星、羚羊角等配伍。

2. 肝阳眩晕 本品入肝经,性沉降,平肝潜阳力胜。常用治肝阴不足,肝阳上亢所致的头晕目眩,烦躁易怒等症,多与代赭石、生牡蛎、怀牛膝等同用,如镇肝熄风汤。

3. 滑脱诸证 本品煅用味涩能敛,有收敛固涩作用,临床应用范围较广,通过不同配伍可治疗遗精、滑精、尿频、遗尿、崩漏、带下、自汗、盗汗等多种正虚滑脱之证。如肾虚遗精、滑精等,则常与芡实、沙苑子、牡蛎等同用,如金锁固精丸。若小便频数、遗尿者,每与桑螵蛸、龟甲、茯神等配伍,如桑螵蛸散。若冲任不固之、崩漏下血者,当与黄芪、白术、山茱萸等配伍,如固冲汤。若自汗盗汗者,又常与牡蛎、麻黄根、黄芪等同用。若大汗不止,脉微欲绝的亡阳证,须与人参、附子同用,以回阳救逆固脱。

4. 湿疮痒疹,疮疡久溃不敛 本品性收涩,外用有收湿,敛疮,生肌之效,可用治湿疮流水,阴汗瘙痒,常配伍牡蛎研粉或滑石粉外敷。若疮疡溃久不敛,常配伍枯矾或煅石膏等,研粉外敷患处。

【用法用量】 煎服,15～30 g,宜先煎。外用适量。镇静平肝多生用;收敛固涩、敛疮宜煅用。

【使用注意】 湿热积滞者不宜使用。

【文献摘录】

《神农本草经》:"龙骨味甘平,主……咳逆,泄痢脓血,女子漏下,癥瘕坚结,小儿热气惊痫。齿主小儿大人惊痫癫疾狂走。"

《名医别录》:"汗出,夜卧自惊……止汗,缩便利,溺血,养精神,定魂魄,安五脏。"

附

龙 齿

龙齿

本品与龙骨来源相同,为古代多种大型哺乳动物的牙齿骨骼化石。采挖龙骨时即收集龙齿。研碎生用或煅用。味甘、涩,性凉。归心、肝经。功能镇惊安神,主要适用于惊痫癫狂、心悸怔忡、失眠多梦等证。用法、用量与龙骨相同。生龙齿功专镇惊安神;煅龙齿则略兼收涩之性。

琥珀 Hǔpò 《名医别录》

本品为古代松科植物的树脂埋藏地下经年久转化而成的化石样物质。主产于云南省、广西壮族自治区、河南省等地。随时可采，从地下或煤层中采挖。用时捣碎，研成细粉用。从煤层中挖出者称煤珀或黑琥珀。

【性味归经】　甘，平。归心、肝、膀胱经。

【功效】　镇惊安神，活血散瘀，利水通淋。

【应用】

1. 心神不宁，心悸失眠，惊风，癫痫　本品入心、肝二经，善镇心定惊安神。治心神不宁，心悸，失眠，健忘等症，常与石菖蒲、远志、茯神等同用，如琥珀定志丸。若惊悸怔忡，夜卧不安，属心血亏虚所致，常与酸枣仁、人参、当归等同用，如琥珀养心丸。若小儿惊风，可与天竺黄、茯苓、胆南星等同用，如琥珀抱龙丸。

2. 痛经经闭，心腹刺痛，癥瘕积聚　本品入心、肝血分，有活血通经，散瘀消癥之功。若属血瘀气滞之痛经者，可与郁金、香附、三棱等同用；若血瘀经闭者，则与水蛭、虻虫、穿山甲等配伍，如琥珀煎丸；若属心血瘀阻所致之胸痹心痛者，常与三七、降香、冰片同用，研末内服；若癥瘕积聚者，常与三棱、莪术、鳖甲等同用。

3. 淋证，癃闭　本品有利尿通淋作用，故可用治淋证、尿频、尿痛及癃闭小便不利之证，单用研末服有效，也可用灯心草煎汤送服。治石淋、热淋，可与金钱草、海金沙、车前子等同用。因琥珀能散瘀止血，故尤宜于血淋。近年用琥珀末吞服，治石淋伴血尿者，取得一定疗效。

此外，本品外用有生肌敛疮作用，用于疮痈肿毒。

【用法用量】　研末冲服，或入丸、散，每次 1.5～3 g。外用适量。不入煎剂。忌火煅。

【文献摘录】

《名医别录》："主安五脏，定魂魄……消瘀血，通五淋。"

《本草拾遗》："止血，生肌，合金疮。"

《日华子本草》："疗蛊毒，壮心，明目摩翳，止心痛，癫邪，破结癥。"

第二节　养心安神药

养心安神药多为植物类种子、种仁，性味多甘平，具有甘润滋养之性，故有滋养心肝、益阴补血等作用。能交通心肾的安神药，其性味多苦辛而温。主要适用于阴血不足、心脾两虚、心肾不交等导致的心悸怔忡、虚烦不眠、健忘多梦、遗精等虚证。部分药物兼有敛汗、止咳平喘、活血消肿等功效，又可用治自汗、盗汗、痰多咳喘、血瘀肿痛等证。

安神药

酸枣仁　Suānzǎorén　（《神农本草经》）

本品为鼠李科植物酸枣 *Ziziphus jujuba* Mill. var. *spinosa* (Bunge) Hu ex H. F. Chou 的干燥成熟种子。主产于河北省、陕西省、辽宁省等地。秋末冬初采收。生用或炒用，用时捣碎。

【性味归经】　甘、酸，平。归肝、胆、心经。

【功效】　养心补肝，宁心安神，敛汗。

【应用】

1. 心悸，失眠　本品味甘，能养心阴，补肝血而有安神之效，为养心安神常用要药。尤善治心肝阴血亏虚，心失所养，神不守舍之心悸、怔忡、健忘、失眠、多梦、眩晕等症，常与当归、何首乌、龙眼肉等配伍；若治肝虚有热之虚烦不眠，常与知母、茯苓、川芎等同用，如酸枣仁汤；若心脾两虚，惊悸不安、体倦失眠者，可与黄芪、当归、党参等配伍应用，如归脾汤。

2. 自汗，盗汗　本品味酸能敛而有收敛止汗之功效，常用治体虚自汗、盗汗，每与五味子、山茱萸、黄芪等同用。

笔记栏
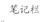

此外,本品酸甘化阴,有敛阴生津止渴之功,可治伤津口渴,咽干等症,可与养阴生津的生地、沙参、天花粉等同用。

【用法用量】 煎服,10～15 g。研末吞服,每次 1.5～3 g。炒枣仁有效成分易于煎出,可增强疗效,故临床上多用炒枣仁。

【文献摘录】

《神农本草经》:"主心腹寒热,邪结气聚,四肢酸痛湿痹,久服安五脏,轻身延年。"

《本草图经》:"睡多,生使;不得睡,炒熟。"

《本草纲目》:"其仁甘而润,故熟用疗胆虚不得眠,烦渴虚汗之证;生用疗胆热好眠,皆足厥阴、少阳药也。"

柏子仁 Bǎizǐrén (《神农本草经》)

本品为柏科植物侧柏 *Platycladus orientalis* (L.) Franco 的干燥成熟种仁。主产于山东省、河南省、河北省等地。秋、冬二季采收成熟种子。生用或炒用,亦可制霜用。

【性味归经】 甘,平。归心、肾、大肠经。

【功效】 养心安神,润肠通便。

【应用】

1. 心悸,失眠 本品味甘质润,主入心经,有养心安神之功效。若心阴不足,心血亏虚,心神失养之心悸怔忡,虚烦不眠者,常与人参、五味子、白术等配伍,如柏子仁丸。若心肾不交,心神不宁之心烦少寐,梦遗健忘等症,常与麦冬、熟地黄、石菖蒲等同用,如柏子养心丸。若心肾不足,阴虚阳亢之虚烦不寐,心悸,健忘,口燥咽干等症,常与酸枣仁、生地黄、五味子等同用,如天王补心丹。

2. 肠燥便秘 本品为种仁类药物,富含油脂,有润肠通便之功。用于阴血亏虚,老年、产后等肠燥便秘,常与郁李仁、松子仁、杏仁等同用,如五仁丸。

此外,本品甘润,可滋补阴液,可用治阴虚盗汗、小儿惊痫等。临床应用本品配当归等量,共研细末、炼蜜为丸,治脱发。

【用法用量】 煎服,3～10 g。大便溏者宜用柏子仁霜代替柏子仁。

【使用注意】 便溏及多痰者慎用。

【文献摘录】

《神农本草经》:"柏实,味甘平,主惊悸,安五脏,益气,除风湿痹,久服令人润泽,美色,耳目聪明。"

《本草纲目》:"养心气,润肾燥,安魂定魄,益智宁神。""柏子仁性平而不寒不燥,味甘而补,辛而能润,其气清香,能透心肾,益脾胃。"

首乌藤 Shǒuwūténg (《本草纲目》)

本品为蓼科植物何首乌 *Polygonum multiflorum* Thunb. 的干燥藤茎。又名夜交藤。主产于河南省、湖南省、湖北省等地。秋、冬二季采收。生用。

【性味归经】 甘,平。归心、肝经。

【功效】 养血安神,祛风通络。

【应用】

1. 心神不宁,失眠多梦 本品味甘,入心、肝二经,能补阴血,养心神,治失眠。若阴虚血少之心神不宁,失眠多梦,眩晕等症,常与龙眼肉、酸枣仁、柏子仁等同用;若阴虚阳亢之失眠者,则应与珍珠母、龙骨、石决明等配伍应用。

2. 血虚身痛,风湿痹痛 本品甘平,养肝血,祛风湿,通经络,止痹痛。治血虚失养,络脉不通,身体疼痛,常与黄芪、鸡血藤、当归等配伍应用;治风湿痹痛,常与羌活、桂枝、桑寄生等同用。

3. 皮肤痒疹　本品有祛风止痒之功,治疗风疹疥癣等皮肤瘙痒症,常与苦参、地肤子、白鲜皮等同用,内服并煎汤外洗。

【用法用量】　煎服,9～15 g。外用适量,煎水洗患处。

【文献摘录】

《本草纲目》:"风疮疥癣作痒,煎汤洗浴,甚效。"

《本草再新》:"补中气,行经络,通血脉,治劳伤。"

《本草正义》:"治夜少安寐。"

远志　Yuǎnzhì　(《神农本草经》)

本品为远志科植物远志 *Polygala tenuifolia* Willd. 或卵叶远志 *Polygala sibirica* L. 的干燥根。主产于山西省、陕西省、吉林省等地。春、秋二季采挖。生用或炙用。

【性味归经】　苦、辛,温。归心、肾、肺经。

【功效】　安神益智,交通心肾,祛痰,消肿。

【应用】

1. 失眠多梦,心悸怔忡,健忘　本品苦泄,辛散,温通,性善宣泄通达,既能开心气散郁结而宁心安神,又能通肾气而强志不忘,故为交通心肾,安神益智之佳品。尤治心肾不交之心神不宁、惊悸、健忘、失眠、神志恍惚等症,常与茯神、龙齿、朱砂等药配伍应用,如远志丸。治健忘证,常与人参、茯苓、石菖蒲同用,如开心散。若方中再加茯神,即不忘散。

2. 癫痫惊狂　本品辛散温通,能开心窍,逐痰涎。若痰阻心窍所致之癫痫抽搐,惊风发狂等症,常与天南星、天麻、蜈蚣等配伍。若惊风,狂证发作,常与石菖蒲、郁金、冰片等同用。

3. 咳嗽痰多　本品苦燥性温,入肺经,有祛痰止咳之功。若痰多黏稠,咳吐不爽或外感风寒,咳嗽痰多者,常与杏仁、贝母、瓜蒌根等同用。

4. 痈疽疮毒,乳房肿痛　本品辛行苦泄,能通气血,散壅滞,消痈肿。若痈疽疮毒,乳房肿痛,内服、外用均有疗效,内服可单用为末,黄酒送服;外用可隔水蒸软,加少量黄酒捣烂敷患处。

此外,本品味辛入肺,开宣肺气,以利咽喉,治喉痹作痛者,可研末吹喉。

【用法用量】　煎服,3～10 g。外用适量。化痰止咳宜炙用。

【使用注意】　凡实热或痰火内盛者,以及有胃溃疡或胃炎者慎用。

【文献摘录】

《神农本草经》:"主咳逆伤中,补不足,除邪气,利九窍,益智慧,耳目聪明,不忘,强志,倍力。"

《名医别录》:"定心气,止惊悸,益精,去心下膈气,皮肤中热,面目黄。"

《药性论》:"治健忘,安魂魄,令人不迷。"

灵芝　Língzhī　(《神农本草经》)

本品为多孔菌科真菌赤芝 *Ganoderma lucidum*(Leyss. ex Fr.)Karst. 或紫芝 *Ganoderma sinense* Zhao, Xu et Zhang 的干燥子实体。主产于四川省、浙江省、江西省等地。除野生外,现多为人工培育品种。全年可采收。生用。

【性味归经】　甘,平。归心、肺、肝、肾经。

【功效】　补虚安神,止咳平喘。

【应用】

1. 心神不宁,失眠,心悸　本品甘平,主入心经,能补心气,益心血,安心神,实为补虚安神佳品。故可用治气血不足,心神失养之心神不宁、失眠、心悸、体倦神疲、食欲不振等症,可单用研末吞服,

灵芝

笔记栏

或与当归、白芍、酸枣仁等同用。现有多种灵芝制剂治疗气血不足,健忘失眠证,有一定疗效。

2. 肺虚咳喘　本品味甘能补,入肺经,能补益肺气,止咳平喘。故常用治肺虚咳喘证,尤其对痰湿型或虚寒型疗效较好。可单用或与党参、干姜、半夏等同用。

3. 虚劳证　本品有补养气血作用,故常用治虚劳短气,不思饮食,或烦躁口干等症,常与山茱萸、人参、熟地黄等配伍,如紫芝丸。近代取其益气补虚之效,常用于肿瘤放疗、化疗后之虚劳证。

【用法用量】　煎服,6～12 g。研末吞服,1.5～3 g。

【文献摘录】

《神农本草经》:"紫芝味甘温,主耳聋,利关节,保神益精,坚筋骨,好颜色,久服轻身不老延年。"

《药性论》:"保神益寿。"

《本草纲目》:"疗虚劳。"

合欢皮　Héhuānpí　(《神农本草经》)

本品为豆科植物合欢 *Albizia julibrissin* Durazz. 的干燥树皮。全国大部分地区都有分布,主产于长江流域各省。夏、秋二季剥取树皮。生用。

【性味归经】　甘,平。归心、肝、肺经。

【功效】　解郁安神,活血消肿。

【应用】

1. 心神不安,忿郁失眠　本品性味甘平,入心、肝经,有疏肝解郁,悦心安神之功,为解郁安神要药。若情志不遂,忿怒忧郁,胸闷不舒、心神不宁、烦躁失眠者,使用本品能使五脏安和,心志欢悦,可奏疏肝郁,定神志之功效。单用有效,或与郁金、酸枣仁、首乌藤等同用。

2. 跌打损伤,血瘀肿痛　本品入心、肝血分,能活血祛瘀,续筋接骨。若跌打损伤,筋伤骨折,血瘀肿痛等症,可用配麝香、乳香研末,温酒调服治疗。亦可与桃仁、苏木、乳香等配伍同用。

3. 肺痈,疮痈肿毒　本品有活血消肿之功,能消散内外痈肿。治肺痈、胸痛、咳吐脓血者,单用有效,如黄昏汤;临证常与鱼腥草、败酱草、薏苡仁等同用;治疮痈肿毒,当与蒲公英、重楼、连翘等同用。

【用法用量】　煎服,6～12 g。外用适量,研末调敷。

【使用注意】　孕妇慎用。

【文献摘录】

《神农本草经》:"主安五脏,和心志,令人欢乐无忧。"

《本草求真》:"合欢皮味甘气平,服之虽能入脾补阴,入心缓气,而令五脏安和,神气自畅……"

《本草纲目》:"和血,消肿,止痛。"

附

合　欢　花

本品为合欢的干燥花序。性味甘平。归心、肝经。功能解郁安神。适用于虚烦不眠、抑郁不舒、健忘多梦等症。煎服,5～10 g。

(田春雨)

第二十二章　平肝息风药

导　学

本章介绍平肝息风药的含义、性味特点、功效和适用范围、分类、配伍以及使用注意。常用药物16味,附药5味,分平抑肝阳药和息风止痉药两类介绍。

通过学习,掌握平抑肝阳药和息风止痉药两类的性味特点、主要功效和适用范围,了解其配伍关系及使用注意;掌握各常用药物的性味归经、主要功效和主治证、用量用法和主要配伍关系,了解其来源、产地及炮制。比较石决明与珍珠母,龙骨与牡蛎,代赭石与磁石,天麻与钩藤,全蝎与蜈蚣的性味、功用。

凡以平肝潜阳或息风止痉为主要功效,治疗肝阳上亢或肝风内动病证的药物,称为平肝息风药。

本类药物均归肝经,多为动物药及矿物药,具有平肝潜阳,息风止痉的功效。部分药物以其质重寒降之性,兼有镇惊安神、清肝明目、重镇降逆、凉血止血等功效。

平肝息风药主要用治肝阳上亢,头晕目眩;肝风内动,痉挛抽搐;部分药物还可用治心神不宁,目赤肿痛,呕吐,呃逆,喘息,血热出血以及风中经络,口眼㖞斜等。

根据药物功效主治之差异,一般可将其分为平抑肝阳药和息风止痉药两类。

临床应用时,根据病因、病机及兼证的不同,进行相应的配伍。如用治肝阳上亢证,多配伍滋养肾阴的药物;肝火亢盛者,应配伍清泻肝火药物等。治肝阳化风之肝风内动,应将息风止痉药与平肝潜阳药物并用;热极生风之肝风内动,当配伍清热泻火药物;阴血亏虚之肝风内动,当配伍补养阴血药物。若兼窍闭神昏者,当配伍开窍醒神药物;兼失眠多梦,心神不宁者,当配伍安神药物;兼痰邪者,当配伍祛痰药。

本类药物有性偏寒凉或性偏温燥之不同,故当注意使用。若脾虚慢惊者,不宜用寒凉之品;阴虚血亏者,当忌温燥之品。

现代药理研究证明,平肝息风药多具有镇静、抗惊厥、降压作用,能减少动物的自主活动,增强戊巴比妥等的中枢抑制作用,对各种不同的致惊厥剂有一定的对抗作用。部分药物还有解热、镇痛作用。

第一节　平抑肝阳药

本类药物多为质重之介类或矿石类药物,性偏寒凉,以平抑或潜镇肝阳为主要功效。主治肝阳上亢之头晕目眩、头痛耳鸣以及肝火上攻之面红口苦、目赤肿痛、烦躁易怒等。此外,常与息风止痉药配伍,治疗肝风内动之痉挛抽搐等。

石决明　Shíjuémíng　(《名医别录》)

为鲍科动物杂色鲍(光底石决明)*Haliotis diversicolor* Reeve、皱纹盘鲍(毛底石决明)*Haliotis*

石决明

discus hannai Ino、羊鲍 *Haliotis ovina* Gmelin、澳洲鲍 *Haliotis ruber*（Leach）、耳鲍 *Haliotis asinina* Linnaeus 或白鲍 *Haliotis laevigata*（Donovan）的贝壳。我国主产于广东省、山东省、福建省等沿海地区，夏、秋二季捕捉。生用或煅用。用时打碎。

【性味归经】　咸，寒。归肝经。

【功效】　平肝潜阳，清肝明目。

【应用】

1. 肝阳上亢，头痛眩晕　本品咸寒清热，质重潜阳，入肝经而有清泄肝热，镇潜肝阳之功，"为凉肝镇肝之要药"。治肝肾阴虚，肝阳上亢之头晕目眩，常与白芍、生地黄、牡蛎等同用。治肝阳上亢兼肝火亢盛之头晕头痛，烦躁易怒者，常与羚羊角、钩藤、夏枯草等同用；治邪热灼阴，筋脉拘急，手足蠕动、头目眩晕者，常与白芍、生地黄、阿胶等配伍。

2. 目赤翳障，视物昏花，青盲雀目　本品清肝火而明目退翳，为治目疾之常用药。治肝火上炎，目赤肿痛，常与夏枯草、决明子、菊花等同用；治风热目赤，翳膜遮睛，可与蝉蜕、菊花、木贼等同用；治肝虚血少，视物不清，雀盲眼花，常与熟地黄、枸杞子、菟丝子等同用。

此外，本品煅用有收敛、制酸、止血作用，可用于疮疡久溃不敛，胃痛泛酸及外伤出血等。

【用法用量】　煎服，6～20 g，先煎。平肝、清肝宜生用；外用点眼宜煅后水飞用。

【使用注意】　本品寒凉，脾胃虚寒，食少便溏者慎用。

【文献摘录】

《名医别录》："主目障翳痛，青盲。"

《本草从新》："内服疗青盲内障，外点散赤膜外障。"

《医学衷中参西录》："石决明味微咸，性微凉，为凉肝镇肝之要药。肝开窍于目，是以其性善明目。研细水飞作敷药，能治目外障；作丸、散内服，能消目内障。为其能凉肝，兼能镇肝，故善治脑中充血作疼作眩晕，因此证多系肝气、肝火夹血上冲也。"

珍珠母　Zhēnzhūmǔ　（《本草图经》）

珍珠母

本品为蚌科动物三角帆蚌 *Hyriopsis cumingii*（Lea）、褶纹冠蚌 *Cristaria plicata*（Leach）或珍珠贝科动物马氏珍珠贝 *Pteria martensii*（Dunker）的贝壳。前两种产于全国各地江河湖沼，后者主产于海南省、广东省、广西壮族自治区沿海。全年均可捕捞，干燥。生用或煅用。用时打碎。

【性味归经】　咸，寒。归肝、心经。

【功效】　平肝潜阳，清肝明目，安神定惊。

【应用】

1. 肝阳上亢，头晕目眩　本品具有和石决明相似的平肝阳，清肝火作用。治肝阳上亢，头痛眩晕，常与石决明、牡蛎、磁石等同用；治肝阳上亢兼有肝热烦躁易怒者，可与钩藤、菊花、夏枯草等同用；治阴虚阳亢的头痛眩晕，心悸失眠，常与白芍、生地黄、龙齿等同用。

2. 目赤翳障，视物昏花　本品有清肝明目退翳之效。治肝热目赤，翳障，羞明，常与石决明、菊花等配伍；治肝虚血少，目暗不明，宜与枸杞子、女贞子、桑椹等配伍；治夜盲，可与苍术、猪肝或羊肝同煮服用。

3. 心悸失眠，心神不宁　本品质重入心经，有安神定惊之功；治心神不宁，心悸失眠，可与朱砂、龙骨、酸枣仁等同用；治癫痫，惊风抽搐等，可与天麻、钩藤、天南星等配伍。

此外，本品研细末外用，能燥湿敛疮，可用治湿疮瘙痒，溃疡久不收口、口疮等。近用珍珠层粉内服，治疗胃及十二指肠溃疡，有一定疗效。

【用法用量】　煎服，10～25 g，先煎。外用适量。

【使用注意】　本品性寒镇降，脾胃虚寒及孕妇慎用。

【文献摘录】

《本草纲目》:"安魂魄、止遗精白浊,解痘疗毒。"

《饮片新参》:"平肝潜阳,安神魂,定惊痫,消热痞,眼翳。"

紫贝齿 Zǐbèichǐ 《新修本草》

紫贝齿

本品为宝贝科动物蛇首眼球贝 *Erosaria caputserpentis* (L.)、山猫宝贝 *Cypraea Lynx* (L.)或绶贝 *Mauritia arabica* (L.)的贝壳。主产于海南省、广东省、福建省等地。5~7月间捕捉,晒干。生用或煅用,用时打碎或研成细粉。

【性味归经】 咸,平。归肝经。

【功效】 平肝潜阳,安神定惊,清肝明目。

【应用】

1. 肝阳上亢,头晕目眩 本品咸平,主入肝经,有较好的平肝潜阳作用。治肝阳上亢,头晕目眩,可与石决明、牡蛎、代赭石等同用。

2. 心神不宁,惊悸失眠 本品有安神定惊之功。治肝阳上扰,心阳躁动之惊悸心烦,失眠多梦,可与龙骨、磁石、酸枣仁等同用;治小儿惊风,高热抽搐,多与羚羊角、珍珠母、钩藤等同用。

3. 目赤翳障,视物昏花 本品有清肝明目之效。治肝热目赤肿痛,目生翳膜,视物昏花,可与石决明、菊花、蝉蜕等同用。

【用法用量】 煎服,10~15 g,先煎。或研末入丸、散剂。

【使用注意】 脾胃虚弱者慎用。

【文献摘录】

《新修本草》:"明目,去热毒。"

《本草纲目》:"治小儿斑疹,目翳。"

《饮片新参》:"清心,平肝安神,治惊惕不眠。"

牡蛎 Mǔlì 《神农本草经》

牡蛎

本品为牡蛎科动物长牡蛎 *Ostrea gigas* Thunberg、大连湾牡蛎 *Ostrea talienwhanensis* Crosse 或近江牡蛎 *Ostrea rivularis* Gould 的贝壳。主产于福建省、广东省、浙江省等地。全年均可捕捉,晒干。生用或煅用。用时打碎。

【性味归经】 咸,微寒。归肝、胆、肾经。

【功效】 平肝潜阳,重镇安神,软坚散结,收敛固涩,制酸止痛。

【应用】

1. 肝阳上亢,眩晕耳鸣 本品咸寒质重,入肝经,有平肝潜阳之效,并能益阴。治阴虚阳亢,眩晕耳鸣等,常与龟甲、龙骨、牛膝等同用,如镇肝熄风汤;治热病伤阴,虚风内动,四肢抽搐等,每与龟甲、鳖甲、生地黄等同用。

2. 心神不安,惊悸失眠 本品具有重镇安神作用。治心神不安,惊悸怔忡,失眠多梦等,常与龙骨、茯苓、酸枣仁等同用。

3. 瘰疬痰核,癥瘕积聚 本品味咸,有软坚散结之功。治痰火郁结之痰核、瘰疬、瘿瘤等,常与浙贝母、玄参等同用;治血瘀气结之癥瘕积聚,常与鳖甲、丹参、莪术等同用。

4. 自汗盗汗,遗精滑精,崩漏带下 本品煅用具有与煅龙骨相似的收敛固涩作用,适用于滑脱诸证。如治自汗、盗汗,常与黄芪、麻黄根、浮小麦等同用;治肾虚精关不固,遗精、滑精,常与沙苑子、龙骨、芡实等配伍,如金锁固精丸;治尿频、遗尿,可与桑螵蛸、益智、金樱子等同用;治疗崩漏、带下,多与海螵蛸、山茱萸、龙骨等为伍。

笔记栏

5. 胃痛吞酸 煅牡蛎有收敛制酸止痛作用。治胃痛泛酸,常与海螵蛸、浙贝母等同用。

【用法用量】 煎服,9～30 g,先煎。外用适量。除收敛固涩、制酸止痛煅用外,余皆生用。

【文献摘录】

《神农本草经》:"主惊恚怒气,除拘挛,鼠瘘,女子带下赤白。"

《海药本草》:"主男子遗精,虚劳乏损,补肾正气,止盗汗,去烦热,治伤寒热痰,能补养安神,治孩子惊痫。"

《本草备要》:"咸以软坚化痰,消瘰疬结核,老血疝瘕。涩以收脱,治遗精崩带,止嗽敛汗,固大小肠。"

赭石 Zhěshí 《神农本草经》

赭石

为氧化物类矿物刚玉族赤铁矿,主含三氧化二铁(Fe_2O_3)。又名代赭石。主产于山西省、山东省、河北省等地。开采后,去杂石泥土。砸碎,生用,或煅后醋淬、研成粗粉用。

【性味归经】 苦,寒。归肝、心、肺、胃经。

【功效】 平肝潜阳,重镇降逆,凉血止血。

【应用】

1. 肝阳上亢,眩晕耳鸣 本品苦寒,质重沉降,长于镇潜肝阳,清降肝火,为重镇潜阳常用之品。治肝阳上亢兼肝火亢盛的头晕胀痛,面红目赤,烦躁失眠等症,常与石决明、夏枯草、牡蛎等同用。治肝肾阴虚,肝阳上亢之头痛眩晕,耳鸣目胀等症,每与龟甲、牡蛎、白芍等同用,如镇肝熄风汤。

2. 呕吐,噫气,呃逆 本品重镇降逆,可降上逆之胃气而止呕、止呃、止噫。治胃气上逆之呕吐、呃逆、噫气不止,常与旋覆花、半夏、生姜等同用,如旋复代赭汤。

3. 气逆喘息 本品又可降上逆之肺气而平喘。治哮喘有声,卧睡不得者,可单用本品研末,米醋调服;治肺肾不足,阴阳两虚之虚喘,每与人参、山茱萸、山药等同用;治肺热咳喘,可与桑白皮、苏子、旋覆花等同用。

4. 血热吐衄,崩漏下血 本品苦寒,入心肝血分,有凉血止血之效。又本品善于降气、降火,故尤适宜于气火上逆,迫血妄行之出血证;治血热妄行之吐血、衄血,可与白芍,竹茹、牛蒡子等同用;治血热崩漏,可与禹余粮、赤石脂、五灵脂等同用。

【用法用量】 煎服,9～30 g,先煎。重镇降逆、平肝宜生用;止血宜煅用。

【使用注意】 孕妇慎用。因含微量砷,故不宜长期服用。

【文献摘录】

《神农本草经》:"主贼风蛊毒,腹中毒邪气,女子赤沃漏下。"

《本经逢原》:"赭石重以降逆气。"

《医学衷中参西录》:"能生血兼能凉血,而其质重坠,又善镇逆气,降痰涎,止呕吐,通燥结。"又"治吐衄之证,当以降胃为主,而降胃之药,实以赭石为最效。"

蒺藜 Jílí 《神农本草经》

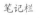

蒺藜

为蒺藜科植物蒺藜 *Tribulus terrestris* L. 的干燥成熟果实。又名刺蒺藜。主产于河南省、河北省、山东省等地。秋季果实成熟时采收,晒干。生用或炒用。

【性味归经】 辛、苦,微温。有小毒。归肝经。

【功效】 平肝解郁,祛风明目,止痒。

【应用】

1. 肝阳上亢,头痛眩晕 本品味苦降泄,主入肝经,有平肝抑阳之功。治肝阳上亢,头痛眩晕,常与石决明、珍珠母、钩藤等同用。

2. 肝郁气滞,胸胁胀痛,乳闭胀痛　本品辛能行散,有疏肝解郁作用,治肝郁气滞,胸胁胀痛,常与柴胡、白芍、香附等同用;治产后肝郁气滞,乳汁不通、乳房胀痛,可与穿山甲、王不留行等同用。

3. 风热上攻,目赤翳障　本品辛散,能疏散肝经风热而明目退翳,为祛风明目之要药。治风热目赤肿痛,羞明多泪,翳膜遮睛,多与菊花、蔓荆子、决明子等同用。

4. 风疹瘙痒,白癜风　本品轻扬疏散,有活血祛风止痒之功。治风疹瘙痒,常与防风、地肤子、白鲜皮等同用;治白癜风,可单用本品研末冲服,亦可制成酊剂外用。

【用法用量】　煎服,6~10 g。

【文献摘录】

《神农本草经》:"主恶血,破癥结积聚,喉痹,乳难。久服,长肌肉,明目。"

《本草求真》:"宣散肝经风邪,凡因风盛而见目赤肿翳,并通身白癜瘙痒难当者,服此治无不效。"

罗布麻叶　Luóbùmáyè　(《救荒本草》)

罗布麻叶(根)

为夹竹桃科植物罗布麻 *Apocynum venetum* L. 的干燥叶。主产于我国东北、西北、华北等地。夏、秋二季采收。干燥,切段用。

【性味归经】　甘、苦,凉。归肝经。

【功效】　平肝安神,清热利尿。

【应用】

1. 肝阳眩晕,心悸失眠　本品味苦性凉,入肝经,既平抑肝阳,又清肝泄热。治肝阳上亢之头晕目眩,常与石决明、牡蛎、代赭石同用。治肝火上炎之头晕目眩,心悸失眠,可单用水煎服或开水泡茶饮,亦可与钩藤、菊花、夏枯草等同用。

2. 浮肿尿少　本品能清热利尿。治水肿,小便不利而有热者,可单用或与车前子、茯苓、泽泻等同用。

【用法用量】　煎服,或开水泡服,6~12 g。

【文献摘录】

《陕西中草药》:"清凉泻火,强心利尿,降血压。治心脏病、高血压、神经衰弱、肾炎浮肿。"

第二节　息风止痉药

本类药物多为动物类药物,主入肝经,以平息肝风,制止痉挛抽搐为主要功效。主治热极动风、肝阳化风或阴虚生风等所致之眩晕欲仆,项背强直,肢体震颤,痉挛抽搐等。亦可治风阳夹痰,痰热上扰之癫痫、惊风抽搐,及风毒侵袭,引动内风之破伤风痉挛抽搐、角弓反张等。部分药物兼有平肝潜阳、清泻肝火等作用,还可治肝阳眩晕和肝火上攻之目赤头痛等。

羚羊角

羚羊角　Língyángjiǎo　(《神农本草经》)

本品为牛科动物赛加羚羊 *Saiga tatarica* Linnaeus 的角。主产于新疆维吾尔自治区、青海省、甘肃省等地。全年均可捕捉。猎取后锯其角,晒干。镑片用,或砸碎,粉碎成细粉用。

【性味归经】　咸,寒。归肝、心经。

【功效】　平肝息风,清肝明目,清热解毒。

【应用】

1. 肝风内动,惊痫抽搐　本品咸寒质重,主入肝经,善清肝热,息肝风,为治惊痫抽搐之要药,尤宜于热极生风者。治温热病热邪炽盛,高热神昏,惊厥抽搐,常与钩藤、菊花、白芍药等同用;治癫痫

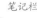

发狂,可与钩藤、天竺黄、郁金等同用;治妊娠子痫,可与防风、茯神、独活等同用。

2. 肝阳上亢,头痛眩晕　本品质重沉降,有平肝潜阳作用。治肝阳上亢之头晕目眩,烦躁失眠,头痛等症,常与石决明、龟甲、生地黄等同用。

3. 肝火上炎,目赤翳障　本品性寒入肝经,善能清泻肝火而明目。治肝火上炎之目赤肿痛,羞明流泪,常与龙胆、决明子、黄芩等同用。

4. 温热病壮热神昏,温毒发斑　本品能清热凉血散血,泻火解毒。治温热病壮热神昏,谵语躁狂,甚或抽搐,常与石膏、寒水石、麝香等配伍,如紫雪丹;治温毒发斑,可与生地黄、大青叶、赤芍等同用。

5. 痈肿疮毒　本品有清热解毒之功。治热毒疮疡肿痛,可与黄连、连翘、金银花等同用。

【用法用量】　煎服,1～3 g,宜另煎 2 小时以上。或磨汁,或研粉服,每次 0.3～0.6 g。

【使用注意】　本品性寒,脾虚慢惊者忌用。

【文献摘录】

《神农本草经》:"主明目,益气起阴,去恶血注下……安心气。"

《本草纲目》:"入厥阴肝经甚捷……肝主木,开窍于目,其发病也,目暗障翳,而羚羊角能平之。肝主风,在合为筋,其发病也,小儿惊痫,妇人子痫,大人中风抽搐,及筋脉挛急,历节掣痛,而羚羊角能舒之。"

附

山羊角

本品为牛科动物青羊 *Naemorkedus Goral* Hardwicke 的角。味咸,性寒。归肝经。功能平肝镇惊。适用于肝阳上亢之头晕目眩,肝火上炎之目赤肿痛以及惊风抽搐等。可作为羚羊角的代用品。煎服,10～15 g。

牛黄　Niúhuáng　（《神农本草经》）

牛黄

本品为牛科动物牛 *Bos taurus domesticus* Gmelin 干燥的胆结石。主产于华北、西北、东北等地。分胆黄和管黄两种,以胆黄为佳。宰牛时发现,滤去胆汁,取出牛黄,除去外部薄膜,阴干,用时研极细粉末。

【性味归经】　苦,凉。归心、肝经。

【功效】　止痉息风,清心豁痰,开窍醒神,清热解毒。

【应用】

1. 惊痫抽搐,癫痫发狂　本品性凉,入心肝经,有清心凉肝,息风止痉之功。治小儿急惊风,壮热神昏、惊厥抽搐,常与朱砂、全蝎、钩藤等同用;治痰蒙清窍之癫痫发作,可与珍珠、远志、胆南星等同用。

2. 热病神昏,中风痰迷　本品性凉,其气芳香,入心经,功善清心豁痰,开窍醒神。治温热病热入心包及中风、惊风等痰热阻闭心窍所致的高热烦躁,神昏谵语,口噤舌蹇,痰涎壅塞等症,常与麝香、冰片、黄连等同用,如安宫牛黄丸。

3. 口舌生疮,咽喉肿痛,痈疽疔毒　本品有良好的为清热解毒作用。治疗痈疽、牙龈肿痛、口舌生疮、目赤肿痛,常与黄芩、大黄、冰片等同用;若咽喉肿痛、溃烂,可与珍珠为末吹喉;治痈疽疔疮、乳岩、痰核、流注、瘰疬,每与麝香、乳香、没药等同用。

【用法用量】　入丸、散,0.15～0.35 g。外用适量。

【使用注意】　非实热证不宜用,孕妇慎用。

【文献摘录】

《神农本草经》:"主惊痫寒热,热盛狂痉。"

《名医别录》:"小儿百病,诸痫热,口不开,大人狂癫。又堕胎。"

附

体外培育牛黄、人工牛黄

1. 体外培育牛黄 本品以牛的新鲜胆汁作母液，加入去氧胆酸、胆酸、复合胆红素钙等制成。其性味归经、功效主治、用法用量、使用注意与牛黄相同。偶有轻度消化道不适。

2. 人工牛黄 本品由牛胆粉、胆酸、猪去氧胆酸、牛磺酸、胆固醇、微量元素等加工制成。味苦，性凉。归心、肝经。功能清热解毒，化痰定惊。用于痰热谵狂，神昏不语，小儿急惊风，咽喉肿痛，口舌生疮，痈肿疔疮。每次 0.15～0.35 g，多入配方用。外用适量敷患处。孕妇慎用。

钩藤 Gōuténg （《名医别录》）

钩藤

本品为茜草科植物钩藤 *Uncaria rhynchophylla*（Miq.）Miq. ex Havil.、大叶钩藤 *Uncaria macrophylla* Wall.、毛钩藤 *Uncaria hirsuta* Havil.、华钩藤 *Uncaria sinensis*（*Oliv.*）Havil. 或无柄果钩藤 *Uncaria sessilifructus* Roxb. 的干燥带钩茎枝。主产于长江以南至广东省、广西壮族自治区、福建省等地。秋、冬二季采收，切段，晒干。生用。

【性味归经】 甘，凉。归肝、心包经。

【功效】 息风止痉，清热平肝。

【应用】

1. 肝风内动，惊痫抽搐 本品性凉，入肝、心包经，息风止痉作用和缓，兼能泻肝经之热，为治肝风内动，惊痫抽搐之常用药，尤宜于热极生风之证。治小儿急惊风，壮热神昏、四肢抽搐，常与天麻、全蝎等同用；治温热病热极生风，痉挛抽搐，常与羚羊角、白芍药，菊花等配伍，如羚角钩藤汤；治诸痫啼叫，痉挛抽搐，可与天竺黄、蝉蜕、黄连等同用。

2. 头痛，眩晕 本品既清肝热，又平肝阳。治肝阳上亢之头痛眩晕，常与天麻、石决明、怀牛膝等同用，如天麻钩藤饮；治肝火上攻之头胀头痛，眩晕者，常与夏枯草、栀子、黄芩等同用。

此外，本品能清透邪热，可用治外感风热，头痛目赤及斑疹透发不畅。若与蝉蜕等同用，可治小儿夜啼。

【用法用量】 煎服，3～12 g，宜后下。

【文献摘录】

《名医别录》："主小儿寒热，十二惊痫。"

《本草纲目》："大人头旋目眩，平肝风，除心热，小儿内钓腹痛，发斑疹。"

天麻 Tiānmá （《神农本草经》）

天麻

本品为兰科植物天麻 *Gastrodia elata* Bl. 的干燥块茎。主产于四川省、云南省、贵州省等地。立秋后至次年清明前采挖，冬季茎枯时采挖者名"冬麻"，质量较优；春季发芽时采挖者名"春麻"，质量较差。切薄片。生用。

【性味归经】 甘，平。归肝经。

【功效】 息风止痉，平抑肝阳，祛风通络。

【应用】

1. 肝风内动，惊痫抽搐 本品主入肝经，有良好的息风止痉作用，且味甘质润，药性平和，对肝风内动，惊痫抽搐之证，不论寒热虚实，皆可配伍应用。治小儿急惊风，可与羚羊角、钩藤、全蝎等同用；治小儿脾虚慢惊，则与人参、白术、白僵蚕等同用；治破伤风之痉挛抽搐，角弓反张，常与天南星、白附子、防风等配伍，如玉真散。

2. 眩晕，头痛 本品既息肝风，又平肝阳，为治眩晕，头痛之良药。治肝阳上亢之眩晕、头痛，常与钩藤、石决明、牛膝等同用，如天麻钩藤饮；治风痰上扰之眩晕、头痛，常与半夏、白术、茯苓等同

笔记栏

用,如半夏白术天麻汤。

3. 肢体麻木,手足不遂,风湿痹痛　本品能祛外风,通经络,止痹痛。治中风手足不遂、肢体麻木、筋骨疼痛,常与川芎、没药、麝香等同用;治风湿痹痛,关节屈伸不利,可与秦艽、羌活、桑枝等同用。

【用法用量】　煎服,3～10 g。研末冲服,每次 1～1.5 g。

【文献摘录】

《用药法象》:"疗大人风热头痛;小儿风痫惊悸,诸风麻痹不仁;风热语言不遂。"

《本草汇言》:"主风痛,头痛,头晕虚旋,癫痫强痉,四肢挛急,语言不顺,一切中风,风痰。"

地龙　Dìlóng　(《神农本草经》)

地龙

本品为巨蚓科动物参环毛蚓 *Pheretima aspergillum*(E. Perrier)、通俗环毛蚓 *Pheretima vulgaris* Chen、威廉环毛蚓 *Pheretima guillelmi*(Michaelsen)或栉盲环毛蚓 *Pheretima pectinifera* Michaelsen 的干燥虫体。前一种称"广地龙",主产于广东省、广西壮族自治区、福建省等地;后三种称"沪地龙",主产于上海一带。广地龙春季至秋季捕捉,沪地龙夏季捕捉,及时剖开腹部,除去内脏泥沙,切段,晒干或低温干燥。生用。

【性味归经】　咸,寒。归肝、脾、膀胱经。

【功效】　清热定惊,通络,平喘,利尿。

【应用】

1. 高热惊痫,癫狂　本品性寒,入肝经,既能息风止痉,又善清热定惊。治热极生风,神昏谵语,痉挛抽搐,可单用本品煎服,或与钩藤、牛黄、僵蚕等同用;治小儿高热惊风,惊厥抽搐,可以本品研烂,与朱砂共为丸服;治高热狂躁或癫痫,可单用鲜品,同盐化为水,饮服。

2. 风湿痹证,半身不遂　本品长于通行经络,因其性寒清热,故适宜于关节红肿疼痛,屈伸不利之热痹,常与防己、秦艽、忍冬藤等配伍。若治风寒湿痹,须与川乌、天南星、乳香等同用;治气虚血滞,中风后半身不遂、口眼㖞斜,常与黄芪、当归、川芎等配伍,如补阳还五汤。

3. 肺热喘咳　本品有清肺平喘之功。治邪热壅肺,肺失肃降之喘息不止,喉中哮鸣有声者,单用研末内服即效;或与麻黄、石膏、杏仁等同用。

4. 小便不利,尿闭不通　本品咸寒走下入肾,能清热结而利水道。治热结膀胱之小便不利或尿闭不通,可单用鲜品捣烂,浸水,滤取浓汁服,或与车前子、木通、泽泻同用。对于热淋、砂淋,小便涩痛者,多与利尿通淋药同用。

【用法用量】　煎服,5～10 g。

【文献摘录】

《本草拾遗》:"疗温病大热,狂言,主天行诸热,小儿热病癫痫。"

《本草纲目》:"性寒而下行,性寒故能解诸热疾,下行故能利小便,治足疾而通经络也。""主伤寒疟疾,大热狂烦,及大人小儿小便不通,急慢惊风,历节风痛。"

全蝎　Quánxiē　(《蜀本草》)

本品为钳蝎科动物东亚钳蝎 *Buthus martensii* Karsch 的干燥体。主产于河南省、山东省、湖北省等地。春末至秋季捕捉,置沸水或沸盐水中煮至全身僵硬,捞出,置通风处,阴干。生用。

【性味归经】　辛,平。有毒。归肝经。

【功效】　息风镇痉,通络止痛,攻毒散结。

【应用】

1. 肝风内动,痉挛抽搐　本品主入肝经,既平息肝风,又搜风通络,有良好的息风镇痉之效,为

笔记栏

全蝎

治痉挛抽搐之要药，可治疗各种原因之痉挛抽搐。如治小儿急惊风，高热神昏、抽搐，常与羚羊角、钩藤、天麻等配伍；治小儿慢惊风抽搐，多与党参、白术、天麻等同用；治癫痫抽搐，可与郁金、白矾同用；治破伤风，痉挛抽搐、角弓反张，可与蜈蚣、天南星、蝉蜕等同用；治风中经络，口眼㖞斜，或面部肌肉抽动者，可与僵蚕、白附子同用，如牵正散。

2. 风湿顽痹，偏正头痛　本品长于搜风通络止痛，对风寒湿痹久治不愈，筋脉拘挛，甚则关节变形之顽痹，作用颇佳。可川乌、蕲蛇、没药等同用。治顽固性偏正头痛，可单用研末吞服，或与蜈蚣、僵蚕、川芎等同用。

3. 疮疡肿毒，瘰疬结核　本品味辛有毒，辛以散结，以毒攻毒，有攻毒散结消肿之功，内服、外用均宜。治疗诸疮肿毒，可与栀子配伍，麻油煎黑去渣，入黄蜡为膏，外敷；治颌下肿硬，以本品 10 枚，焙焦，分 2 次黄酒下；治流痰、瘰疬、瘿瘤等，可与马钱子、半夏、五灵脂等同用。

【用法用量】　煎服，3～6 g。研末吞服，每次 0.6～1 g。外用适量。

【使用注意】　本品有毒，用量不宜过大。孕妇慎用。

【文献摘录】

《开宝本草》："疗诸风瘾疹及中风半身不遂，口眼㖞斜，语涩，手足抽掣。"

《本草从新》："治诸风掉眩，惊痫抽掣，口眼㖞斜……厥阴风木之病。"

《本草求真》："全蝎，专入肝祛风，凡小儿胎风发搐，大人半身不遂，口眼㖞斜，语言謇涩，手足抽掣，疟疾寒热，耳聋，带下，皆因外风内客，无不用之。"

蜈蚣　Wúgōng　（《神农本草经》）

蜈蚣

本品为蜈蚣科动物少棘巨蜈蚣 *Scolopendra subspinipes mutilans* L. Koch. 的干燥体。主产于江苏省、浙江省、湖北省等地。春、夏二季捕捉，干燥。剪段。生用。

【性味归经】　辛，温。有毒。归肝经。

【功效】　息风镇痉，攻毒散结，通络止痛。

【应用】

1. 肝风内动，痉挛抽搐　本品辛温，通达内外，息风镇痉及搜风通络作用均强于全蝎，两者常相须为用，治疗多种原因引起的痉挛抽搐，如止痉散。治小儿痰热急惊风，可与钩藤、僵蚕、朱砂等同用；治破伤风，角弓反张，可与天南星、防风等同用；治中风口眼㖞斜，半身不遂，常与黄芪、川芎、红花等同。

2. 疮疡肿毒，瘰疬结核　本品有攻毒散结之效。治恶疮肿毒，可与雄黄、猪胆汁同用制膏外敷，效果颇佳；治瘰疬溃烂，可与茶叶共为细末，外敷；治蛇虫咬伤，可将本品焙黄，研细末，开水送服，或与黄连、大黄、生甘草等同用。

3. 风湿顽痹，顽固性头痛　本品有与全蝎相似的搜风通络止痛作用。对风寒湿痹，日久不愈，可与防风、独活、威灵仙等同用。对久治不愈之顽固性偏正头痛，可与天麻、川芎、僵蚕等同用。

【用法用量】　煎服，3～5 g。研末吞服，每次 0.6～1 g。外用适量。

【使用注意】　本品有毒，用量不宜过大。孕妇忌用。

【文献摘录】

《名医别录》："主治心腹寒热结聚，堕胎，去恶血。"

《本草纲目》："小儿惊痫风搐，脐风口噤，丹毒，秃疮，瘰疬，便毒，痔漏、蛇瘕、蛇瘴、蛇伤。"

僵蚕　Jiāngcán　（《神农本草经》）

本品为蚕蛾科昆虫家蚕 *Bombyx mori* Linnaeus 4～5 龄的幼虫感染（或人工接种）白僵菌 *Beauveria bassiana*（*Bals.*）Vuillant 而致死的干燥体。主产于浙江省、江苏省、四川省等地。多于

笔记栏

僵蚕

春、秋二季生产,将感染白僵菌病死的蚕干燥。生用或炒用。

【性味归经】　咸、辛,平。归肝、肺、胃经。

【功效】　息风止痉,祛风止痛,化痰散结。

【应用】

1. 肝风内动,惊痫抽搐　本品咸辛平,入肝、肺二经,既能息风止痉,又能化痰定惊,故对惊风、癫痫而夹痰热者尤为适宜。治小儿痰热急惊风,可与全蝎、牛黄、胆南星等同用;治小儿脾虚久泻、慢惊抽搐,当与党参、白术、天麻等配伍;治破伤风痉挛抽搐,角弓反张,可与全蝎、蜈蚣、钩藤等同用。

2. 中风口眼㖞斜　本品能祛风化痰通络,治风中经络,口眼㖞斜,常与全蝎、白附子等同用,如牵正散。

3. 风热头痛,目赤,咽痛,风疹瘙痒　本品辛散,入肝、肺二经,有祛外风,散风热,止痛,止痒之功。治肝经风热上攻之头痛,目赤肿痛,迎风流泪等症,常与桑叶、木贼、荆芥等同用;治风热上攻之咽喉肿痛,声音嘶哑,可与桔梗、薄荷、荆芥等同用;治风疹瘙痒,可与蝉蜕、薄荷、荆芥等同用。

4. 瘰疬,痰核　本品有化痰软坚散结之效。治瘰疬、痰核,常与浙贝母、夏枯草、连翘等同用。亦可用治疟腮、乳痈、疔疮等,可与金银花、连翘、板蓝根等同用。

【用法用量】　煎服,5～10 g。散风热宜生用,其他多制用。

【文献摘录】

《神农本草经》:"主小儿惊痫夜啼,去三虫……令人面色好,男子阴疡病。"

《本草纲目》:"散风痰结核、瘰疬、头风、风虫齿痛,皮肤风疮,丹毒作痒……一切金疮,疔肿风痔。"

附

僵蛹、雄蚕蛾

1. 僵蛹　本品为中国科学院动物研究所等单位研制的以蚕蛹为底物,经白僵菌发酵的制成品。其功用与白僵蚕相近而药力较弱,可代替白僵蚕使用。现已制成片剂,用于治疗癫痫、腮腺炎、上呼吸道感染、慢性支气管炎等。3～9 g。

2. 雄蚕蛾　本品为蚕蛾科昆虫家蚕 *Bombyx mori* L. 的雄性全虫。性味咸温。归肝、肾经。功能补肝益肾,壮阳涩精,止血生肌。临床多用于治疗阳痿、遗精、白浊、尿血、创伤、疮疡及烫伤等。6～15 g。用于壮阳起痿,用量可增大至 30 g。外用适量。

珍珠　Zhēnzhū　(《日华子本草》)

珍珠

本品为珍珠贝科动物马氏珍珠贝 *Pteria martensii*(Dunker)、蚌科动物三角帆蚌 *Hyriopsis cumingii*(Lea)或褶纹冠蚌 *Cristaria plicata*(Leach)等双壳类动物受刺激形成的珍珠。前一种海产珍珠,主产于广东省、海南省、广西壮族自治区等沿海地区,以广西壮族自治区合浦者最佳;后两种淡水珍珠主产于安徽省、江苏省、黑龙江省等地。自动物体内取出,干燥。研细,水飞制成最细粉。

【性味归经】　甘、咸,寒。归心、肝经。

【功效】　安神定惊,明目退翳,解毒生肌。

【应用】

1. 惊悸失眠　本品甘寒,质重沉降,入心肝经,有安神定惊之功。适宜于心虚有热之心烦失眠,多梦健忘等,常与酸枣仁、柏子仁、五味子等同用。

2. 惊风癫痫　本品性寒质重,能清心、肝热而定惊止痉。治小儿痰热之急惊风,高热神昏、痉挛抽搐,可配伍牛黄、天竺黄、胆南星等;治小儿惊痫,惊惕不安,吐舌抽搐,可与朱砂、牛黄、黄连等同用。

3. 目赤翳障　本品性寒清热,有清肝明目、退翳之效。治多种眼疾,多用治肝经风热或肝火上攻之目赤涩痛,目生翳膜等,常配伍菊花、石决明等同用。

4. 口舌生疮,咽喉溃烂,疮疡不敛 本品有清热解毒,敛疮生肌之功。治口舌生疮,牙龈肿痛,咽喉溃烂,常与青黛、冰片、硼砂同用,共研细末,吹敷患处;治疮疡溃烂,久不收口者,可配炉甘石、黄连、血竭等,研极细末外敷。

此外,本品外用有养颜祛斑,润泽肌肤之功,常用治皮肤色素沉者、黄褐斑等,现多将本品研极细粉,配于化妆品中使用。

【用法用量】 入丸、散,0.1～0.3 g。外用适量。

【文献摘录】

《日华子本草》:"安心、明目。"

《本草汇言》:"镇心,定志,安魂,解结毒,化恶疮,收内溃破烂。"

(张晓峰)

笔记栏

第二十三章 开窍药

导 学

本章介绍开窍药的含义、性味特点、功效和适用范围、配伍以及使用注意。常用药物 4 味,附药 1 味。

通过学习,掌握开窍药的性味特点、主要功效和适用范围,了解其配伍关系及使用注意;掌握各常用药物的性味归经、主要功效和主治证、用量用法和主要配伍关系,了解其来源、产地及炮制。比较麝香、冰片与苏合香的性味、功用。

凡以开窍醒神为主要功效,治疗闭证神昏的药物,称开窍药。因本类药物多具辛香走窜之性,故亦称芳香开窍药。

心藏神,心窍通则神明有主,神志清醒,思维敏捷。若心窍被阻,则神明内闭,神识昏蒙,不省人事。开窍药皆入心经,味辛而气芳香。辛则行散,芳香走窜,具有启闭开窍,醒脑复神之功效,主要用治温病热陷心包、痰浊蒙蔽清窍之神昏谵语,以及中风、惊风、癫痫、中恶、中暑等窍闭神昏之患。部分开窍药还兼有活血、行气、止痛、辟秽、化湿、解毒等作用,尚可用治经闭、癥瘕、血瘀气滞疼痛、湿阻腹胀、疮疡肿毒等病证。

神志昏迷有虚实之别。虚证即脱证,治当补虚固脱,而非本类药物所宜;实证即闭证,治当通关开窍,醒神回苏,则宜用本类药物治疗。然而,闭证又有寒、热之不同。症见面青,身凉,苔白,脉迟者为寒闭,法宜"温开",须选用辛温开窍药,并配伍温里祛寒之品;症见面红,身热,苔黄,脉数者为热闭,法宜"凉开",须选用辛凉开窍药,并配伍清热泻火解毒之品。若闭证神昏兼惊厥抽搐,须配伍平肝息风止痉药;若见烦躁不安,须配伍安神定惊药;如以疼痛为主症,可配伍行气、活血化瘀药;痰浊壅盛者,应配伍祛痰化浊药。

开窍药为救急、治标之品,且辛香走窜,易耗伤正气,故只宜暂服,不可久用;又药性辛香,其有效成分易于挥发,故不宜入煎剂,只入丸剂、散剂服用。

现代药理研究证实,某些开窍药具有镇静、抗惊厥、增强中枢神经系统耐缺氧能力、强心、抗心律失常,以及镇痛、抗炎、抗菌等作用,部分开窍药对中枢神经系统兴奋性具有双向调节作用。现代临床多用于治疗各种原因出现的急性昏迷、多种急性脑病、癫痫发作、脑震荡后遗症、老年痴呆、冠心病心绞痛等病症。

麝香 Shèxiāng 《神农本草经》

本品为鹿科动物林麝 *Moschus berezovskii* Flerov、马麝 *Moschus sifanicus* Przewalski 或原麝 *Moschus moschiferus* Linnaeus 成熟雄体香囊中的干燥分泌物。主产于四川省、西藏自治区、云南省等地。野麝多在冬季至次春猎取。猎获后,割取香囊,阴干,习称"毛壳麝香";剖开香囊,除去囊壳,习称"麝香仁"。家麝直接从其香囊中取出麝香仁,阴干或用干燥器密闭干燥。

【性味归经】 辛,温。归心、脾经。

【功效】 开窍醒神,活血通经,消肿止痛。

【应用】

1. 闭证神昏　本品气味芳烈,走窜之力极强,有很强的开窍通闭、醒神回苏作用,为治疗窍闭神昏之要药。无论寒闭、热闭,皆可配伍应用。因本品性温,故寒闭者尤宜。用治温病热陷心包,痰热蒙蔽心窍,小儿惊风及中风痰厥等热闭神昏,常配伍牛黄、冰片、水牛角等,组成凉开之剂,如安宫牛黄丸、至宝丹等;若治中风猝昏、中恶胸腹满痛等寒浊或痰湿阻闭气机,蒙蔽神明之寒闭神昏,常配伍苏合香、檀香、安息香等药,组成温开之剂,如苏合香丸。

2. 血瘀经闭,癥瘕,心腹暴痛,跌仆伤痛,痹痛麻木　本品辛香,开通走窜,可行血中之瘀滞,开经络之壅遏,而具活血通经、止痛之效。用治血瘀经闭证,常与丹参、桃仁、红花等同用;若癥瘕痞块等血瘀重证,可与水蛭、虻虫、三棱等配伍。本品开心脉,祛瘀滞,为治心腹暴痛、胸痹心痛之佳品,常配伍木香、桃仁等。目前常用的麝香保心丸、麝香心脑乐片用治冠心痛心绞痛,有预防和治疗作用。麝香善于活血祛瘀,消肿止痛,为伤科要药,治跌仆肿痛、骨折扭挫等,不论内服、外用均有良效,常与乳香、没药、红花等配伍,如七厘散。用治风寒湿痹证疼痛,顽固不愈者,可与独活、威灵仙、桑寄生等同用。

3. 疮疡肿毒,瘰疬痰核,咽喉肿痛　本品又有良好的活血散结,消肿止痛作用,为外科要药。治上述诸证,内服、外用均有良效。治疮疡肿毒,常与雄黄、乳香、没药等同用,如醒消丸;治咽喉肿痛,可与牛黄、蟾酥、冰片等配伍,如六神丸。

4. 难产,死胎　本品活血通经,辛香走窜,力达胞宫,有催生下胎之效。治难产、死胎或胞衣不下等,常与肉桂配伍;亦有以本品与猪牙皂、天花粉同用,葱汁为丸,外用取效。

【用法用量】　入丸、散,每次 0.03～0.1 g。外用适量。不宜入煎剂。

【使用注意】　孕妇禁用。

【文献摘录】

《名医别录》:"疗诸凶邪鬼气,中恶,心腹暴痛,胀急痞满,风毒,妇人产难,堕胎,去面䵟,目中肤翳。"

《本草纲目》:"通诸窍,开经络,透肌骨,解酒毒,消瓜果食积,治中风、中气、中恶、痰厥、积聚癥瘕。""盖麝香走窜,能通诸窍之不利,开经络之壅遏,若诸风、诸气、诸血、诸痛,惊痫,癥瘕诸病,经络壅闭,孔窍不利者,安得不用为引导以开之通之耶?"

冰片　Bīngpiàn　(《新修本草》)

本品为龙脑香科植物龙脑香 Dryobalanops aromatica Gaertn. f. 树脂加工品,或龙脑香树的树干、树枝切碎,经蒸馏冷却而得的结晶,称"龙脑冰片",亦称"梅片"。由菊科植物艾纳香(大艾) Blumea balsamifera DC. 叶的升华物经加工劈削而成,称"艾片"。现多用松节油、樟脑等,经化学方法合成,称"机制冰片"。龙脑香主产于东南亚地区,我国台湾有引种;艾纳香主产于广东省、广西壮族自治区、云南省等地。冰片成品须贮于阴凉处,密闭。研粉用。

【性味归经】　辛、苦,微寒。归心、脾、肺经。

【功效】　开窍醒神,清热止痛。

【应用】

1. 闭证神昏　本品味辛气香,有类似麝香的开窍醒神作用,但药力较弱,两者常相须为用,治疗闭证神昏。冰片性寒凉,为凉开之品,更宜用治热闭神昏。治热病神昏、痰热内闭、暑热猝厥、小儿惊风等热闭证,常与麝香、牛黄、栀子等配伍,如安宫牛黄丸、至宝丹等;若闭证属寒,常与苏合香、安息香、檀香等温开药配伍,如苏合香丸。

2. 目赤肿痛,喉痹口疮,耳道流脓　本品苦寒,有清热解毒,消肿止痛,明目退翳之功,为五官科常用药。治疗目赤肿痛,目生翳障,可与芒硝配伍研细末点眼,也可与炉甘石、硼砂、熊胆等制成点眼药水;治疗咽喉肿痛、口舌生疮,常与硼砂、朱砂、玄明粉共研细末,吹敷患处,如冰硼散;治耳中流脓,可用本品配黄连、枯矾共研细末,入甘油调和滴耳。

3. 疮疡肿痛,疮溃不敛,水火烫伤　本品既能清热止痛,又可防腐生肌,故外用清热消肿、生肌

笔记栏

敛疮方中每用本品。治疮疡肿痛,可与青黛、芒硝同用;治疮疡溃后日久不敛,可与牛黄、珍珠、炉甘石等同用;治水火烫伤,常配煅石膏、赤石脂、铅丹,研末香油调敷。

此外,本品亦用治胸痹心痛,近代常与苏合香同用,有一定疗效,如苏冰滴丸。

【用法用量】　入丸、散,每次 0.15~0.3 g。外用适量,研粉点敷患处。不宜入煎剂。

【使用注意】　孕妇慎用。

【文献摘录】

《新修本草》:"主心腹邪气,风湿积聚,耳聋。明目,去目赤肤翳。"

《本草衍义》:"此物大通,利关膈热塞,其清香为百药之先,大人、小儿风涎闭壅及暴得惊热,甚济用、然非常服之药,独行则势弱,佐使则有功。"

《本草纲目》:"疗喉痹、脑痛、鼻瘜、齿痛、伤寒舌出、小儿痘陷。通诸窍,散郁火。"

苏合香　Sūhéxiāng　（《名医别录》）

本品为金缕梅科植物苏合香树 *Liquidambar orientalis* Mill. 的树干渗出的香树脂经加工精制而成。主产于伊朗、土耳其、索马里等国,中国广西壮族自治区、云南省有栽培。初夏时将树皮击伤或割破,深达木部,使香树脂渗入树皮内。至秋季剥下树皮,榨取香树脂,即为普通苏合香。如将普通苏合香溶解于乙醇中,过滤,蒸去乙醇,则为精制苏合香。成品应置阴凉处,密闭保存。

【性味归经】　辛,温。归心、脾经。

【功效】　开窍醒神,辟秽,止痛。

【应用】

1. 寒闭神昏　本品辛香气烈,有开窍、辟秽、醒神之效,作用与麝香相似而力稍逊,且长于温通,为温开之要药。治疗中风痰厥、猝然昏倒、惊痫等属于寒邪、痰浊内闭之寒闭证,常与麝香、安息香、檀香等开窍药同用,如苏合香丸。

2. 胸腹冷痛,胸痹心痛　本品辛香走窜,温通散寒,可收祛寒止痛,化浊开郁之效,为治痰浊内阻、血瘀或寒凝气滞所致胸腹冷痛、满闷之常用药,临床常与麝香、安息香、冰片等辛温香窜之品同用。近年来在苏合香丸基础上精简制成的冠心苏合香丸和苏冰滴丸,治胸痹心痛,均能较快缓解疼痛,作用可靠而持久。

此外,本品能温通散寒,为治疗冻疮的良药,可将苏合香溶于乙醇中涂敷患处。

【用法用量】　入丸、散,0.3~1 g。外用适量,不入煎剂。

【使用注意】　阴虚多火者忌用。

【文献摘录】

《本草纲目》:"气香窜,能通诸窍脏腑,故其功能辟一切不正之气。"

《本经逢原》:"能透诸窍藏,辟一切不正之气。凡痰积气厥,必先以此开导,治痰以理气为本也。凡山岚瘴湿之气袭于经络,拘急弛缓不均者,非此不能除。但性燥气窜,阴虚多火人禁用。"

附

安　息　香

本品为安息香科植物白花树 *Styrax tonkinensis* (Pierre) Craib *ex* Hart. 的干燥树脂。主产于印度尼西亚、泰国、越南等国,中国广东省、广西壮族自治区、云南省等地亦产。夏、秋二季采收。阴干。研粉用。其味辛、苦,性平。归心、脾经。功能开窍醒神,行气活血,止痛。用于中风痰厥、气郁暴厥、中恶昏迷、心腹疼痛、产后血晕,小儿惊风。0.6~1.5 g,多入丸、散,或研末分服。亦可熏烟辟秽。

石菖蒲　Shíchāngpú　（《神农本草经》）

本品为天南星科植物石菖蒲 *Acorus tatarinowii* Schott. 的干燥根茎,我国长江流域以南各省均有分布,主产于四川省、浙江省、江苏省等地。秋、冬二季采挖,除去须根及泥沙,晒干。生用。

【性味归经】 辛、苦,温。归心、胃经。

【功效】 开窍豁痰,醒神益智,化湿和胃。

【应用】

1. 神昏,癫痫 本品芳香走窜,辛开苦燥温通,能通关开窍醒神,且兼具化湿,豁痰,辟秽之效,适于治疗痰湿秽浊之邪蒙蔽清窍所致神志昏乱。治中风痰迷心窍,神志昏乱、舌强不能语,常与半夏、天南星、橘红等药合用,如涤痰汤;若治痰热蒙蔽,高热、神昏谵语者,常与郁金、竹沥、栀子等药配伍,如石菖蒲郁金汤;若治痰热癫痫抽搐,可与胆南星、竹沥、天麻等配伍,如定痫丸;治癫狂痰热内盛者,可与麦冬、胆南星、生铁落同用,如生铁落饮。

2. 健忘,失眠,耳鸣耳聋 本品又能醒神益智,聪耳明目。治健忘证,常与人参、茯神、远志等配伍;治劳心过度,心神失养之失眠、多梦、心悸怔忡,常与酸枣仁、茯神、龙齿等配伍;若肾阴虚之耳鸣耳聋,可与熟地、知母、黄柏同用;若肾精不足之耳鸣耳聋,则与熟地黄、山茱萸、磁石等配伍,如左慈丸。

3. 脘痞不饥,噤口下痢 本品辛温芳香,能化湿醒脾,行气除胀,开胃进食。治湿浊中阻之脘腹痞满,纳呆少食,常与藿香、厚朴、苍术等同用;治湿热毒盛所致下痢赤白,里急后重,不纳水谷之噤口痢,常与黄连、陈皮、石莲子等同用,如开噤散。

【用法用量】 煎服,3～10 g,鲜品加倍。或入丸、散。外用适量。

【文献摘录】

《神农本草经》:"主风寒湿痹,咳逆上气,开心孔,补五脏,通九窍,明耳目,出音声。久服轻身,不忘,不迷惑,延年。"

《本草从新》:"辛苦而温,芳香而散……去湿除风,逐痰消积,开胃宽中,疗噤口毒痢。"

(金　星)

笔记栏

第二十四章　补　虚　药

导　学

本章介绍了补虚药的含义、性味特点、功效和适用范围、分类、配伍以及使用注意。常用药物60味,附药7味,分补气药、补阳药、补血药和补阴药四类。

通过学习,掌握各类补虚药的性味特点、主要功效和适用范围,了解其配伍关系及使用注意;掌握各常用药物的性味归经、主要功效和主治证、用量用法和主要配伍关系,了解其来源、产地及炮制。比较人参、党参、西洋参及太子参,人参与黄芪,白术与山药,白术与苍术,鹿茸、肉苁蓉与锁阳,杜仲与续断,仙茅与巴戟天,熟地黄与生地黄,熟地黄与当归,白芍与赤芍,北沙参与南沙参,麦冬与天冬,龟甲与鳖甲的性味、功用。

凡能补虚扶弱,纠正人体气血阴阳之虚衰,治疗虚证为主的药物,称为补虚药。

虚证有气虚、血虚、阴虚、阳虚之分,而补虚药按其功效和主要适应证的不同可分为补气药、补阳药、补血药、补阴药四类。

本类药物能扶助正气,补益精微,故多具有甘味,且多属味厚之品。其中补气药与补阳药多属温性之品;而补血药与补阴药多为寒凉或微温。各类补虚药的药性和归经等性能,互有差异,其具体内容将分别在各节概述中介绍。

本类药物具有补虚作用,能补充人体气血阴阳之不足,治正气虚弱、精微物质亏耗引起的虚弱诸证。具体地讲,补虚药的功效又有补气、补阳、补血与补阴的不同,分别主治气虚证、阳虚证、血虚证和阴虚证。此外,有的补虚药还分别兼有生津、润燥、安神、清热及收涩等功效,还有其相应的主治病证。

使用补虚药应根据虚证的不同类型,有针对性地选用相应的补虚药。一般来说,气虚证主要选用补气药,阳虚证主要选用补阳药,血虚证主要选用补血药,阴虚证主要选用补阴药。除此因证选药外,还应充分重视人体气血阴阳之间,存在相互影响、相互依存的关系,将两类或两类以上的补虚药配伍使用。如气虚可发展为阳虚,阳虚者其气必虚,故补气药常与补阳药同用。阴虚者每兼见血虚,而血虚者也易致阴虚,血虚和阴虚,表示体内精血津液的耗损,故补血药常与补阴药同用。至于气血两亏,阴阳俱虚的证候,又当气血兼顾或阴阳并补,则需要补气药与补血药同用或补阴药与补阳药同用。补虚药用于扶正祛邪之目的,则常与其他类的药物配伍,或与容易损伤正气的药物配伍应用以保护正气,预护其虚。

使用补虚药还应注意:一要防止不当补而误补。补虚药原为虚证而设,不宜滥用,以免导致阴阳平衡失调,"误补益疾"。同时,不能使用补虚药物冀以达到所谓"延年益寿"之目的。二应避免当补而补之不当。如不分气血,不别阴阳,不辨脏腑,不明寒热,盲目使用补虚药,不仅不能收到预期的疗效,而且还可能导致不良后果。三是补虚药用于扶正祛邪,要分清主次,处理好祛邪与扶正的关系,使祛邪而不伤正,补虚而不留邪。四应注意补而兼行,使补而不滞。部分补虚药药性滋腻,不容易消化,过用或用于脾运不健者可能妨碍脾胃运化,应掌握好用药分寸,或适当配伍健脾消食药顾护脾胃。同时,补气还应辅以行气、除湿,或化痰药;补血还应辅以行血药。

在用法上,因本类药多属气味浓厚之品,作汤剂时,则宜适当久煎。若须久服,可作蜜丸、膏剂等服用。个别挽救虚脱的补虚药,则宜制成注射剂,以备急用。

现代药理研究表明,补虚药对人体有多方面的功能,首先能增强机体各种免疫功能,且能提高机体的适应性,产生扶正祛邪的作用。在物质代谢方面,补虚药对肝脏、脾脏和骨髓等器官组织的蛋白质合成有促进作用,或改善脂质代谢、降低高脂血症。对神经系统的作用,主要是提高学习记忆功能。并可调节内分泌功能,改善虚证患者的内分泌功能。本类药还有延缓衰老、抗氧化、增强心肌收缩力、抗心肌缺血、抗心律失常、促进造血功能及改善消化功能等作用。

第一节　补气药

本类药物性味多甘温或甘平,均具有补气的功效。补气又包括补脾气、补肺气、补心气、补元气以及助肾气等。其中大多数的补气药,在补脾气的同时,还能够补肺气,故主要归脾肺经。少数药兼能补心气者,可归心经。因此,补气药主要适用于脾气虚、肺气虚、心气虚或元气虚极欲脱的病证。部分药物分别兼有养阴、生津、养血等不同功效,又可治气阴(津)两伤或气血俱虚之证。

人参　Rénshēn　(《神农本草经》)

人参

本品为五加科植物人参 *Panax ginseng* C. A. Mey. 的干燥根和根茎。主产于吉林省、辽宁省、黑龙江省。多于秋季采挖。野生者名"山参",播种在山林野生状态下,自然生长者称"林下山参",可称"籽海",栽培者称"园参"。鲜参洗净后干燥者称"生晒参",蒸制后干燥者称"红参",焯烫浸糖后干燥者称"糖参"或"白参";加工断下的细根称"参须"。山参经晒干称"生晒山参"。切片或研粉用。

【性味归经】　甘、微苦,微温。归脾、肺、心、肾经。

【功效】　大补元气,补脾益肺,生津养血,安神益智。

【应用】

1. 元气虚脱证　本品甘微温,大补元气,复脉固脱,为救脱扶危要药。故凡大失血、大汗、大吐泻以及大病、久病所致元气虚极欲脱,气短神疲,脉微欲绝的重危证候,可单用,浓煎服,如独参汤。如兼见四肢逆冷,汗出,欲寐,阳气衰微者,应与附子同用,以益气回阳,即参附汤。若兼见汗多,咽干口渴,脉虚数,气阴两伤之虚脱者,本品益元气兼能生津液,又常与麦冬、五味子成方,以补气养阴,敛汗固脱,即生脉散。

2. 脾肺气虚证　本品能补脾调中,鼓舞脾气,助生化之源,为补脾益气要药。可改善倦怠乏力,食少便溏等脾气虚衰症状,常与白术、茯苓等同用,如四君子汤。若脾气虚弱,统血无权,导致便血、紫癜、崩漏下血等多种出血证,本品又能补气以摄血,常与黄芪、白术、当归等同用,如归脾汤。若气虚不能生血,以致气血两虚者,本品能补气以生血,常与当归、熟地黄等配伍,如八珍汤。

本品亦能益肺气,为补肺要药,可改善短气喘促,懒言声微等肺气虚衰症状。治久病喘咳,痰多者,常与五味子、苏子、紫菀等同用,如补肺汤。

3. 心肾气虚证　本品能补益心气,可改善心悸怔忡,胸闷气短,脉虚等心气虚衰症状,并能安神益智。用于心气不足之心神不宁,失眠多梦,心悸怔忡等症,常与茯神、远志等同用,如安神定志丸。若心肾不足之虚烦不眠,神疲健忘者,常与生地黄、酸枣仁、柏子仁等同用,如天王补心丹。

本品尚能补益肾气,可用于肾不纳气之短气虚喘,或肾虚阳痿、宫冷不孕等症。治虚喘,常与蛤蚧、核桃仁、五味子等药同用,如人参蛤蚧散、人参胡桃汤。治阳痿、宫冷不孕,则常与鹿茸等配伍,元气元阳并补,如参茸固本丸。

4. 津伤口渴,内热消渴　本品既能补气,又能生津。治身热汗多,口渴脉虚者,常与石膏、知母等同用,如白虎加人参汤。本品既能补益肺脾肾之气,又能生津止渴,治消渴的方剂中亦较常用,如

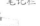

笔记栏

玉泉丸,本品与天花粉、生地黄、黄芪等同用,以治内热消渴,引饮无度者。

此外,本品治疗体虚外感或邪实正虚之证,可随证配伍解表药、攻里药,以体现扶正祛邪的治法。

【用法用量】　3～9 g,另煎兑服;挽救虚脱可用 15～30 g。野山参研末吞服,每次 2 g,日服2次。

【使用注意】　不宜与藜芦、五灵脂同用。

【文献摘录】

《神农本草经》:"主补五脏,安精神,定魂魄,止惊悸,除邪气,明目,开心益智。"

《珍珠囊》:"治肺胃阳气不足,肺气虚促,短气,少气,补中,缓中,止渴生津液。"

《本草经疏》:"人参能回阳气于垂绝,劫虚邪于俄顷,其主治也,则补五脏。"

西洋参　Xīyángshēn　(《增订本草备要》)

西洋参

本品为五加科植物西洋参 *Panax quinquefolium* L. 的干燥根。主产于美国、加拿大,中国多地亦有栽培。多于秋季采挖。切片入药。

【性味归经】　甘、微苦,凉。归肺、心、肾、脾经。

【功效】　补气养阴,清热生津。

【应用】

1. 气阴两伤证　本品味甘亦为补气良药,能补益元气,但作用弱于人参;其药性偏凉,兼能清热养阴生津。适用于热病或大汗、大泻、大失血,耗伤元气及阴津所致多汗神疲,咽干口渴,脉虚数无力等症,可单用,或与麦冬、五味子等同用。治暑热气津两伤证,常与石斛、麦冬、知母等同用,如王氏清暑益气汤。临床亦常配伍养阴、生津之品用于消渴病气阴两伤之证。

2. 阴虚火旺、喘咳痰血　本品味甘性凉,补肺气,益肺阴,清肺火,适用于肺虚久咳以及火热伤肺,气阴不足所致短气喘促,咳嗽痰少,或痰中带血等症,可与玉竹、麦冬、川贝母等同用。

此外,本品还能补心气,益脾气,并兼能养心阴,滋脾阴。治气阴两虚之心悸心痛,失眠多梦以及脾气阴两虚之纳呆食滞,口渴思饮等症。肾阴不足之证亦可选用。

【用法用量】　3～6 g,另煎兑服。

【使用注意】　本品不宜与藜芦同用。

【文献摘录】

《本草从新》:"补肺降火,生津液,除烦倦。虚而有火者相宜。"

《本草求原》:"肺气本于肾,凡益肺气之药,多带微寒,但此则苦寒,唯火盛伤气,咳嗽痰血,劳伤失精者宜之。"

《医学衷中参西录》:"能补助气分,兼能补益血分,为其性凉而补,凡欲用人参而不受人参之温补者,皆可以此代之。"

党参　Dǎngshēn　(《增订本草备要》)

党参

本品为桔梗科植物党参 *Codonopsis pilosula* (Franch.) Nannf.、素花党参 *Codonopsis Pilosula* Nannf. var. *modesta* (Nannf.) L. T. Shen 或川党参 *Codonopsis tangshen* Oliv. 的干燥根。主产于山西省、陕西省、甘肃省等地。秋季采挖。生用。

【性味归经】　甘,平。归脾、肺经。

【功效】　健脾益肺,养血生津。

【应用】

1. 脾肺气虚证　本品甘平,不燥不腻,主归脾、肺二经,以补脾肺之气为主要作用。其补气之功与人参相似而力较弱,临床常用以代替古方中的人参,治脾肺气虚之轻证。如治脾虚倦怠,食少便溏等症,多与白术、茯苓等同用。对肺气亏虚的咳嗽虚喘,语声低弱等症,可与五味子、蛤蚧等同用,以补益肺气,止咳定喘。

2. 气血两虚证　本品甘平,益脾胃,化精微,生阴血,具有补气养血之效。治气血两虚证之面色萎黄,体弱乏力,头晕心悸等症,常与白术、当归、熟地黄等配伍,如八珍丸。

3. 气津两伤证　本品甘平,对热伤气津之气短口渴,有益气润肺生津之功。适用于气津两伤的轻证,宜与麦冬、五味子等同用。

此外,对气虚外感或邪实正虚之证,可随证配伍解表药、攻里药,以扶正祛邪。如治体弱感冒风寒之证,常与紫苏、制半夏、桔梗等同用,方如参苏丸。

【用法用量】　煎服,9～30 g。

【使用注意】　本品不宜与藜芦同用。

【文献摘录】

《本草从新》:"补中益气,和脾胃,除烦渴。中气微虚,用以调补,甚为平安。"

《本草纲目拾遗》:"治肺虚,能益肺气。"

《本草正义》:"力能补脾养胃,润肺生津,健运中气,本与人参不甚相远。其尤可贵者,则健脾运而不燥,滋胃阴而不湿,润肺而不犯寒凉,养血而不偏滋腻,鼓舞清阳,振动中气而无刚燥之弊。"

太子参　Tàizǐshēn　(《中国药用植物志》)

本品为石竹科植物孩儿参 *Pseeudostellaria heterophylla*(Miq.)Pax ex Pax et Hoffm. 的干燥块根。主产于江苏省、安徽省、山东省等地。夏季茎叶大部分枯萎时采挖。生用。

【性味归经】　甘、微苦,平。归脾,肺经。

【功效】　益气健脾,生津润肺。

【应用】

脾肺气阴两虚证　本品甘平,能益脾肺之气,补脾肺之阴,兼能生津止渴;其性略偏寒凉,功似西洋参而力弱,为气阴双补之品,多入复方作病后调补之药。用于热病之后,气阴两亏,倦怠自汗、饮食减少、口干少津,而不宜温补者,多与生地黄、麦冬、知母等配伍;治脾气虚弱,胃阴不足所致食少倦怠,口干舌燥者,宜与山药、石斛等同用;治燥热伤肺,气阴两伤所致气短,干咳少痰者,常与沙参,百合,麦冬等同用。

本品补中兼清,亦可用治心气与心阴两虚之心悸不眠,虚热汗多者,宜与五味子、酸枣仁等同用。同时,本品气阴双补的作用平和,治儿童气阴两虚,虚汗较多有良效,故名太子参。

【用法用量】　煎服,9～30 g。

【使用注意】　脾虚肠滑久泻者忌服。

【文献摘录】

《中国药用植物志》:"治小儿出虚汗为佳"。

《江苏药材志》:"补肺阴、健脾胃。治肺虚咳嗽,心悸,精神疲乏等症。"

《陕西中草药》:"治小儿虚汗,心悸口干,不思饮食。"

黄芪　Huángqí　(《神农本草经》)

本品为豆科植物蒙古黄芪 *Astragalus membranaceus*(Fisch.)Bge. var. *mongholicus*(Bge.)Hsiao 或膜荚黄芪 *Astragalus membranaceus*(Fisch.)Bge. 的干燥根。主产于内蒙古自治区、山西省、甘肃省等地。春、秋二季采挖。生用或蜜炙用。

【性味归经】　甘,微温。归脾、肺经。

【功效】　补气升阳,固表止汗,利水消肿,生津养血,行滞通痹,托毒生肌。

笔记栏

黄芪

【应用】

1. 脾气虚证　本品甘微温,主入脾胃,为补中益气,升阳举陷之要药。脾气虚弱,倦怠乏力,食少便溏者,可单用熬膏服,临证常用炙黄芪与人参、白术等配伍。因其长于升阳举陷,故用治脾虚中气下陷之久泻脱肛、内脏下垂诸证最为相宜,常与人参、升麻、柴胡等同用,如补中益气汤。本品尚可补气以摄血,对脾虚不能统血所致失血证,常与人参、白术等同用,如归脾汤。本品补气健脾益肺,又能利水消肿,标本兼治,为治气虚水肿之要药。故适用于脾虚水湿失运,浮肿尿少者,常与白术、猪苓、茯苓等同用,如黄芪补中汤。

2. 肺气虚证　本品能补益肺气。可用于肺气虚弱,咳喘日久,气短神疲者,常与人参、五味子、紫菀等同用,如补肺汤;治肺痿劳嗽,可与白芍、阿胶、五味子等同用,如黄芪劫劳散。

3. 自汗　本品能补脾肺之气,益卫固表,常与牡蛎、麻黄根等同用,如牡蛎散。若因卫气不固,表虚自汗而易感风邪者,宜与白术、防风等同用,如玉屏风散。

4. 消渴证　本品生用能补气生津以止渴,故治消渴亦常选用。可单用熬膏服。消渴内热明显者,当与天花粉、葛根等同用,如玉液汤;内热不显者,可与生地黄、山茱萸等同用,如滋膵饮。

5. 气血两虚证　本品能补脾肺之气以资生血之源,实为益气生血之良药。常配伍当归以使阳生阴长,气旺血生,如当归补血汤。若产后气血虚亏所致乳汁缺少,常重用黄芪、当归,加配王不留行、穿山甲、路路通等。

6. 气虚血滞,半身不遂,痹痛麻木　本品补气以助血行,通调血脉,兼有行滞通痹之功。治中风后遗症,气虚而致血滞,筋脉失养,症见半身不遂,口眼㖞斜者,则重用黄芪,并与当归、川芎、地龙等同用,如补阳还五汤;治风寒湿痹,宜与川乌、独活等祛风湿药和川芎、牛膝等活血药配伍;若用治肌肤麻木不仁之血痹,常与桂枝、生姜等同用,如黄芪桂枝五物汤。

7. 气血亏虚,疮痈难溃,久溃不敛　本品温养脾胃以生肌,补益气血而收托毒排脓之效,故为疮家要药。疮疡中期,正虚毒盛不能托毒外达,疮形平塌,根盘散漫,难溃难腐者,常与人参、当归、升麻等同用,如托里透脓散;溃疡后期,因气血虚弱,脓水清稀、疮口难敛者,常与人参、当归、肉桂等同用,以生肌敛疮,如十全大补汤。

【用法用量】　煎服,9~30 g。蜜炙可增强其益气补中作用。

【使用注意】　凡表实邪盛,内有积滞,阴虚阳亢,疮疡阳证实证等,均不宜用。

【文献摘录】

《本草汇言》:"补肺健脾,实卫敛汗,驱风运毒之药也。"

《本草备要》:"生用固表,无汗能发,有汗能止,温分肉,实腠理,泻阴火,解肌热;炙用补中益元气,温三焦,壮脾胃,排脓内托,疮痈圣药。"

《本草正义》:"黄芪,补益中土,温养脾胃,凡中气不振,脾土虚弱,清气下陷者最宜。其皮直达人之肤表肌肉,固护卫阳,充实表分,是其专长,所以表虚诸病,最为神药。但升举有余,偏于阳分,气虚阳虚者,宜升宜提,而阴虚火扰者宜禁。"

白术　*Báizhú*　(《神农本草经》)

本品为菊科植物白术 *Atractylodes macrocephala* Koidz. 的干燥根茎。主产于浙江省、安徽省、湖北省等地。冬季采挖。生用或麸炒、土炒用。

【性味归经】　甘、苦,温。归脾、胃经。

【功效】　益气健脾,燥湿利水,止汗,安胎。

【应用】

1. 脾气虚证　本品甘温益脾胃之阳气,苦燥能化脾胃之湿浊,为"脾脏补气第一要药"。治脾胃气虚,面色萎黄、食少腹胀、饮食不化等症,可单用,如白术膏;若与人参同用,补气力更佳,如参术膏;临证则常配人参、茯苓、炙甘草等同用,如四君子汤。若治脾胃虚寒,腹痛泄泻,常与人参、干姜

白术

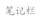

等同用，如理中丸。治脾虚而有积滞，脘腹痞满，常配伍枳实，以消补兼施，如枳术丸。

2. 脾虚湿盛，痰饮水肿，泄泻，带下　本品既可健脾补气绝其源，又能燥湿利水开其流，故为治痰饮水肿良药。治脾阳不足，痰饮内停者，常与桂枝、茯苓等同用，如苓桂术甘汤；若治水肿胀满，小便不利，则配桂枝、猪苓、泽泻等同用，如五苓散；若治脾虚湿盛之泄泻，常与车前子同用，有健脾燥湿、利小便实大便之效；若治脾虚湿浊下注，带下清稀者，多与山药、苍术等同用，如完带汤；治脾虚妊娠水肿，本品能补气健脾，安胎，常与健脾利水之品配伍使用。

3. 自汗　本品补脾益气，固表止汗，其作用与黄芪相似而力稍逊。《千金方》单用本品治汗出不止。治脾肺气虚，卫气不固之自汗，易感风邪者，宜与黄芪、防风等配伍，如玉屏风散。

4. 胎动不安　本品能健脾益气，脾健气旺，胎儿得养而自安，故为健脾安胎要药。主要用于妇女妊娠，脾虚气弱，生化无源，胎动不安之证，常与当归、白芍、黄芩等同用，如当归散。若气血亏虚，胎动不安，甚或堕胎、滑胎者，可与人参、黄芪、当归等同用，如泰山磐石散。

此外，本品苦温，对风湿痹痛诸证，能健脾燥湿以止痹痛。其中，以治湿痹者尤宜。

【用法用量】　煎服，6～12 g。燥湿利水宜生用，补气健脾宜炒用，健脾止泻宜炒焦用。

【使用注意】　本品性偏温燥，热病伤津及阴虚燥渴者不宜。

【文献摘录】

《本草通玄》："白术，补脾胃之药，更无出其右者。土旺则能健运，故不能食者，食停滞者，有痞积者，皆用之也。土旺则能胜湿，故患痰饮者，肿满者，湿痹者，皆赖之也。土旺则清气善升，而精微上奉，浊气善降，而糟粕下输，故吐泻者，不可阙也。"

《本经逢原》："白术，生用有除湿益燥，消痰利水，治风寒湿痹，死肌痉疸，散腰脐间血及冲脉为病，逆气里急之功；制熟则有和中补气，止渴生津、止汗除热，进饮食，安胎之效。"

《本草求真》："白术缘何专补脾气？盖以脾苦湿，急食苦以燥之，脾欲缓，急食甘以缓之；白术味苦而甘，既能燥湿实脾，复能缓脾生津。且其性最温，服之能健食消谷，为脾脏补气第一要药也。"

山药　Shānyào　（《神农本草经》）

山药

本品为薯蓣科植物薯蓣 *Dioscorea opposita* Thunb. 的干燥根茎。主产于河南省、江苏省、湖南省等地。习惯认为河南省（怀庆府）所产者品质最佳，故有"怀山药"之称。冬季采挖。生用或麸炒用。

【性味归经】　甘，平。归脾、肺、肾经。

【功效】　益气养阴，补脾肺肾，固精止带。

【应用】

1. 脾虚证　本品性味甘平，既补脾气，又益脾阴，兼能收涩止泻。平补气阴，不热不燥，补而不腻，为其所长。多用于脾气虚弱或气阴两虚，消瘦乏力、食少、便溏，或小儿泄泻等症，常与人参、白术、茯苓等同用，如参苓白术散。本品补气之力和缓，常用作辅助药使用。

本品药食两用，富含营养成分，又容易消化，对营养不良患者作为调补之品，甚为平妥。食谱配方常选用之。

2. 肺虚证　本品甘平质润，又能补肺气，兼能滋肺阴。其补肺之力虽较和缓，但对肺脾气阴俱虚者，补土亦有助于生金。适用于肺虚咳喘，常与太子参、南沙参、五味子等同用。若肺肾两虚，摄纳无权之虚喘者，又可与熟地黄、山茱萸、苏子等同用，如薯蓣纳气汤。

3. 肾虚证　本品尚能补肾气，滋肾阴，兼能固涩肾精；对肾脾俱虚者，其补后天亦有助于充养先天。适用于肾气虚之腰膝酸软，夜尿频多或遗尿，滑精早泄等症，常与熟地黄、山茱萸、附子等同用，如肾气丸。若治肾阴虚之腰膝酸软，头晕目眩，遗精等症，则与熟地黄、山茱萸等同用，如六味地黄丸。本品又为妇科止带常用药。如治肾虚不固，带下清稀绵绵不止者，常与山茱萸、菟丝子、金樱子

笔记栏

等同用,有固肾止带之效。

4. 消渴证　本品既补脾肺肾之气,又补脾肺肾之阴,有益气养阴,生津止渴之效,常与黄芪、天花粉、葛根等同用,如玉液汤。

【用法用量】　煎服,15～30 g。补阴生津宜生用;健脾止泻宜麸炒用。

【使用注意】　湿盛中满而有积滞者不宜服。

【文献摘录】

《神农本草经》:"补中,益气力,长肌肉。"

《本草纲目》:"益肾气,健脾胃,止泄痢,化痰涎,润皮毛。"

《本草正》:"山药能健脾补虚,滋精固肾,治诸虚百损,疗五劳七伤。第其气轻性缓,非堪专任,故补脾肺必主参、术,补肾水必君萸、地,涩带浊须破故同研,固遗泄仗菟丝相济。"

白扁豆　Báibiǎndòu　（《名医别录》）

本品为豆科植物扁豆 *Dolichos lablab* L. 的成熟种子。主产于江苏省、河南省,安徽省等地。秋季果实成熟时采取。生用或炒用。

【性味归经】　甘,微温。归脾、胃经。

【功效】　健脾化湿,和中消暑。

【应用】

1. 脾气虚证　本品能补气以健脾,兼能化湿而有止泻止带之效。唯其"味轻气薄,单用无功,必须同补气之药共用为佳"。适用于脾虚湿滞,食少、便溏或泄泻等症,常须配伍人参、白术、茯苓等,如参苓白术散。治脾虚湿浊下注之白带过多者,宜与白术、苍术、芡实等配伍。

2. 暑湿吐泻　本品甘微温,有健脾化湿,和中消暑之效。为解暑化湿之良品。用于暑湿吐泻,如《千金方》单用水煎服;偏于暑热夹湿者,宜与荷叶、滑石等配伍。若属暑月乘凉饮冷,感寒伤湿,兼表证者,常与香薷、厚朴等配伍,如香薷散。

此外,对食物中毒的呕吐,前人还单用鲜品研水绞汁服。但其力缓和,只适用于食物中毒的轻浅者。

【用法用量】　煎服,9～15 g。健脾止泻及作散剂服用时宜炒用。

【使用注意】　生扁豆研末服宜慎。

【文献摘录】

《本草纲目》:"止泄痢,消暑,暖脾胃,除湿热,止消渴。"

《本草新编》:"味轻气薄,单用无功,必须同补气之药共用为佳。"

附

扁豆衣、扁豆花

1. 扁豆衣　为白扁豆的干燥种皮。性效似白扁豆而健脾之力略逊,但无壅滞之弊,偏于消暑化湿。主治暑湿吐泻及脚气浮肿等证。煎服,5～10 g。

2. 扁豆花　为白扁豆的花。味甘、淡,性平。功能消暑化湿。多用于暑湿泄泻及带下。煎服,5～10 g。

甘草　Gāncǎo　（《神农本草经》）

本品为豆科植物甘草 *Glycyrrhiza uralensis* Fisch.、胀果甘草 *Glycyrrhiza inflata* Bat.,或光果甘草 *Glycyrrhiza glabra* L. 的干燥根及根茎。主产于内蒙古自治区、甘肃省、新疆维吾尔自治区等地。春、秋二季采挖,以秋采者为佳。切厚片。生用或蜜炙用。

【性味归经】　甘,平。归心、肺、脾、胃经。

【功效】　补脾益气,祛痰止咳,缓急止痛,清热解毒,调和诸药。

甘草

【应用】

1. 心气不足，心动悸，脉结代　本品甘平，蜜炙用善于补益心脾之气，鼓动血脉而有益气复脉之功。主要用于心气不足所致心动悸，脉结代者，如《伤寒类要》单用本品，主治伤寒耗伤心气之心悸，脉结代。若属气血两虚，心脉失养，则重用本品，常与生地黄、人参、麦冬等同用，如炙甘草汤。若温病后期，热伤气阴，脉虚大者，亦重用本品，如加减复脉汤。

2. 脾气虚证　本品炙用补脾和胃，因其作用缓和，宜作为辅助药使用，"助参、芪成气虚之功"。治脾胃虚弱，怠倦乏力，食少便溏者，须与人参、白术、茯苓等配伍，如四君子汤。

3. 咳喘证　本品甘润平和，既能止咳祛痰，又能益气润肺，还略具平喘作用。故无论外感内伤，寒热虚实，新病久咳，有痰无痰均可应用。单用有效，但多入复方配伍应用。

4. 脘腹及四肢挛急疼痛　本品味甘能缓急，善于缓急止痛。对脾虚肝旺的脘腹挛急作痛或阴血不足，筋失所养的四肢挛急作痛，均常配白芍，即芍药甘草汤。临床常以此为基础方，随证配伍用于血虚、血瘀、寒凝等多种原因所致的脘腹及四肢挛急作痛。

本品又善"去尿管痛"，如《珍珠囊》单用本品水煎服，治尿中痛。若治心经移热于小肠之尿赤兼涩痛者，常与生地黄，木通配伍，如导赤散。

5. 热毒疮疡，咽喉肿痛　本品生用性微寒，能清热解毒，利咽消肿，应用广泛。治热毒疮疡，可单用煎汤浸渍，或熬膏内服；临证更常与金银花、连翘等配伍。治热毒咽喉肿痛，宜与板蓝根、桔梗、牛蒡子等配伍。

6. 药物、食物中毒　本品对附子等多种药物所致中毒，或多种食物所致中毒，有一定解毒作用。可与绿豆或大豆煎汤服。

7. 调和药性　本品味纯甘，得中和之性，调和药性，每为要药，故有"国老"之美誉。如调胃承气汤用甘草以缓和芒硝、大黄之性，使泻下不致太猛，并避免其刺激大肠而产生腹痛；四逆汤，甘草与附子、干姜同用，能缓和附子、干姜之温燥，以防伤阴。本品若与半夏、干姜及黄连、黄芩等热药、寒药同用，又能协调药性，如甘草泻心汤。其甜味浓郁，可矫正方中药物的滋味。

【用法用量】　煎服，3～10 g。生用性微寒，可清热解毒；蜜炙药性微温，并可增强补益心脾，益气复脉和润肺止咳作用。

【使用注意】　不宜与京大戟、芫花、甘遂同用。本品有助湿壅气之弊，湿盛胀满，水肿者不宜用。大剂量久服可导致水钠潴留，引起浮肿。

【文献摘录】

《名医别录》："温中下气，烦满短气，伤脏咳嗽。"

《本草正》："（甘草）得中和之性，有调补之功，故毒药得之解其毒，刚药得之和其性，表药得之助其外，下药得之缓其速。助参、芪成气虚之功，人所知也。"

《药品化义》："生用凉而泻火，主散表邪，消痈肿，利咽喉，解百药毒，除胃积热，去尿管痛，此甘凉除热之力也。炙用温而补中，主脾虚滑泻，胃虚口渴，寒热咳嗽，气短困倦，劳役虚损，此甘温助脾之功也。"

大枣　Dàzǎo　（《神农本草经》）

本品为鼠李科植物枣 *Ziziphus jujuba* Mill. 的成熟果实。主产于河北省、河南省、山东省等地。秋季果实成熟时采收。生用。

【性味归经】　甘，温。归脾、胃、心经。

【功效】　补中益气，养血安神。

【应用】

1. 脾虚证　本品甘温，药性平和，能补中益气，实为调补脾胃之常用药。适用于脾气虚弱，消瘦、倦怠乏力、便溏等症。可单用，但多入复方配伍应用。若气虚乏力较甚，宜与人参、白术、茯苓等配伍,如参枣丸。

现代,治疗放疗、化疗后贫血或白细胞降低的患者,有辅助治疗作用。

2. 脏躁,神志不安证 本品能养血安神,为治疗心失所养,心神无主而脏躁的要药。可单用,如《证治准绳》治脏躁自悲自哭自笑,以红枣烧存性,米饮调下。治情志抑郁,神志不安之脏躁证,常与甘草、小麦配伍,以养心宁神,如甘麦大枣汤。《千金方》还用本品治疗虚劳烦闷不得眠者。本品养血之功也可用于脾虚血少,面色萎黄,心悸失眠等症,常作辅助药使用。

此外,本品味甘能缓和药性,用于药性较峻烈的方剂中,可以减少烈性药的副反应,并保护正气。如十枣汤,即用以缓和甘遂、大戟、芫花之烈性与毒性。同时,本品配伍生姜能增助药效,方剂中常用此基本组合,如入解表剂以调和营卫,入补益剂以调补脾胃。食疗配方中,大枣与生姜相配,能增进食欲,帮助消化。

【用法用量】 劈破煎服,6~15 g。亦可去皮核捣烂为丸服。

【使用注意】 湿痰、积滞、齿病虫病者,均不宜服。

【文献摘录】

《神农本草经》:"安中养脾。"

《名医别录》:"补中益气,强力,除烦闷。"

《本草汇言》:"沈氏曰,此药甘润膏凝,善补阴阳、气血、津液、脉络、筋俞、骨髓,一切虚损,无不宜之。如龙潭方治惊悸怔忡,健忘恍惚,意志昏迷,精神不守,或中气不和,饮食无味,百体懒重,肌肉羸瘦,此属心、脾二脏元神亏损之证,必用大枣治之。"

饴糖 Yítáng 《名医别录》

本品为米、麦、粟或玉蜀黍等粮食,经发酵糖化制成。全国各省均产。有软、硬两种,软者称胶饴,硬者称白饴糖。均可入药,但以胶饴为主。

【性味归经】 甘,温。归脾、胃、肺经。

【功效】 补益中气,缓急止痛,润肺止咳。

【应用】

1. 中虚里急、脘腹疼痛 本品性味甘温,为具营养作用的补脾益气药,可改善脾气虚弱及营养不良症状。以其兼能缓急止痛,故尤宜于脾胃虚寒性里急腹痛者。可单用,临证每与桂枝、白芍、炙甘草等同用,如小建中汤;若中虚寒盛而脘腹痛甚者,又当与人参、干姜、花椒同用,如大建中汤。

2. 肺燥咳嗽 本品能润燥止咳,治咽喉干燥,喉痒咳嗽者,单用本品噙咽,亦可收润燥止咳之效。临证多与百部、紫菀等同用。若治肺虚干咳痰少,短气乏力者,本品兼能补益肺气,常与人参、阿胶、苦杏仁等同用。

【用法用量】 入汤剂须烊化冲服,每次15~20 g。亦可熬膏或为丸服。

【使用注意】 本品有助湿壅中之弊,湿阻中满者不宜服。

【文献摘录】

《名医别录》:"主补虚乏,止渴,生血。"

《日华子本草》:"消痰止嗽,并润五脏。"

《长沙药解》:"补脾精,化胃气,生津,养血,缓里急,止腹痛。"

蜂蜜 Fēngmì 《神农本草经》

本品为蜜蜂科昆虫中华蜜蜂 *Apis cerana* Fabricius 或意大利蜂 *Apis mellifera* Linnaeus 所酿的蜜。我国各地均产。春至秋季采收,过滤后供用。

【性味归经】 甘,平。归肺、脾、大肠经。

【功效】 补中缓急,润燥,解毒;外用生肌敛疮。

【应用】

1. 脾气虚弱,脘腹挛急疼痛 本品甘平润养,亦为富含营养成分的补脾益气药。宜用于脾气虚弱,营养不良者。可作食品服用。对中虚脘腹疼痛者,本品既可补中,又可缓急止痛,标本兼顾。可单用。临证常与桂枝、白芍、甘草等同用。

2. 肺虚久咳,肺燥咳嗽 本品能补肺润燥止咳,还可补土以生金。治肺虚久咳,可单用,亦可配入复方应用。如琼玉膏,本品与人参、生地黄等同用。对燥邪伤肺,干咳无痰或痰少而黏者,可与阿胶、桑叶、川贝母等同用。

3. 肠燥便秘 本品有润肠通便之效,治疗肠燥便秘者,可单用冲服,或随证与生地黄、当归、火麻仁等同用。亦可将本品制成栓剂,纳入肛内,以通导大便,如蜜煎导。

4. 解乌头类药毒 本品与乌头类药物同煎,可降低其毒性。服乌头类药物中毒者,大剂量服用本品,有一定解毒作用。

此外,本品味甘甜美,质润而黏,中药制剂中常将其作为赋形剂或矫味剂使用,同时又可以缓和药性。若作为炮炙补脾益气药或化痰止咳药的辅料,所制之药物还能增强补虚或润肺止咳之力,提高疗效。

此外,本品外用,对疮疡肿毒有解毒消疮之效;对溃疡、烧烫伤有解毒防腐,生肌敛疮之效。

【用法用量】 煎服或冲服,15~30 g,大剂量 30~60 g。制丸剂、膏剂等,随方适量。外用适量。本品作栓剂肛内给药,通便效果较口服更捷。

【使用注意】 凡湿阻中满,便溏或泄泻者宜慎用。

【文献摘录】

《神农本草经》:"安五脏诸不足,益气补中,止痛,解毒,除众病,和百药。"

《本草纲目》:"蜂蜜入药之功有五:清热也,补中也,解毒也,润燥也,止痛也。生则性凉,故能清热;熟则性温,故能补中;甘而和平,故能解毒;柔而濡泽,故能润燥;缓可去急,故能止心腹、肌肉、疮疡之痛……张仲景治阳明结燥,大便不通,蜜煎导法,诚千古神方也。"

红景天 Hóngjǐngtiān 《四部医典》

本品为景天科植物大花红景天 *Rhodiola crenulata*(Hook. f. et Thoms.)H. Ohba 的干燥根茎。主产于西藏自治区、四川省、吉林省等地。秋季采挖,晒干。生用。

【性味归经】 甘、苦,平。归脾、肺、心经。

【功效】 健脾益气,止咳平喘,活血通脉。

【应用】

1. 脾气虚证 本品甘平,能健脾益气,尤适用于脾气虚衰,倦怠乏力等症,单用即有一定疗效。因其兼有收涩止带之效,用于脾虚带下者,可单用,或配伍山药、白术、芡实等,疗效更佳。用于血虚证,本品能益气生血,亦可单用或与补血药配伍使用。

2. 肺阴虚及肺热咳喘 本品味甘,能补肺气,养肺阴,味苦性偏寒,又兼能清肺热。多用于肺阴不足,咳嗽痰黏,或有咯血者。可单用,或配伍南沙参、百合等。治肺热咳喘,亦可单用或配用。

3. 血瘀证 本品还兼有活血化瘀通脉之功,可配伍其他活血通脉药,用于气虚血瘀,胸痹心痛,中风瘫痪以及跌打损伤等瘀血证。

此外,本品有预防和减轻高原反应的作用。外用可治烧烫伤。

【用法用量】 煎服,6~12 g。

【文献摘录】

《全国中草药汇编》:"甘,涩,寒。清肺止咳,止血,止带。"

《中华人民共和国药典》2010 年版:"甘、苦,平。益气活血,通脉平喘。用于气虚血瘀,胸痹心

笔记栏

痛,中风瘫痪,倦怠气喘。"

刺五加 Cìwǔjiā （《全国中草药汇编》）

本品为五加科植物刺五加 Acanthopanax senticosus（*Rupr. et Maxim*）*Harms* 的干燥根及根茎或茎。主产于辽宁省、吉林省、黑龙江省等地。春、秋二季采挖,晒干。生用。

【性味归经】 甘、微苦,温。归脾、肺、心、肾经。

【功效】 健脾益气,补肾安神。

【应用】

1. 脾肺气虚证 本品能补脾气,益肺气,并略有祛痰平喘作用。治脾肺气虚,体倦乏力、食欲不振、久咳虚喘者,可单用,亦可配伍蛤蚧等药,疗效更佳,如五加参蛤蚧精。临证常与太子参、五味子、白果等同用。单纯的脾气虚证和肺气虚证亦宜选用。

2. 肾虚腰膝酸痛 本品甘温,能温助阳气,补肾强筋骨。治肾虚腰膝酸痛者,可单用,或与杜仲、续断、桑寄生等同用。亦可用于阳痿、小儿行迟及风湿痹证而属肝肾不足者。

3. 心脾不足,失眠健忘 本品能补心脾之气,并益气以养血,安神益智。治心脾两虚、心神失养之失眠、健忘,多梦等症,可单用泡酒服,亦可与制何首乌、酸枣仁、远志等同用,以养心安神,如五加何首乌片。

【用法用量】 煎服,9～27 g。目前多作片剂、颗粒剂、口服液及注射剂使用。

【使用注意】 阴虚内热者应慎用。

【文献摘录】

《全国中成药产品集》:"扶正固本,补肾健脾,益智安神。适用于脾肾不足,腰膝酸软,神经衰弱,失眠,体虚无力。"

《中华人民共和国药典》2010 年版:"辛、微苦,温。益气健脾,补肾安神。用于脾肺气虚,体虚乏力,食欲不振,肺肾两虚,久咳虚喘,肾虚腰膝酸痛,心脾不足,失眠多梦。"

绞股蓝 Jiǎogǔlán （《救荒本草》）

本品为葫芦科植物绞股蓝 Gynostemma pentaphllam（Thunb.）Makino 的干燥茎或全草。主产于广东省、广西壮族自治区、四川省等地。秋季采收,晒干。生用。

【性味归经】 甘、苦,寒。归脾、肺经。

【功效】 益气健脾,化痰止咳,清热解毒。

【应用】

1. 脾虚证 本品味甘入脾,能益气健脾,兼能生津止渴。对于气虚乏力、四肢倦怠、纳食不佳、或气阴两虚的消渴等,均可单用;或配伍太子参、山药、山茱萸等,以补气养阴,生津止渴。本品健脾益气,又能行气化滞,可用治脾虚气滞之胃脘疼痛,嗳气,吞酸等症。本品又兼有活血降脂之效,可治脾虚血瘀证。治胸痹心痛,常与丹参、当归、川芎等同用。近代,本品还作为日常保健佳品。

2. 肺虚咳喘证 本品味甘而偏于苦寒,能补肺气,兼能清肺化痰,止咳平喘。常用于肺虚有热、咳喘痰稠者,可与川贝母、百合、鱼腥草等同用;治痰浊壅肺,咳嗽痰多、胸闷者,本品既能健脾除湿,又能化痰止咳,常与半夏、陈皮、瓜蒌等同用。

此外,本品还略有清热解毒作用,可用于肿瘤、腋臭而有热毒之证。

【用法用量】 煎服,10～20 g。研末冲服,3～6 g。亦可泡服。

【使用注意】 虚寒证忌服。

【文献摘录】

《救荒本草》:"救饥,叶味甜,采叶炸熟,水浸去邪味,涎沫,淘洗净,油盐调食。"

《临床中药辞典》:"化痰止咳,健脾理气,益气活血,生津止渴,解毒利湿。"

沙棘 Shājí 《晶珠本草》

本品为胡颓子科植物沙棘 *Hippophae rhamnoides* L. 的成熟果实。主产于西南、华北、西北地区。秋、冬二季果实成熟时或天冷冻硬后采收。生用或鲜用。本品为蒙古族、藏族习用药材。

【性味归经】 甘、酸,温。归脾、胃、肺、心经。

【功效】 健脾消食,止咳祛痰,活血祛瘀。

【应用】

1. 脾虚食少,津伤口渴 本品能温养脾气,开胃消食;又甘酸化阴,兼有益气生津作用。适用于脾气虚弱或脾胃气阴两伤,体倦乏力、食少纳差、食积腹痛等症。如《四部医典》以本品与芫荽子、藏木香、余甘子等同用。若用于热病气津两伤及久病气津不足口渴者,可单味煎汤加冰糖调服,或与麦冬、五味子、芦根等同用。

2. 咳嗽痰多 本品归肺经,能止咳祛痰,为藏医和蒙医治疗咳喘痰多常用之品。可单用,如《四部医典》以沙棘适量,煎煮浓缩为膏(即沙棘膏),主治咳嗽。本品既有补肺,温肺,敛肺之功,又有止咳化痰之效。故肺虚久咳,寒痰湿痰者最为相宜,亦可单用,或与黄芪、白术及半夏、陈皮等配伍。

3. 瘀血证 本品具有活血祛瘀作用,可治胸痹心痛、跌打损伤、妇女月经不调等多种瘀血证。因其较长于活血通脉,故以胸痹瘀滞疼痛者尤宜。可单用,或与川芎、当归、香附等调经药及乳香、没药、血竭等活血化瘀药同用。

此外,沙棘外用涂患处,可治水火烫伤,具有敛疮生肌之效。

【用法用量】 煎服,3~10 g。鲜品 30~50 g,捣汁服。外用适量。

【使用注意】 沉寒痼冷或内热实火者均应忌服。

【文献摘录】

《晶珠本草》:"活肺病、喉病……益血。"

《西藏常用中草药》:"性温,味酸涩","活血散瘀,化痰宽胸,补脾健胃。治跌打损伤,瘀肿,咳嗽痰多,呼吸困难,消化不良。"

《中华人民共和国药典》2010 年版:"酸、涩、温。健脾消食,止咳祛痰,活血散瘀。用于脾虚食少,食积腹痛,咳嗽痰多,胸痹心痛,瘀血经闭,跌扑瘀肿。"

第二节 补 阳 药

本类药物味多甘、辛、咸,药性温热,主入肾、肝经。辛甘化阳,咸以补肾,甘温能补人体之阳气,故以补肾壮阳,填精益髓,强筋健骨为主要功效,主治肾阳虚衰,精血不足,筋骨痿软诸证。肾阳为一身之元阳,诸阳之本,肾阳之虚得补,其他脏腑得以温煦,从而消除或改善全身阳虚诸证。部分补阳药分别兼有祛风除湿、温脾止泻、纳气平喘、养肝明目、固精缩尿、调冲任、安胎等功效,又可用治风湿痹痛、脾虚泄泻、虚寒喘咳、目暗不明、遗精遗尿、月经不调、胎动不安等症。

鹿茸 Lùróng 《神农本草经》

本品为鹿科动物梅花鹿 *Cervus nippon* Temminck 或马鹿 *Cervus elaphus* Linnaeus. 的雄鹿未骨化密生茸毛的幼角。前者习称"花鹿茸",后者习称"马鹿茸"。主产于吉林省、黑龙江省、新疆维吾尔自治区等地。其他地区也有人工饲养。夏、秋二季锯取鹿茸,切片后阴干或烘干入药。

【性味归经】 甘、咸,温。归肾、肝经。

鹿茸

【功效】　壮肾阳,益精血,强筋骨,调冲任,托疮毒。

【应用】

1. 肾阳虚衰,精血不足证　本品甘温,为血肉有情之品,禀纯阳之性,具生发之气,功善壮肾阳,益精血,为峻补肾阳要药。故可用治肾阳虚衰,精血不足,症见畏寒肢冷,阳痿早泄,宫冷不孕,腰膝酸痛,耳鸣耳聋等。可单用或配入复方运用。治阳事不举,小便频数,配山药泡酒服,如鹿茸酒;若兼见遗泄失精等症,常配伍熟地黄、附子、麝香成方,如麝香鹿茸丸。治诸虚百损,五劳七伤之畏寒肢冷、阳痿早泄、宫冷不孕、小便频数等症,常与人参、黄芪、巴戟天等同用,如参茸固本丸;亦常与熟地黄、牛膝、菟丝子等配制成膏药贴脐用,如鹿茸膏。

2. 肝肾不足,筋骨痿软,小儿五迟　本品能补肝肾,益精血,强筋骨,又为峻补肝肾,填精益髓之要药。适用于肝肾不足,精血亏虚,而见脑转耳鸣,腰脊冷痛,筋骨痿软,或小儿骨软行迟、立迟、齿迟,囟门过期不合等症。单用鹿茸粉吞服即效,或可配用肉苁蓉、菟丝子、牛膝等,如鹿茸四斤丸。临证多与五加皮、熟地黄、山茱萸等同用,如加味地黄丸。治骨折后期,愈合不良,亦可与骨碎补、川断、自然铜等同用。

3. 冲任虚寒,崩漏带下　本品壮肾阳,益精血,兼可调理冲任,有固崩止带之功。治冲任虚寒,带脉失固,经多色黑的崩漏下血,与当归、阿胶、蒲黄等同用,如鹿茸散;治冲任虚寒,白带过多,常与狗脊、白蔹等同用,如白蔹丸。

4. 疮疡久溃不敛,阴疽内陷不起　本品补肾阳,益精血,有温补内托及生肌之效。故可用于肾虚精亏,无力托毒外出所致之疮疡久溃不敛,阴疽内陷不起,常与熟地黄、麻黄、肉桂等配伍,如阳和汤。

【用法用量】　1~2 g,研末冲服。或入丸、散。亦可浸酒服。

【使用注意】　凡阴虚阳亢,血分有热,胃火盛或肺有痰热,外感热病者均忌服。内服本品宜小量递增,以免升阳太过而伤阴动血。

【文献摘录】

《神农本草经》:"主漏下恶血,寒热惊痫,益气强志,生齿不老。"

《名医别录》:"疗虚劳……破瘀血在腹,散石淋痈肿,骨中热疽。养骨安胎下气,杀鬼精物,久服耐老。"

《本草纲目》:"生精补髓,养血益阳,强筋健骨,治一切虚损耳聋、目暗、眩晕、虚痢。"

附

鹿角、鹿角胶、鹿角霜

1. 鹿角　本品为梅花鹿和各种雄鹿已成长骨化的角。味咸,性温。归肝、肾经。功能补肾助阳,强筋健骨。可做鹿茸之代用品,唯效力较弱。兼能行血消肿。常用于阳痿遗精、腰脊冷痛、阴疽疮疡、乳痈初起、瘀血肿痛等。内服外用均可。煎服或研末服,用量 6~15 g。外用适量,磨汁涂或研末敷。阴虚火旺者忌服。

2. 鹿角胶　本品为鹿角煎熬而成的胶块。味甘、咸,性温。归肾、肝经。功能温补肝肾,益精养血。功效虽不如鹿茸之峻猛,但比鹿角为佳,并有良好的止血作用。适用于肝肾不足所致的腰膝酸冷、阳痿遗精、虚劳羸瘦、便血尿血、崩漏下血以及阴疽肿痛等。用量 3~6 g,用开水或黄酒加温烊化服,或入丸、散膏剂。阴虚火旺者忌服。

3. 鹿角霜　本品为鹿角去胶质的角块。味咸,性温。归肝、肾经。功能温肾助阳,强筋骨,与鹿角相似而力较弱,但兼具收敛之性,而有涩精,止血,敛疮之功。用于脾肾阳虚,白带过多、遗尿尿频、崩漏下血、疮疡不敛。用量 9~15 g,先煎,或入丸、散。阴虚火旺者不宜。

紫河车　Zǐhéchē　《本草拾遗》

本品为健康产妇的干燥胎盘。将新鲜胎盘除去羊膜和脐带,蒸或置沸水中略煮后,干燥。研粉用。

【性味归经】　甘、咸,温。归肺、肝、肾经。

【功效】 温肾益精,益气养血。

【应用】

1. 虚劳羸瘦,阳痿遗精 本品甘温,补肾阳,益精血,为血肉有情之品,乃补阴阳两虚之药。善治肾阳不足,精血衰少及虚损劳极诸证。其药力和缓,温而不燥,多入丸散,利于久服取效。如用治神疲羸弱,腰酸,头晕耳鸣等症,单用即效;或配伍人参、熟地黄、天冬等补气养血之品,如河车封髓丹。治肾虚足膝无力、目昏耳鸣、男子遗精、女子不孕等症,宜与龟甲、杜仲、牛膝等同用,如大造丸。

2. 气血不足诸证 本品温肾益精,尚可益气养血。如用治产后乳汁缺少、面色萎黄消瘦、食少气短等,可单用本品研粉服。或用鲜品煮烂食之,或随证与人参、黄芪、当归、熟地黄等同用。

3. 肺肾两亏,虚喘劳嗽 本品善能补肺气,益肾精,纳气平喘。治肺肾两虚,肾不纳气之虚喘证,宜在虚喘未发作时服用,可单用,久服收效。亦宜与人参、蛤蚧、胡桃肉等同用。若治骨蒸劳嗽,常与龟甲、人参、黄柏等同用,如河车大造丸。

此外,本品尚可用治癫痫日久,气血大亏,神志恍惚之症,常与远志、茯神、人参等同用,如河车丸。

【用法用量】 2~3 g,研末装胶囊服。或入丸、散。亦可用鲜胎盘蒸煮服。

【使用注意】 阴虚火旺者不宜单用。

【文献摘录】

《本草拾遗》:"主气血羸瘦,妇人劳损,面黯皮黑,腹内诸病渐瘦悴者。"

《本草图经》:"男女虚损劳极,不能生育,下元衰惫。"

《本草经疏》:"人胞乃补阴阳两虚之药,有反本还原之功。然而阴虚精涸,水不制火,发为咳嗽吐血,骨蒸盗汗等证,此属阳盛阴虚,法当壮水之主,以制阳光,不宜服此并补之剂,以耗将竭之阴也。"

附

脐 带

始载于《本草拾遗》,即胎儿之脐带,又名坎炁(坎气)。系将新鲜脐带用金银花、甘草、黄酒同煮,烘干入药。本品味咸而甘,性温。归肾经。善能补肾,纳气,敛汗。用治肾虚喘咳,盗汗等症,常与人参、熟地等同用,如坎气丹。亦每单用炖服,或研末冲服。煎服,1~2条。研末,1.5~3 g。

淫羊藿 Yínyánghuò (《神农本草经》)

本品为小檗科植物淫羊藿 *Epimedium brevicornu* Maxim. 和箭叶淫羊藿 *Epimedium sagittatum* (Sieb. et Zucc.) Maxim.、柔毛淫羊藿 *Epimedium pubescens* Maxim. 或朝鲜淫羊藿 *Epimedium koreanum* Nakai. 的干燥地上部分。主产于陕西省、山西省、湖南省等地。夏秋茎叶茂盛时采收。生用或羊脂油炙用。

淫羊藿

【性味归经】 辛、甘,温。归肾、肝经。

【功效】 补肾阳,强筋骨,祛风湿。

【应用】

1. 肾阳虚衰,阳痿尿频,腰膝无力 本品辛甘温燥烈,长于补肾壮阳,为壮阳起痿之良药。单用有效,亦可与其他补肾壮阳药同用。如治肾阳虚衰,阳痿不举,腰膝无力等症,单用浸酒服,如淫羊藿酒;或配伍仙茅、肉苁蓉、附子等成方,如赞育丸,以治肾虚阳痿遗精等。治妇女宫冷不孕,多与鹿茸、当归等配伍;若治妇女天癸已绝,阴阳两虚,头晕目眩等症,可与仙茅、当归、知母等配伍,如二仙汤。

2. 肝肾不足,风湿痹痛,麻木拘挛 本品辛温而散,可强筋骨,祛风湿。治风湿痹痛,麻木拘挛,有标本兼治之功。可单用泡酒,如仙灵脾酒;或与威灵仙、川芎、肉桂等配伍,如仙灵脾散。

笔记栏

【用法用量】　煎服,6～10 g。或浸酒、熬膏及入丸、散。外用适量,煎水洗。

【使用注意】　本品易伤阴助火,阴虚火旺者慎服。

【文献摘录】

《神农本草经》:"主阴萎绝伤,茎中痛,利小便,益气力,强志。"

《名医别录》:"坚筋骨,治瘰疬,赤痈;下部有疮,洗,出虫。"

《本草备要》:"补命门,益精气,坚筋骨,利小便。"

巴戟天　Bājǐtiān　(《神农本草经》)

巴戟天

本品为茜草科植物巴戟天 *Morinda officinalis* How. 的干燥根。主产于广东省、广西壮族自治区及福建省等地。多为野生,亦有栽培品种。全年均可采挖。生用或盐水炙用。

【性味归经】　甘、辛,微温。归肾、肝经。

【功效】　补肾阳,强筋骨,祛风湿。

【应用】

1. 阳痿遗精,宫冷不孕,小便频数　本品温补肝肾,甘润不燥。治虚羸阳痿不举,五劳七伤百病,常配伍牛膝,浸酒温服;亦常与淫羊藿、仙茅、枸杞子等同用,如赞育丸,以治命门火衰所致阳痿不育,遗精滑泄等症。治妇女宫寒,月经不调、赤白带下、少腹冷痛等症,多配伍高良姜、肉桂、吴茱萸等为丸服,如巴戟丸。又常与桑螵蛸、益智、菟丝子等同用,治肾阳虚之小便不禁。

2. 风湿久痹,腰膝肿痛,肾虚筋骨痿软　本品既能温补肝肾,强筋骨,又能祛风湿,止痹痛。对肾阳虚兼风湿之证为宜,多与补肝肾、祛风湿药同用。如治风冷腰胯疼痛,行步不利,常配伍牛膝、羌活、杜仲等;治肾虚骨痿,腰膝冷痛,活动不利者,常与杜仲、鹿胎、紫河车等同用,如金刚丸。

【用法用量】　煎服,3～10 g。

【使用注意】　阴虚火旺及有热者慎服。

【文献摘录】

《神农本草经》:"主大风邪气,阴痿不起,强筋骨,安五脏,补中,增志,益气。"

《本草求真》:"为补肾要剂,强阳益精……又能祛风除湿。"

《本草备要》:"补肾益精,治五劳七伤,辛温散风湿,治风湿脚气水肿。"

仙茅　Xiānmáo　(《海药本草》)

本品为石蒜科植物仙茅 *Curcoligo orchioides* Gaertn. 的干燥根茎。主产于四川省、云南省、贵州省等地。秋、冬二季采挖。生用。

【性味归经】　辛,热。有毒。归肾、肝、脾经。

【功效】　补肾阳,强筋骨,祛寒湿。

【应用】

1. 阳痿精冷,遗尿尿频,阳虚冷泻　本品辛热性猛,尤善补命门之火而兴阳道。治命门火衰,阳痿早泄、精冷不育等症,常与淫羊藿、五加皮等配伍,如仙茅酒;治肾阳虚,下元不固,遗尿尿频等证,单用泡酒即效;治脾肾阳虚,脘腹冷痛、肠鸣泄泻等症,常与肉豆蔻、补骨脂等同用。

2. 寒湿痹痛,腰膝酸软　本品辛热燥烈,善温补肝肾兼有祛寒湿,强筋骨之功。常用治肝肾不足兼有寒湿痹阻者,可与巴戟天、淫羊藿、桑寄生等同用;若用治痹证日久,累及肝肾,腰膝冷痛、活动不利者,常与独活、羌活、川乌等配伍应用。

此外,本品培补肝肾,用治肝肾不足,眼目昏花、须发早白等,常配伍熟地黄、茯苓、枸杞子等,如仙茅丸。本品能补肾气,可治肾不纳气之虚喘。

【用法用量】　煎服,3～10 g。或入丸、散剂,或浸酒。

【使用注意】 阴虚火旺者忌服。本品燥热有毒,不宜久服。

【文献摘录】

《开宝本草》:"主心腹冷气不能食,腰脚冷风挛痹不能行,丈夫虚劳,老人失溺,男子益阳道。"

《本草纲目》:"仙茅性热,补三焦命门之药,惟阳软精寒,禀赋素怯者宜之。若体壮相火炽盛者,服之反能动火。"

《本草正义》:"仙茅乃补阳温肾之专药,故亦兼能祛寒湿,与巴戟天、仙灵脾相类,而猛烈又过之。"

杜仲 Dùzhòng 《神农本草经》

杜仲

本品为杜仲科植物杜仲 *Eucommia ulmoides* Oliv. 的干燥树皮。主产于四川省、陕西省、湖北省等地。4～6月采收。生用或盐水炒用。

【性味归经】 甘,温。归肝、肾经。

【功效】 补肝肾,强筋骨,安胎。

【应用】

1. 肝肾亏虚,腰膝酸痛,筋骨痿软 腰为肾之府,膝为筋之府,本品补肝益肾,有强筋骨,壮腰膝之功,治肝肾不足所致的腰膝酸痛,筋骨痿软,诚为要药。其他腰痛用之,均有扶正固本之效。如治肾虚腰痛如折,可单用酒煎服,或与补骨脂、胡桃肉同用,即青娥丸;治风湿日久,腰痛冷重,多与独活、桑寄生、细辛等同用,如独活寄生汤;治跌打损伤腰痛,多与当归、桃仁、红花等同用,如杜仲汤;治肾虚阳痿,精冷不固,小便频数,与当归、川芎、芍药等同用如十补丸;治妇女经期腰痛,宜与鹿茸、山茱萸、菟丝子等同用。

2. 胎动不安 本品补肝益肾,调理冲任,有固经安胎之功。用治肝肾亏虚,冲任不固,妊娠下血,胎动不安等症,可单用研末与枣肉为丸,如杜仲丸;或与黄芪、黄芩等配伍,如安胎饮;临证多与桑寄生、续断、阿胶等同用。常与续断、山药等同用,以治习惯性堕胎。

【用法用量】 煎服,6～10 g。或浸酒,或入丸、散。

【使用注意】 阴虚火旺者慎用。煎汤宜炒用,有利于有效成分煎出,故比生用效果好。

【文献摘录】

《神农本草经》:"主腰脊痛,补中,益精气,坚筋骨,强志,除阴下痒湿,小便余沥。久服轻身耐老。"

《名医别录》:"治脚中酸痛,不欲践地。"

《本草汇言》:"凡下焦之虚,非杜仲不补;下焦之湿,非杜仲不利;足胫之酸,非杜仲不去;腰膝之痛,非杜仲不除。"

续断 Xùduàn 《神农本草经》

本品为川续断科植物川续断 *Dipsacus asper* Wall. ex Henry 的干燥根。主产于四川省、湖北省、湖南省等地。秋季采挖。生用,或炒用;亦可酒制用。

【性味归经】 苦、辛,微温。归肝、肾经。

【功效】 补肝肾,强筋骨,续折伤,止崩漏。

【应用】

1. 肾虚阳痿,遗精遗尿 本品性温助阳,补益肝肾,适用于肾阳不足,下元虚冷,阳痿不举、遗精滑泄、遗尿尿频等症。常与鹿茸、肉苁蓉、菟丝子等配伍,如鹿茸续断散;亦可与龙骨、茯苓等同用,用治滑泄不禁之证,如锁精丸。

2. 肝肾不足,腰膝酸痛,寒湿痹痛 本品补益肝肾,强筋健骨,兼能通利血脉。用治肝肾不足,

笔记栏

腰膝酸痛者,常与杜仲、牛膝等同用,如续断丹;治腰痛强直,不得俯仰,可与杜仲、熟地黄等配伍,如续断汤;治肝肾不足兼寒湿痹痛者,多与防风、川乌等配伍,如续断丸。

3. 跌打损伤,筋伤骨折　本品辛温破散入血分,既能补肝肾,强筋骨,又善活血散瘀,疗伤止痛,续筋接骨。实为伤科续折伤要药,故名"续断"。治跌打损伤,瘀血肿痛,骨折筋伤者,可单用,捣烂外敷,如接骨草方;或与当归、苏木、自然铜等同用,如接骨散;临证常与骨碎补、土鳖虫、自然铜等同用,以增强疗效。若治脚膝折损愈后失补,筋缩疼痛者,宜与当归、木瓜、黄芪等同用,如邱祖伸筋丹。

4. 崩漏下血,胎动不安　本品补肝肾,调冲任,又有固经止血,培本安胎之功。可用于肝肾不足、崩漏下血、胎动不安等症。如治崩中下血,久不止者,常配伍侧柏炭、当归、艾叶等止血活血,温经养血之品;治胎动不安,或滑胎,常与桑寄生、阿胶等配伍,如寿胎丸。

此外,本品活血祛瘀止痛,常配伍清热解毒之品,用治痈肿疮疡。如配伍蒲公英,可治乳痈肿痛。

【用法用量】　煎服,9～15 g。外用适量。崩漏下血宜炒用。

【使用注意】　风湿热痹者忌服。

【文献摘录】

《神农本草经》:"主伤寒,补不足,金疮痈伤。折跌,续筋骨,妇人乳难。"

《本草汇言》:"续断,补续血脉之药也。大抵所断之血脉非此不续,所伤之筋骨非此不安……久服常服,能益气力,有补伤生血之效,补而不滞,行而不泄,故女科、外科取用恒多也。"

《日华子本草》:"助气调血脉,补五劳七伤。破癥结、瘀血……妇人产前后一切病……缩小便,止泄精尿血,胎漏。"

肉苁蓉　Ròucóngróng　（《神农本草经》）

本品为列当科植物肉苁蓉 *Cistanche deserticola* Y. C. Ma 或管花肉苁蓉 *Cistanche tubulosa* (Schrenk) Wight 的干燥带鳞叶的肉质茎。主产于内蒙古自治区、新疆维吾尔自治区、甘肃省等地,多野生于沙漠地带。春季苗刚出土时或秋季冻土之前采挖。生用,或酒制用。

【性味归经】　甘、咸,温。归肾、大肠经。

【功效】　补肾阳,益精血,润肠通便。

【应用】

1. 肾阳亏虚,精血不足证　本品味甘能补,甘温助阳,质润滋养,咸以入肾,且具有温而不热,补而不腻的特点,为补肾阳,益精血之良药。故可用治肾阳亏虚,精血不足,阳痿早泄、腰膝酸痛等症,常与熟地黄、五味子、菟丝子等同用,如肉苁蓉丸;亦可与杜仲、巴戟天、紫河车等同用,治肾虚骨痿,不能起动,如金刚丸;若治妇女宫寒不孕,可配伍紫河车、鹿茸、熟地黄等;治肾虚耳聋,耳鸣及髓海空虚,健忘失眠等症,多与山茱萸、石菖蒲、菟丝子等同用,如苁蓉丸(《济生方》)。

2. 肠燥津枯便秘　本品甘咸质润入大肠,可润肠通便。治虚人、老人精血亏虚之肠燥便秘尤为适宜。单用煎服即效,如治高年血枯,大便燥结之肉苁蓉方。若用治阳虚兼精血亏虚所致大便秘结,小便清长,腰酸背冷者,多配伍当归、枳壳、怀牛膝等,如济川煎。

此外,本品甘咸温而质润,补肾益精,善治劳欲过度,肾虚精亏所致消渴之下消证。

【用法用量】　煎服,6～10 g。或入丸、散,或浸酒。

【使用注意】　阴虚火旺,大便溏泄,或胃肠实热所致大便秘结者,均亦不宜服。

【文献摘录】

《神农本草经》:"主五劳七伤,补中,除茎中寒热痛,养五脏,强阴,益精气,多子,妇人癥瘕。"

《本草汇言》:"养命门,滋肾气,补精血之药也。男子丹元虚冷而阳道久沉,妇女冲任失调而阴气不治,此乃平补之剂也。"

《本草备要》:"补命门相火,滋润五脏,益髓筋,治五劳七伤,绝阳不兴,绝阴不产,腰膝冷痛,崩带遗精。"

锁阳 Suǒyáng 《本草衍义补遗》

本品为锁阳科植物锁阳 *Cynomorium songaricum* Rupr. 的干燥肉质茎。主产于内蒙古自治区、甘肃省、青海省、新疆维吾尔自治区等地。多为野生。润透切片。生用。

【性味归经】 甘,温。归肝、肾、大肠经。

【功效】 补肾阳,益精血,润肠通便。

【应用】

1. 肾阳亏虚,精血不足证 本品温补肾阳,益精血,善治肾阳亏虚,精血不足诸证。如治肾虚阳痿,精冷不育,或宫寒不孕者,每与肉苁蓉、巴戟天、菟丝子等同用;若治遗泄日久,阴精亏虚,夜多盗汗者,常与山茱萸、黄芪、黄柏等同用,如固本锁精丸;用治肾虚骨瘦,筋骨痿弱,行步艰难,与熟地黄、牛膝、龟甲等同用,如虎潜丸。

2. 血虚津亏肠燥便秘 本品甘温质润,益精养血,助阳通便。用治血虚津亏,肠燥便便秘及肾阳虚冷秘。单用炼蜜为膏即效,如锁阳膏;临证常与肉苁蓉、火麻仁、生地黄等同用。

【用法用量】 煎服,5～10 g。

【使用注意】 阴虚阳亢、脾虚泄泻、实热便秘均慎服。

【文献摘录】

《本草衍义补遗》:"大补阴气,益精血,利大便。虚人大便燥结者,啖之可代从蓉,煮粥弥佳;不燥结者勿用。"

《本草纲目》:"润燥养筋,治痿弱。"

《本草从新》:"益精兴阳,润燥养筋,治痿弱,滑大肠。泄泻及阳易举而精不固者忌之。"

菟丝子 Tùsīzǐ 《神农本草经》

本品为旋花科植物南方菟丝子 *Cuscuta australis* R. Br. 或菟丝子 *Cuscuta chinensis* Lam. 的干燥成熟种子。我国大部分地区均有分布,主产于江苏省、山东省、辽宁省等地。秋季果实成熟时采收。生用,或煮熟捣烂作饼用。

菟丝子

【性味归经】 辛、甘,平。归肝、肾、脾经。

【功效】 补益肝肾,固精缩尿,安胎,明目,止泻。

【应用】

1. 肾精亏虚 本品辛以润燥,甘以补虚,不燥不滞,为平补阴阳之品,又为"肾苦燥,急食辛以润之"的代表药,能补肾阳,益肾精以固精缩尿。善治肾精不足,阳痿遗精,尿频等证。常与枸杞子、五味子、覆盆子等配伍,如五子衍宗丸。治妇女虚损,宫冷不孕等,常与山茱萸、覆盆子、枸杞子等同用,如八圣丹;治小便过多或失禁,与桑螵蛸、肉苁蓉、鹿茸等同用,如菟丝子丸;治遗精、白浊、尿有余沥,与茯苓、石莲子同用,如茯菟丸。

2. 肾虚胎漏,胎动不安 本品能补肝肾安胎,为安胎常用药。治肾虚胎元不固,胎动不安、胎漏等,常与续断、桑寄生、阿胶等同用,如寿胎丸。

3. 肝肾不足,目暗不明 本品滋补肝肾,益精养血而明目。治肝肾不足,目失所养所致目暗昏花,视力减退等症,常与熟地黄、车前子成方,如驻景丸。

4. 脾肾阳虚,便溏泄泻 本品能补肾益脾止泻,用治脾肾两虚,食少纳差、泄泻便溏等症,常与黄芪、白术、人参等同用;或与人参、补骨脂、山茱萸等配伍,如脾肾双补丸;或与续断、杜仲配伍,如菟丝子丸。

本品外用消风祛斑,可治疗白癜风,单用煎汤或用酒浸泡后外搽患处即可。治痔疮肿痛瘙痒,将本品炒黄黑为末,和鸡子黄涂之(《肘后备急方》);治癣疮,菟丝子炒研末,麻油调外敷即效(《山居四要》)。

笔记栏

此外,本品亦可治肾虚消渴,如《全生指迷方》单用研末蜜丸服。

【用法用量】　煎服,6～12 g。外用适量。

【使用注意】　本品为平补之药,但"其性偏助阳",阴虚火旺、大便燥结、小便短赤者不宜服。

【文献摘录】

《神农本草经》:"主续绝伤,补不足,益气力,肥健……久服,明目轻身延年。"

《本草经疏》:"五味之中,惟辛通四气,复兼四味,《经》曰肾苦燥,急食辛以润之。菟丝子之属是也,与辛香燥热之辛,迥乎不同矣,学者不以辞害义可也。"

《本经逢原》:"菟丝子,祛风明目,肝肾气分也。其性味辛温质粘,与杜仲之壮筋暖腰膝无异。其功专于益精髓,坚筋骨,止遗泄,主茎寒精出,溺有余沥,去膝胫酸软,老人肝肾气虚,腰痛膝冷,合补骨脂、杜仲用之,诸筋膜皆属之肝也。气虚瞳子无神者,以麦门冬佐之,蜜丸服,效。凡阳强不痿,大便燥结,小水赤涩者勿用,以其性偏助阳也。"

沙苑子　Shāyuànzǐ　（《本草图经》）

本品为豆科植物扁茎黄芪 *Astragalus complanatus* R. Br. 的干燥成熟种子。主产于陕西省、安徽省、河北省等地,均为栽培品种。秋末冬初果实成熟时采收。生用或盐水炒用。

【性味归经】　甘,温。归肝、肾经。

【功效】　补肾助阳,固精缩尿,养肝明目。

【应用】

1. 肾虚腰痛,遗精遗尿,白浊带下　本品甘温而涩,功善补益肝肾,固精缩尿,似菟丝子平补肝肾而以收涩见长。治肝亏腰痛,单用即效,如《外台秘要》治肾虚腰痛方。治肾虚封藏不固,梦遗滑精,精亏不育者,常配伍黄鱼鳔胶,炼蜜为丸,如聚精丸;临证则常与芡实、龙骨、牡蛎等配伍,如金锁固精丸。

2. 目暗不明,头昏眼花　本品为补肾填精,为养肝明目要药。常用治肝肾亏虚,目失所养,目暗不明、头昏眼花等症,每与蔓荆子、决明子同用,如决明丸;或配伍当归、熟地黄、知母等养血滋阴泻火之品,如《医品补遗》治眼昏花方。

【用法用量】　煎服,9～15 g。

【使用注意】　本品温补而涩,阴虚火旺及小便不利者慎用。

【文献摘录】

《本草纲目》:"补肾,治腰痛泄精,虚损劳乏。""古方补肾祛风,皆用刺蒺藜。后世补肾多用沙苑蒺藜,或以熬膏和药,恐其功亦不甚相远也。"

《本草汇言》:"补肾涩精之药也……能养肝明目,润泽瞳人,补肾固精,强阳有子,不烈不燥,兼止小便遗沥,乃和平柔润之剂也。"

《本草从新》:"补肾,强阴,益精,明目,治带下……性能固精。"

补骨脂　Bǔgǔzhǐ　（《药性论》）

本品为豆科植物补骨脂 *Psoralea corylifolia* L. 的干燥成熟果实。又名破故纸。主产于四川省、河南省、陕西省等地。均为栽培品种。秋季果实成熟时采收。生用或盐水炙用。

【性味归经】　辛、苦,温。归肾、脾经。

【功效】　补肾壮阳,固精缩尿,温脾止泻,纳气平喘;外用消风祛斑。

【应用】

1. 肾阳不足,命门火衰,腰膝冷痛,阳痿,遗精,遗尿　本品苦辛温燥,兼具涩性,为脾肾阳虚、下元不固之要药,有温补命门,补肾强腰,壮阳,固精,缩尿之效。治肾虚阳衰,风冷侵袭之腰膝冷痛等，与杜仲、胡桃肉同用，如青娥丸。治肾虚阳痿，本品为起痿要药，常与菟丝子、胡桃肉、沉香等同用，如补骨脂丸；或与巴戟天、肉苁蓉、沉香等配伍，如养真丹。治肾虚精亏不育，常与菟丝子、枸杞子、黑豆等同用，如乌须种子丸。治肾气虚冷，小便无度，可单用为末服，如破故纸散；或与小茴香同用，如破故纸丸。治疗肾虚牙痛，可配伍青盐炒研，擦之即效（《御院药方》）。

补骨脂

2. 脾肾阳虚，五更泄泻　本品性温而涩，有补肾火暖脾土之功，温固下元收涩以止泻，常与肉豆蔻、生姜、大枣成方，如二神丸；或上方加吴茱萸、五味子，如四神丸，均治五更泄泻。

3. 肾不纳气，虚喘咳嗽　本品补肾助阳而性降，有纳气平喘之功。治疗肾不纳气之虚喘证，常与胡桃肉配伍，如治喘方；或与人参、罂粟壳、木香等配伍，治疗劳嗽虚喘，如劳嗽方。

4. 白癜风，斑秃等　本品外用具有消风祛斑，燥湿止痒之功，用治白癜风、斑秃等，单用煎汤或用酒浸泡后外搽患处。

此外，本品补肾健骨，强腰壮膝，常用于跌打损伤所致的骨折筋伤等症，多与红花、当归、丹参等配伍，如补肾养血汤。

【用法用量】　煎汤，6～10 g。或入丸、散。外用制成 20%～30% 酊剂涂患处。

【使用注意】　本品温燥，易伤阴助火。故阴虚火旺及大便秘结者忌服。

【文献摘录】

《药性论》："主男子腰疼，膝冷，囊湿，逐诸冷痹顽，止小便利，腹中冷。"

《开宝本草》："治五劳七伤，风虚冷，骨髓伤败，肾冷精流，及妇人血气堕胎。"

《本草纲目》："治肾遗，通命门，暖丹田，敛精神。"

益智　Yìzhì　（《本草拾遗》）

益智

本品为姜科植物益智 *Alpinia oxyphylla* Miq. 的干燥成熟果实。又名益智仁。主产于海南省、广西壮族自治区、福建省等地。多为栽培品种。夏、秋间果实由绿变红时采收。生用或盐水微炒用。用时捣碎。

【性味归经】　辛，温。归脾、肾经。

【功效】　暖肾固精缩尿，温脾止泻摄唾。

【应用】

1. 肾虚遗尿，夜尿频数，遗精白浊　本品性温味涩，暖肾固精缩尿，补益之中兼有收涩之性。治小儿遗尿，常与茯苓、茯神同用；若治夜尿频数，每与山药、乌药同用，如缩泉丸。本品又为治疗命门火衰，遗精白浊常用之品。治疗梦遗，常与乌药、山药等同用，如三仙丸；若治下焦虚寒之膏淋、白浊，常与萆薢、石菖蒲等同用，如萆薢分清饮。

2. 脾胃虚寒，腹痛吐泻，口多涎唾　本品补火暖土，温涩脾阳，功善温脾止泻，摄涎止唾，善治脾胃虚寒，腹痛吐泻、口涎自流等。治虚寒腹痛者，常与川乌、干姜、青皮同用，如益智散。治脾虚口涎自流者，可单用含之，或与理中丸、六君子汤等同用。

此外，本品亦可用于妇女脾肾不足，冲任不固，崩漏、胎漏下血，或肝肾虚寒，寒疝腹痛等，可与干姜、小茴香、乌头等同用，如益智汤。

【用法用量】　煎服，3～10 g。或入丸、散。也可炒熟嚼服。

【使用注意】　阴虚火旺者忌服。

【文献摘录】

《本草拾遗》："止呕吐……含之摄涎秽。"

《本草纲目》："遗精虚漏，小便余沥，益气安神，补不足，安三焦，调诸气。"

《本草备要》："能涩精固气，温中进食，摄涎唾，缩小便，治呕吐泻泄，客寒犯胃，冷气腹痛，崩带泄精。"

笔记栏

冬虫夏草　Dōngchóngxiàcǎo　（《本草从新》）

本品为麦角菌科真菌冬虫夏草菌 *Cordyceps sinensis*（Berk.）Sacc. 寄生在蝙蝠蛾科昆虫幼虫上的子座及幼虫尸体的干燥复合体。主产于四川省、青海省、云南省等地。夏初子座出土、孢子未发散时挖取。晒干，或黄酒喷使之软，整理平直，微火烘干。生用。

【性味归经】　甘，平。归肾、肺经。

【功效】　补肾益肺，止血化痰。

【应用】

1. 阳痿遗精，腰膝酸痛　本品补肾益精，"专补命门"，有兴阳起痿之功，为平补之品，久服方效。治肾阳不足，精血亏虚之阳痿遗精，腰膝酸痛，可单用浸酒服，或与淫羊藿、杜仲、巴戟天等补阳药配成复方运用。

2. 劳嗽咳血，久咳虚喘　本品味甘性平，为平补肺肾之佳品。善能补肾益肺，止血化痰，止咳平喘，尤为劳嗽痰血多用。可单用，或与沙参、川贝母、阿胶等同用。若用治肺肾两虚，久咳虚喘者，常与人参、蛤蚧、胡桃仁等同用。

此外，本品用治病后体虚自汗，头晕目眩者，以本品与鸡、鸭、鱼、猪肉等炖服，有补肾固本，补肺益卫之功。

【用法用量】　煎服，3～9 g。或入丸、散。亦宜与鸡、鸭炖服。

【使用注意】　有表邪者不宜用。

【文献摘录】

《本草从新》："保肺，益肾止血，化痰已劳嗽。"

《药性考》："秘精益气，专补命门。"

《重庆堂随笔》："温和平补之性，为虚疟、虚痞、虚胀、虚痛之圣药，功胜九香虫。凡阴虚阳亢而为喘逆痰嗽者，投之悉效，不但调经种子有专能也。"

蛤蚧　Géjiè　（《雷公炮炙论》）

本品为壁虎科动物蛤蚧 *Gekko gecko* Linnaeus. 除去内脏的干燥体。主产于广西壮族自治区、广东省、云南省等地。全年均可捕捉。用时去头（有小毒）、足和鳞片，也有单取其尾，或炒酥研末。

【性味归经】　咸，平。归肺、肾经。

【功效】　补肺益肾，纳气定喘，助阳益精。

【应用】

1. 肺肾不足，久咳虚喘，劳嗽咳血　本品入肺、肾二经，善能补肺气，助肾阳，纳气定喘，为治多种虚证喘咳之佳品。常用治肺肾两虚，肾不纳气所致之虚喘证。每与人参、五味子、补骨脂等配伍，如人参蛤蚧汤。治虚劳咳血，多与杏仁、川贝母、紫菀等同用，如蛤蚧丸。

2. 阳痿，遗精　本品质润不燥，补肾助阳兼能益精养血，有固本培元之功。治肾虚精血不足之阳痿、遗精滑精等证，单用浸酒服用即效；或与补骨脂、益智、巴戟天等配伍，如养真丹。

【用法用量】　煎服，3～6 g。多入丸、散或浸酒。

【使用注意】　外感风寒喘咳及实证哮喘不宜服用。

【文献摘录】

《本草纲目》："补肺气，益精血，定喘止嗽，疗肺痈，消渴，助阳道。"

《本草经疏》："蛤蚧，其主久肺劳咳嗽，淋沥者，皆肺肾为病，劳极则肺肾虚而生热，故外邪易侵，内证兼发也。蛤蚧属阴，能补水之上源，则肺肾皆得所养，而劳热咳嗽自除；肺朝百脉，通调水道，下

笔记栏

输膀胱,肺气清,故淋沥,水道自通也。"

《本草备要》:"补肺润肾,益精助阳,治渴,定喘止嗽,肺痿咯血,气虚血竭。"

核桃仁 Hétáorén (《备急千金要方》)

本品为胡桃科植物胡桃 *Juglans regia* L. 的干燥成熟种仁。我国各地栽培广泛,华北、西北、东北地区尤多。9~10月果熟时采收。生用或炒用。

【性味归经】 甘,温。归肾、肺、大肠经。

【功效】 补肾,温肺,润肠。

【应用】

1. 肾虚腰痛,遗精尿频 本品性温质润,味甘而涩,为药食两宜之补益佳品,久服方效。功善补肾助阳,固精缩尿。用治肾虚精亏,腰痛如折,单用即效,如腰痛方;或与杜仲、补骨脂同用,如青娥丸。治肾虚耳鸣,遗精尿频等,常与熟地黄、芡实、莲肉等配伍,如蟠桃果。

2. 肺肾两虚,虚喘劳嗽 本品甘涩温润,性敛而降,长于补肺肾,定喘咳,为温润敛降肺气常用药。治肺肾不足,肾不纳气所致的虚喘证,常与人参、生姜同用,如人参胡桃汤;亦可与熟地黄、山茱萸、五味子等同用,如安喘至圣丹。

3. 肠燥便秘 本品甘温润降,有润肠通便之功,可用于老人、虚人,或病后精亏血少之肠燥便秘。单用即效,或与松仁、杏仁、柏子仁等润肠通便之品配伍,如大解不通方。

此外,本品亦可用于砂石淋痛之证。

【用法用量】 煎汤,10~30 g。或入丸、散。定喘止嗽宜带皮用;润肠通便宜去皮用。

【使用注意】 阴虚火旺、实证咳喘及便溏者均不宜用。

【文献摘录】

《备急千金要方·食治》:"破瘀血、血闭痕、邪气,杀小虫,治咳逆上气,消心下硬,除卒暴声血,破癥痕,通月水,止心痛。"

《本草纲目》:"补气养血,润燥化痰,益命门,利三焦,温肺润肠,治虚寒喘嗽,腰脚重痛。"

《食疗本草》:"通润血脉,黑须发,常服骨肉细腻光润。"

胡芦巴 Húlúbā (《嘉祐本草》)

本品为豆科植物胡芦巴 *Trigonella foenum-graecum* L. 的成熟种子。主产于河南省、安徽省、四川省等地。均为栽培品种。夏季果实成熟时采割植株,晒干,打下种子,除去杂质。盐水炙或捣碎用。

【性味归经】 苦,温。归肾经。

【功效】 温肾助阳,祛寒止痛。

【应用】

1. 命门火衰,阳痿精冷 本品补火助阳,善治命门火衰之阳痿不育,精冷滑泄等症,常与附子、巴戟天等同用,如沉香磁石丸。

2. 寒疝腹痛,腹胁胀痛 本品温肾助阳,温经止痛。治肾阳不足,寒凝肝脉,气血凝滞所致诸症。治寒疝腹痛,痛引睾丸,常与吴茱萸、川楝子、巴戟天等配伍,如胡芦巴丸。治下元虚冷,胁胀腹痛者,每与附子、硫黄成方;若治经寒腹痛,亦可与当归、乌药等同用。

3. 足膝冷痛,寒湿脚气 本品苦温,能温肝肾之阳,祛筋骨寒湿,温经止痛。治阳虚寒湿下注,足膝冷痛,寒湿脚气等,常与木瓜、补骨脂等同用。

【用法用量】 煎服,5~10 g。或入丸、散。

【使用注意】 阴虚火旺者忌用。

笔记栏

【文献摘录】

《嘉祐本草》：“主元脏虚冷气。得附子、硫黄，治肾虚冷，腹胁胀满，面色青黑，得茴香子、桃仁，治膀胱气甚效。”

《本草求真》：“胡芦巴，苦温纯阳，亦能入肾补命门。”“功与仙茅、附子、硫黄恍惚相似，然其力则终逊于附子、硫黄，故补火仍须兼以附、硫、茴香、吴茱萸等药同投，方能有效。”

《本草正义》：“胡芦巴，乃温养下焦，疏泄寒气之药，后人以治疝瘕、脚气等证，必系真阳式微，水寒气滞者为宜，尚夹温邪，即为大忌。”

韭菜子　Jiǔcàizǐ　（《名医别录》）

本品为百合科植物韭菜 *Allium tuberosum* Rottl. Ex Spreng. 的干燥成熟种子。全国各地均产，以河北省、山西省、吉林省地产量较大。秋季果实成熟时采收。生用或盐水炙用。

【性味归经】　辛、甘，温。归肝、肾经。

【功效】　温补肝肾，壮阳固精。

【应用】

1. 肝肾亏虚，阳痿遗精，遗尿尿频，白带白淫　本品甘温，补肾助阳，兼有收涩之性而能固精止遗，缩尿止带，以治肾虚滑脱诸证。治阳痿遗精，遗尿尿频者，可单用本品盐汤送服，或与麦冬、车前子、菟丝子等配伍应用，如尿精梦泄露方；若用治肾阳不足，带脉失约，白带白淫，可单用，或配伍入复方中运用。

2. 肝肾不足，腰膝痿软　本品补肝肾，暖腰膝。治肝肾不足，腰膝冷痛、痿软无力等症，可单用，亦可与仙茅、巴戟天、枸杞子等配伍。

【用法用量】　煎服，3～9 g。或入丸、散。

【使用注意】　阴虚内热及疮疡、目疾患者均忌服。

【文献摘录】

《滇南本草》：“补肝肾，暖腰膝，兴阳道，治阳痿。”

《本草纲目》：“补肝及命门。治小便频数、遗尿，女人白淫白带。”

《岭南采药录》：“患烂鼻渊，烧烟熏之。内服能散跌打损伤积瘀。”

阳起石　Yángqǐshí　（《神农本草经》）

本品为硅酸盐类矿物阳起石 Actinolite 或阳起石石棉 Actinolite asbestus 的矿石。主产于河北省、河南省、山东省等地。煅红透，黄酒淬过，碾细末用。

【性味归经】　咸，温。归肾经。

【功效】　温肾壮阳。

【应用】

阳痿不举，宫寒不孕　本品温肾补火，壮阳起痿，适用于男子阳痿不育，女子宫寒不孕、崩中漏下，以及腰膝冷痛等。治阳痿阴汗，《普济方》单用本品煅后研末服。治精清精冷无子，常与鹿茸、菟丝子、肉苁蓉等配伍；若治女子宫寒不孕，则与吴茱萸、干姜、熟地黄等配伍，如阳起石丸。

【用法用量】　煎服，3～6 g。或入丸、散。

【使用注意】　阴虚火旺者忌用。不宜久服。

【文献摘录】

《神农本草经》：“主崩中漏下，破子脏中血，癥瘕结气，寒热，腹痛无子，阴痿不起，补不足。”

《名医别录》：“疗男子茎头寒，阴下湿痒，去臭汗，消水肿。久服不饥，令人有子。”

《药性论》：“补肾气精乏，腰痛膝冷，湿痹，能暖女子子宫久冷，冷微寒瘕，止月水不定。”

笔记栏

紫石英 Zǐshíyīng 《神农本草经》

本品为氟化物类矿物萤石族萤石,主含氟化钙(CaF_2)。主产于浙江省、江苏省、辽宁省等地。全年均可采挖,挑选紫色者入药。捣成小块,生用或煅用。

【性味归经】 甘,温。归肾、心、肺经。

【功效】 温肾暖宫,镇心安神,温肺平喘。

【应用】

1. 肾阳亏虚,宫冷不孕,崩漏带下 本品甘温,能助肾阳,暖胞宫,通调冲任。治冲任虚寒,宫冷不孕、崩漏带下等,常与当归、熟地黄、香附等配伍。

2. 心悸怔忡,虚烦失眠,惊痫抽搐 本品甘温能补,质重能镇,为温润镇怯之品。治心悸怔忡,虚烦失眠,常与酸枣仁、柏子仁、当归等同用;若治肝经痰火炽盛,惊痫抽搐,常与龙骨、寒水石、大黄等同用,如风引汤。

3. 肺寒气逆,痰多咳喘 本品温肺降气,止咳平喘。治肺寒气逆,痰多喘咳,《青囊秘方》单用火煅,花椒泡汤下即效;或与五味子、款冬花、桑白皮等配伍,如钟乳补肺汤,以治肺气大虚,短气喘乏,语言不出者。

【用法用量】 煎服,9~15 g,打碎先煎。

【使用注意】 阴虚火旺及肺热咳喘者忌用。

【文献摘录】

《神农本草经》:"主心腹咳逆邪气,补不足,女子风寒在子宫,绝孕十年无子。"

《名医别录》:"疗上气心腹痛,寒热邪气结气,补心气不足,定惊悸,安魂魄,填下焦,止消渴,除胃中久寒,散痈肿,令人悦泽。"

《本草纲目》:"上能镇心,重以去怯也;下能益肝,湿以去枯也。"

海狗肾 Hǎigǒushèn 《药性论》

本品为海狗科动物海狗 *Callorhinus ursins* Linnaeus 或海豹科动物海豹 *Phoca vitulina* Linnaeus 的雄性外生殖器。又名腽肭脐。主产于我国渤海及黄海沿岸。均为野生。生用或酒炙脆研末用。

【性味归经】 咸,热。归肾经。

【功效】 暖肾壮阳,益精补髓。

【应用】

1. 阳痿精冷,精少不育 本品性热壮阳,咸以入肾,为血肉有情之品,有补肾壮阳、益精补髓之功。治肾阳亏虚,腰膝痿弱、阳痿不举、精寒不育、尿频便溏、腹中冷痛等症,常与人参、鹿茸、附子等药同用,如腽肭脐丸;治精少不育之症,可配伍鹿茸、紫河车、人参同用。

2. 肾阳衰微,心腹冷痛 本品长于温补肝肾,散寒止痛。治肾阳衰微,下元久冷,心腹冷痛,可与吴茱萸、甘松、高良姜等同用,如腽肭脐散。

【用法用量】 研末服,每次 1~3 g,每日 2~3 次。入丸、散,或浸酒。

【使用注意】 阴虚火旺及骨蒸劳嗽等忌用。

【文献摘录】

《药性论》:"治积冷,劳气羸瘦,肾精衰损。"

《海药本草》:"主五劳七伤,阴痿少力,肾气衰弱,虚损,背膊劳闷,面黑精冷。"

《日华子本草》:"益肾气,暖腰膝,助肾阳。"

笔记栏

附

黄　狗　肾

始载于《神农本草经》，名牡狗阴茎。为哺乳动物犬科黄狗 Canis familiaris L. 的阴茎和睾丸。又名狗鞭。味咸，性温。归肾经。善能壮阳益精，温而不燥，补而不峻，为壮阳补肾常用之品。用治肾阳不足，阴精亏虚所致阳痿宫冷，健忘耳鸣，神思恍惚，腰酸足软等症，每与鹿茸、肉苁蓉、淫羊藿等药同用，亦多单用浸酒或炖服。本品入药研粉冲服或入丸、散剂服用，用量 1～3 g。鲜品可加调料煮熟服食。因本品温热助阳，故阴虚火旺者不宜单用本品。

海马　Hǎimǎ　（《本草拾遗》）

本品为海龙科动物线纹海马 Hippocampus kelloggi Jordan et Snyder、刺海马 Hippocampus histrix Kaup、大海马 Hippocampus kuda Bleeker、三斑海马 Hippocampus trimaculatus Leach 或小海马(海蛆)Hippocampus japonicus Kaup 的干燥体。主产于广东、山东、福建等地。野生与养殖均有。夏、秋二季捕捞。捣碎或碾粉用。

【性味归经】　甘、咸，温。归肝、肾经。

【功效】　温肾壮阳，散结消肿。

【应用】

1. 阳痿不育，遗精，遗尿　本品温补肝肾，壮阳起痿。治肾阳亏虚，阳痿不育、遗精、遗尿等症，每与鹿茸、人参、熟地黄等配伍应用，如海马保肾丸；若治疗夜尿频繁，可与鱼鳔、枸杞子、红枣等同用，如海马汤。

2. 肾虚作喘　本品补益肾阳，有引火归原，接续真气之功。治肾阳不足，摄纳无权之虚喘，常与蛤蚧相须为用，并宜添加胡桃仁、人参等，以增强定喘之效。

3. 积聚癥瘕，跌打损伤，疮疡肿毒　本品有助阳散寒，活血止痛之功。治气滞血瘀日久之积聚癥瘕，每与木香、大黄、巴豆等同用，如木香汤；治跌打损伤，瘀血肿痛，可与血竭、当归、川芎、乳香、没药等配伍。本品能散结消肿，外用治疮疡肿毒，恶疮发背，多与穿山甲、水银、朱砂等配伍，如海马拔毒散。

【用法用量】　煎服，3～9 g。外用适量，研末敷患处。

【使用注意】　孕妇及阴虚火旺者忌服。

【文献摘录】

《本草纲目》："暖水道，壮阳道，消癥块，治疔疮肿毒。"

《本草新编》："入肾经命门，专善兴阳，功不亚于海狗。更善堕胎，故能催生也。"

《本经逢原》："阳虚多用之，可代蛤蚧。"

哈蟆油　Hàmayóu　（《神农本草经》）

本品为脊索动物门两栖纲蛙科(Ranidae)动物中国林蛙(哈士蟆)Rana temporaria chensinensis David 的干燥输卵管。又名哈士蟆油，俗称哈蟆油。主产于东北各地，均系野生。于白露前后捕捉肥大的雌蛙，将输卵管取出，除净卵子及内脏，干燥。

【性味归经】　甘、咸，平。归肺、肾经。

【功效】　补肾益精，养阴润肺。

【应用】

1. 阴精亏虚，盗汗不寐　本品甘平补益，为血肉有情之品，善能补益肺肾之精血，有强壮体魄，补虚扶羸之能。治产后气血双亏，盗汗不寐等，单用即效；或与党参、白术、黄芪、阿胶为丸，治盗汗。

2. 劳嗽咯血　本品补肺益肾，治肺肾阴伤，劳嗽咯血，可与白木耳蒸服；或与蛤蚧、人参、熟地黄等同用。

【用法用量】　煎服,3~10 g。或入丸、散。

【使用注意】　实证咳喘忌用。

【文献摘录】

《神农本草经》:"主邪气,破癥坚、血、痈肿,阴疮,服之不患热病。"

《饮片新参》:"养肺、肾阴,治虚劳咳嗽。"

《中药志》:"补虚,退热,治体虚,精力不足。"

第三节　补　血　药

　　本类药物的药性多甘温或甘平,质地滋润,主要归心、肝经。以补肝血、养心血,或滋生血液为主要功效。广泛用于各种血虚证。部分补血药分别兼有滋养肝肾、益精明目、止痛、润肺、安神等功效,又可用治肝肾阴虚之眩晕耳鸣、视物昏花、血瘀腹痛、阴虚咳嗽、失眠健忘等。

当归　Dāngguī　（《神农本草经》）

当归

　　本品为伞形科植物当归 *Angelica sinensis* (Oliv.) Diels 的干燥根。主产于甘肃省、陕西省、四川省等地。秋末采挖。生用或酒炒用。

【性味归经】　甘、辛,温。归肝、心、脾经。

【功效】　补血活血,调经止痛,润肠通便。

【应用】

1. 血虚诸证　本品甘温质重,专能补血,为补血要药。广泛用于血虚诸证。若血虚萎黄,眩晕心悸,失眠者,常与熟地黄、川芎、白芍等同用,如四物汤。若气血两虚者,常与黄芪、人参等同用,以补气生血,如当归补血汤、人参养荣汤。

　　此外,现代用本品治疗贫血,也有补血的效果。

2. 血虚血瘀,月经不调,经闭,痛经　本品气轻而辛,补中有动,行中有补,故能补血活血,又调经止痛,诚为妇科良药。凡血虚血滞,气血不和,冲任失调之月经不调、经闭、痛经等,皆可应用。常与熟地黄、川芎、白芍等同用,如四物汤。用治经期诸疾,均可以此为基础方,随证化裁为治。若气滞血瘀者,常配香附、延胡索;若血虚寒滞者,可配阿胶、艾叶;若偏血热者,则配赤芍、牡丹皮;若兼有寒者,合肉桂、干姜;若血瘀经闭不通者,可配桃仁、红花等。本品不仅为补血调经要药,亦为妇女妊娠产后诸疾要药,尤宜于血虚血瘀兼有寒者。

3. 虚寒性腹痛,跌打损伤,风寒痹痛　本品辛行温通,兼能散寒止痛,具有补血不凝滞,活血不伤新血的特点,实为活血止痛之良药。广泛用治血虚、血瘀、血寒所致诸痛证。治虚寒腹痛,本品配桂枝、白芍、生姜等同用,如当归建中汤。本品配温补的食品羊肉和散寒的生姜,即治疗血虚有寒腹痛的当归生姜羊肉汤。若治产后血瘀腹痛,常配桃仁、川芎、炮姜等,能祛瘀生新,促进胞宫复原,如生化汤。若治跌打损伤,瘀血肿痛,则配丹参、乳香、没药等,如活络效灵丹;若治风湿痹证,关节疼痛,可配独活、羌活、秦艽等,如蠲痹汤。

　　现代用于冠心病心绞痛、血栓闭塞性脉管炎等,亦取得一定疗效。

4. 痈疽疮疡　本品既能活血消肿止痛,又能补血生肌,亦为外科常用药。治疮疡初期,宜与银花、连翘、炮山甲等同用,如仙方活命饮;治痈疽疮毒脓成不溃,常配黄芪、炮山甲、皂刺等以补托透脓,如透脓散;治痈疽疮后不敛,气血亏虚,常配人参、黄芪、熟地黄等,以补血生肌,如十全大补汤;亦可与金银花、玄参、甘草同用,治疗脱疽溃烂,阴血伤败者,如四妙勇安汤。

5. 血虚肠燥便秘　本品能养血润肠通便。多用于老年体弱、妇女产后,因精血不足,肠道失于润养的肠燥便秘,常与牛膝、肉苁蓉等同用,如济川煎。

笔记栏

此外,《神农本草经》云:"(当归)主咳逆上气。"故本品还有止咳平喘之功,常用治久咳气喘,常与祛痰止咳平喘药同用,如苏子降气汤、金水六君煎等。

【用法用量】　煎服,6~15 g。一般生用,为加强活血则酒炒用。

【使用注意】　湿盛中满、大便泄泻及阴虚内热者均不宜服用。

【文献摘录】

《神农本草经》:"主咳逆上气……妇人漏下,绝子,诸恶疮疡、金疮。"

《本草正》:"当归,其味甘而重,故专能补血,其气轻而辛,故又能行血。补中有动,行中有补,诚血中之气药,亦血中之圣药也。"

《本草纲目》:"治头痛、心腹诸痛,润肠胃、筋骨、皮肤。治痈疽,排脓止痛,和血补血。"

熟地黄　Shúdìhuáng　（《本草拾遗》）

熟地黄

本品为生地黄 *Rehmannia glutinosa* Libosch. 块根的炮制加工品。经反复蒸晒,至内外色黑油润,质地柔软、黏腻。切片用,或炒炭用。

【性味归经】　甘,微温。归肝、肾经。

【功效】　补血滋阴,益精填髓。

【应用】

1. 血虚诸证　本品甘温滋润,补阴益精以生血,为养血补虚之要药。治心肝血虚,面色萎黄、心悸失眠、目眩耳鸣等症,常与补血活血的当归相须为用,既能增强补血之效,兼有补而不滞之妙。若加配川芎、白芍,即四物汤。如治崩漏下血而致血虚血寒,少腹冷痛者,可与阿胶、艾叶等同用,如胶艾汤。若心血虚,心悸怔忡,可与远志、酸枣仁等安神药同用。

2. 肝肾阴虚诸证　本品质润入肾,善滋补肾阴,填精益髓,凡真阴不足,精髓亏虚者,皆可用之,古人谓之"大补五脏真阴"。如治肾阴亏虚,腰膝酸软、头晕目眩、耳聋耳鸣等症,常与山茱萸、山药等同用,如六味地黄丸,该方为治肝肾阴虚证的基础方;如精血亏虚,两目昏花,或眼睛干涩、迎风流泪者,添加枸杞子、菊花,即杞菊地黄丸;若用治肾阴亏虚,相火妄动之骨蒸潮热,盗汗梦遗者,常与知母、黄柏、龟甲等同用,有滋阴降火之效,如大补阴丸;本品益精血而固肾,用治精血亏虚之须发早白,常与何首乌、牛膝、菟丝子等配伍,如七宝美髯丹。本品能益精填髓,强筋壮骨,用治精亏髓少致小儿发育迟缓,五迟五软,常与龟甲、锁阳、狗脊等同用,如虎潜丸。

此外,熟地黄炭能止血,可用于崩漏等血虚出血证。

【用法用量】　煎服,9~15 g。

【使用注意】　本品滋腻,有碍消化,故脾虚食少及腹满便溏等不宜使用。

【文献摘录】

《珍珠囊》:"主补血气,滋肾水,益真阴。"

《本草纲目》:"填骨髓,长肌肉,生精血,补五脏内伤不足,通血脉,利耳目,黑须发,男子五劳七伤,女子伤中胞漏,经候不调,胎产百病。"

《药品化义》:"熟地,藉酒蒸熟,味苦化甘,性凉变温,专入肝脏补血。因肝苦急,用甘缓之,兼主温胆,能益心血,更补肾水……安五脏,和血脉,润肌肤,养心神,宁魂魄,滋补真阴,封填骨髓,为圣药也。"

白芍　Báisháo　（《神农本草经》）

本品为毛茛科植物芍药 *Paeonia lactiflora* Pall. 的干燥根。主产于浙江省、安徽省、四川省等地。夏、秋二季采挖。一般生用,或炒用、酒炙用。

【性味归经】　苦、酸,微寒。归肝、脾经。

【功效】 养血调经,柔肝止痛,平抑肝阳,敛阴止汗。

【应用】

1. 肝血亏虚,月经不调 本品主归肝经,收敛肝阴以养血,兼有调经止痛之效。治肝血亏虚,面色萎黄、眩晕心悸,或月经不调、痛经等,常与熟地黄、当归、川芎等同用,如四物汤。本品性微寒,故以血虚有热者用之尤宜。如治血虚有热,月经不调,可与黄芩、黄柏、续断等同用,如保阴煎;若治崩漏,宜与阿胶、地骨皮等同用。

2. 肝脾不和,胸胁脘腹疼痛,四肢挛急作痛 本品酸敛肝阴,养血柔肝而止痛。治肝旺脾虚的胁肋、脘腹挛急作痛,或血虚引起的四肢挛急作痛,常与缓急止痛的甘草配伍,有协同作用,即芍药甘草汤。临证则多随证配伍应用。如治血虚肝郁,胁肋疼痛者,常与柴胡、当归、白术等同用,如逍遥散。本品调肝理脾,柔肝止痛,又治肝脾不调,腹痛泄泻者,常与防风、白术、陈皮同用,如痛泻要方。若热痢腹痛,则可与黄芩、黄连、木香等同用,如芍药汤。

3. 肝阳上亢,头痛眩晕 本品主归肝经,既能平抑肝阳,柔肝止痛,又能养血敛阴,能奏标本兼顾之效,实为平肝常用之品。常配牛膝、生地黄、生牡蛎等同用,如镇肝熄风汤、建瓴汤。

4. 自汗,盗汗 本品味酸,能敛阴和营,有止汗之功。如治外感风寒,营卫不和之汗出恶风,常配桂枝以调和营卫,如桂枝汤;治虚劳自汗不止,常与黄芪、白术等成分,如芍药黄芪汤;治阴虚盗汗者,则与龙骨、牡蛎、浮小麦等同用,可收敛阴止汗之效。

【用法用量】 煎服,6~15 g,大剂量 15~30 g。欲其平肝、敛阴多生用,用以养血调经多炒用或酒炙用。

【使用注意】 阳衰虚寒之证不宜用。不宜与藜芦同用。

【文献摘录】

《神农本草经》:"主邪气腹痛……止痛,利小便,益气。"

《珍珠囊》:"白补赤散,泻肝补脾胃……其用有六:安脾经,一也;治腹痛,二也;收胃气,三也;止泻痢,四也;和血脉,五也;固腠理,六也。"

《本草求真》:"赤芍药与白芍药主治略同。但白则有敛阴益营之力,赤则只有散邪行血之意;白则能于土中泻木,赤则能于血中活滞。"

白芍

何首乌 Héshǒuwū (《日华子本草》)

本品为蓼科植物何首乌 *Polygonum multiflorum* Thunb. 的干燥块根。我国大部地区均有出产。秋、冬二季采挖。采挖后切片,晒干或微烘,称生何首乌;若以黑豆煮汁拌蒸,晒后变为黑色,称制何首乌。

【性味归经】 制何首乌:甘、涩,微温。归肝、肾经。
生何首乌:甘、苦,平。归心、肝、大肠经。

【功效】 制何首乌:补肝肾,益精血,乌须发,强筋骨。
生何首乌:解毒,消痈,截疟,润肠通便。

【应用】

1. 精血亏虚,头晕眼花,须发早白,腰膝酸软 制何首乌甘微温,善补肝肾,益精血,乌须发,强筋骨,并具有不寒、不燥、不腻,宜于久服的特点,实为滋补良药。单用制何首乌泡酒常服,即有养血益精,延缓衰老之效。若治血虚萎黄,失眠健忘等症,本品兼有补血宁神之功,常与熟地黄、当归、酸枣仁等配伍;若治肾精亏虚,须发早白等早衰诸证,常与当归、枸杞子、菟丝子等同用,如七宝美髯丹;若治肝肾不足,腰膝无力、耳鸣重听、头昏眼花者,常配伍桑椹、黑芝麻、杜仲等,如首乌延寿丹。对于精血亏虚,遗精、崩漏、带下等证,本品甘补涩收,略兼固肾涩精止带之功,可与熟地黄、山茱萸、桑螵蛸等配伍。

制何首乌兼有化浊降脂之功,今常用于高脂血症。

2. 痈疽,瘰疬,久疟,肠燥便秘等 生何首乌有解毒消痈,截疟,润肠通便之功效。治痈疽疮疡,

何首乌

笔记栏

常与金银花、连翘等同用,如何首乌汤;治瘰疬延蔓,寒热羸瘦,生何首乌与夏枯草、川芎、当归等同用,以加强疗效;也可与防风、苦参、薄荷同用煎汤洗,治遍身疮肿痒痛,如何首乌散;治疟疾日久,气血虚弱者,宜与人参、当归、煨姜等同用,如何人饮;治年老体弱之人血虚肠燥便秘,可与肉苁蓉、当归、火麻仁等同用,以润肠通便。

【用法用量】　煎服,制何首乌6～12 g,生何首乌3～6 g。

【使用注意】　大便溏泄者,忌用生何首乌;痰湿壅盛者,慎用制何首乌。

【文献摘录】

《日华子本草》:"味甘久服令人有子,治腹藏宿疾,一切冷气及肠风。"

《本草纲目》:"此物气温味苦涩,苦补肾,温补肝,涩能收敛精气,所以能养血益肝,固精益肾,健筋骨,乌髭发,为滋补良药。不寒不燥,功在地黄、天门冬诸药之上。"

《本草求真》:"熟地、首乌,虽俱补阴,然地黄蒸虽至黑,则专入肾而滋天一真水矣,其兼补肝肾者,因滋肾而旁及也。首乌入通于肝,为阴中之阳药,故专入肝经,以为益血祛风之用,其兼补肾者,亦因补肝而旁及也。"

阿胶　Ējiāo　(《神农本草经》)

阿胶

本品为马科动物驴 *Equus asinus* L. 的干燥皮或鲜皮经煎煮、浓缩制成的固体胶。主产于山东省、浙江省、河南省等地。以山东省东阿县的产品最著名。以原胶块用,或将胶块打碎,用蛤粉炒或蒲黄炒成阿胶珠用。

【性味归经】　甘,平。归肺、肝、肾经。

【功效】　补血,止血,滋阴,润燥。

【应用】

1. 血虚证　本品为血肉有情之品,甘平质润,善能补血,为补血之佳品。适用于血虚诸证,尤以治出血而致血虚者为佳。单用黄酒炖服即效。若与当归、熟地黄、白芍等补血药同用,则疗效更佳,如阿胶四物汤;若与桂枝、甘草、人参等同用,可治气虚血少之心动悸、脉结代,如炙甘草汤。

现代则制成多种阿胶制剂用于临床,治疗多种类型的贫血。

2. 出血证　本品甘平质黏,除滋养阴血外,还具有良好止血作用,为止血要药。用治咯血、吐血、尿血、便血、崩漏下血等多种出血证均效,对出血而兼见阴虚、血虚证者,尤为适宜。可单用,或随证配伍,如(《太平圣惠方》)以单味阿胶炒黄为末服,治妊娠尿血。治阴虚血热吐衄,常配伍生地黄、蒲黄等,如生地黄汤;治肺破嗽血,则配人参、天冬、白及等,如阿胶散;若治脾阳不足,血失统摄之便血、吐血、衄血等,常配灶心土、白术、附子等同用,如黄土汤;若治血虚血寒之崩漏下血、妊娠胎漏等,常与生地黄、艾叶等同用,如胶艾汤。

3. 阴虚燥咳　本品甘平入肺,能滋阴润燥。适用于肺阴不足之虚劳喘咳,或燥邪伤肺之干咳少痰,咽喉干燥,痰中带血等症。因本品并无化痰之效,故多入复方与化痰止咳药同用,常配伍马兜铃、牛蒡子、杏仁等,如补肺阿胶汤。若治温燥伤肺,气逆而喘、干咳无痰者,可配伍麦冬、杏仁、枇杷叶等,如清燥救肺汤。

4. 热病伤阴,心烦失眠,阴虚风动,手足瘛疭　本品味甘质润,养阴以滋肾水。治热病伤阴,身热心烦不眠,常与黄连、白芍、鸡子黄等同用,如黄连阿胶汤;治温热病后期,真阴欲竭,阴虚风动引起的手足蠕动或瘛疭等,多与干地黄、生白芍、龟甲等同用,如大定风珠、小定风珠。

此外,本品养血润燥而有滑肠通便之功,可用于血虚便秘。

【用法用量】　3～9 g,烊化兑服。亦可入丸、散。

【使用注意】　本品性黏腻,有碍消化,脾胃虚弱便溏者慎用。

【文献摘录】

《神农本草经》:"主心腹内崩,劳极洒洒如疟状,腰腹痛,四肢酸痛,女子下血,安胎。"

《本草纲目》:"疗吐血、衄血、血淋、尿血,肠风下痢。女人血痛,血枯,经水不调,无子,崩中,带下,胎前产后诸疾。"

龙眼肉 Lóngyǎnròu 《神农本草经》

本品为无患子科植物龙眼 *Dimocarpus longan* Lour. 的假种皮。主产于广西壮族自治区、广东省、福建省等地。夏、秋二季采收成熟果实,干燥,取肉去核,晒至干爽不黏为度。贮存备用。

【性味归经】 甘,温。归心、脾经。

【功效】 补益心脾,养血安神。

【应用】

思虑过度,劳伤心脾,惊悸怔忡,失眠健忘 本品甘温,既补心脾之气,又能养血安神,然性质平和,常作辅助药使用。临证常与人参、黄芪、当归等同用,如归脾汤。同时,本品对脾虚气弱,便血崩漏有一定疗效。用于年老体弱、产后、大病后,气血不足,面色萎黄、倦怠乏力者,可单用熬膏服,如《随息居饮食谱》玉灵膏(一名代参膏),即以本品加白糖蒸熟,开水冲服。

本品能益气养血,且甘甜平和,宜于久服,对于气血亏虚者,可亦药亦食,民间视为滋补佳品。

【用法用量】 煎服,9～15 g,大剂量 30～60 g。

【使用注意】 湿盛中满或内有郁火,痰饮气滞者忌服。孕妇、幼儿、糖尿病患者不宜食用。

【文献摘录】

《神农本草经》:"主安志,厌食,久服强魂魄,聪明。"

《本草求真》:"龙眼气味甘温,多有似于大枣,但此甘味更重,润气尤多,于补气之中,又更存有补血之力,故书载能益脾长智,养心保血,为心脾要药。是以心思劳伤而见健忘怔忡惊悸,及肠风下血,俱可用此为治。"

第四节 补 阴 药

本类药物以甘寒为主,能清热者,可有苦味。其中能补肺胃之阴者,主要归肺、胃经;能滋养肝肾之阴者,主要归肝、肾经;少数药能养心阴,可归心经。

本类药均可补阴,并多兼润燥和清热之效。补阴包括补肺阴、补胃(脾)阴、补肝阴、补肾阴、补心阴等具体功效,分别主治肺阴虚、胃(脾)阴虚、肝阴虚、肾阴虚、心阴虚证。"阴虚则内热",而补阴药的寒凉性又可以清除阴虚不足之热,故多用于阴虚内热者。部分药物则以滋补精血为主,用于精血亏虚之证。此外,部分补阴药兼有益气、明目、潜阳、安神、软坚散结、健筋骨等功效,又可用治脾胃虚弱、目暗昏花、阴虚阳亢、失眠惊悸、癥瘕积聚、筋骨不健等。

北沙参 Běishāshēn 《本草汇言》

本品为伞形科植物珊瑚菜 *Glehnia littoralis* Fr. Schmidt ex Miq. 的干燥根。主产于山东省、江苏省、福建省等地。夏、秋二季采挖。生用。

【性味归经】 甘、微苦,微寒。归肺、胃经。

【功效】 养阴清肺,益胃生津。

【应用】

1. 肺阴虚证 本品甘润而偏于苦寒,能补肺阴,兼清肺热而润肺燥,为养阴清肺常用之品。对热伤肺阴所致的干咳痰少,咽干口渴等尤为适用,常与麦冬、天花粉等同用。若治阴虚劳热,咳嗽痰血等,常与知母、川贝母、麦冬等同用。

北沙参

笔记栏

2. 胃阴虚证　本品能补胃阴,生津止渴,兼能清胃热。又为益胃生津常用之品。适宜于温病邪热伤津或胃阴不足导致口燥咽干,烦热口渴等症;常与生地黄、麦冬等配伍应用;若用治胃阴虚,津液不足的胃脘隐痛、嘈杂、干呕等症,则常与石斛、玉竹、乌梅等同用;治胃阴脾气俱虚者,宜与山药、太子参、黄精等同用。

【用法用量】　煎服,5～12 g。或入丸、散、膏剂。

【使用注意】　本品不宜与藜芦同用。

【文献摘录】

《本草汇言》引林仲先医案:"治一切阴虚火炎,似虚似实,逆气不降,清气不升,为烦,为渴,为胀,为满,不食,用真北沙参五钱水煎服。"

《本草从新》:"专补肺阴,清肺火,治久咳肺痿。""反藜芦"。

《中药志》:"养肺阴,清肺热,祛痰止咳。治虚劳发热,阴伤燥咳,口渴咽干。"

南沙参　Nánshāshēn　（《神农本草经》）

本品为桔梗科植物轮叶沙参 *Adenophora tetraphylla*（Thunb.）Fisch. 或沙参 *Adenophora stricta* Miq. 的干燥根。主产于安徽省、江苏省、浙江省等地。春、秋二季采挖。生用或鲜用。

【性味归经】　甘,微寒。归肺、胃经。

【功效】　养阴清肺,益胃生津,化痰,益气。

【应用】

1. 肺阴虚证　本品甘润而微寒,能补肺阴,润肺燥,清肺热,其润肺与清肺之力略逊于北沙参,但具化痰益气之功,适用于阴虚肺燥有热之干咳痰少,咳血或咽干音哑等症,常与麦冬、天花粉、桑叶等同用,如沙参麦冬汤;对肺气阴两伤者,本品略能补脾肺之气,以气阴双补,常与麦冬、川贝母、苦杏仁等同用。

2. 胃阴虚证　本品又能养胃阴,生津止渴,兼清胃热。用于热病后气津不足或脾胃虚弱,而见咽干口燥,舌红少津,食少不饥者,亦有气阴双补之效,常与麦冬、玉竹、生地黄等同用,如益胃汤。若热病伤阴较重,用鲜品则药力尤佳。

【用法用量】　煎服,9～15 g。

【使用注意】　本品不宜与藜芦同用。

【文献摘录】

《神农本草经》:"补中,益肺气。"

《本草纲目》:"清肺火,治久咳肺痿。"

《本草正义》:"清肺胃之热,养肺胃之阴。"

麦冬　Màidōng　（《神农本草经》）

本品为百合科植物麦冬 *Ophiopogon japonicus*（L. f）Ker-Gawl. 的干燥块根。原名麦门冬。主产于四川省、浙江省、湖北省等地。夏季采挖。生用。

【性味归经】　甘、微苦,微寒。归胃、肺、心经。

【功效】　养阴生津,润肺清心。

【应用】

1. 胃阴虚证　本品味甘柔润,长于滋养胃阴,生津止渴;性偏苦寒,兼清胃热,为治胃阴不足之佳品。广泛用于胃阴虚有热之舌干口渴,胃脘疼痛,饥不欲食,呕逆,大便干结等症,常与玉竹、沙参等同用,如益胃汤;治胃阴不足之气逆呕吐,常与半夏、人参等同用,如麦门冬汤;若治内热消渴口干,属气阴不足者,常与人参、天花粉、葛根等同用,如玉泉丸。本品甘寒质润之性又兼润肠通便之

麦冬

功,治热病津伤,肠燥便秘,常与玄参、生地黄配伍,即增液汤。

2. 肺阴虚证 本品甘寒质润,善于养肺阴,清肺热,润肺燥而止咳。有清利咽喉之功,适用于阴虚肺燥有热,鼻燥咽干、干咳痰少、咳血、咽痛音哑等症。多与桑叶、阿胶、石膏等同用,如清燥救肺汤。治肺肾阴虚,劳嗽咯血者,每与天冬相须为用,如二冬膏;若用治阴虚火旺咳嗽,午后为甚者,宜滋阴降火,则配伍黄柏、生地黄、知母等,如麦门冬饮;若治久咳伤肺,气阴两虚,干咳少痰、短气自汗、舌干口渴、脉虚细者,与人参、五味子成方,即生脉散。

3. 心阴虚证 本品甘寒,入心经,能养心阴,清心热,并略具除烦安神作用。常用治阴虚火旺,心肾不交,心烦失眠、惊悸神疲、梦遗健忘等症。常与生地黄、酸枣仁等同用,如天王补心丹。若治热伤心营,身热烦躁、舌绛而干等症,常与黄连、生地黄、玄参等配伍,如清营汤。

【用法用量】 煎服,6～12 g。

【使用注意】 脾胃虚寒泄泻者忌服。

【文献摘录】

《神农本草经》:"主心腹结气,伤中伤饱,骨络脉绝,羸瘦补气。"

《本草汇言》:"清心润肺之药。主心气不足,惊悸怔忡,健忘恍惚,精神失守;或肺热肺燥,咳声连发,肺痿叶焦,短气虚喘,火伏肺中,咯血咳血;或虚劳客热,津液干少;或脾胃燥涸,虚秘便难。"

《本草正义》:"其味大甘,膏脂浓郁,故专补胃阴,滋津液,本是甘药补益之上品。凡胃火偏盛,阴液渐枯,及热病伤阴,病后虚羸,津液未复,或炎暑燥津,短气倦怠,秋燥逼人,肺胃液耗等证,麦冬寒润,补阴解渴,皆为必用之药。"

天冬 Tiāndōng 《神农本草经》

本品为百合科植物天冬 *Asparagus cochinchinensis*(Lour.)Merr. 的干燥块根。原名天门冬。主产于贵州省、四川省、广西壮族自治区等地。秋、冬二季采挖。生用。

【性味归经】 甘、苦,寒。归肺、肾、胃经。

【功效】 养阴润燥,清肺生津,降火。

【应用】

1. 肺阴虚证 本品甘润苦寒之性较强,其养肺阴,清肺热的作用强于麦冬、玉竹等同类药物。治燥热咳嗽,可单用熬膏服,如天门冬膏。治劳嗽咳血,或干咳痰黏,常与麦冬相须为用,如二冬膏;或配加川贝母、生地黄、阿胶等,以养阴润肺,化痰止血。本品清肺火、泄痰热之力颇佳,又可用于热邪壅肺,肺失宣肃之咳嗽稠痰,咽嗌气塞,头目不清等症,常配桔梗、紫菀、麦冬等,如天门冬煎。

2. 肾阴虚证 本品能滋肾阴,兼能降虚火,为治肾阴虚火旺之良品。治肾阴亏虚,眩晕耳鸣,腰膝酸痛者,常与熟地黄、枸杞子、牛膝等同用;若阴虚火旺,骨蒸潮热、盗汗、梦遗滑精、腰膝无力者,可配熟地黄、人参、黄柏等,如三才封髓丹;治肾阴久亏,内热消渴证,可与生地黄、山药、女贞子等同用。

3. 热病伤津、口渴及肠燥便秘 本品还有一定的益胃生津作用,兼能清胃热。治气阴两伤,食欲不振、口渴者,宜与生地黄、人参等同用,如三才汤;治津亏肠燥便秘者,宜与生地黄、当归、生何首乌等同用。

【用法用量】 煎服,6～12 g。

【使用注意】 本品甘寒滋腻之性较强,脾虚泄泻、痰湿内盛者忌用。

【文献摘录】

《药性论》:"主肺气咳逆,喘息促急,除热,通肾气,疗肺痿生痈吐脓,治湿疥,止消渴,去热中风,宜久服"。

《本草纲目》:"润燥滋阴,清金降火。"

《本草汇言》:"天门冬,润燥滋阴,降火清肺之药也。统理肺肾火燥为病,如肺热叶焦,发为痿痛,吐血咳嗽,烦渴传为肾消,骨蒸热劳诸证,在所必需者也。"

百合　Bǎihé　《神农本草经》

百合

本品为百合科植物卷丹 *Lilium lancifolium* Thunb.、百合 *Lilium brownii* F. E. Brown var. *viridulum* Baker 或细叶百合 *Lilium pumilum* DC. 的干燥肉质鳞叶。全国大部分地区均产。以湖南省、浙江省产者为多。秋季采挖。生用或蜜炙用。

【性味归经】　甘,微寒。归肺、心、胃经。

【功效】　养阴润肺,清心安神。

【应用】

1. 肺阴虚证　本品甘微寒而质润,药性平和,能补肺阴,兼能清肺热。润肺清肺之力虽不及北沙参、麦冬等同类药物,但兼有止咳祛痰作用,又为其所长。治燥热咳嗽,痰中带血,常与款冬花配伍,如百花膏;治肺虚久咳,劳嗽咯血,或咽干音哑等症,常与生地黄、玄参、川贝母等同用,如百合固金汤。

2. 阴虚有热,虚烦惊悸,失眠多梦,精神恍惚　本品归心经,能养阴清心,宁心安神。治虚热上扰,失眠多梦、心悸等症,可与麦冬、酸枣仁、丹参等同用。《金匮要略》将能被百合所治(包括内服外治)的属于心阴耗伤,心神不宁这一系列证候称为百合病。本品既能养心肺之阴,又能清心肺之热,还有安神作用,故为治疗百合病之要药。如治神志恍惚,情绪不能自主,莫名所苦,小便赤,脉微数等症,常与知母、生地黄等同用,如百合知母汤、百合地黄汤等。

此外,本品还能养胃阴,清胃热,对胃阴虚有热之胃脘疼痛亦宜选用。本品为药食两用之品,在润肺清心安神食谱中,多选用鲜品。

【用法用量】　煎服,6～12 g。蒸食、煮粥或拌蜜蒸食。蜜炙可增加润肺作用。

【使用注意】　脾肾虚寒泄泻者忌用。

【文献摘录】

《日华子本草》:"安心,定胆,益智,养五脏。治癫邪啼泣,狂叫,惊悸。"

《本草纲目拾遗》:"清痰火,补虚损。"

《本草正义》:"百合,乃甘寒滑利之品,《本经》虽曰甘平,然古今主治,皆以清热泄降为义,其性可见……仲景《金匮》以主伤寒后之百合病,《外台秘要》中更多此法,则百合病者,本为伤寒病后余热未清之证,所以神志恍惚,莫名所苦,故谓之百脉一宗,悉致其病,百合能清泄肺胃之热,而通调水道,导泄郁热,是以治之。"

石斛　Shíhú　《神农本草经》

石斛

本品为兰科植物金钗石斛 *Dendrobium nobile* Lindl.、鼓槌石斛 *Dendrobium chrysotoxum* Lindl. 或流苏石斛 *Dendrobium fimbriatum* Hook. 的栽培品及其同属植物近似种的新鲜或干燥茎。主产于四川省、贵州省、云南省等地。全年均可采取,以秋季采收为佳。生用或鲜用,鲜者可栽于砂石内,以备随时取用。

【性味归经】　甘,微寒。归胃、肾经。

【功效】　益胃生津,滋阴清热。

【应用】

1. 胃阴虚证,热病伤津证　本品甘微寒,入胃经,善滋养胃阴,生津止渴,兼清胃热。治胃阴不足,食少干呕等症,可单用煎汤代茶服,或与陈皮、枳壳、牡丹皮等同用,如石斛清胃散;治胃热阴虚之胃脘疼痛,牙龈肿痛,口舌生疮者,可与生地黄、麦冬、黄芩等同用;治胃火炽盛,胃阴不足,消谷善饥的中消证,常与天花粉、麦冬、玉竹等同用,如祛烦养胃汤;治热病伤津,低热烦渴、咽干口燥等症,常与生地黄、麦冬、天花粉等同用,如《时病论》清热保津法。

笔记栏

2. 肾阴虚证　本品又入肾经,能滋肾阴,兼能退虚热。适用于肾阴亏虚之目暗不明,筋骨痿软及阴虚火旺,骨蒸劳热等。治目暗不明者,常与枸杞子、熟地黄、菟丝子等同用,如石斛夜光丸;治筋骨痿软者,常与熟地黄、杜仲、牛膝等配伍;治骨蒸劳热者,宜与生地黄、黄柏、胡黄连等同用;治产后肝肾不足,阴血亏虚,腰腿酸痛者,又可与牛膝、熟地黄、木瓜等同用,如石斛牛膝汤。

【用法用量】　煎服,6～12 g,鲜品15～30 g。鲜石斛清热生津力强,热病津伤者宜之;干石斛适用于胃虚夹热伤阴者。

【使用注意】　温热病早期阴未伤,湿温病未化燥,脾胃虚寒者均忌用。

【文献摘录】

《本草通玄》:"石斛,甘可悦脾,咸能益肾,故多功于水土二脏。但气性宽缓,无捷奏之功,古人以此代茶,甚清膈上。"

《本草纲目拾遗》:"清胃,除虚热,生津,已劳损。以之代茶,开胃健脾。"

《本草再新》:"清胃火,除心中烦渴,疗肾经虚热"。

玉竹　Yùzhú　(《神农本草经》)

本品为百合科植物玉竹 *Polygonatum odoratum*(Mill.)Druce 的干燥根茎。又名葳蕤。主产于湖南省、河北省、江苏省等地。秋季采挖。生用。

【性味归经】　甘,微寒。归肺、胃经。

【功效】　养阴润燥,生津止渴。

【应用】

1. 肺阴虚证　本品甘微寒质润,归肺经,善于滋养肺阴,润肺燥,兼能清肺热。适用于燥热伤肺,干咳少痰、口舌干燥等症,常与沙参、麦冬等配伍,如玉竹麦门冬汤;治阴虚火炎,咳血、咽干、失音者,可与麦冬、生地黄、川贝母等同用。

2. 胃阴虚证　本品"味甘多脂,柔润之品",善于滋胃阴,润胃燥而生津止渴,兼能清胃热,实为生津止渴常用药。适用于热病伤津,烦热口渴等症,可与沙参、生地黄、麦冬等同用,如益胃汤。若治胃热津伤之消渴,口干多饮,多食易饥者,常与生地黄、天花粉等配伍。

玉竹又为常用的预防秋燥食疗用品,亦取其清润之效。

3. 阴虚外感　本品养阴而不滋腻,"虽补而不碍邪"。本品为治阴虚外感之要药,常与薄荷、白薇等同用,体现了滋阴解表,扶正祛邪的治法,如加减葳蕤汤。

此外,本品还能养心阴,亦略能清心热,治热伤心阴之烦热多汗、惊悸等症,多与麦冬、酸枣仁等配伍。

【用法用量】　煎服,6～12 g。

【使用注意】　痰湿内蕴,中寒便溏者不宜用。

【文献摘录】

《日华子本草》:"除烦闷,止渴,润心肺,补五劳七伤虚损。"

《本草便读》:"葳蕤,质润之品,培养肺、脾之阴,是其所长……考玉竹之性味、功用,与黄精相似,自能推想,以风温风热之证,最易伤阴,而养阴之药,又易碍邪,唯玉竹甘平滋润,虽补而不碍邪,故古人立方有取乎此也。"

《本草正义》:"玉竹,味甘多脂,柔润之品……今惟治肺胃燥热,津液枯涸,口渴嗌干等症,而胃火炽盛,燥渴消谷,多食易饥者,尤有甚效。"

玉竹

黄精　Huángjīng　(《别录》)

本品为百合科植物黄精 *Polygonatum sibiricum* Red.、滇黄精 *Polygonatum kingianum* Coll. et

笔记栏

Hemsl. 或多花黄精 *Polygonatum cyrtonema* Hua 的干燥根茎。主产于湖南省、河南省、江苏省等地。秋季采挖。生用或酒制用。

【性味归经】　甘,平。归脾、肺、肾经。

【功效】　补气养阴,健脾,润肺,益肾。

【应用】

1. 肺虚燥咳,劳嗽咳血　本品甘平质润,能养肺阴,润肺燥,益肺气。治肺金气阴两伤,干咳少痰者,可单用熬膏服,或与北沙参、麦冬、川贝母等同用。因本品不仅能补益肺肾之阴,而且能补益脾气脾阴,有补土生金,补后天以养先天之效。亦宜用于肺肾阴虚而致潮热盗汗,劳嗽咯血等症。因其作用缓和,可单用熬膏久服。但多与生地黄、阿胶、百部等同用。

2. 脾胃虚弱证　本品味甘而滋腻,既补脾阴,又益脾气,平补气阴而养脾胃是其专长。治脾胃气虚,食欲不振,脉象虚弱者,多与党参、白术等同用。若治脾脏气阴两虚之面色萎黄,困倦乏力,口干食少,大便干燥。可单用,或与党参、山药、石斛等同用。若阴虚内热,消渴多饮,每与生黄芪、山药、天花粉等同用。

3. 肾精亏虚　本品"味甘而厚腻,颇类熟地",入肾经又能益肾,填精髓,有延缓衰老,改善腰膝酸软、眩晕、须发早白等早衰症状的作用,如黄精膏方(《千金方》)单用本品熬膏服。治肾虚精亏的二精丸,以本品与枸杞子相须为用。临证则多与其他补益肾精之品同用。

此外,黄精亦可用治目疾、皮肤癞痒等。

【用法用量】　煎服,9～15 g,鲜品 30～60 g。或入丸、散,熬膏。外用适量。

【使用注意】　痰湿壅滞、中寒便溏、气滞腹胀者慎服。

【文献摘录】

《日华子本草》:"补五劳七伤,助筋骨,生肌,耐寒暑,益脾胃,润心肺。"

《本草便读》:"黄精,宽中益气,使五脏调和,肌肉充盛,骨髓坚强,皆是补阴之功。"

《本草正义》:"味甘而厚腻,颇类熟地……补血补阴而养脾胃是其专长。"

枸杞子　Gǒuqǐzǐ　（《神农本草经》）

本品为茄科植物宁夏枸杞 *Lycium barbarum* L. 的成熟果实。主产于宁夏回族自治区、甘肃省等地。夏、秋二秋果实呈橙红色时采收。生用。

【性味归经】　甘,平。归肝、肾经。

【功效】　滋补肝肾,益精明目。

【应用】

肝肾阴虚证　本品甘平质润,功善滋补肝肾,能补能养,为平补肝肾,养血补精,明目之良药。凡肝肾精血亏损及早衰诸证,均可应用。如枸杞膏(《寿世保元》)单用本品熬膏服,或与补肝肾,益精补血之品配伍,效果更佳。如治须发早白等早衰诸证,常与牛膝、菟丝子、何首乌等配伍,如七宝美髯丹;用于肝肾阴虚或精亏血虚之两目昏花,视物模糊等症,常与熟地黄、山茱萸、菊花等同用,如杞菊地黄丸;若治肾虚精少,阳痿遗精,久不生育等症,本品能"气可充,血可补,阳可生,阴可长"(《本草汇言》),常与菟丝子、五味子、覆盆子等成方,如五子衍宗丸;治消渴,可配生地、麦冬、天花粉等同用。本品药性平和,亦食亦药,为延缓衰老及益精明目常用之食疗佳品。

此外,本品兼能滋补肺肾,可用于肺肾阴虚之痨嗽咳血等。

【用法用量】　煎服,6～12 g。

【使用注意】　脾虚便溏者不宜用。

【文献摘录】

《本草正》:"枸杞,味重而纯故能补阴,阴中有阳,故能补气。所以滋阴而不致阴衰,助阳而能使阳旺。虽谚云离家千里,勿食枸杞,不过谓其助阳耳,似亦未必然也。此物微助阳而无动性,故用之

笔记栏

黄精

枸杞子

以助熟地最妙。其功则明耳目,添精固髓,健骨强筋,善补劳伤,尤止消渴,真阴虚而脐腹疼痛不止者,多用神效。"

《本草纲目》:"滋肾,润肺,明目。"

《本草经疏》:"为肝肾真阴不足,劳乏内热补益之要药……故服食家为益精明目之上品。"

墨旱莲 Mòhànlián 《《新修本草》》

本品为菊科植物鳢肠 *Eclipta prostrata* L. 的干燥地上部分。又名旱莲草。主产于江苏省、江西省、浙江省等地。花开时采割。生用。

【性味归经】 甘、酸,寒。归肝、肾经。

【功效】 滋补肝肾,凉血止血。

【应用】

1. 肝肾阴虚证 本品酸甘性寒,能补益肝肾之阴。适用于肝肾阴虚,牙齿松动、须发早白、眩晕耳鸣、腰膝酸软、遗精等症,尤宜用于证属阴虚有热者。可单用,如旱莲膏(《医灯续焰》)以之熬膏服。二至丸以之与女贞子相须为用。亦常与制何首乌、熟地黄、枸杞子等配伍以增效,如首乌延寿丹。《滇南本草》以本品为末,搽齿龈上,以治肾虚齿摇牙痛。

2. 阴虚血热的出血证 本品性寒入血分,能凉血止血,又能滋阴清热。为治血热出血者所常用。故适用于阴虚血热之咳血、衄血、便血、尿血、崩漏及皮下出血等。可单用或与生地黄、阿胶等同用。外用亦可止血。

此外,本品性寒清热,解毒消肿。用治疮疡肿毒等,常内服与外用并施。近代,外用治皮肤湿疹、稻田性皮炎等有一定疗效。

【用法用量】 煎服,6~12 g。外用适量。

【使用注意】 脾胃虚寒者忌用。

【文献摘录】

《新修本草》:"洪血不可止者,敷之立已。汁涂发眉,生速而繁。"

《本草经疏》:"鳢肠善凉血,须发白者,血热也,齿不固者,肾虚有热也;凉血益血,则须发变黑,而齿亦因之而固矣。"

《本草正义》:"鳢肠,入肾补阴而生长毛发,又能入血,为凉血止血之品,又消热病痈肿。"

女贞子 Nǚzhēnzǐ 《《神农本草经》》

本品为木犀科植物女贞 *Ligustrum lucidum* Ait. 的成熟果实。主产于浙江省、江苏省、湖南省等地。冬季果实成熟时采收。生用或酒制用。

【性味归经】 甘、苦,凉。归肝、肾经。

【功效】 滋补肝肾,清虚热,乌须,明目。

【应用】

肝肾阴虚证 本品甘苦而性凉,能补益肝肾之阴,又清虚热,为一味清补退热之品,唯药性缓和,须缓慢取效。尤适用于肝肾阴虚,虚热内生之证。用于头晕目眩,腰酸耳鸣,遗精等症,常与墨旱莲相须为用,即二至丸;用于肾虚精亏,须发早白,宜与制何首乌、桑椹、黑芝麻等同用;若治肾阴亏虚消渴者,宜与生地、天冬、山药等同用;治阴虚发热,心烦者,宜配伍鳖甲、地骨皮、白薇等,以滋阴清热。

本品兼能益阴明目,可用于肝肾阴虚,精血亏乏所致视力减退,目暗不明,常与熟地黄、枸杞子、菟丝子等同用;若阴虚有热,目微红羞明、眼珠作痛者,宜与生地黄、石决明、谷精草等配伍。

【用法用量】 煎服,6~12 g。水煎服,或入丸、散。本品以黄酒拌后蒸制,可增强滋补肝肾作

笔记栏

用,并使苦寒之性减弱,避免滑肠。

【使用注意】　脾胃虚寒泄泻及阳虚者,慎服。

【文献摘录】

《本草蒙筌》:"黑发黑须,强筋强力,多服补血祛风。"

《本草正》:"养阴气,平阴火,解烦热骨蒸,止虚汗,(治)消渴……亦清肝火,可以明目止泪。"

《本草备要》:"益肝肾,安五脏,强腰膝,明耳目,乌须发,补风虚,除百病。"

龟甲　Guījiǎ　(《神农本草经》)

龟甲

本品为龟科动物乌龟 *Chinemys reevesii*(Gray)的背甲及腹甲。又名龟板。主产于浙江省、湖北省、湖南省等地。全年均可捕捉,以秋、冬二季为多。晒干,以砂炒后醋淬用。

【性味归经】　甘、咸,微寒。归肝、肾、心经。

【功效】　滋阴潜阳,益肾健骨,养血补心,固经止崩。

【应用】

1. 阴虚内热,阴虚阳亢,虚风内动　本品甘能养阴,归肝肾经,能滋补肝肾之阴,而以滋补至阴之水为主。适用于肝肾阴虚而引起上述诸证。治阴虚内热,骨蒸盗汗、遗精者,常配熟地黄、知母、黄柏等,如大补阴丸;治阴虚阳亢,头晕目眩,本品兼能潜阳,标本兼治,常与牛膝、代赭石、白芍等同用,如镇肝熄风汤。本品性微寒,兼退虚热,用于温病后期,热灼阴伤,虚风内动,神倦瘈疭者,常与生地黄、牡蛎、鳖甲等配伍,如三甲复脉汤、大定风珠。

2. 肾虚骨痿,囟门不合　本品能滋补肝肾,强筋健骨,又补血滋阴。用于肾虚筋骨痿弱,行走乏力诸症,常与熟地黄、锁阳、牛膝等同用,如虎潜丸。治小儿先天不足,阴血亏虚,鸡胸、龟背、囟门不合诸症,本品又有补先天、促发育之效,常与紫河车、鹿茸、山药等同用。

3. 阴血亏虚,惊悸、失眠、健忘　本品归于心肾,又可以养血补心,安神定志。用于阴血亏虚,心肾失养之惊悸、失眠、健忘,常与石菖蒲、远志、龙骨等同用,如孔圣枕中丹。

4. 阴虚血热,崩漏、月经过多　本品性偏寒凉,入下焦滋阴制火,还能固经止崩,故多用于阴虚血热,冲任不固之崩漏、月经过多等,常与白芍、黄芩、生地黄等同用,如固经丸。《千金方》还以本品与牡蛎同用,以治崩中漏下、赤白带下等证。

此外,本品滋养肝肾,培补真阴而能明目,可用治肝肾阴虚,目暗不明等症。

【用法用量】　煎服,9～24 g,入汤剂易先煎。本品经砂炒醋淬后,有效成分更容易煎出;并除去腥气,便于制剂。

【使用注意】　脾胃寒湿者忌用。孕妇慎用。

【文献摘录】

《神农本草经》:"主漏下赤白,破癥瘕痎疟,五痔阴蚀,湿痹四肢重弱,小儿囟门不合。"

《本草纲目》:"补心、补肾、补血,皆以养阴也……观龟甲所主诸病,皆属阴虚血弱。"

《本草通玄》:"大有补水制火之功,故能强筋骨,益心智……止新血。"

鳖甲　Biējiǎ　(《神农本草经》)

鳖甲

本品为鳖科动物鳖 *Trionyx sinensis* Wiegmann 的背甲。主产于河北省、湖南省、安徽省等地。全年均可捕捉,以秋、冬二季为多。晒干,以砂炒后醋淬用。

【性味归经】　咸,微寒。归肝、肾经。

【功效】　滋阴潜阳,退热除蒸,软坚散结。

【应用】

1. 阴虚发热,阴虚阳亢,虚风内动　本品亦能滋养肝肾之阴,然滋养之力不及龟甲,而长于退虚热、除骨蒸,为滋阴清热要药。适用于肝肾阴虚所致阴虚发热,阴虚阳亢,虚风内动诸证。用于肝肾阴虚,低热不退;或形体消瘦,盗汗骨蒸,遗精滑泄等症,常与银柴胡、地骨皮等配伍,如清骨散。如系肺痨久咳咯血,骨蒸潮热,阴阳俱虚者,常与阿胶、鹿角霜等同用,如鳖甲散。用于温病后期,气阴两伤,夜热早凉,热退无汗等症,常与青蒿、知母等同用,如青蒿鳖甲汤。用于阴虚阳亢,头晕目眩等症,本品兼能潜阳息风,标本兼治,常与生地黄、牡蛎、菊花等同用。若用于热病阴虚风动,手足瘈疭,脉虚等症,常与龟甲相须为用,配伍加入生地黄、白芍、阿胶等,如三甲复脉汤、大定风珠等。

2. 癥瘕积聚　本品善走肝经血分,味咸又长于软坚散结。用于久疟、疟母及多种原因所致肝脾肿大等癥瘕积聚,常与柴胡、土鳖虫、大黄等配伍,如鳖甲煎丸。治瘀血经闭,腹中有块者,可与桃仁、大黄、莪术等配伍。

【用法用量】　煎服,9～24 g,先煎。本品经砂炒醋淬后,有效成分更容易煎出;并可去其腥气,易于粉碎,方便制剂。

【使用注意】　孕妇及脾胃寒湿者忌用。

【文献摘录】

《神农本草经》:"主心腹癥瘕坚积,寒热,去痞息肉……"

《本草衍义》:"鳖甲,经中不言治劳,惟蜀本《药性论》云:治劳瘦。除骨热,后人遂用之。然甚有据,亦不可过剂。"

《本草汇言》:"除阴虚热疟,解劳热骨蒸之药也……入肝,统主厥阴血分为病……厥阴血闭邪结,渐至寒热,为癥瘕,为痞胀,为疟疾,为淋沥,为骨蒸者,咸得主之。"

桑椹　Sāngshèn　(《新修本草》)

本品为桑科植物桑 Morus alba L. 的干燥成熟果穗。又名桑椹子。主产于江苏省、浙江省、湖南省等地。4～6 月果实变红时采收。生用。

【性味归经】　甘、酸,寒。归肝、肾、心经。

【功效】　滋阴补血,生津润燥。

【应用】

1. 肝肾阴虚证　本品甘寒质润,能补益肝肾之阴,兼能凉血退热,适用于肝肾阴虚之头晕耳鸣,目暗昏花,心悸失眠,须发早白等症。对肝肾阴虚兼血虚者,还能补血养肝。其作用平和,宜熬膏久服;或与熟地黄、何首乌、女贞子等同用,如首乌延寿丹。

2. 津伤口渴,内热消渴,肠燥便秘　本品又能生津止渴,润肠通便。治津伤口渴,内热消渴等证,可鲜品食用,亦常与麦冬、天花粉等同用;兼气虚者,又当与西洋参、太子参、黄芪等同用。治大肠津亏之大便秘结,对于轻证,单用大量水煎取汁,并酌加适量冰糖服。若较重者,可与生何首乌、火麻仁等配伍。

【用法用量】　煎服,9～15 g。

【使用注意】　脾胃虚寒腹泻者不宜服。

【文献摘录】

《新修本草》:"主消渴。"

《滇南本草》:"益肾脏而固精,久服黑发明目。"

《随息居饮食谱》:"滋肝肾,充血液,祛风湿,健步履,息虚风,清虚火。"

黑芝麻　Hēizhīma　(《神农本草经》)

本品为脂麻科植物脂麻 Sesamum indicum L. 的干燥成熟种子。我国各地有栽培。秋季果实成熟时采收。生用或炒用。

笔记栏

【性味归经】　甘,平。归肝、肾、大肠经。

【功效】　补肝肾,益精血,润肠燥。

【应用】

1. 肝肾精血亏虚,头晕眼花,须发早白　本品益精养血,其性平和,甘香可口,不伤脾胃,可作食疗药常服。古方多用于肝肾精血不足引起的头晕眼花,须发早白,病后脱发,四肢无力等症,每与桑叶同用,即桑麻丸。临证则常与巴戟天、熟地黄等配伍,以延年益寿。

2. 肠燥便秘　本品富含油脂,能润肠通便。多用于血虚津亏之肠燥便秘,可单用,也可与当归、肉苁蓉、火麻仁等同用。

此外,本品又能益精养血生津,使乳汁生化有源,可用治妇女产后乳少。

【用法用量】　煎服,9～15 g。或入丸、散、膏剂。

【使用注意】　脾虚大便溏泄者忌用。

【文献摘录】

《神农本草经》:"主伤中虚羸,补五内,益气力,长肌肉,填脑髓。"

《本草备要》:"补肝肾,润五脏,滑肠。""明耳目,乌须发,利大小肠,逐风湿气。"

《玉楸药解》:"补益精液,润肝脏,养血舒筋。"

（刘　怡　彭　康）

第二十五章 收 涩 药

导 学

本章介绍收涩药的含义、性味特点、功效和适用范围、分类、配伍以及使用注意。常用药物21味,附药6味,分固表止汗药、敛肺涩肠药、固精缩尿止带药三类介绍。

通过学习,掌握各类收涩药的性味特点、主要功效和适用范围,了解其配伍关系及使用注意;掌握各常用药物的性味归经、主要功效和主治证、用量用法和主要配伍关系,了解其来源、产地及炮制。比较麻黄根、浮小麦与糯稻根须,麻黄与麻黄根,五味子、乌梅与诃子,覆盆子与金樱子,桑螵蛸与海螵蛸,莲子与芡实的性味、功用。

凡以收敛固涩为主要功效,用以治疗各种滑脱病证的药物,称为收涩药,又称固涩药。

本类药物味多酸涩,性温或平,主入肺、脾、肾、大肠经。陈藏器说:"涩可固脱。"李时珍指出:"脱则散而不收,故用酸涩药,以敛其耗散。"本类药物能敛耗散,固滑脱,分别具有固表止汗、敛肺止咳、涩肠止泻、固精缩尿、止血、止带等作用。

根据本类药物的作用特点及临床应用范围,可分为固表止汗药、敛肺涩肠药、涩精缩尿止带药三类。

收涩药主要用于久病体虚,正气不固,脏腑功能衰退所致的自汗盗汗、久咳虚喘、久泻久痢、遗精滑精、遗尿尿频、崩漏不止、带下过多等滑脱不禁病证。

滑脱病证的根本原因是正气虚弱,固摄无力,收涩药多系治标之品。故在临床应用时,须与相应的补益药配伍同用,以标本兼顾。如气虚自汗、阴虚盗汗者,分别配伍补气药、补阴药;脾肾阳虚之久泻、久痢者,应配伍温补脾肾药;肾虚遗精、滑精、遗尿、尿频、带下清稀者,当配伍补肾药;冲任不固,崩漏不止者,当配伍补肝肾、固冲任药;肺肾虚损,久咳虚喘者,宜配伍补肺益肾纳气药等。滑脱病证可由实证发展而来,若正气虽衰而余邪未尽者,须适当配伍相应的祛邪药。

收涩药性涩敛邪,故凡表邪未解,湿热内蕴所致之泻痢、带下,血热出血,以及郁热未清者,当以祛邪为主,不宜使用收涩药,以防"闭门留寇"之弊。但某些收涩药除收涩作用之外,兼有清湿热、解毒等功效,则又当分别对待。

现代药理研究表明,收涩药多含鞣质、有机酸,矿物类药物如赤石脂、禹余粮中含无机盐,这些成分均有止泻、止血、镇咳、抑制腺体分泌等收敛作用。此外,尚有抗菌、抗炎、防腐、吸收肠内有毒物质等作用。

第一节 固表止汗药

本类药物大多甘平,性收敛,主入肺、心二经,以固表敛汗为主要功效,常用于气虚肌表不固之自汗,及阴虚不能制阳,阳热迫津外泄的盗汗。

凡实邪所致汗出,以祛邪为主,忌用本类药物止汗,以免敛邪。亡阳虚脱的汗出,本类药缓不济急,应以大补元气、回阳救逆为主。

麻黄根　Máhuánggēn　（《名医别录》）

本品为麻黄科植物草麻黄 *Ephedra sinica* Stapf 或中麻黄 *Ephedra intermedia* Schrenk et C. A. Mey. 的干燥根和根茎。主产于河北省、山西省、内蒙古自治区等地。秋末采挖，干燥。切厚片，生用。

【性味归经】　甘、涩，平。归心、肺经。

【功效】　固表止汗。

【应用】

自汗，盗汗　本品味涩收敛，入肺经能行肌表，为敛肺固表止汗之要药。治气虚自汗，常与黄芪、煅牡蛎、小麦等同用；治阴虚盗汗，可与生地黄、五味子、山茱萸等同用；治产后气血不足而虚汗不止者，常与当归、黄芪等同用，如麻黄根散。

【用法用量】　煎服，3～9 g。外用适量，研粉撒扑。

【使用注意】　有表邪者忌用。

【文献摘录】

《名医别录》："止汗，夏月杂粉扑之。"

《本草纲目》："麻黄发汗之气，骏不能御，而根节止汗，效如影响。"

《本草正义》："根荄收涩之本性，则不特不能发汗，而并能使外发之汗敛而不出，此则麻黄根所以有止汗之功力，投之辄效者也。"

浮小麦　Fúxiǎomài　（《本草蒙筌》）

本品为禾本科植物小麦 *Triticum aestivum* L. 的干燥未成熟颖果。全国各地均产。收获时，扬起其轻浮干瘪者，或以水淘之，浮起者为佳，晒干。生用或炒用。

【性味归经】　甘，凉。归心经。

【功效】　固表止汗，益气，除热。

【应用】

1. 自汗，盗汗　本品甘凉入心经，能益心气，敛心液，固表止汗。治气虚自汗，常与黄芪、麻黄根、煅牡蛎等配伍，如牡蛎散；治阴虚盗汗，可配伍五味子、山茱萸、地骨皮等。

2. 骨蒸劳热　本品甘凉，能益气阴，除虚热。治阴虚发热，骨蒸劳热等证，常与玄参、生地黄、地骨皮等同用。

【用法用量】　煎服，15～30 g。研末服，3～5 g。

【使用注意】　表邪汗出者忌用。

【文献摘录】

《本草蒙筌》："敛虚汗。"

《本草纲目》："益气除热，止自汗、盗汗，骨蒸劳热，妇人劳热。"

《本经逢原》："浮麦，能敛盗汗，取其散皮腠之热也。"

附

小　麦

本品为小麦的干燥成熟果实。性味甘，微寒。归心经。功能养心除烦。主治心神不宁，烦躁失眠及妇人脏躁证。煎服，30～60 g。

糯稻根须　Nuòdàogēnxū　（《本草再新》）

本品为禾本科植物糯稻 *Oryza sativea* L. var. *glutinosa* Matsum. 的干燥根茎及根。全国各地

均产。10 月间糯稻收割后采收,晒干。生用。

【性味归经】 甘,平。归心、肝经。

【功效】 固表止汗,益胃生津,退虚热。

【应用】

1. 自汗,盗汗 本品甘平,既能固表止汗,又能益胃生津。用于虚汗兼口渴者尤宜。治气虚自汗,可单用煎服;或配伍黄芪、白术、浮小麦等。治阴虚盗汗,可与生地黄、地骨皮、麻黄根等药同用。

2. 虚热不退,骨蒸潮热 本品能退虚热,益胃生津。治虚热不退,骨蒸潮热以及病后阴虚口渴者,可与沙参、麦冬、地骨皮等同用。

【用法用量】 煎服,15～30 g。

【文献摘录】

《本草再新》:"补气化痰,滋阴壮胃,除风湿。"

第二节 敛肺涩肠药

本类药物酸涩收敛,主入肺或大肠经。分别具有敛肺止咳喘、涩肠止泻痢作用。前者主要用于肺虚咳喘,久治不愈或肺肾两虚,摄纳无权的虚喘证;后者主要用于大肠虚寒,不能固摄或脾肾虚寒所致的久泻、久痢。

咳嗽初起或痰多壅肺所致的咳喘,以及泻痢初起或食积腹泻等邪气方盛者均不宜使用。

五味子 Wǔwèizǐ 《神农本草经》

本品为木兰科植物五味子 *Schisandra chinensis*(Turcz.)Baill. 或华中五味子 *Schisandra spheanthera* Rehd. et Wils. 的干燥成熟果实。前者习称"北五味子",主产于辽宁省、吉林省;后者习称"南五味子",主产于西南及长江流域以南各省。秋季果实成熟时采摘,晒干或蒸后晒干,生用,或照醋蒸法蒸至黑色,干燥后用,用时捣碎。

【性味归经】 酸、甘,温。归肺、心、肾经。

【功效】 收敛固涩,益气生津,补肾宁心。

【应用】

1. 久咳虚喘 本品味酸收敛,甘温而润,能敛肺止咳平喘,又补肺气,滋肾阴,为治久咳虚喘之要药。治肺虚久咳,可与黄芪、罂粟壳等同用;治肺肾两虚之喘咳,常与山茱萸、熟地黄、山药等同用,如都气丸。本品长于敛肺止咳平喘,配伍麻黄、细辛、干姜等,亦可用于寒饮咳喘,如小青龙汤。

2. 久泻不止 本品能涩肠止泻。治脾肾虚寒,久泻不止,常与补骨脂、肉豆蔻、吴茱萸等药同用,如四神丸。

3. 梦遗滑精,遗尿尿频 本品能补肾涩精止遗,为治肾虚精关不固遗精、滑精之常用药。可单用熬膏服;或与桑螵蛸、附子、龙骨等配伍,如桑螵蛸丸。

4. 自汗,盗汗 本品收敛止汗,并可益气养阴,为治疗虚汗常用之品。治气虚自汗,可配伍人参、浮小麦等;治阴虚盗汗,常与熟地黄、山茱萸、麦冬等同用。

5. 津伤口渴,内热消渴 本品味甘益气,酸能生津,有益气生津止渴之功。治热伤气阴,汗多口渴者,常与人参、麦冬同用,如生脉散;治阴虚内热,口渴多饮之消渴,常与知母、山药、天花粉等配伍,如玉液汤。

6. 心悸失眠 本品既能补益心肾,又能宁心安神。治阴血亏损,心神失养,或心肾不交之虚烦心悸、失眠多梦,常与麦冬、酸枣仁、丹参等同用,如天王补心丹。

【用法用量】 煎服,2～6 g。

【使用注意】　凡外有表邪,内有实热,咳嗽初起,麻疹初起均不宜用。

【文献摘录】

《神农本草经》:"主益气,咳逆上气,劳伤羸瘦,补不足,强阴,益男子精。"

《本草备要》:"性温,五味俱全,酸咸为多,故专收敛肺气而滋肾水,益气生津,补虚明目,强阴涩精,退热敛汗,止呕住泻,宁嗽定喘,除烦渴。"

《医林纂要》:"宁神,除烦渴,止吐衄,安梦寐。"

乌梅　Wūméi　（《神农本草经》）

本品为蔷薇科植物梅 Prunus mume（Sieb.）Sieb. et Zucc. 的干燥近成熟果实。主产于浙江省、福建省、四川省等地。夏季果实近成熟时采收,低温烘干后闷至变黑色。去核生用或炒炭用。

【性味归经】　酸、涩,平。归肝、脾、肺、大肠经。

【功效】　敛肺,涩肠,生津,安蛔。

【应用】

1. 肺虚久咳　本品酸涩收敛,入肺经,能敛肺止咳。治肺虚久咳少痰或干咳无痰者,可与罂粟壳、苦杏仁等同用。

2. 久泻久痢　本品酸涩入大肠经,有良好的涩肠止泻痢作用,为治疗久泻、久痢常用药。如固肠丸,本品与肉豆蔻、诃子等同用。取其涩肠之功,配伍黄连、黄柏等清热燥湿之品,亦可用治湿热泻痢,便脓血者。

3. 虚热消渴　本品味酸,能生津止渴。治虚热消渴,可单用煎服;或与天花粉、麦冬、人参等同用。

4. 蛔厥腹痛　"蛔得酸则静",本品极酸,具有安蛔止痛之功,为安蛔之良药。适用于蛔虫所致腹痛、呕吐、四肢厥冷的蛔厥病证,常与细辛、花椒、黄连等同用,如乌梅丸。

此外,本品炒炭能收敛止血,可用于崩漏不止、便血、尿血等;外敷可消疮毒,治胬肉外突、头疮等。

【用法用量】　煎服,6～12 g,大剂量可用至 30 g。外用适量,捣烂或炒炭研末外敷。止泻、止血宜炒炭用。

【使用注意】　外有表邪或内有实热积滞者均不宜服。

【文献摘录】

《神农本草经》:"下气,除热烦满,安心,止肢体痛,偏枯不仁,死肌,去青黑痔,蚀恶肉。"

《本草纲目》:"敛肺涩肠,治久嗽、泻痢,反胃噎膈,蛔厥吐利。"

《本草求真》:"乌梅酸涩而温,入肺则收,入肠则涩,入筋与骨则软,入虫则伏,入于死肌、恶肉、恶痣则除,刺入肉中则拔。故于久泻久痢,气逆烦满,反胃骨蒸,无不因其收涩之性,而使下脱上逆皆治。"

五倍子　Wǔbèizǐ　（《本草拾遗》）

本品为漆树科植物盐肤木 Rhus chinensis Mill.、青麸杨 Rhus potaninii Maxim. 或红麸杨 Rhus punjabensis Stew. var. sinica（Diels）Rehd. et Wils. 叶上的虫瘿,主要由五倍子蚜 Melaphis chinensis（Bell）Baker 寄生而形成。我国大部分地区均有,而以四川省为主。秋季摘下虫瘿,置沸水中略煮或蒸至表面呈灰色,杀死蚜虫,取出,晒干。生用。

【性味归经】　酸、涩,寒。归肺、大肠、肾经。

【功效】　敛肺降火,涩肠止泻,敛汗,固精止遗,止血,收湿敛疮。

【应用】

1. 肺虚久咳,肺热痰嗽　本品酸涩收敛,性寒清热,入肺经,既能敛肺止咳,又能清肺降火。适用于久咳及肺热咳嗽。因本品又能止血,故尤宜于咳嗽咯血者。治肺虚久咳,常与五味子、罂粟壳等同用;治肺热痰嗽,可与瓜蒌、黄芩、贝母等同用。

2. 久泻久痢 本品酸涩入大肠经,有涩肠止泻之功。治久泻久痢,可与诃子、五味子等同用。

3. 自汗,盗汗 本品能敛肺止汗。治自汗、盗汗,可单用研末,与荞麦面等分作饼,煨熟食之;或研末水调敷肚脐处。

4. 遗精,滑精 本品入肾经,又能固精止遗。治肾虚精关不固之遗精、滑精,多与龙骨、茯苓等同用,如玉锁丹。

5. 崩漏,便血痔血,外伤出血 本品有收敛止血作用。治崩漏下血,可单用;或与棕榈炭、血余炭等同用。治便血、痔血,可与槐花、地榆等同用,煎汤内服或熏洗患处。

6. 痈肿疮毒,皮肤溃烂 本品外用能收湿敛疮,解毒消肿。治疮疖肿毒、湿疮流水、溃疡不敛、眼睑赤烂、脱肛不收、子宫脱垂等,可单味或配合枯矾研末外敷或煎汤熏洗。

【用法用量】 煎服,3~6 g。外用适量,研末外敷或煎汤熏洗。

【使用注意】 外感咳嗽,湿热泻痢者均忌用。

【文献摘录】

《本草拾遗》:"肠虚泻痢,为末熟汤服之。"

《本草纲目》:"敛肺降火,化痰饮,止咳嗽、消渴、盗汗、呕吐、失血、久痢……治眼赤湿烂,消肿毒、喉痹,敛溃疮金疮,收脱肛子肠坠下。"又云:"其味酸咸,能敛肺止血,化痰止渴收汗;其气寒,能散热毒疮肿;其性收,能除泻痢湿烂"。

罂粟壳 Yīngsùqiào （《本草发挥》）

本品为罂粟科植物罂粟 *Papaver somniferum* L. 的干燥成熟果壳。原产于外国,我国部分地区的药物种植场有栽培,以供药用。夏季采收,去蒂及种子,晒干生用,蜜炙或醋炙用。

【性味归经】 酸、涩,平。有毒。归肺、大肠、肾经。

【功效】 敛肺,涩肠,止痛。

【应用】

1. 肺虚久咳 本品酸涩收敛,入肺经,具有较强的敛肺止咳作用,用治肺虚久咳不止,可单用;或与乌梅肉同用。

2. 久泻,久痢 本品酸涩入大肠经,能固肠道,涩滑脱,"为涩肠止泻之圣药",宜用于内无实邪之久泻久痢。治脾虚久泻,常与诃子、陈皮、砂仁等同用;治脾肾虚寒之久泻久痢,常与肉豆蔻、诃子、人参等同用,如真人养脏汤。

3. 脘腹疼痛,筋骨疼痛 本品有良好的止痛作用,用治上述诸痛较剧者,单用或配入复方使用。

【用法用量】 煎服,3~6 g。止咳宜蜜炙用;止血、止痛宜醋炙用。

【使用注意】 本品过量或持续服用易成瘾,不宜常服。咳嗽或泻痢初起邪实者忌用。孕妇及儿童禁用。运动员慎用。

【文献摘录】

《本草纲目》:"罂子粟壳,酸主收涩,故初病不可用之。泄泻下痢既久,则气败不固而肠滑肛脱,咳嗽诸病既久,则气散不收而肺胀痛剧,故俱宜此涩之、固之、收之、敛之。"

《本草求真》:"功专敛肺涩肠固肾,凡久泻、久痢脱肛、久嗽气乏,并心腹筋骨诸痛者最宜。"

诃子 Hēzǐ （《药性论》）

本品为使君子科植物诃子 *Terminalia chebula* Retz. 或绒毛诃子 *Terminalia chebula* Retz. var. *tomentella* Kurt. 的干燥成熟果实。主产于云南省、广东省、广西壮族自治区等地。秋、冬二季果实成熟时采收,晒干。生用或煨用,用时打碎或去核。若用果肉,则去核。

【性味归经】　苦、酸、涩,平。归肺、大肠经。

【功效】　涩肠止泻,敛肺止咳,降火利咽。

【应用】

1. 久泻久痢,便血脱肛　本品酸涩收敛,入大肠经,长于涩肠止泻。为治久泻、久痢之常用药。可单用本品为散,粥饮服。治虚寒久泻久痢,可与干姜、罂粟壳等同用;治泻痢日久,气虚脱肛,须与人参、黄芪、升麻等同用;治肠风下血,可与防风、白芷等配伍。

2. 肺虚喘咳,久嗽不止,咽痛喑哑　本品苦涩降敛,生用偏凉,既能敛肺下气止咳,又能清肺利咽开音,为治失音之要药。治肺虚久咳,失音者,常与人参、五味子等药同用;治久咳失音,咽痛喑哑者,常与硼砂、青黛、冰片等配伍。

【用法用量】　煎服,3～10 g。涩肠止泻宜煨用;敛肺清热、利咽开音宜生用。

【使用注意】　凡外有表邪、内有湿热积滞者忌用。

【文献摘录】

《本草图经》:"治咳嗽咽喉不利,含三数枚。"

《本经逢原》:"诃子苦涩降敛,生用清金止嗽,煨熟固脾止泻。"

肉豆蔻　Ròudòukòu　(《药性论》)

本品为肉豆蔻科植物肉豆蔻 *Myristica fragrans* Houtt. 的干燥种仁。主产于马来西亚、印度尼西亚等国,我国广东省、广西壮族自治区、云南省等地亦有栽培。冬、春二季果实成熟时采收,干燥。生用,或麸皮煨制去油用,用时捣碎。

【性味归经】　辛,温。归脾、胃、大肠经。

【功效】　温中行气,涩肠止泻。

【应用】

1. 脾胃虚寒,久泻不止　本品性温味涩,入中焦脾胃,既能涩肠止泻,又能温中暖脾,为治虚寒性泻痢之要药。治脾胃虚寒之久泻、久痢,常与干姜、人参、白术等配伍;治脾肾阳虚,五更泄泻,常与补骨脂、五味子、吴茱萸同用,如四神丸。

2. 胃寒气滞,脘腹胀痛,食少呕吐　本品辛温香燥,有温中、行气、止痛之效。治胃寒气滞,脘腹胀痛、食少呕吐,可与干姜、木香、半夏等同用。

【用法用量】　煎服,3～10 g。内服须煨用。

【使用注意】　湿热泻痢者忌用。

【文献摘录】

《本草纲目》:"暖脾胃,固大肠。"

《本草经疏》:"肉豆蔻辛味能散能消,温气能和中通畅,其气芬芳,香气先入脾,脾主消化,温和而辛香,故开胃,胃喜暖故也。故为理脾开胃、消宿食、止泄泻之要药。"

《本草备要》:"治积冷心腹胀痛,又能涩大肠,止虚冷泻痢。"

赤石脂　Chìshízhī　(《神农本草经》)

本品为硅酸盐类矿物多水高岭石族多水高岭石,主含四水硅酸铝〔$Al_4(Si_4O_{10})(OH)_8 \cdot 4H_2O$〕。主产于福建省、山东省、河南省等地。全年均可采挖。打碎或研细粉,生用或加醋煅用。

【性味归经】　甘、酸、涩,温。归大肠、胃经。

【功效】　涩肠,止血,生肌敛疮。

【应用】

1. 久泻久痢　本品甘温调中,酸涩质重,长于涩肠止泻,兼能止血,为治久泻久痢,下痢脓血之

笔记栏

常用药。治久泻久痢,滑脱不禁,脱肛者,常与禹余粮相须为用,如赤石脂禹余粮汤;治虚寒下痢,便脓血不止,常与干姜、粳米配伍,如桃花汤。

2. 大便出血,崩漏带下　本品味涩入下焦,能收敛止血、止带。以治便血、崩漏多用。治便血、痔疮出血,可与地榆、禹余粮等同用;治崩漏下血,常与乌贼骨、侧柏叶等配伍。治妇女肾虚而带下不止者,可与鹿角霜、芡实等同用。

3. 疮疡久溃不敛,湿疮脓水浸淫　本品外用有收湿敛疮生肌之功。治疮疡久溃不敛,可与龙骨、炉甘石、血竭等同用,研细末,撒敷患处。治湿疮脓水浸淫,可与枯矾、五倍子等研末外敷。

【用法用量】　煎服,9～12 g,先煎。外用适量,研末敷患处。

【使用注意】　湿热积滞泻痢者忌服。孕妇慎用。不宜与肉桂同用。

【文献摘录】

《神农本草经》:"主泄痢,肠澼脓血,下血赤白。"

《名医别录》:"疗腹痛肠澼,下痢赤白……女子崩中漏下,产难胞衣不出。"

禹余粮　Yǔyúliáng　(《神农本草经》)

本品为氢氧化物类矿物褐铁矿,主含碱式氧化铁〔FeO(OH)〕。主产于浙江省、广东省等地。全年可采,干燥。生用或醋煅用。

【性味归经】　甘、涩,微寒。归胃、大肠经。

【功效】　涩肠止泻,收敛止血。

【应用】

1. 久泻,久痢　本品甘涩质重,功专收涩,作用与赤石脂相似而药力稍弱。治久泻、久痢,常与赤石脂相须为用,如赤石脂禹余粮汤。

2. 便血,崩漏　本品收敛止血,主治下焦出血证。治气虚失摄之便血,常配伍人参、棕榈炭等药。治崩漏,常与海螵蛸、赤石脂、龙骨等同用。

3. 带下清稀　本品能固涩止带。治肾虚带脉不固之带下清稀,常与菟丝子、海螵蛸、煅牡蛎等同用。

【用法用量】　煎服,9～15 g,先煎。或入丸、散。

【使用注意】　孕妇慎用。邪实者不宜使用。

【文献摘录】

《神农本草经》:"主下赤白。"

《本草纲目》:"催生,固大肠"。又云:"禹余粮,手足阳明血分重剂也。其性涩,故主下焦前后诸疾。"

石榴皮　Shíliúpí　(《名医别录》)

本品为石榴科植物石榴 *Punica granatum* L. 的干燥果皮。我国大部分地区有栽培,秋季果实成熟时收集果皮,晒干。切块,生用或炒炭用。

【性味归经】　酸、涩,温。归大肠经。

【功效】　涩肠止泻,止血,驱虫。

【应用】

1. 久泻,久痢,脱肛　本品酸涩收敛,能涩肠道,止泻痢,为治久泻久痢之常用药。可单用;亦可与肉豆蔻、诃子等同用。治久泻久痢而致气陷脱肛者,应与人参、黄芪、升麻等配伍。若配伍黄连、黄柏等药,亦可治湿热泻痢。

2. 便血,崩漏,带下　本品能收敛止血、止带。治便血,可单用煎服,或配伍地榆、槐花等;治崩

笔记栏

漏及妊娠下血不止者,常与当归、阿胶、艾叶炭等同用;治白带过多,可与芡实、海螵蛸等同用。

3. 虫积腹痛　本品有驱虫之功,治蛔虫、钩虫、绦虫等多种肠道寄生虫病,常与槟榔、使君子等同用。

【用法用量】　煎服,3～9 g。止血多炒炭用。

【文献摘录】

《名医别录》:"疗下痢,止漏精。"

《本草拾遗》:"主蛔虫,煎服。"

《本草纲目》:"止泻痢,下血,脱肛,崩中带下。"

第三节　涩精缩尿止带药

本类药物酸涩收敛,药性多温或平性,主入肾、膀胱经,以固精、缩尿、止带为主要功效。有些药性甘温之品还兼有补肾作用。主要适用于肾虚不固所致的遗精、滑精、遗尿、尿频、崩漏不止、带下清稀等。

本类药酸涩收敛,对外邪内侵,湿热下注所致的遗精、尿频等不宜用。

山茱萸　Shānzhūyú　(《神农本草经》)

本品为山茱萸科植物山茱萸 *Cornus officinalis* Sieb. et Zucc. 的干燥成熟果肉。主产于浙江省、河南省、安徽省等地。秋末冬初果皮变红时采收果实,用文火烘或置沸水中略烫,及时挤出果核,干燥。生用或酒制用。

【性味归经】　酸、甘,微温。归肝、肾经。

【功效】　补益肝肾,收敛固涩。

【应用】

1. 眩晕耳鸣,腰膝酸软,阳痿不举　本品味甘补虚,味酸收涩,且温而不燥,补而不峻,功善补益肝肾,既能益精,又可助阳,为平补阴阳之品。用治肝肾阴虚,头晕目眩,腰酸耳鸣者,常与熟地黄、山药等同用,如六味地黄丸;治命门火衰,腰酸畏冷,小便不利或频数者,常与肉桂、附子等配伍,如肾气丸;治肾阳不足,阳痿不举,多与补骨脂、巴戟天、淫羊藿等同用。

2. 遗精滑精,遗尿尿频　本品既能补肾益精,又能固精缩尿,对肾虚不固滑脱之证,有标本兼顾之效。治肾阴不足之遗精,常配伍熟地黄、枸杞子、菟丝子等,如左归丸;治肾阳不足之阳痿、遗精、滑精者,常与补骨脂、当归等同用;治肾虚膀胱失约之遗尿、尿频者,常与覆盆子、金樱子、桑螵蛸等同用。

3. 月经过多,崩漏　本品能补肝肾,固冲任,收敛止血。治肝肾亏损,冲任不固之崩漏及月经过多,常与熟地黄、白芍、当归等同用;若脾气虚弱,冲任不固而漏下不止者,常与黄芪、五味子、棕榈炭等同用,如固冲汤。

4. 大汗不止,体虚欲脱　本品能敛汗固脱。治大汗不知,体虚欲脱或久病虚脱者,常与人参、附子等同用。

此外,本品亦治内热消渴证,多与生地黄、天花粉、知母等同用。

【用法用量】　煎服,6～12 g,急救固脱可用至 20～30 g。

【使用注意】　素有湿热而致小便淋涩者,不宜使用。

【文献摘录】

《神农本草经》:"主心下邪气,寒热,温中,逐寒湿痹,去三虫。"

《药性论》:"止月水不定,补肾气,兴阳道,添精髓,疗耳鸣……止老人尿不节。"

《汤液本草》:"滑则气脱,涩剂所以收之,山茱萸止小便利,秘精气,取其味酸涩以收滑之。"

覆盆子 Fùpénzǐ （《名医别录》）

本品为蔷薇科植物华东覆盆子 *Rubus chingii* Hu 的干燥未成熟果实。主产于浙江省、福建省等地。夏初果实由绿变绿黄时采收,干燥。生用。

【性味归经】 甘、酸,微温。归肝、肾、膀胱经。

【功效】 益肾固精缩尿,养肝明目。

【应用】

1. 遗精滑精,遗尿尿频,阳痿早泄 本品甘温能补,酸能收涩,既能补益肝肾,又能固精缩尿。治肾虚阳痿、早泄、遗精、滑精等,常与枸杞子、菟丝子、五味子等配伍,如五子衍宗丸;治肾虚遗尿、尿频者,常与桑螵蛸、益智、补骨脂等同用。

2. 肝肾不足,目暗不明 本品能补益肝肾而明目。治疗肝肾不足,目暗不明,可单用;或与熟地黄、枸杞子、菟丝子等同用。

【用法用量】 煎服,6～12 g。亦可单用浸酒或熬膏。

【使用注意】 阴虚火旺,小便短赤者禁服。

【文献摘录】

《名医别录》:"益气轻身,令发不白。"

《本草正义》:"主男子肾虚精竭,女子食之有子,主阴痿,能令坚长。"

《本草备要》:"益肾脏而固精,补肝虚而明目,起阳痿,缩小便。"

桑螵蛸 Sāngpiāoxiāo （《神农本草经》）

本品为螳螂科昆虫大刀螂 *Tenodera sinensis* Saussure、小刀螂 *Statilia maculata*（Thunberg）或巨斧螳螂 *Hierodula patellifera*（Serville)的干燥卵鞘。以上三种分别习称"团螵蛸""长螵蛸"及"黑螵蛸"。全国大部分地区均产。深秋至次春采收,蒸至虫卵死后,干燥。生用,用时剪碎。

【性味归经】 甘、咸,平。归肝、肾经。

【功效】 固精缩尿,补肾助阳。

【应用】

1. 遗精滑精,遗尿尿频,小便白浊 本品有补肾、固精、缩尿之功,尤以缩尿见长,为治肾虚不固之遗精滑精、遗尿尿频、白浊之良药。治肾虚遗精、滑精,常与龙骨、五味子等同用;治小儿遗尿,可单用为末,米汤送服;治心肾不交,遗尿尿频,小便白浊,可与菟丝子、石菖蒲、龙骨等同用,如桑螵蛸散。

2. 肾虚阳痿 本品有补肾助阳功效。治肾虚阳痿早泄,可与鹿茸、肉苁蓉、海狗肾等同用。

【用法用量】 煎服,5～10 g。

【使用注意】 阴虚火旺,膀胱有热者忌用。

【文献摘录】

《神农本草经》:"主伤中、疝瘕、阴痿,益精生子,女子血闭腰痛,通五淋,利小便水道。"

《名医别录》:"疗男子虚损,五脏气微,梦寐失精,遗溺。"

《本经逢原》:"肝肾命门药也,功专收涩,故男子虚损,肾衰阳痿,梦中失精,遗溺,白浊方多用之。"

金樱子 Jīnyīngzǐ （《雷公炮炙论》）

本品为蔷薇科植物金樱子 *Rosa laevigata* Michx. 的干燥成熟果实。主产于广东省、四川省、湖南省等地。10～11 月果实成熟变红时采收,干燥。生用。

【性味归经】 酸、甘、涩,平。归肾、膀胱、大肠经。

笔记栏

【功效】 固精缩尿,固崩止带,涩肠止泻。

【应用】

1. 遗精滑精,遗尿尿频,崩漏带下 本品酸涩收敛,功专固涩,具有固精缩尿,固崩止带之功。治肾虚不固,遗精滑精,遗尿尿频,常与芡实、菟丝子、海螵蛸等同用。治冲任不固,崩漏下血,可与山茱萸、桑寄生、阿胶等同用。治带脉失约,带下不止,可与椿皮、海螵蛸、芡实等同用。

2. 久泻久痢 本品入大肠经,能涩肠止泻。治脾虚久泻、久痢,可单用浓煎服;或与党参、白术、山药等配伍。

【用法用量】 煎服,6~12 g。

【文献摘录】

《别录》:"止遗泄。"

《本草求真》:"治日久下痢,血崩带下,涩精遗泄。"

海螵蛸 Hǎipiāoxiāo 　(《神农本草经》)

本品为乌贼科动物无针乌贼 *Sepiella maindroni* de Rochebrune 或金乌贼 *Sepia esculenta* Hoyle 的干燥内壳。又名乌贼骨、墨鱼骨。主产于江苏省、浙江省、广东省等地。收集乌贼鱼的骨状内壳洗净,干燥。砸成小块,生用。

【性味归经】 咸、涩,微温。归脾、肾经。

【功效】 收敛止血,涩精止带,制酸止痛,收湿敛疮。

【应用】

1. 崩漏便血,吐血衄血,外伤出血 本品有收敛止血作用,可用于多种出血证。治崩漏,常与茜草、棕榈炭、五倍子等同用,如固冲汤;治吐血、便血,常与白及等分为末服;治外伤出血,可单用本品研末外敷,加压包扎。

2. 遗精滑精,赤白带下 本品有固精止带之功。治肾失固藏之遗精、滑精,多与山茱萸、菟丝子、沙苑子等同用;治肾虚带脉不固之带下清稀量多,常配伍山药、芡实、鹿角霜等;治脾虚湿聚,带脉失约之带下色白量多,宜与党参、白术、芡实等同用;治赤白带下,可与白芷、血余炭等同用。

3. 胃痛吐酸 本品为能制酸止痛。为治疗胃酸过多、胃痛吞酸之佳品。常与浙贝母、白及、瓦楞子等同用。

4. 湿疹湿疮,溃疡不敛 本品外用能收湿敛疮。治湿疮、湿疹,可与黄柏、青黛、煅石膏等药研末外敷;治溃疡多脓,久不愈合者,可单用研末外敷;或与煅石膏、枯矾、冰片等药共研细末,撒敷患处。

【用法用量】 煎服,5~10 g。外用适量,研末敷患处。

【文献摘录】

《神农本草经》:"主女子赤白漏下经汁,血闭,阴蚀肿痛,寒热癥瘕,无子。"

《本草纲目》:"主女子血枯病;伤肝,唾血,下血,治疟,消瘿。研末敷小儿疳疮,痘疮臭烂,丈夫阴疮,烫火伤,跌伤出血。"

莲子 Liánzǐ 　(《神农本草经》)

本品为睡莲科植物莲 *Nelumbo nucifera* Gaertn. 的干燥成熟种子。主产于湖南省、福建省、江苏省等地。秋季果实成熟时采收,去心,干燥。生用。

【性味归经】 甘、涩,平。归脾、肾、心经。

【功效】 补脾止泻,固涩,止带,益肾固精,养心安神。

【应用】

1. 脾虚泄泻 本品味甘能补,味涩收敛,既补益脾气,又涩肠止泻。治脾虚久泻,食欲不振,常与党参、白术、山药等同用,如参苓白术散。

2. 带下 本品既补脾益肾,又固涩止带,为治脾虚、肾虚带下常用之品。治脾虚带下,常与白术、茯苓、山药等同用;治脾肾两虚,带下清稀、腰膝酸软,常与山茱萸、山药、芡实等配伍。

3. 遗精滑精 本品能益肾固精。治肾虚精关不固之遗精,滑精,常与沙苑子、芡实、龙骨等同用,如金锁固精丸。

4. 心悸失眠 本品能养心血,益肾气,交通心肾而宁心安神。治心肾不交之虚烦、心悸、失眠,多与酸枣仁、茯神、远志等同用。

【用法用量】 煎服,6～15 g。

【文献摘录】

《神农本草经》:"主补中,养神,益气力。"

《本草纲目》:"交心肾,厚肠胃,固精气,强筋骨,补虚损……止脾泻泄久痢,赤白浊,女人带下崩中诸血病。"

《玉楸药解》:"莲子甘平,甚益脾胃,而固涩之性,最宜滑泄之家,遗精便溏,极有良效。"

附

莲须、莲房、莲子心、荷叶、荷梗

1. 莲须 本品为莲的干燥雄蕊。生用。性味甘、涩,平。归心、肾经。功能固肾涩精。适用于遗精滑精、带下、尿频。煎服,3～5 g。

2. 莲房 本品为莲的干燥成熟花托。生用或炒炭用。性味苦、涩,温。归肝经。功能化瘀止血。适用于崩漏、尿血、痔疮出血、产后瘀阻、恶露不尽。煎服,5～10 g。

3. 莲子心 本品为莲的成熟种子中的干燥幼叶及胚根。生用。性味苦,寒。归心、肾经。功能清心安神,交通心肾,涩精止血。适用于热入心包,神昏谵语;心肾不交,失眠遗精;血热吐血。煎服,2～5 g。

4. 荷叶 本品为莲的干燥叶。生用或炒炭用。性味苦、涩,平。归肝、脾、胃经。功能清暑化湿,升阳,凉血止血。适用于暑热烦渴、暑湿泄泻、脾虚泄泻和多种出血证。荷叶炭化瘀止血,适用于出血证和产后血晕。煎服,3～10 g;荷叶炭 3～6 g。

5. 荷梗 本品为莲的干燥叶柄或花柄。生用。性味苦,平。功能理气宽中,和胃安胎。适用于外感暑湿、胸闷不畅、妊娠呕吐、胎动不安。煎服,10～15 g。

芡实 Qiànshí (《神农本草经》)

本品为睡莲科植物芡 *Euryale ferox* Salisb. 的干燥成熟种仁。主产于江苏省、湖南省、四川省等地。秋末冬初果实成熟后采收,晒干。生用或麸炒用。

【性味归经】 甘、涩,平。归脾、肾经。

【功效】 益肾固精,补脾止泻,除湿止带。

【应用】

1. 遗精滑精,遗尿尿频 本品甘补涩敛,善能益肾固精。治肾虚不固之腰膝酸软,遗精滑精,遗尿尿频,常与沙苑子、龙骨、莲须等配伍,如金锁固精丸。

2. 脾虚久泻 本品既能健脾除湿,又能收敛止泻。治脾虚湿盛,久泻不止者,常与党参、白术、茯苓等同用。

3. 白浊、带下 本品能补益脾肾,收敛固涩,除湿止带,为治带下证之佳品。治脾肾两虚之白浊带下,常与党参、白术、山药等同用。治湿热带下,可与黄柏、车前子、白果等配伍。

【用法用量】 煎服,9～15 g。

【文献摘录】

《神农本草经》:"主治湿痹腰脊膝痛,补中,除暴疾,益精气,强志,令耳目聪明。"

《本草纲目》:"止渴益肾,治小便不禁,遗精,白浊,带下。"

《本草求真》:"味甘补脾,故能利湿,而使泄泻腹痛可治……味涩固肾,故能闭气,而使遗带小便不禁皆愈。"

刺猬皮 Cìwèipí 《神农本草经》

本品为猬科动物刺猬 *Erinaceus europaeus* L. 或短刺猬 *Hemiechinus dauuricus* Sundevall 的干燥皮。刺猬全国大部分地区均产;短刺猬主产于辽宁省、河北省、内蒙古自治区等地。全年可捕捉,将皮剥下,阴干。切片,炒用。

【性味归经】 苦、涩,平。归肾、胃、大肠经。

【功效】 固精缩尿,收敛止血,化瘀止痛。

【应用】

1. 遗精滑精,遗尿尿频 本品苦涩收敛,长于固精缩尿。治肾虚精关不固之遗精、滑精及肾虚膀胱失约之遗尿、尿频,可单用炒后研末冲服;或与益智、龙骨、金樱子等同用。

2. 便血,痔血 本品能收敛止血,善治下焦出血证。治肠风下血,可与木贼同用;治痔漏下血,可与槐角、地榆等同用。

3. 胃痛,呕吐 本品能化瘀止痛,降逆和胃。治胃痛日久,气血瘀滞者,可与延胡索、香附等同用;治胃气上逆,反胃吐食者,可单用烧灰冲酒服,或煎服。

【用法用量】 煎服,3~10 g。研末服,1.5~3 g。

【文献摘录】

《神农本草经》:"主五痔阴蚀下血,赤白五色血汁不止,阴肿痛引肩背,酒煮杀之。"

《名医别录》:"疗腹痛疝积,烧为灰,酒服治。"

椿皮 Chūnpí 《新修本草》

本品为苦木科植物臭椿 *Ailanthus altissima*(Mill.)Swingle 的干燥根皮或干皮。主产于山东省、辽宁省、河南省等地。全年均可剥取,晒干。生用或麸炒用。

【性味归经】 苦、涩,寒。归大肠、胃、肝经。

【功效】 清热燥湿,收涩止带,止泻,止血。

【应用】

1. 赤白带下 本品味苦燥湿,性寒清热,味涩收敛,既可清热燥湿,又能收敛止带。治疗湿热下注,带脉失约而致赤白带下者,常与黄柏、苍术等同用。

2. 久泻久痢,湿热泻痢 本品能涩肠止泻,清热燥湿。治久泻久痢,可与诃子、丁香等同用;治湿热泻痢,可与黄连、秦皮、地榆等同用。

3. 崩漏经多,便血痔血 本品能收敛止血,且性寒清热,故尤宜用于血热崩漏、便血者。治崩漏、月经过多,常与黄柏、黄芩、白芍等同用;治便血痔血,可与地榆、侧柏叶等同用。

【用法用量】 煎服,6~9 g。外用适量。

【使用注意】 脾胃虚寒者慎用。

【文献摘录】

《新修本草》:"椿木叶,味苦有毒,主洗疮疥,风疽,水煮叶汁调之。皮主甘䘌。"

《本草拾遗》:"主赤白久痢,疳虫,去疥䘌,主下血。"

《日华子诸家本草》:"主女子血崩,产后血不止,赤带,肠风泻血不住,肠滑泄,缩小便。"

笔记栏

(蒋 麟)

第二十六章　驱虫药

导学

本章介绍驱虫药的含义、性味特点、功效和适用范围、配伍以及使用注意。常用药物9味。

通过学习,掌握驱虫药的性味特点、主要功效和适用范围,了解其配伍关系及使用注意;掌握各常用药物的性味归经、主要功效和主治证、用量用法和主要配伍关系,了解其来源、产地及炮制。比较使君子、苦楝皮与鹤虱,槟榔、南瓜子、鹤草芽及雷丸,芜荑与榧子的性味、功用。

凡以驱除或杀灭人体内寄生虫为主要功效,治疗虫证为主的药物,称为驱虫药。

本类药物多入脾、胃、大肠经,部分药物具有一定的毒性,对人体内的寄生虫,特别是肠道寄生虫有毒杀或麻痹作用,促使其排出体外。故主要用于肠道寄生虫病,如蛔虫病、蛲虫病、绦虫病、钩虫病、姜片虫病等。此类寄生虫病患者常可出现绕脐腹痛,不思饮食或多食善饥,嗜食异物,肛门瘙痒等症状;迁延日久,可出现形体消瘦,面色萎黄,甚或周身浮肿等。但也有部分患者无明显症状,只在检查大便时才被发现。凡此,均当服用驱虫药物,以求根治。部分驱虫药物对机体其他部位的寄生虫,如血吸虫、阴道滴虫等,亦有抑杀作用。此外,某些驱虫药物兼有行气、消积、止痒等作用,对食积气滞、小儿疳积、疥癣瘙痒等病证,亦有疗效。

使用驱虫药时,应根据寄生虫的种类、患者体质强弱,以及不同兼证,选用适宜的驱虫药物并作恰当配伍。如大便秘结者,当配伍泻下药物;兼有积滞者,可与消积导滞药物同用;脾胃虚弱者,又当配伍健脾和胃药;体质虚弱者,须攻补兼施或先补后攻。使用本类药物时多配合泻下药,可利于肠道寄生虫的排出。

驱虫药一般应在空腹时服用,以利于药物充分作用于虫体而保证疗效;对发热或腹痛剧烈者,不宜急于驱虫,待症状缓解后,再施用驱虫药物;应用有毒的驱虫药,要注意用量及用法,以免中毒或损伤正气,对孕妇及年老体衰者,尤当慎用。

现代药理研究证明,驱虫药分别对蛔虫病、绦虫病、蛲虫病、钩虫病、姜片虫等有驱杀作用。部分驱虫药有抑制致病性真菌作用,某些驱虫药物有拟胆碱作用。

使君子　Shǐjūnzǐ　（《开宝本草》）

本品为使君子科植物使君子 *Quisqualis indica* L. 的干燥成熟果实。主产于广东省、广西壮族自治区、云南省等地。秋季果皮变紫黑时采收。用时捣碎,或去壳取种仁生用或炒香用。

【性味归经】　甘,温。归脾、胃经。

【功效】　杀虫消积。

【应用】

1. 蛔虫病,蛲虫病　本品善驱蛔虫,且兼具滑利通肠之性,为驱蛔要药。又其味甘气香,尤宜于小儿服用。治疗蛔虫病轻证,常单用炒香嚼服;重证可与苦楝皮、槟榔、鹤虱等同用,如杀虫丸。本品尚能驱杀蛲虫,用治蛲虫病,多单味炒熟嚼服或研粉调服;或与百部、槟榔、大黄等研末服用。还可与百部等配伍煎汤熏洗肛门。

笔记栏

2. 小儿疳积   本品味甘气温,既能驱虫,又兼能消积滞,扶脾胃。故用治小儿疳积,面色萎黄,形瘦腹大,腹痛有虫者,常与神曲、麦芽、槟榔等配伍,如肥儿丸。若治小儿五疳,心腹膨胀,不进饮食,常与厚朴、陈皮、川芎等同用,如使君子丸。

【用法用量】   9~12 g,捣碎入煎剂。使君子仁 6~9 g,多入丸、散或单用,作 1~2 次分服。小儿每岁 1~1.5 粒,炒香嚼服,一日总量不超过 20 粒。

【使用注意】   大量服用可致呃逆、眩晕、呕吐、腹泻等反应。若与热茶同服,亦能引起呃逆、腹泻,故服用时当忌饮浓茶。

【文献摘录】

《开宝本草》:"主小儿五疳,小便白浊,杀虫,疗泻痢。"

《本草纲目》:"此物味甘气温,既能杀虫,又益脾胃,所以能敛虚热而止泻痢,为小儿诸病要药。""忌饮热茶,犯之即泻。"

《本草正》:"使君子,凡小儿食此,亦不宜频而多,大约性滑,多则能伤脾也。但使君子专杀蛔虫,榧子专杀寸白虫耳。"

苦楝皮   Kǔliànpí   (《名医别录》)

本品为楝科植物楝 *Melia azedarach* L. 或川楝 *Melia toosendan* Sieb. et Zucc. 的干燥树皮及根皮。前者全国大部分地区均产,后者主产于四川省、湖北省、贵州省等地。四时可采,但以春、秋二季为宜。切丝干燥生用或鲜用。

【性味归经】   苦,寒。有毒。归肝、脾、胃经。

【功效】   杀虫,疗癣。

【应用】

1. 蛔虫病,蛲虫病,钩虫病   本品苦寒有毒,对蛔虫、蛲虫、钩虫均有较好的抑杀作用,为广谱驱虫中药。其中以驱蛔效果最好。治蛔虫病,可单味水煎、熬膏或制成片剂等服用,亦可与使君子、槟榔等同用,如化虫丸;治蛲虫病,可单用或与百部、苦参、乌梅等煎浓汁灌肠或坐浴;治钩虫病,常与石榴皮同用。

2. 疥癣,湿疮   本品外用有清热燥湿,杀虫止痒功效,故可治疥疮、头癣、湿疮、湿疹瘙痒等。常单用本品研末,用猪脂或醋调涂患处,或煎汤浴洗均可。鲜用作用尤佳。

【用法用量】   煎服,3~6 g。外用适量,研末,用猪脂调敷患处。

【使用注意】   本品有毒,不宜过量或持续久服。孕妇及肝肾功能不全者慎用。有效成分难溶于水,须文火久煎。

【文献摘录】

《名医别录》:"疗蛔虫,利大肠。"

《滇南本草》:"根皮,杀小儿寸白虫。"

《本草汇言》:"驱虫杀疥之药也。"

槟榔   Bīngláng   (《名医别录》)

本品为棕榈科植物槟榔 *Areca catechu* L. 的干燥成熟种子。主产于海南省、福建省、云南省等地。春末至秋初采收。浸透切片或捣碎用。

【性味归经】   苦、辛,温。归胃、大肠经。

【功效】   杀虫,消积,行气,利水,截疟。

【应用】

1. 多种肠道寄生虫病   本品驱虫谱广,对绦虫、蛔虫、姜片虫、钩虫、蛲虫等肠道寄生虫都有驱杀作用,且能通肠致泻而有助于排除虫体。治绦虫病疗效最佳,可单用为末服。现代多与南瓜子合用,其杀绦虫疗效更佳;治蛔虫病、蛲虫病,多与使君子、苦楝皮同用;治姜片虫病,可与乌梅、甘草配伍。

2. 食积气滞,泻痢后重　本品辛行苦泄,功擅行胃肠之气,消积导滞。治食积气滞,腹胀便秘或痢疾里急后重等病证,常与木香、青皮、大黄等同用,如木香槟榔丸。

3. 水肿,脚气肿痛　本品又有行气利水之功。治水肿实证,二便不利,常与商陆、泽泻、木通等同用,如疏凿饮子。治寒湿脚气肿痛,每与木瓜、吴茱萸、陈皮等同用,如鸡鸣散。

4. 疟疾　本品有截疟作用,治疟疾寒热久发不止,常与常山、草果等同用,如截疟七宝饮。

【用法用量】　煎服,3~10 g,驱绦虫、姜片虫 30~60 g。

【使用注意】　脾虚便溏或气虚下陷者忌用。孕妇慎用。

【文献摘录】

《名医别录》:"主消谷,逐水,除痰癖,杀三虫伏尸,疗寸白。"

《药性论》:"能主宣利五脏六腑壅滞,破坚满气,下水肿,治心痛,风血积聚。"

《本草纲目》:"治泻痢后重,心腹诸痛,大小便气秘,痰气喘急,疗诸疟,御瘴疠。"

南瓜子　Nánguāzǐ　(《现代实用中药》)

本品为葫芦科植物南瓜 *Cucurbita moschata* (Duch.) Poiret 的种子。主产于浙江省、江西省、湖南省等地。夏、秋二季果实成熟时采收。研粉生用,以新鲜者良。

【性味归经】　甘,平。归胃、大肠经。

【功效】　杀虫。

【应用】

绦虫病　本品主要用于驱杀绦虫。治疗绦虫病可单用,现每与槟榔相须为用,则疗效更佳。如验方驱绦方,先用本品研粉,冷开水调服 60~120 g,2 小时后服槟榔 60~120 g 的水煎剂,再过半小时服玄明粉 15 g,促使泻下,以利虫体排出。

此外,南瓜子亦可用治血吸虫病,但须较大剂量,长期服用。

【用法用量】　研粉,60~120 g,冷开水调服。

【文献摘录】

《现代实用中药》:"为绦虫驱除药。"

《广西中药志》:"治晚期血吸虫病。"

鹤草芽　Hècǎoyá　(《中华医学杂志》)

本品为蔷薇科植物龙芽草(即仙鹤草)*Agrimonia pilosa* Ledeb. 的冬芽。全国大部分地区均有分布。冬、春二季新株萌发前采收。研粉生用。

【性味归经】　苦、涩,凉。归肝、小肠、大肠经。

【功效】　杀虫。

【应用】

绦虫病　本品善驱杀绦虫,并有泻下作用,有利于虫体排出,是目前治疗绦虫病之要药。单用本品研粉,晨起空腹顿服即效,一般在服药后 5~6 小时即可排出虫体。近年用仙鹤草芽浸膏及其鹤草酚的衍生物等多种制剂,治疗绦虫病效果显著。

此外,本品制成栓剂,置于阴道,对滴虫性阴道炎也有一定疗效。

【用法用量】　研粉吞服,每日 30~45 g,小儿 0.7~0.8 g/kg,每日 1 次,早起空腹服。外用适量。

笔记栏

【使用注意】　不宜入煎剂,因有效成分几乎不溶于水。

雷丸　Léiwán　《神农本草经》

本品为白蘑科真菌雷丸 *Omphalia lapidescens* Schroet. 的干燥菌核。主产于四川省、贵州省、云南省等地。一般秋季采挖。生用。

【性味归经】　微苦,寒。归胃、大肠经。

【功效】　杀虫消积。

【应用】

1. 绦虫病,钩虫病,蛔虫病　本品对多种肠道寄生虫均有驱杀作用,尤以驱杀绦虫为佳。治绦虫病,可单用研粉吞服,每次 20 g,日服 3 次,连用 3 天,多数病例虫体在第 2～3 日全部或分段排出;治钩虫病、蛔虫病,常与槟榔、牵牛子、苦楝皮等同用,如追虫丸;治蛲虫病,可与大黄、牵牛子共研细末晨起空腹吞服。

2. 小儿疳积　本品既可杀虫又能消积。治疗小儿疳积证,常与使君子、鹤虱、槟榔等同用,如雷丸散。

【用法用量】　研粉服或入丸、散,15～21 g。

【使用注意】　不宜入煎剂。因本品含蛋白酶,加热 60℃ 左右即易于破坏而失效。有虫积而脾胃虚寒者慎服。

【文献摘录】

《神农本草经》:"主杀三虫,逐毒气,胃中热。"

《名医别录》:"逐邪气,恶风汗出,除皮中热,结积,蛊毒,白虫、寸白自出不止。"

《本草求真》:"雷丸味苦而咸,性寒小毒,本竹余气所结,得霹雳而生,故有雷丸之号。功专入胃除热,消积化虫,故凡湿热内郁,癫痫狂走,汗出恶风,虫积殆甚,腹大气胀,虫作人声音,服之即能有效。"

鹤虱　Hèshī　《新修本草》

本品为菊科植物天名精 *Carpesium abrotanoides* L. 或伞形科植物野胡萝卜 *Daucus carota* L. 的干燥成熟果实。前者主产于华北各地,称北鹤虱;后者主产于江苏省、浙江省、安徽省等地,称南鹤虱。秋季果实成熟时采收。生用或炒用。

【性味归经】　苦、辛,平。有小毒。归脾、胃经。

【功效】　杀虫消积。

【应用】

1. 虫积腹痛　本品苦降辛行,功善杀虫消积,对多种肠道寄生虫有驱杀作用。故常用于蛔虫病、蛲虫病、绦虫病、钩虫病及虫积腹痛。可单味作丸、散服用。若与槟榔、使君子、苦楝皮等同用,治肠道诸虫,如化虫丸。

2. 小儿疳积　本品驱虫谱较广,并能消疳。治小儿疳积,每与芦荟、胡黄连、仙鹤草配伍应用。

【用法用量】　煎服,3～9 g。或入丸、散。外用适量。

【使用注意】　本品有小毒,服后可有头晕、恶心、耳鸣、腹痛等反应,故孕妇、腹泻者忌用。又南鹤虱有抗生育作用,孕妇忌用。

【文献摘录】

笔记栏

《罗氏会约医镜》:"鹤虱味苦辛,有小毒,大能杀五脏虫,凡蛔、蛲虫啮腹痛,面白唇红,时发时止虫痛,肥肉汁调末服。是天明精子,炒熟则香,研末,任合丸散用。"

《本草求真》:"功专入肝除逆,故凡一身痰凝气滞,得此苦以疏泄,则痰气顺解,而虫自无安身之地矣。况虫得苦则伏。如小儿蛔啮腹痛,用以鹤虱研末,纳于肥肉汁中投服,其虫自下,非其虫因苦逐,曷克有是。但药肆每以胡萝卜子代充。"

榧子　Fěizǐ　《名医别录》

本品为红豆杉科植物榧 *Torreya grandis* Fort. 的干燥成熟种子。主产于安徽省、福建省、江苏省等地。秋季种子成熟时采收。去壳取仁生用或炒用。

【性味归经】　甘,平。归肺、胃、大肠经。

【功效】　杀虫消积,润肠通便,润肺止咳。

【应用】

1. 钩虫病、蛔虫病、绦虫病,虫积腹痛　本品甘平,能杀虫消积,又不伤胃。对钩虫、蛔虫、绦虫等多种肠道寄生虫有抑杀作用,常用于上述寄生虫病及虫积腹痛,且能润肠通便,驱虫时不必加服泻药。治钩虫病,可单用或与雷丸、槟榔、贯众等同用;治蛔虫病,常与使君子、苦楝皮等同用;治绦虫病,常与槟榔、南瓜子同用。

2. 肠燥便秘　本品味甘油润,入大肠经,有润肠通便之效。治痔疮便秘,可单用炒熟嚼服。如《本草衍义》云:"嚼久渐甘美,五痔人常如果食之愈。"治肠燥便秘,常与火麻仁、郁李仁、当归等同用。

3. 肺燥咳嗽　本品甘润入肺,能润肺燥而止咳嗽。治肺燥咳嗽无痰或痰少,可单用本品炒熟嚼食,但药力弱,以轻证为宜。重证者须配川贝母、桑叶、沙参等同用。

此外,可治丝虫病,以榧子肉与血余炭调蜜为丸服,4 天为 1 个疗程,经 1～2 个疗程,常使微丝蚴转阴。

【用法用量】　煎服,9～15 g。宜炒熟嚼服,一次用 15 g。

【使用注意】　入煎服宜生用。大便溏薄,肺热咳嗽者不宜用。

【文献摘录】

《名医别录》:"主五痔,去三虫蛊毒。"

《本草备要》:"润肺,杀虫。"

《本草新编》:"按:榧子杀虫尤胜,但从未有用入汤药者,切片用之至妙。余用入汤剂,虫痛者立时安定,亲试屡验,故敢告人共享也。凡杀虫之物,多伤气血,惟榧子不然。"

芜荑　Wúyí　《神农本草经》

本品为榆科植物大果榆 *Ulmus macrocarpa* Hance 果实的加工品。主产于黑龙江省、吉林省、辽宁省等地。夏季果实成熟时采集,晒干,搓去膜翅,取出种子浸于水中,待发酵后,加入榆树皮面、红土、菊花末,用适量温开水调成糊状,摊于平板上,切成小方块,晒干入药。

【性味归经】　辛、苦,温。归脾、胃经。

【功效】　杀虫消积。

【应用】

1. 虫积腹痛　本品辛行苦下,可杀诸虫,消积止痛,为治疗虫积腹痛的常用之品。用治蛔虫腹痛,可单用或与使君子、苦楝皮等同用,如化虫丸。治绦虫病常与槟榔、南瓜子等同用。此外,也可用于治疗蛲虫病。

2. 小儿疳积　本品既能杀虫,又可消积疗疳。治疗小儿疳积腹痛有虫,消瘦面黄或泄泻者,每与使君子、芦荟、白术等同用,如布袋丸。

此外,本品研末,用醋或蜜调涂患处,用治疥癣瘙痒,皮肤恶疮。

【用法用量】　煎服,3～10 g。入丸、散,每次 2～3 g。外用适量,研末调敷。

【使用注意】　脾胃虚弱者慎用。

笔记栏

【文献摘录】

《神农本草经》:"主五内邪气,散皮肤骨节中淫淫温行毒,去三虫,化食。"

《海药本草》:"治冷痢心气,杀虫止痛,又妇人子宫风虚,孩子疳泻,得诃子、豆蔻良。"

《日华子本草》:"治肠风痔漏,恶疮疥癣。"

（金　星）

第二十七章 涌 吐 药

导 学

本章介绍涌吐药的含义、性味特点、功效和适用范围、配伍以及使用注意。常用药物4味。

通过学习,掌握涌吐药的性味特点、主要功效和适用范围,了解其配伍关系及使用注意;掌握各常用药物的性味归经、主要功效和主治证、用量用法和主要配伍关系,了解其来源、产地及炮制。

凡以促使呕吐为主要功效的药物,称为涌吐药,又称催吐药。

本类药物味多酸、苦、辛,归胃经,具有催吐作用,可通过促使呕吐,达到涌吐毒物、宿食、痰涎之效。适用于误食毒物,停留胃中而未被吸收;或宿食停滞不化,尚未入肠,胃脘胀痛;或痰涎壅盛,阻于胸膈或咽喉,呼吸急促;或痰涎上涌,蒙蔽清窍,癫痫发狂等证。总之一切由毒物、宿食、痰涎所致,病在上焦者,皆可随证适当选用本类药物进行治疗。此即《素问·阴阳应象大论》"其高者,因而越之"之意。

涌吐药作用强烈,而且大多都具有毒性,易伤胃及损伤正气,使用不当会产生不良后果。故本类药物只适用于形证俱实者,凡年老体弱、小儿、妇女胎前产后,以及素体失血、头晕、心悸、劳嗽喘咳等,均当忌用。同时还应当注意用量和用法:一般宜采用小量渐增的方法,谨防中毒或呕吐太过而伤正。对毒性大的药物更要严格掌握用量。若用药后未达到必要的呕吐程度,可饮热开水以助药力,或用翎毛探喉以助涌吐。若药后呕吐不止,应立即停药,并积极采取措施,及时解救。

涌吐药只可暂投,中病即止,不可连服或久服。吐后应适当休息,不宜马上进食,需待胃肠功能恢复后,再进流质或易消化的食物,忌食油腻辛辣及不易消化之物。

因本类药物作用峻猛且毒性较大,药后患者反应强烈而痛苦,故现代临床已少用。

现代药理研究表明,本类药物主要是通过刺激胃黏膜的感受器,反射性地引起呕吐中枢兴奋而达到催吐作用。

常山 Chángshān 　（《神农本草经》）

本品为虎耳草科植物常山 *Dichroa febrifuga* Lour. 的干燥根。主产于四川省、贵州省、湖南省等地。秋季采收。生用,或炒用,或酒炙,或醋炙后用。

【性味归经】 苦、辛,寒。有毒。归肺、肝、心经。

【功效】 涌吐痰涎,截疟。

【应用】

1. 胸中痰饮证 本品生用,性善上行,能涌吐痰涎。适用于痰饮停聚,胸膈壅塞,不欲饮食,欲吐而不能吐者。常以本品配甘草,水煎和蜜温服。然此法今已少用。

2. 疟疾 本品善祛痰而截疟,自古即为治疟之要药。适用于各种疟疾,尤以治间日疟、三日疟效果明显。古方常单用本品浸酒或煎服治疟,每获良效;临床则常与草果、厚朴、槟榔等配伍运用。此外,也可将本品入小柴胡汤中,配柴胡、黄芩、半夏、生姜等同用,既可提高治疟疗效又能减轻常山致吐的副反应。

【用法用量】　煎服,5~9 g。入丸、散酌减。涌吐可生用;截疟宜酒制用。治疟宜在病发作前半天或 2 小时服用,并配伍半夏、生姜、槟榔等减轻其致吐的副反应。

【使用注意】　本品有毒,且能催吐,故用量不宜过大;体虚及孕妇慎用。

【文献摘录】

《神农本草经》:"主伤寒寒热,温疟,鬼毒,胸中痰结吐逆。"

《药性论》:"治诸疟,吐痰涎,去寒热……进多令人大吐。治项下瘤瘿。"

《本草纲目》:"常山生用则上行必吐,酒蒸炒熟则气稍缓,少用亦不致吐也。"

瓜蒂　Guādì　(《神农本草经》)

本品为葫芦科植物甜瓜 *Cucumis melo* L. 的干燥果蒂。全国各地多有栽培。夏季果熟时采摘,切取果蒂。阴干,生用或炒黄用。

【性味归经】　苦,寒。有毒。归胃经。

【功效】　涌吐痰食,祛湿退黄。

【应用】

1. 风痰、宿食停滞及食物中毒诸证　本品味苦涌泄,能吐痰涎、宿食。凡痰热郁于胸膈,致癫痫发狂者;或痰涎涌喉,喉痹喘息者;或宿食停滞不化,胸脘胀痛,欲吐不出;或误食毒物不久,尚停留于胃者,皆可单用本品为末取吐,或与赤小豆为散,用香豉汤送服,共奏酸苦涌吐之效,如瓜蒂散。

2. 湿热黄疸　本品能祛湿退黄。治湿热黄疸,常单用本品水煎服,如《金匮要略》一物瓜蒂汤;亦可用本品研末吸入鼻中,令鼻中黄水出而达祛湿退黄之效。

【用法用量】　煎服,2.5~5 g。入丸、散服,每次 0.3~1 g。外用适量,研末吹鼻,待鼻中流出黄水即可停药。

【使用注意】　体虚、吐血、咯血、胃弱、孕妇及上部无实邪者忌用。

【文献摘录】

《神农本草经》:"主大水身面四肢浮肿,下水杀蛊毒。咳逆上气及食诸果,病在胸腹中,皆吐下之。"

《名医别录》:"去鼻中息肉,疗黄疸。"

《本草纲目》:"瓜蒂,乃阳明经除湿热之药,故能引去胸脘痰涎,头目湿气,皮肤水气,黄疸湿热诸证。凡胃弱人及病后、产后用吐药,皆宜加慎,何独瓜蒂为然。"

胆矾　Dǎnfán　(《神农本草经》)

本品为天然的硫酸盐类矿物胆矾 *Chalcanthite* 的晶体,或为人工制成的含水硫酸铜($CuSO_4 \cdot 5H_2O$)。主产于云南省、山西省、江西省等地。全年均可采收。研末或煅后研末用。

【性味归经】　酸、涩、辛,寒。有毒。归肝、胆经。

【功效】　涌吐痰涎,解毒收湿,祛腐蚀疮。

【应用】

1. 喉痹、癫痫、误食毒物　胆矾有强烈的涌吐作用,能涌吐风痰及毒物;治风热痰涎壅盛所致的喉痹阻塞,可与白僵蚕共为细末,吹喉,使涎吐出以开闭,如二圣散;治风痰癫痫,可单用为末,温醋汤调下取吐;若误食毒物,可单用本品催吐,服药时宜饮入适量温水,吐即再饮,令胃中毒物完全排出。

2. 风眼赤烂,口疮,牙疳　本品外用,能解毒去腐,收湿敛疮。临床用于五官科、外科诸热毒火毒之证。治风眼赤烂,可用本品煅后研末,泡汤洗眼;治口疮,可单用本品制成溶液漱口,也可与蛇胆、冰片等共研末,外敷患处;治牙疳,可与儿茶、胡黄连共研末,外敷,如胆矾散。

3. 疮疡，痔疮，胬肉　本品外用，有解毒消肿，祛腐蚀疮作用。治疮痈肿毒不溃，用本品与雀屎同用，研末点疮。痔疮肿痛，用本品煅研，蜜调涂敷。治胬肉疼痛，可用本品研末外敷，如石胆散。

【用法用量】　温水化服，0.3～0.6 g。外用适量，研末撒或调敷，或以水溶化后外洗。

【使用注意】　体虚者禁服。本品不论内服或外用皆应控制剂量，不可过量及长期服用，以免中毒。

【文献摘录】

《神农本草经》："主明目，目痛，金疮，诸痫痉，女子阴蚀痛。"

《本草图经》："入吐风痰药用最快。"

《本草纲目》："其性收敛上行，能涌风热痰涎，发散风木相火，又能杀虫，故治咽喉口齿疮毒有奇功也。"

藜芦　Lílú　（《神农本草经》）

本品为百合科植物黑藜芦 *Veratrum nigrum* L. 的干燥根茎。主产于山西省、河南省、山东省等地。夏季抽花茎前采挖根部，晒干。切段，生用。

【性味归经】　辛、苦，寒。有毒。归肺、胃、肝经。

【功效】　涌吐风痰，杀虫疗疮。

【应用】

1. 中风，癫痫，喉痹，误食中毒　本品内服催吐作用较强，善吐风痰。治中风痰壅，癫痫惊狂，或误食毒物不久，尚停留于胃者，可与防风、瓜蒂研末为散服；治咽喉肿痛，喉痹不通，可与雄黄、白矾等同用。

2. 疥癣秃疮　本品外用有杀虫疗疮之功。治疥癣、白秃，可用本品研末，猪脂调涂；治诸疡疮，可与苦参、雄黄、白矾等同用；治头虱，可将本品研末外掺发中。

【用法用量】　入丸、散服，0.3～0.6 g。外用适量，研末，油调外涂。

【使用注意】　本品毒性强烈，内服宜慎。体虚气弱及孕妇忌服。不宜与细辛、白芍、赤芍、人参、党参、丹参、玄参、南沙参、北沙参同用。

【文献摘录】

《神农本草经》："主蛊毒欬逆，泄痢肠澼，头疡，疥瘙，恶疮，杀诸虫毒，去死肌。"

《名医别录》："疗哕逆，喉痹不通，鼻中息肉，马刀，烂疮，不入汤。"

《本草图经》："大吐上隔风涎，暗风痫病。"

（金　星）

第二十八章　攻毒杀虫止痒药

导　学

本章介绍攻毒杀虫止痒药的含义、性味特点、功效和适用范围、配伍以及使用注意。常用药物11味,附药1味。

通过学习,掌握攻毒杀虫止痒药的性味特点、主要功效和适用范围,了解其配伍关系及使用注意;掌握各常用药物的性味归经、主要功效和主治证、用量用法和主要配伍关系,了解其来源、产地及炮制。比较雄黄与硫黄,蛇床子与土荆皮的性味、功用。

凡以攻毒疗疮,杀虫止痒为主要功效的药物,分别称为攻毒药或杀虫止痒药。

本类药物包括矿物药、动物药、植物药,以及经加工炼制而成的加工品,味以辛、苦为主,性多温热,且多具有毒性。本类药物以外用为主,故以前有称为"外用药"者。有些药兼可内服,但临证使用较少。功能解毒疗疮,攻毒杀虫,燥湿止痒,主要适用于某些外科、皮肤科及五官科病证,如疮痈疔毒、疥癣、湿疹、聤耳、梅毒及虫蛇咬伤、跌打损伤、水火烫伤、癌肿等。部分药物兼有祛风止痛、助阳通便、开窍醒神等功效,又可用治风湿痹痛、阳痿、便秘、神昏吐泻等。

本类药物虽以外用为主,但必须辨证论治,以求治本。正如吴师机《理瀹骈文》所云:"外治必如内治,先求其本。本者何?明阴阳,识脏腑也。"如治疗疮疡,当先辨阴阳寒热虚实,再识有无表证、脓成与否、脓多脓少等;治疥癣,应首辨干湿,次明新久等。若用于治内伤疾患,更应辨清脏腑经络、寒热虚实、表里内外。

本类药物外用时,方法因病因药而异,可分为局部给药与全身用药,方法繁多。其中局部给药又可分为患部直接给药与辨证循经取穴给药。常用的有研末外撒,或煎汤洗渍及热敷、浴泡、含漱,或用油脂及水调敷,或制成软膏涂抹,或作成药捻、栓剂栓塞等。

本类药物内服使用时,宜作丸、散剂应用,使其缓慢溶解吸收,且便于掌握剂量。

本类药物使用时,剂型较多,常用的有硬膏药、软膏药、散剂、丹剂、锭剂、酒浸剂、露剂、汤剂等。各种剂型治宜有别,临床应用要注意选择。

本类药物多具有不同程度的毒性,所谓"攻毒"即有以毒制毒之意。无论外用或内服,均应严格掌握剂量及注意用法,不可过量或持续使用,以防发生毒副反应。制剂时应严格遵守炮制和制剂法度,以减低毒性而确保用药安全。

现代药理研究证明,本类药物大都具有杀菌消炎作用,可杀灭细菌、真菌、疥虫、螨虫、滴虫等。且在局部外用后能形成薄膜以保护创面,减轻炎症反应与刺激;部分药物有收敛作用,能凝固表面蛋白质,收缩局部血管,减少充血与渗出,促进伤口愈合。

雄黄　Xiónghuáng　（《神农本草经》）

本品为硫化物类矿物雄黄族雄黄,主含二硫化二砷（As_2S_2）。主产于广东省、湖南省、贵州省等地。全年均可采挖,采挖后,除去杂质。研成细粉或水飞,生用。

【性味归经】　辛,温。有毒。归肝、大肠经。

【功效】　解毒杀虫，燥湿祛痰，截疟。

【应用】

1. 痈疽肿毒、蛇虫咬伤、虫积腹痛，湿疹疥癣　本品温燥有毒，外用或内服均可以毒攻毒而解毒疗疮，杀虫燥湿，为"治疮杀毒要药"。治痈疽疔毒肿痛，可单用或配合蟾酥、朱砂等用于外敷，或制成丸剂内服。蛇虫咬伤，轻者单用本品香油调涂患处；重者内外兼施，常与五灵脂共为细末，酒调灌服，并外敷。虫积腹痛，常与苦楝根皮、牵牛子、槟榔等同用，如牵牛丸。湿疹疥癣，可与黄连、松脂、发灰为末，猪脂为膏外涂，或配轻粉、大风子等外搽。

2. 惊痫，疟疾　本品内服能祛痰截疟。小儿喘满咳嗽，常与杏仁、巴豆同用，如雄黄丹；治癫痫，常与朱砂同用。若治破伤风，则与防风、草乌为末，温酒调下。古方还用治疟疾，今已少用。

此外，① 雄黄与艾叶、苍术、白芷等作烟熏剂，可作房舍、畜厩的消毒剂。② 近代借本品攻毒抑抑癌肿之功，用治癌肿，尤以皮肤癌、宫颈癌等表浅部位癌肿为多用。

【用法用量】　外用适量，研末敷，香油调搽或烟熏。内服，0.05～0.1 g，入丸、散用，不入汤剂。

【使用注意】　本品毒性较大，内服宜慎，不可久服。外用亦不宜大面积涂擦；不可久用，以免蓄积中毒。孕妇禁用。切忌火煅。

【文献摘录】

《神农本草经》："主寒热，鼠瘘，恶疮，疽痔，死肌，杀百虫毒。"

《日华子本草》："主疥癣，风邪癫痫，岚障，一切蛇虫、犬兽伤咬。"

《本草纲目》："雄黄，乃治疮杀毒要药也。"

雄黄

硫黄　Liúhuáng　（《神农本草经》）

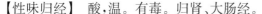

本品为自然元素类矿物硫族自然硫。主产于山西省、山东省、陕西省等地。全年均可采挖，采挖后加热熔化，除去杂质，敲成碎块，或用含硫矿物经加工制得。生硫黄只作外用，内服常与豆腐同煮后阴干用。

硫黄

【性味归经】　酸，温。有毒。归肾、大肠经。

【功效】　外用解毒杀虫疗疮；内服补火助阳通便。

【应用】

1. 疥癣，湿疹，阴疽　本品性温而燥，有以毒攻毒的作用，外用有较强的解毒杀虫，燥湿止痒之功，尤为治疥疮的要药。治疥疮，单取硫黄为末，麻油或凡士林调涂，或配伍风化石灰、铅丹、轻粉研末，猪油调涂，如硫黄散；治顽癣，常与轻粉、斑蝥、冰片为末，同香油、面粉为膏，涂敷患处，如臭灵丹；治湿疹，常与青黛研末外敷；若婴儿湿疹，常与寒水石、樟脑研细末，母乳汁调敷，亦可与蛇床子、明矾同用；治阴疽，则可与荞麦面、白面为末贴敷患处，如痈疽发背方。

2. 阳痿足冷，虚喘冷哮，虚寒便秘　本品味酸性热，乃纯阳之品，内服入肾，大补命门火而助元阳。适用于肾阳衰微，下元虚冷诸证。肾阳不足，命门火衰所致的阳痿，腰酸足冷及虚寒腹痛等症，常与附子、肉桂、沉香等合用，亦可与鹿茸、补骨脂、蛇床子等同用。肾气不纳的虚喘冷哮，可配合黑锡、补骨脂、胡芦巴等同用，如黑锡丹。虚寒便秘，常配半夏、姜汁，如半硫丸。因本品能补虚而暖肾与大肠，亦可止泻，治冷泻腹痛。

【用法用量】　外用适量，研末敷或加油调涂敷患处。内服，1.5～3 g，炮制后入丸、散服。

【使用注意】　阴虚火旺及孕妇慎用。不宜与芒硝、玄明粉同用。

【文献摘录】

《神农本草经》："主妇人阴蚀，疽痔，恶血，坚筋骨，除头秃。"

《药性本草》："除冷风顽痹。生用治疥癣及疗寒热咳逆。炼服主虚损泄精。"

《本草纲目》："主虚寒久痢，滑泄，霍乱，补命门不足，阳气暴绝，阴毒伤寒，小儿慢惊。"

笔记栏

白矾 Báifán （《神农本草经》）

白矾

本品为硫酸盐类矿物明矾石经加工提炼制成的结晶。主含含水硫酸铝钾〔$KAl(SO_4)_2 \cdot 12H_2O$〕。主产于安徽省、浙江省、甘肃省等地。全年均可采挖，将采得的原矿物除去杂质，打碎，加水溶解，滤过，滤液加热浓缩，放冷后析出的结晶即为白矾，亦称明矾。生用或煅用。煅后称枯矾。

【性味归经】　酸、涩，寒。归肺、脾、肝、大肠经。

【功效】　外用解毒杀虫，燥湿止痒；内服止血止泻，祛除风痰。

【应用】

1. 湿疹瘙痒，疥癣疮疡，脱肛、痔疮，聤耳流脓　本品性燥而酸涩，外用可解毒杀虫，燥湿止痒；枯矾尤善收湿敛疮，又能止血化腐。故本品尤宜治疗疮面湿烂瘙痒者。若湿疹瘙痒，单用白矾水外洗，或配蛇床子、黄连制成散剂外撒。若疥疮瘙痒，常配硫黄、轻粉等药同用。一切干湿顽癣，可单用本品米醋调涂，或与石榴皮捣研调涂。治痈疽，常配朴硝研末外用，如二仙散。若黄水疮糜烂者，枯矾配雄黄为末敷。《证治准绳》单用白矾或配伍硫黄、乳香等治疗口疮、聤耳、鼻息肉、酒齄鼻。白矾更是治疗痔疮、脱肛、子宫脱垂的常用药，如以白矾、五倍子为主组成的消痔灵注射液。治金疮出血，用生白矾、枯矾配松香研末，外敷伤处。

2. 久泻不止，便血，崩漏　本品性涩收敛，入大肠经，内服能涩肠止泻，固滑脱。治久泻久痢，可单用，或配煨诃子肉为散，粥饮调下治之；治带下过多，则配白术、白芷、乌贼骨等。本品酸涩性寒，入肝经血分，既能收敛止血，又能凉血。可用治多种出血证。治衄血不止，以枯矾研末吹鼻；治便血、崩漏，配五倍子、地榆等同用。

3. 痰厥癫狂痫证　白矾酸苦涌泄而能祛除风痰开闭。若中风痰厥，痰涎壅盛，喉中痰鸣，神昏失语者，可与猪牙皂、半夏、甘草等配伍，如稀涎千缗汤。治痰壅心窍癫痫发狂，配郁金为末，薄荷糊丸服，如白金丸。

此外，白矾内服尚用治湿热黄疸，可与硝石配伍，如《金匮要略》硝石矾石散。枯矾外扑则治阴汗、腋汗、脚汗及狐臭等。

【用法用量】　外用适量，研末敷或化水洗患处。内服，0.6～1.5 g，入丸、散服。

【使用注意】　体虚胃弱及无湿热痰火者忌服。内服宜慎，不可过量。

【文献摘录】

《神农本草经》："主寒热泄痢，白沃，阴蚀恶疮，目痛，坚骨齿。"

《本草蒙筌》："禁便泻，塞齿疼，洗脱肛涩肠，敷脓疮收水。"

《本草纲目》："矾石之用有四：吐利风热之痰涎，取其酸苦涌泄也；治诸血痛、脱肛、阴挺、疮疡，取其酸涩而收也；治痰饮、泄痢、崩带、风眼，取其收而燥湿也；治喉痹、痈疽、中蛊、蛇虫伤螫，取其解毒也。"

蛇床子 Shéchuángzǐ （《神农本草经》）

本品为伞形科植物蛇床 *Cnidium monnieri* (L.) Cuss. 的干燥成熟果实。全国各地均产，以河北省、山东省、浙江省等地产量较大。均为野生，夏、秋二季果实成熟时采收。生用。

蛇床子

【性味归经】　辛、苦，温。有小毒。归肾经。

【功效】　燥湿祛风，杀虫止痒，温肾壮阳。

【应用】

1. 阴痒带下，湿疹疥癣　本品辛散祛风，苦温燥湿，有祛风燥湿，杀虫止痒作用。为皮肤科及妇科病常用药，常与苦参、黄柏、白矾等配伍，且较多外用。治男子阴囊湿痒、女子阴痒带下，常与白矾煎汤熏洗。现常用治滴虫性阴道炎、宫颈糜烂等；治寒湿带下，常与山茱萸、五味子、车前子等合用；

治湿疹疥癣,单用本品研粉,猪脂调之外涂,或与枯矾、苦参、黄柏、硼砂等研末,油调外搽;治秃疮、疥疮,瘙痒水多者,常与枯矾、雄黄、大枫子等研末调擦,如蛇床子散。

2. 肾虚阳痿,宫冷不孕及湿痹腰痛　本品入肾,辛苦温燥,既可温肾壮阳,又能燥湿祛风,且内服、外用均可。治肾虚阳痿、宫冷不孕者,常配当归、枸杞子、淫羊藿等,如赞育丹;治湿痹腰痛,兼肾虚所致者尤宜,常与桑寄生、山药、杜仲等同用。

【用法用量】　外用适量,多煎汤熏洗,或研末调敷。内服,3～10 g。

【使用注意】　阴虚火旺,精关不固或下焦有湿热者不宜内服。

【文献摘录】

《神农本草经》:"主男子阴痿湿痒,妇人阴中肿痛,除痹气,利关节,癫痫,恶疮。"

《药性论》:"治男子、女人虚,湿痹,毒风,顽痛,去男子腰疼。浴男子阴,去风冷,大益阳事。主大风身痒,煎汤浴之瘥。疗齿痛及小儿惊痫。"

《药性考》:"散寒,补肾,强阳,益阴,祛风燥湿,除痹腰疼,疗癣疥癞,专益命门。"

蜂房　Fēngfáng　(《神农本草经》)

本品为胡蜂科昆虫果马蜂 *Polistes olivaceous* (DeGeer)、日本长脚胡蜂 *Polistes japonicus* Saussure 或异腹胡蜂 *Parapolybia varia* Fabricius 的巢。又名露蜂房。全国均有,南方较多,均为野生。全年可采,但常以秋、冬二季采收。晒干或蒸,除去死蜂死蛹后再晒干。用时剪块生用或炒用。

蜂房

【性味归经】　甘,平。归胃经。

【功效】　攻毒杀虫,祛风止痛。

【应用】

1. 疮疡肿毒,乳痈,瘰疬,顽癣瘙痒,癌肿　本品长于攻毒杀虫,为外科常用之品。凡痈疽疮疡、瘰疬、顽癣疥疮,无论新久均可应用。虽可单用,但更常与解毒消肿生肌药配伍应用。治疮肿初发,与生天南星、生草乌、白矾等共为细末,淡醋调涂;治疮疡肿毒甚者,常与半枝莲、紫花地丁、重楼等同用;治乳痈肿痛,常与蒲公英、漏芦等同用;治瘰疬,可与玄参、蛇蜕、铅丹等为膏外用,如蜂房膏;治头癣、疥疮,可以本品研末,调猪脂涂擦;治顽癣瘙痒,与白矾煅为末,醋调敷;治癌肿,常与莪术、全蝎、僵蚕等配伍。

2. 风湿痹痛,牙痛,风疹瘙痒　本品有祛风止痒、止痛作用。治风湿痹痛,外治常与川乌、草乌同用,乙醇浸泡外涂痛处;内服则常与全蝎、蜈蚣、地鳖虫各等分,研末为丸服。治牙痛,可配细辛水煎漱口用。若虚火牙痛者,可配伍玄参、骨碎补等煎汤内服。治风疹瘙痒,常与蝉蜕为末,酒送服;外用则以本品溶芒硝内,涂擦。

此外,本品尚可用治阳痿、喉痹,以及蛔虫病、绦虫病等。

【用法用量】　外用适量,研末用油调敷或煎水漱口,或熏洗患处。煎服,3～5 g。研末服,2～5 g。

【文献摘录】

《神农本草经》:"主惊痫瘈疭,寒热邪气,癫疾,肠痔。"

《名医别录》:"疗蜂毒,毒肿。"

《日华子本草》:"治牙齿疼,痢疾,乳痈,蜂叮,恶疮。"

大风子　Dàfēngzǐ　(《本草衍义补遗》)

本品为大风子科植物大风子 *Hydnocarpus anthelmintica* Pierre. 及海南大风子 *Hydnocarpus hainanensis* (Merr.) Sleun 〔*Taraktogenos hainanensis* Merr.〕的干燥成熟种子。大风子主产于泰国、越南、印度尼西亚等国,中国台湾、海南省及云南省等地亦有栽培;海南大风子分布于海南省、广

大风子

西壮族自治区等地。10～12月采收。用时取净仁或制霜,或取油用。

【性味归经】　辛,热。有毒。归肝、脾经。

【功效】　祛风燥湿,攻毒杀虫。

【应用】

1. 风疹瘙痒,疥癣,酒齄鼻,手足皲裂　本品辛热,能祛风燥湿,杀虫止痒。治风疹瘙痒,常与大蒜捣烂,煎水涂搽;治神经性皮炎,可配白鲜皮、五倍子、鹤虱草等研末,烟熏患处;治疥癣,可与雄黄、硫黄、枯矾等共研末,麻油调涂,如《血证论》大风丹;治鹅掌风,可与木鳖子、地骨皮、皂角刺等放入陈醋中浸泡,2日后即可使用,洗手后浸洗;治酒齄鼻,配木鳖子、轻粉、硫黄同研末,于晚间冷开水调涂;治手足皲裂,可单用本品捣敷局部。

2. 麻风,梅毒恶疮　本品辛热燥烈有毒,具攻毒杀虫,祛风燥湿之功。为古方治疗麻风病之专药,但现代较少用。治梅毒恶疮,本品烧炭存性,与轻粉研末,麻油调涂,并以其壳煎汤洗之。

【用法用量】　外用适量,捣敷或煅存性研末调敷。内服多入丸、散,每次0.3～1g。

【使用注意】　本品有毒性烈,一般只作外用,内服宜慎。凡阴虚血热、胃肠炎症、目疾患者及孕妇均忌用。

【文献摘录】

《本草纲目》:"主风癣疥癞,杨梅诸疮,攻毒杀虫。"

《本草经疏》:"大风子,辛能祛风,苦能杀虫燥湿,温热能通行经络,世人用以治大风疠疾,及风癣疥癞诸疮,悉此意也。"

蟾酥　Chánsū　（《药性论》）

蟾酥

本品为蟾蜍科动物中华大蟾蜍 *Bufo bufo gargarizans* Cantor 或黑眶蟾蜍 *Bufo melanostictus* Schneider 的干燥分泌物。全国大部地区均产,主产于河北省、山东省、四川省等地。多为野生品种。夏、秋二季捕捉蟾蜍,洗净体表,挤取耳后腺及皮肤腺的浆液,盛于瓷器内(忌与铁器接触),立即加工干燥,置干燥处贮存,防潮。用时捣碎加白酒浸渍,或于鲜牛奶中溶化,时常搅动至呈稠膏状,干燥,粉碎。

【性味归经】　辛,温。有毒。归心经。

【功效】　解毒,止痛,开窍醒神。

【应用】

1. 痈疽疔疮,瘰疬,咽喉肿痛　本品辛散消肿,以毒攻毒,具有良好的解毒消肿,止痛作用,不论外用内服皆有良效。治痈疽及恶疮,常配伍麝香、朱砂等,用葱白汤送服取汗,如蟾酥丸;治瘰疬窦道流脓,与白丁香、寒水石、巴豆等同用,炼蜜为丸,塞入窦道中,脓尽为度;治咽喉肿痛及痈疖,与牛黄、冰片等配用,如六神丸。

2. 各种痛证　本品具良好的麻醉止痛作用,治牙痛,不论何因所致,均有良效,单用本品研细少许点患处,亦可加雄黄、甘草、硼砂,研极细,混匀,水泛为丸塞患处。五官科手术的黏膜麻醉,配川乌、生天南星、生半夏为末,烧酒调敷患处,如外敷麻药方。

3. 痧胀腹痛,神昏吐泻　本品辛温走窜,有辟秽化浊,开窍醒神之功。嗅之能催嚏复苏。适用于夏季伤于暑湿秽浊或饮食不洁而致痧胀腹痛,吐泻不止,甚至昏厥,常与苍术、麝香、丁香等配伍,用时研末吹入鼻中取嚏收效,如蟾酥丸。

此外,近代用于治疗多种癌肿,有攻毒抗癌,消肿止痛之功。现有多种制剂应用于临床。

【用法用量】　内服,0.015～0.03g,研细,多入丸、散用。外用适量,研末调敷或入膏药内贴患处。

【使用注意】　本品有毒,内服慎勿过量。外用不可入目。孕妇忌用。

【文献摘录】

《药性论》:"治小儿疳瘦……如脑疳,奶汁调,滴鼻中,甚妙。"

《医学入门》："主痈疽疔肿瘰疬，一切恶疮顽癣。"

《本草汇言》："疗疳积，消臌胀，解疔毒之药也。能化解一切瘀郁壅滞诸疾，如积毒、积块、积脓、内疔痈肿之证，有攻毒拔毒之功。"

附

蟾　皮

本品为蟾蜍科动物中华大蟾蜍或黑眶蟾蜍等的皮。性味辛，凉。有小毒。功能清热解毒，利水消胀。适用于痈疽疮毒、疳积腹胀、瘰疬肿瘤等。煎服，3～6 g。研末入丸、散，每次 0.3～0.9 g。外用适量，可研末调敷患处，或以新鲜蟾皮外贴患处。

樟脑　Zhāngnǎo　（《本草品汇精要》）

樟脑

本品为樟科植物樟 Cinnamomum camphora（L.）Presl. 的枝、干、叶及根部，经蒸馏提炼制得的颗粒状结晶。主产于中国台湾及长江以南地区。以中国台湾产量最大，质量最佳。多为栽培品。每年多在 9～12 月砍伐老树，锯劈成碎片，置蒸馏器中进行蒸馏，冷却后即得粗制樟脑，再经升华精制而得精制樟脑。因易挥发，应密封置阴凉干燥处保存。

【性味归经】　辛，热。有毒。归心、脾经。

【功效】　除湿杀虫，温散止痛，开窍辟秽。

【应用】

1. 疥癣瘙痒，湿疮溃烂　本品辛热燥烈，有毒，外用除湿杀虫，祛风止痒，为治疥癣瘙痒之良药。治疥疮有脓，可配硫黄、枯矾为末，麻油调搽，如樟脑散；治癣，可与土槿皮、川椒、白矾等同用；治臁疮，常与枯矾、轻粉共为细末，湿则干掺，干则油调敷；治瘰疬溃烂，常与雄黄等分为末，用时先以荆芥煎汤洗患处，再用麻油调涂，如雄脑散。

2. 跌打伤痛，牙痛　本品辛香行散，可消肿止痛。治跌打伤痛，肌肤完好者，可泡酒外擦。治龋齿牙痛，与铅丹、皂角（去皮、核）各等分为末，蜜丸，塞孔中。若风火牙痛，可加细辛文火升华取霜，用棉裹如梧桐子大，放患牙处咬定即可。

3. 痧胀腹痛，吐泻神昏　本品辛香走窜，内服有芳香开窍，辟秽化浊之功。且性温热，能温散止痛。适用于感受疫疠、秽浊之气或风寒暑湿之邪而致腹痛闷乱、吐泻不止、神志昏迷诸症，常将其配制成丸、散剂或酒剂内服。如与没药、乳香（1∶2∶3）共为细末，用时以茶水调服。临证亦可与麝香等开窍药相须为用。

此外，于外用膏药中酌加樟脑少许，有防腐作用。

【用法用量】　外用适量，研末撒布或调敷。内服，0.05～0.15 g，入散剂或用酒溶化服。

【使用注意】　孕妇忌用。内服控制剂量，以防中毒。气虚阴亏，有热者忌服。外用时，皮肤过敏者亦当忌用。

【文献摘录】

《本草品汇精要》："主杀虫，除疥癣，疗汤火疮，敌秽气。"

《本草纲目》："通关窍，利滞气，治中恶邪气、霍乱、心腹痛、寒湿脚气、疥癣、风瘙、龋齿，杀虫，避蠹，着鞋中去脚气。""樟脑纯阳，与焰消同性……辛热香窜，禀龙火之气，去湿杀虫，此其所长。故烧烟熏衣筐席簟，能避壁虱、虫蛀。"

土荆皮　Tǔjīngpí　（《本草纲目拾遗》）

本品为松科植物金钱松 Pseudolarix amabilis（Nelson）Rehd. 的干燥根皮或近根树皮。又名土槿皮。主产于江苏省、浙江省、安徽省等地。栽培或野生。于立夏前后剥取。生用。

【性味归经】　辛，温。有毒。归肺、脾经。

笔记栏

土荆皮

【功效】　杀虫,疗癣,止痒。

【应用】

多种癣病,湿疹,皮肤瘙痒　本品辛温有毒,具较好杀虫疗癣,祛湿止痒作用。尤以外用治癣多用。可单用浸酒涂擦或研末加醋调敷。现多制成10%～50%土槿皮酊,或配合水杨酸、苯甲酸等制成复方土槿皮酊外用,如鹅掌风药水(《中国药物大全》)。治湿疹,皮肤瘙痒,可单用浸酒外擦,或配大黄、苦参、黄柏等同用;治肛门瘙痒症,可配伍乌梅、珍珠母等水煎,先熏后坐浴。

【用法用量】　外用适量,醋或酒浸涂擦,或研末调涂患处。

【使用注意】　本品有毒。只供外用,不可内服。

【文献摘录】

《本草纲目拾遗》:"其皮治一切血,杀虫瘴癣,合芦荟香油调搽。"

《全国中草药汇编》:"主治手脚癣、神经性皮炎、湿疹、癞痢头。"

大蒜　Dàsuàn　(《名医别录》)

大蒜

本品为百合科植物大蒜 *Allium sativum* L. 的鳞茎。全国各地均有栽培。夏季叶枯时采挖,晾干。生用。

【性味归经】　辛,温。归脾、胃、肺经。

【功效】　解毒杀虫,消肿,止痢。

【应用】

1. 痈肿疮疡,疥癣　本品辛散温通走表,外用或内服,均有良好的解毒,杀虫,消肿作用,一般均作外用。治痈肿疮疖初发,可用独头蒜切片贴肿处,或捣烂,入麻油和研,贴肿处。治皮肤或头癣瘙痒,民间常用大蒜切片外擦或捣烂外敷;治诸蛇虫伤,可与酸浆草捣敷伤处。

2. 痢疾,泄泻,肺痨,顿咳　大蒜有较强的解毒作用。入大肠能解毒,又可导滞,为防治泻痢常用药。可单味服食,或配伍入复方中用。治痢疾、泄泻,可以10%大蒜浸液保留灌肠,或与黄连配伍,如蒜连丸;治痢疾下血,可与地榆、黄连等同用;治肺痨咯血,常配白及煮粥食用;治百日咳、感冒,可捣汁以白糖调服,或与生姜、红糖同用;大蒜还可防治流感、流脑、乙脑等流行性传染病。

3. 钩虫病、蛲虫病及带下阴痒　本品杀虫,可抑杀钩虫、蛲虫,又能止痒。治钩虫病、蛲虫病,常与槟榔、鹤虱、苦楝皮等同用;下田前将大蒜捣烂涂于四肢,有预防钩虫病的作用;治蛲虫病,可将大蒜捣烂,加茶油少许,睡前涂于肛门周围;治带下阴痒,单用本品煎汤外洗,或与苦参、蛇床子配伍以增效。

此外,大蒜亦食亦药,还能健脾温胃而用治脘腹冷痛,食欲减退或饮食不消。

【用法用量】　外用适量,捣敷,切片擦或隔蒜灸。内服,5～15 g,或生食,或制成糖浆服。

【使用注意】　外敷可引起皮肤发红、灼热,甚至起泡,故不可久敷。阴虚火旺及有目、舌、喉、口齿诸疾不宜服用。孕妇忌灌肠用。

【文献摘录】

《名医别录》:"散痈肿……除风邪,杀毒气。""久食伤人,损目明。"

《本草拾遗》:"去水恶瘴气,除风湿,破冷气,烂痃癖,伏邪恶,宣通温补。无以加之,疗疮癣。生食,去蛇虫溪蛊等毒。"

《本草纲目》:"其气熏烈,能通五脏,达诸窍,去寒湿,辟邪恶,消痈肿,化癥积肉食,此其功也。"

木鳖子　Mùbiēzǐ　(《开宝本草》)

本品为葫芦科植物木鳖 *Momordica cochinchinensis* (Lour.) Spreng. 的干燥成熟种子。主产于湖北省、广西壮族自治区、四川省等地。多为野生,也有栽培。9～11月采收成熟果实,取出种子,干

木鳖子

燥。用时去壳取仁,捣碎,或制霜用。

【性味归经】　苦、微甘,凉。有毒。归肝、脾、胃经。

【功效】　散结消肿,攻毒疗疮。

【应用】

1. 疮疡肿毒,乳痈,瘰疬,痔疮肿痛,干癣,秃疮　本品性散疏利,能散结消肿止痛,长于攻毒疗疮,"为除痈毒之要药"。治痈肿诸毒,可与草乌、半夏等炒焦研细,水调外敷,如乌龙膏;治瘰疬痰核,可以本品研碎入鸡蛋内蒸熟食之,如木鳖膏;治喉痹肿痛,单用醋磨,以棉花湿敷,但不可咽下;治痔疮肿痛,配伍荆芥、朴硝等分煎汤,熏洗;治跌打损伤,瘀肿疼痛,可配肉桂、丁香等研末,生姜汁煮米粥调糊外敷,如木鳖裹方;治诸癣、秃疮,单用熬麻油,或用醋研磨,取其药汁涂擦,取效。

2. 筋脉拘挛　本品尚能疏通经络,可用于痹痛、瘫痪、鹤膝风等症之筋脉拘挛。可配乳香为末,清油、黄腊为膏,取少许搓擦患处,以极热为度,如木鳖子膏。

【用法用量】　外用适量,研末,用麻油或醋调涂患处,或磨汁涂或煎水熏洗。内服,0.9～1.2 g,多入丸、散。

【使用注意】　孕妇及体虚者禁服。

【文献摘录】

《开宝本草》:"主折伤,消结肿,恶疮,生肌,止腰痛,除粉刺黖黯,妇人乳痈,肛门肿痛。"

《本草纲目》:"治疳结痞块,利大肠泻痢,痔瘤瘰疬。"

(罗　飞)

笔记栏

第二十九章　拔毒化腐生肌药

导　学

　　本章介绍拔毒化腐生肌药的含义、性味特点、功效和适用范围、配伍以及使用注意。常用药物7味。

　　通过学习,掌握拔毒化腐生肌药的性味特点、主要功效和适用范围,了解其配伍关系及使用注意;掌握各常用药物的性味归经、主要功效和主治证、用量用法和主要配伍关系,了解其来源、产地及炮制。比较红粉与砒石,炉甘石与硼砂的性味、功用。

　　凡以外用拔毒化腐,生肌敛疮为主要功效的药物,称为拔毒化腐生肌药。

　　本类药物多为矿石重金属类,或经加工炼制而成。味以辛、甘为主,性有寒热之异,多具大毒,但亦有无毒之品。功能拔毒攻毒,排脓化腐,生肌敛疮。主要用于外科的痈疽疮疡,适用于痈疽疮疡溃后脓出不畅,或溃后腐肉不去,新肉难生,伤口难以生肌愈合之证;以及癌肿、梅毒。部分药物尚能杀虫、收湿、止痒,及明目退翳,又可用于皮肤湿疹瘙痒,五官科的口疮、喉证、目赤翳障等。

　　本类药物外用为主,其使用方法,可根据病情和用途而定。疮疡外用,可研末外撒,加油调敷,或制成药捻,或外用膏药敷贴;五官科用,可吹喉、喷鼻、滴耳、点眼等。

　　本类药物多具剧烈毒性或强大刺激性,使用时应严格控制剂量和注意使用方法,外用也不可过量或过久应用,其中含砷、汞、铅类的药物毒副反应甚强,不宜在头面及黏膜上使用,以防发生毒副反应,确保临床用药的安全。若作内服剂使用,更应严格掌握炮制方法、剂型的选择、剂量与疗程的控制等,以策安全。

　　现代药理研究表明,本类药物多能抑杀病原微生物,部分药物具有防腐、收敛、保护和促进伤口愈合作用。

红粉　Hóngfěn　(《外科大成》)

　　本品为红氧化汞(HgO)。由水银、火硝、白矾为原料加工而成的红色升华物。红色者称红升,黄色者称黄升。各地均产,以河北省、湖北省、湖南省等地产量较大。研细末入药,陈久者良。又名升药、三仙丹、红升丹、黄升丹。

　　【性味归经】　辛,热。有大毒。归肺、脾经。

　　【功效】　拔毒,除脓,去腐,生肌。

　　【应用】

　　痈疽溃后,脓出不畅,或腐肉不去,新肉难生　本品有良好的拔毒排脓,去腐生肌作用,为外科常用药。常与收湿敛疮的煅石膏同用,可随病情不同,调整二药的用量比例,如红粉与煅石膏的用量比为9:1者称九转丹,拔毒提脓之力最强,适用于痈疽疮疡初溃,脓毒盛,腐肉不去者。用量比为1:1者称五五丹,拔毒提脓之力较强,适用于脓毒较盛者。用量比为3:7者称七三丹,2:8者称八二丹,拔毒提脓之力逐步减弱。对疮疡后期,脓毒较轻,腐肉不去,新肉难生,久不收口者,可选用量比为1:9之九一丹,拔毒力较轻而收湿生肌力较强。用时将药物撒于患处,或将药物黏附于纸捻上插入脓腔内。

此外，红粉也可用治湿疮、黄水疮、顽癣及梅毒等。

【用法用量】　外用适量。研极细粉单用或与其他药味配制成散剂或制成药捻。

【使用注意】　本品有大毒，只可外用，不可内服；外用也不宜久用；孕妇禁用。口眼、乳头、脐中等部位不宜用。

【文献摘录】

《外科大成》："治一切顽疮及杨梅粉毒、喉疳、下疳、痘子。"

《疡医大全》："提脓长肉，治疮口坚硬，肉暗紫黑，或有脓不尽者。"

《疡科心得集》："治一切疮疡溃后，拔毒去腐，生新长肉。"

轻粉　Qīngfěn　（《本草拾遗》）

本品为水银、白矾或胆矾、食盐等用升华法制成的氯化亚汞（Hg_2Cl_2）结晶性粉末。又名汞粉、腻粉。主产于湖北省、湖南省、山西省等地。研细末用。

【性味归经】　辛，寒。有毒。归大肠、小肠经。

【功效】　外用攻毒杀虫，敛疮；内服祛痰消积，逐水通便。

【应用】

1. 疮疡溃烂，疥癣瘙痒，湿疹，酒齄鼻，梅毒恶疮　本品辛寒燥烈有毒，外用有较强的攻毒杀虫止痒，生肌敛疮作用。治黄水疮痒痛，配黄柏、蛤粉、煅石膏共为细末，凉水或麻油调涂，如蛤粉散。若疮疡久溃不敛，可配当归、血竭、紫草等制成膏药外贴，如生肌玉红膏。本品攻毒杀虫外，收湿止痒力胜。治疥疮，可配狼毒、细辛等，外擦患处。治干湿癣，配风化石灰、铅丹、硫黄为细末，生油调涂，即如圣散；治酒齄鼻、痤疮，又可配大黄、硫黄加凉水调涂，如加味颠倒散。本品又为传统治疗梅毒恶疮要药，但因其性烈有毒，故以外用为主，内服不可过量及久服。

2. 水肿臌胀，二便不利　本品内服能祛痰消积，通利二便，逐水退肿。治痰涎积滞，水肿臌胀，二便不利，形气俱实者，常与大黄、甘遂、大戟等同用，如舟车丸。

【用法用量】　外用适量，研末调涂或掺敷患处，或制膏外贴。内服，每次0.1～0.2 g，每日1～2次，多入丸剂或装胶囊服。

【使用注意】　本品有毒（可致汞中毒），内服慎用，不可过量，且服后应漱口。体虚及孕妇禁服。

【文献摘录】

《本草拾遗》："通大肠，转小儿疳并瘰疬，杀疮疥癣虫及鼻上酒齄、风疮瘙痒。"

《外科大成》："治一切顽疮及杨梅粉毒，喉疳，下疳，痘子毒。"

《本草图经》："服之过剂及用之失宜，则毒气被逼窜入经络筋骨莫之能出，变为筋挛骨痛，发为痈肿疳漏，经年累月，遂成废疾。因而夭枉，用者慎之。"

砒石　Pīshí　（《日华子本草》）

本品为矿物砷华 Arsenolite 的矿石，或由毒砂（硫砷铁矿）、雄黄等含砷矿物的加工品。又名信石、人言。主产于江西省、湖南省、广东省等地。药材分白砒与红砒，两者三氧化二砷（As_2O_3）的含量均在96％以上，但前者更纯，后者尚含少量硫化砷等红色矿物质。药用以红砒为主。砒石升华的精制品即砒霜。

【性味归经】　辛，大热。有大毒。归肺、肝经。

【功效】　外用攻毒杀虫，蚀疮去腐；内服劫痰平喘，截疟。

【应用】

1. 腐肉不脱之恶疮，瘰疬，痔疮，顽癣　本品外用具攻毒杀虫，蚀死肌，去腐肉之功。虽可单用

砒石

贴敷,因易中毒且引起剧烈疼痛,故多配其他药物以轻其剂缓其毒。治恶疮日久,可配硫黄、苦参、附子、蜡同用,调油为膏,柳枝煎汤洗疮后外涂,如砒霜膏。若治瘰疬、疔疮等,配明矾、雄黄、乳香为细末,如三品一条枪。治痔疮,常合枯矾、乌梅肉等用以蚀痔;若成痔瘘,可配明矾、雄黄为细末,制成药条,插入患部,有蚀瘘去腐,枯痔之功。治顽癣,以红砒配硫黄、密陀僧等相伍调涂,如砒霜散。

2. 寒痰哮喘　本品味辛大热,内服能祛寒劫痰定喘。寒性哮喘,久治不愈,咳嗽痰多清稀等,可单用以面和为散服;亦可配淡豆豉为丸服,如紫金丹。

此外,古方本品还用治疟疾,现已少用。

【用法用量】　外用适量,研末撒敷,宜作复方散剂或入膏药、药捻用。内服,0.002～0.004 g,每日 1 次,入丸、散服。

【使用注意】　本品剧毒,内服宜慎;外用亦应注意,以防局部吸收中毒。孕妇忌服。不可作酒剂服。忌火煅。

【文献摘录】

《日华子本草》:"治疟疾、肾气。带辟蚤虱。"

《医学入门》:"主恶疮瘰疬,腐肉,和诸药敷之,自然蚀落。又治蛇尿着人手足,肿痛肉烂,指节脱落。"

《本草纲目》:"除齁喘积痢,烂肉,蚀瘀腐瘰疬。"

铅丹　Qiāndān　(《神农本草经》)

本品为纯铅加工制成的四氧化三铅(Pb_3O_4)。又名广丹、黄丹。主产于河南省、广东省、福建省等地。生用或炒用。

【性味归经】　辛,微寒。有毒。归心、肝经。

【功效】　拔毒生肌,杀虫止痒。

【应用】

疮疡溃烂,湿疹瘙痒,疥癣,狐臭,酒齄鼻　本品辛寒,外用具拔毒化腐,消肿生肌,收湿敛疮,杀虫止痒之功。为治疗疮疡常用药物。治疮疡初起红肿或脓成未溃者,配黄明胶,调制后涂敷疮上,如敛疮内消方;治痈疽疮疡溃烂,脓水淋漓者,以本品配伍煅石膏、轻粉、冰片等,研细末外掺,以提脓拔毒,生肌收口,如桃花散;治湿癣,可与绿豆粉、白矾等分为细末,调敷患处;治鹅掌风,可与轻粉等分为末,猪油调药涂擦;治狐臭,配轻粉、明矾、红丹各等分为细末,临睡时涂抹;治酒齄鼻,可与硇砂、巴豆等为细末,入生石灰末,用鸡蛋清调涂。铅丹又为制备外用膏药的原料,常与植物油及相关解毒、活血、生肌药熬制成外贴膏药应用。

此外,本品内服,可治惊痫癫狂、疟疾。因其有毒,现已少用。

【用法用量】　外用适量,研末撒布或熬膏贴敷。内服,每次 0.3～0.6 g,入丸、散服。

【使用注意】　本品有毒,用之不当可引起铅中毒,宜慎用;不可持续使用以防蓄积中毒。

【文献摘录】

《神农本草经》:"主吐逆胃反,惊痫癫疾,除热下气。"

《药性论》:"煎膏药用,止痛生肌。"

《本草纲目》:"能解热拔毒,长肉去瘀,故治恶疮肿毒,及入膏药,为外科必用之物也。"

密陀僧　Mìtuósēng　(《雷公炮炙论》)

本品为硫化物类矿物铅或方铅矿提炼银、铅时沉积的炉底炙,或为铅熔融后的加工制成品。主含氧化铅(PbO)。主产于湖南省、湖北省、陕西省等地。传统制法是将铅熔融,用铁棍在熔铅中旋转数次,使部分熔铅枯附于上,取出铁棍,浸冷水中,熔铅冷却后,即成密陀僧。如此反复多次,使密陀僧积聚一定量时，打下即得。近代制法是将铅丹入铁锅内用烈火熔炼，当温度升至400℃以上时，铅丹中一部分氧游离，即成密陀僧。研末用。

【性味归经】　咸、辛，平。有毒。归肝、脾经。

【功效】　拔毒生肌，燥湿，杀虫止痒。

【应用】

疮疡久不收敛，湿疮，湿疹，疥癣，狐臭，酒齄鼻　本品外用功似铅丹，能收湿敛疮防腐，促进疮口愈合。为外科疮疡常用药物。常用于疮疡溃后，脓水淋漓，及湿疮、湿疹等渗出物较多的疾患。单味制成散剂或膏剂外敷，或与轻粉、枯矾、炉甘石等同研末外用。热毒未清者，可与青黛、黄连、黄柏等同用。本品又能收湿止汗。治腋臭，可单用或与枯矾、轻粉、冰片共研细末频搽；也可与大蒜捣泥，贴于腋下。治阴汗湿痒，单用本品或与蛇床子为末外敷，也可与蛤粉、滑石为末撒。脚部湿烂，可与轻粉、煅石膏、枯矾为末敷。治疥癣、酒齄鼻，常与雄黄、硫黄、蛇床子同用。

【用法用量】　外用适量，研极细末干撒，或调敷患处，或制成膏药、软膏、油剂等。内服，0.2～0.5 g，入丸、散用。

【使用注意】　本品多作外用，内服宜慎，不可过服或久服，以免铅中毒。体虚及孕妇、儿童禁服。反习良毒。

【文献摘录】

《日华子本草》："镇心，补五脏，治惊痫，嗽、呕及吐痰等。"

《本草纲目》："疗反胃、消渴、疟疾、下痢。止血，杀虫，消积。治诸疮，消肿毒，除狐臭，染髭发。"

《本草正》："治汗斑，收阴汗，脚气。"

炉甘石　Lúgānshí　（《本草品汇精要》）

本品为碳酸盐类矿物方解石族菱锌矿，主含碳酸锌（$ZnCO_3$）。主产于广西壮族自治区、湖南省、四川省等地。全年均可采挖。有火煅、醋淬及火煅后用三黄汤（黄连、黄柏、大黄）淬等制法。水飞用。

【性味归经】　甘，平。归肝、脾经。

【功效】　解毒明目退翳，收湿止痒敛疮。

【应用】

1. 目赤肿痛，睑弦赤烂，翳膜遮睛，胬肉攀睛　本品甘平无毒，可解毒明目退翳，收湿止痒，为眼科外用常用药。治目赤肿痛，可与玄明粉各等份为末点眼；治风眼流泪，可与海螵蛸、冰片为细末点眼，如止泪散；治睑弦赤烂，翳障胬肉，多与冰片、黄连、玄明粉等制成眼药点眼。

2. 溃疡不敛，脓水淋漓，湿疮瘙痒　本品外用具良好的收湿止痒，敛疮生肌，解毒诸功效。治疮疡不敛，脓水淋沥，配龙骨、滑石、朱砂、冰片等研极细末，干掺患处；治湿疮瘙痒，可与煅石膏、枯矾、冰片等研末外用。

【用法用量】　外用适量，研末撒布或调敷；水飞点眼、吹喉。一般不内服。

【使用注意】　宜炮制后用。

【文献摘录】

《本草纲目》："止血，消肿毒，生肌，明目，去翳退赤，收湿除烂。"

《本草品汇精要》："主风热赤眼，或痒或痛，渐生翳膜，及治下部生疮，津唾调敷。""疗眼目昏赤，眵泪羞明及风眼赤烂，隐涩疼痛，暴发肿痛，翳膜遮睛。"

硼砂　Péngshā　（《日华子本草》）

本品为天然矿物硼砂的矿石，经提炼精制而成的结晶体。又名月石、蓬砂。主产于青海省、西藏自治区等地。一般8～11月间采挖。生用或煅用。

【性味归经】　甘、咸,凉。归肺、胃经。

【功效】　外用清热解毒,内服清肺化痰。

【应用】

1. 咽痛肿痛,口舌生疮,目赤翳障　本品能清热解毒,消肿防腐,为喉科及眼科常用药,外用为主。治咽喉肿痛、口舌生疮,常与冰片、玄明粉、朱砂同用,如冰硼散。若暴发火眼或翳障胬肉,常配冰片、炉甘石、玄明粉,共为细末点眼,如白龙丹;或配冰片、珍珠、炉甘石、熊胆为细末点眼,如八宝眼药。

2. 痰热咳嗽　本品味咸性寒凉,内服可清肺化痰。较宜于痰热咳嗽兼有咽喉肿痛者,可单用;或与玄参、贝母、黄芩等同用。

【用法用量】　外用适量,研极细末干撒或调敷患处;或化水含漱。内服,1.5～3 g,入丸、散用。

【使用注意】　本品以外用为主,内服宜慎。

【文献摘录】

《日华子本草》:"消痰止嗽,破癥结喉痹。"

《本草纲目》:"治上焦痰热,生津液,去口气,消障翳,除噎膈反胃,积块结瘀肉,阴溃,骨鲠,恶疮及口齿诸病。"

（罗　飞）

附　录

中药药名笔画索引

中药药名拼音索引

原植（动、矿）物拉丁学名索引